按摩 刮痧 拔罐 艾灸 疗法100种

男性篇

李志刚　主编

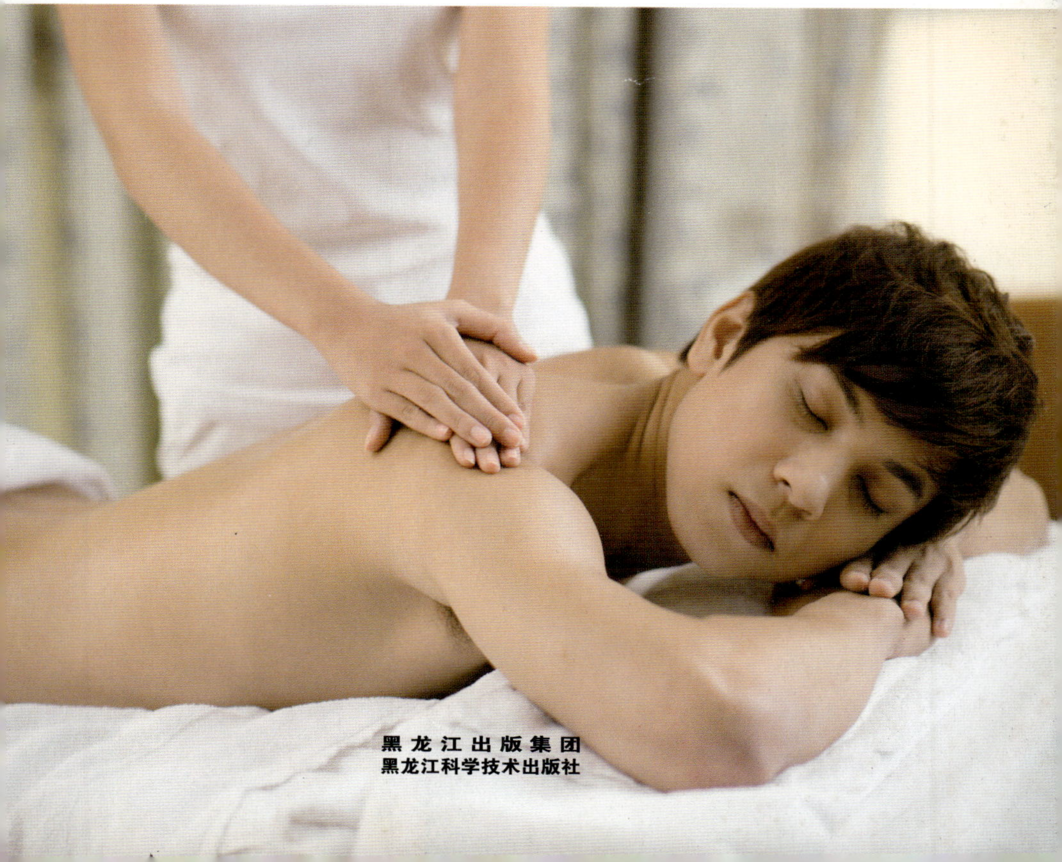

黑龙江出版集团
黑龙江科学技术出版社

图书在版编目（CIP）数据

按摩刮痧拔罐艾灸疗法100种. 男性篇/李志刚主编
.—哈尔滨:黑龙江科学技术出版社,2014.7
ISBN 978-7-5388-7946-9

Ⅰ.①按… Ⅱ.①李… Ⅲ. ①男性－保健－按摩疗法（中医）②男性－保健－刮搓疗法 ③男性－保健－拔罐疗法 ④男性－保健－艾灸 Ⅳ.①R244 ②R245.81

中国版本图书馆CIP数据核字(2014)第170473号

按摩 刮痧 拔罐 艾灸疗法100种 · 男性篇

ANMO GUASHA BAGUAN AIJIU LIAOFA 100 ZHONG NANXINGPIAN

主　　编　李志刚
责任编辑　梁祥崇
封面设计　伍　丽
出　　版　黑龙江科学技术出版社
　　　　　地址：哈尔滨市南岗区建设街41号　邮编：150001
　　　　　电话：(0451)53642106　　传真：(0451)53642143
　　　　　网址：www.lkcbs.cn　　　　www.lkpub.cn
发　　行　全国新华书店
印　　刷　深圳市彩美印刷有限公司
开　　本　635 mm×1020 mm　1/16
印　　张　8
字　　数　80千字
版　　次　2014年12月第1版　2014年12月第1次印刷
书　　号　ISBN 978-7-5388-7946-9/R·2353
定　　价　19.90元

前言 Preface

随着工作节奏、生活节奏的不断加快，环境污染也随之日益严重，人们的健康状况变得越来越差，特别是在大中城市表现得尤为明显。其中作为家庭顶梁柱的很多男性朋友们的身体都是亚健康状态，男性的日常保健养生已经显得尤为迫切。

中医理疗法是被大众看好的自然疗法，其中包括按摩、艾灸、刮痧、拔罐等方法。中医理疗法在中国流传了几千年，是我国劳动人民在长期与疾病斗争中逐渐认识、总结和发展起来的自然疗法。早在几千年以前，我们的祖先就知道当人体的某一部位由于受伤而出血时，需要用手按压以止血；当局部由于损伤而隆起时，人们又会很自然地通过按摩、揉动使隆起变小甚至消失，从而缓解肿痛。在长期的认识实践过程当中，中医理疗法逐渐从无意识的偶然动作演变成了为人们所自由运用的系统治疗方法。中国现存最早的医典《黄帝内经》中，《素问》有9篇论及按摩，《灵枢》有5篇对按摩进行了论述。至于其他典籍，更是有不少关于中医理疗法的记载。由于保健按摩、艾灸、刮痧等疗法属于自然绿色疗法，一无污染，二无损伤，且简便易行、平稳可靠，所以受到养生者重视，并将其作为益寿延年的方法，积累、整理、流传下来，成为深受广大群众喜爱的健康养生方法。

本书分为男性保健知识、家庭保健养生自然疗法、中医理疗防治男性病三大部分。从日常调养自测，从养生到治病，详细讲述了如何刺激相应的穴位以达到不同的养生治病效果。本书通俗易懂、严谨科学，采用了图文并茂的形式，清晰地将每个穴位展示给读者，以方便大家取穴操作。同时，本书还配有相应疗法的视频二维码，手把手地教您做自然疗法，为您和家人的健康保驾护航。

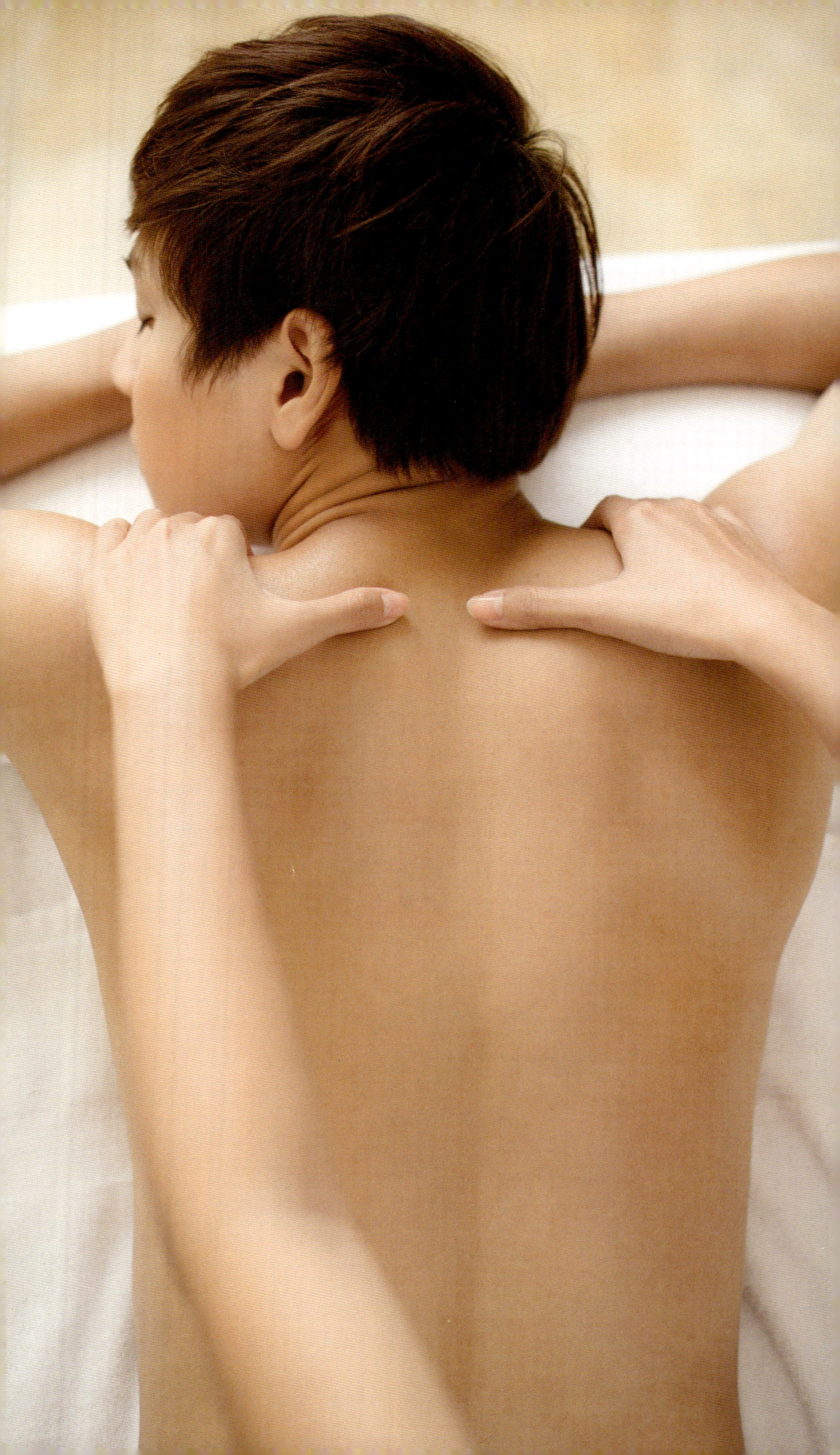

目录 | Contents

第一章 男人不得不看的保健知识

第二章 实用家庭保健，让你重获新生

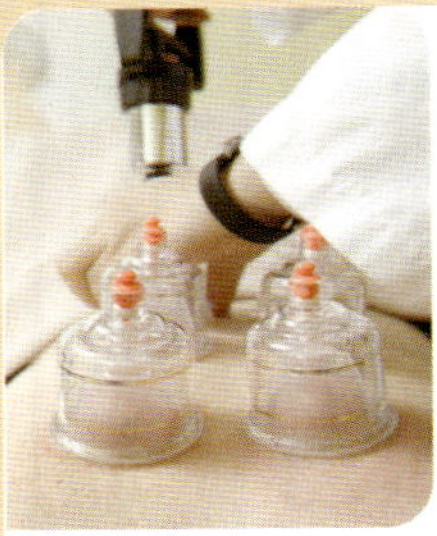
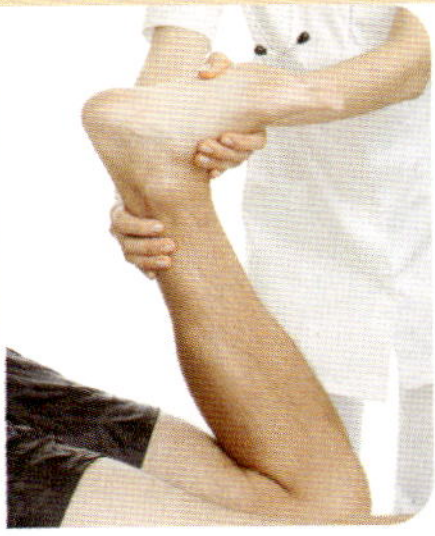
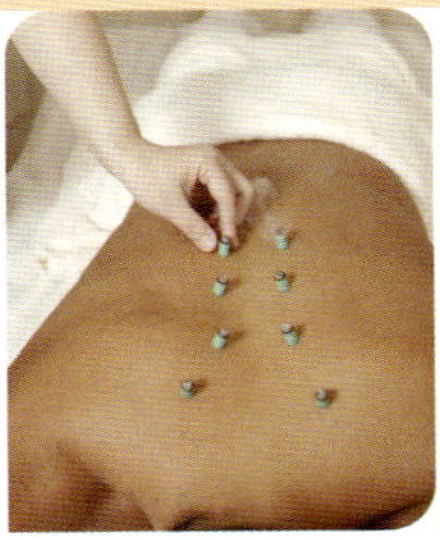
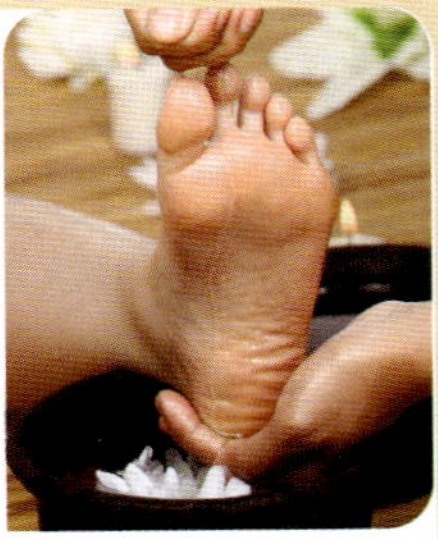

第三章　无病一身轻，中医对症治疗男性病

第一章

男人不得不看的
保健知识

人体的男女形态分化是生物进化到高级阶段的产物。男女在外形、解剖功能等生理方面的差异，自古以来为人们所关注，即所谓“男女有别”之论。由于男性身高、肩宽 ，一般人认为男性会较女性彪悍、健壮。但随着医学的不断发展，越来越多的资料表明，男性不但不比女性健壮，而且患病的机会比女性多，寿命普遍短于女性。这就决定了男性学习、掌握养生知识，不仅具有其必要性，更具有现实性。

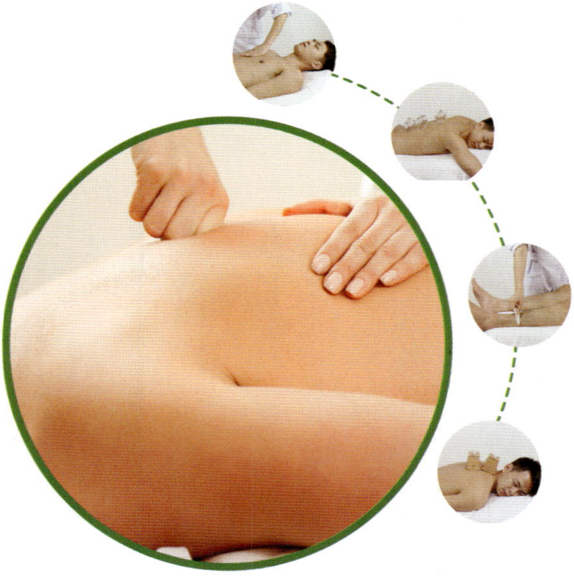

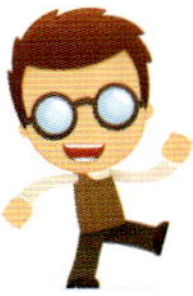

男人天生是“弱者”

随着医学的不断发展，越来越多的资料表明，男性虽比女性健壮，有结实的肌肉，身高肩宽，力壮气足，看起来比女性更加彪悍、健壮，但是其患病的机会却相较女性多，寿命普遍短于女性。这就决定了男性健康养生不仅有其必要性，更有现实性。

从生命起源和生理功能来看，男性从生命的开始就会比女性遇到更多的阻碍和辛酸。首先受精卵为男性的没有受精卵为女性的易于成活。由于遗传的因素，男性受精卵存在于子宫中时，要经过比女性受精卵更为复杂的转化过程，所以，男性胎儿的自然流产率高于女性胎儿。而且调查研究显示，在出生后的第一个月中，男婴的夭折率比女婴高30%，男婴的残疾率、畸形率也比女婴多33%。由此可见，男性的先天条件并不比女性优越。

男性在成长的过程中，其机体的耐受力和抗病力也较女性差。男性不及女性耐寒、耐饥、耐疲惫等。男人在劳作过程中遇到阻力时，经常心跳加快、血压上扬，而女性则很少出现这类反应，因而男性的心血管疾病的发病率高于女性。女性有双重的免疫基因，有双倍于男性的免疫物质，因而好多疾病女性少发，而男性多发，且病死率也高。有人做过普查，可能有30多种疾病，如心脏病、糖尿病、色盲、秃顶、疖疮等，都是男性较多发。

从长寿角度来看，也为男子敲响了警钟——男性短寿。男性的平均寿命远不如女性长。在我国，男子的平均寿命也比女性短5~8岁。

随着现代科学的不断进展，人们对男性科学的认识不断深化。男性较女性健康的思想已经开始动摇，男性的健康问题引起了人们的关注。探究男性养生之道，已经成为好多男子尤其是迟暮男性的热门话题。

看到外面花花绿绿的广告，有男性私密问题的，有男性大众保健的，还有夫妻生活的，这都说明男性健康已普遍受到了人们的重视，但还是有不少人拖着病态的身子，却全然不觉，依然我行我素，酗酒、嗜烟、通宵玩牌，自残其身。所以，不论医者还是一般男性，均应懂点男性养生保健知识，这不仅有益于自己的健康，也有益于家庭和社会。

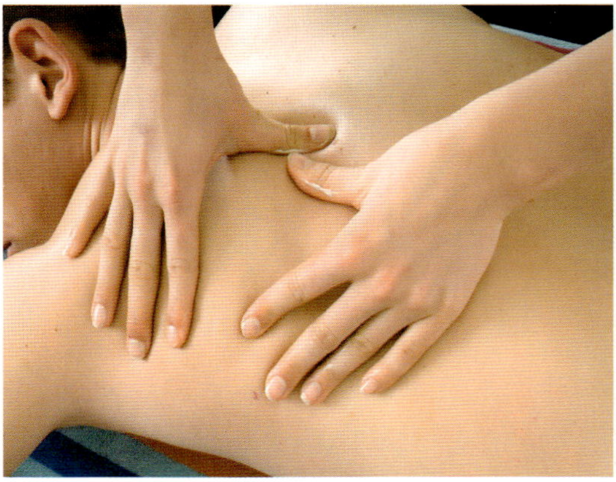

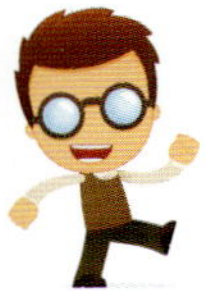

了解男性健康标准，防治亚健康

现代社会竞争日趋激烈，心理压力增大，生活节奏加快，生存环境的污染十分严重，作为家庭的主力，男人的健康问题自然越来越突出。对比下面的健康体征，看一看你是不是一位健康男性。

指甲坚硬红润

大多数人可能并没料到会在男性健康体征名单上第一个看到它，但是指甲确实隐含着很多健康信息。健康个体的指甲通常呈粉红色、而且坚硬圆润。

尽管不同个体存在细微差别，但是指甲上出现的任何变化，可能都是健康敲响的警钟，例如指甲上出现白点或者凸凹不平的条纹。指甲上的凹痕又称博氏线，可能预示着糖尿病；指甲凹陷可能是缺铁的迹象。还有指甲又厚又黄，且生长缓慢，这暗示你可能患有慢性支气管炎等呼吸道疾病。

指甲发生变化是疾病的第一迹象，平常可以多仔细观察，做到早发现，早预防，早治疗。

尿液呈淡黄色

有没有想过通过检查小便看一看你是否健康？如果没有，那就从现在开始吧，因为尿液的颜色也能反映一个人的健康状况。

如果尿液呈淡黄色，这说明你的身体很健康。一般根据你喝水的量，尿液的颜色深浅会发生一些变化。如果你饮用了大量水，尿液的颜色就会浅一些。如果你身体缺水了，尿液的颜色就会变深，呈现像茶一样的褐色。

除了尿液的颜色深浅变化以外，还要注意其他一些重要变化，如尿液的气味呈甜味或者怪味，颜色变红或者颜色变化与进食、服药或补药无关，就要引起注意。

射精量达一小勺

健康中年男性每次射精量应在2~5毫升。一般射精量会随年龄的增加而减少，如果少于2毫升可能是精子过少症的征兆，这种情况就会影响到男性的生育能力了。

除了射精量，还有精液的颜色和浓度也能反映一个人的健康状况。健康男性的精液应该呈现白色或灰色的黏稠状。如果精液带血或者太稀，则说明可能存在健康问题，应该及时去医院检查。

静态心律大约每分钟75次

静态心律即处于休息状态时每分钟的心跳次数，它是健康状态的指示器。静态心律一般会随年龄的变化而变化，普通健康男性的静态心律一般在每分钟70~75次。

事实上，医学上认为成年人的静态心律在每分钟60~100次均属正常。心律处于这个范围以外则会引起严重的健康问题，甚至暗示你已存在健康问题。

测静态心律的方法是把两根手指放在靠近拇指一侧的手腕上，看着手表，看一下你在15秒内心跳了多少次，再用这个数字乘以4，就是每分钟的心跳次数。

皮肤有弹性

皮肤弹性或皮肤充实度常被用来评估一个人的脱水程度。健康皮肤一般弹性较好，要是用手按一下，它会很快恢复正常。要是你存在腹泻或者呕吐等情况，身体就会损失大量水，那么脱水的皮肤被捏起来的部位恢复正常的速度一般会比较慢，而健康皮肤会瞬间恢复正常。

吃饭香、便得快

食欲好，胃肠激素、消化液分泌充分，则所进食的食物消化得可能更完全。这样才能提供充足的营养和能量，满足机体正常代谢所需。

“便得快”说明肠神经系统正常，特别是直肠反射正常，没有胃肠器质性的疾病。另外，“便得快”则肠内容物在肠腔内存留时间短，粪团中的有害物质吸收会减少，因此，“便得快”的人相对会更加健康。

睡得香、反应快

我们常说“身心健康、身心疾病”，也就是说，机体的疾病往往不是单发的，它经常与精神因素密切相关，二者会相伴而来。睡眠好、反应快，恰恰是衡量中枢神经系统功能的一个重要指标，它说明人的精神状况基本良好，精力充沛，有活力。

现在有很多中年人都存在不同程度的失眠，有可能是情志因素所致，由心病造成失眠，有的是环境所致，还有工作、生活压力大，也是一方面的因素，而严重失眠又会导致机体抵抗力下降、头晕乏力等一系列不适反应。

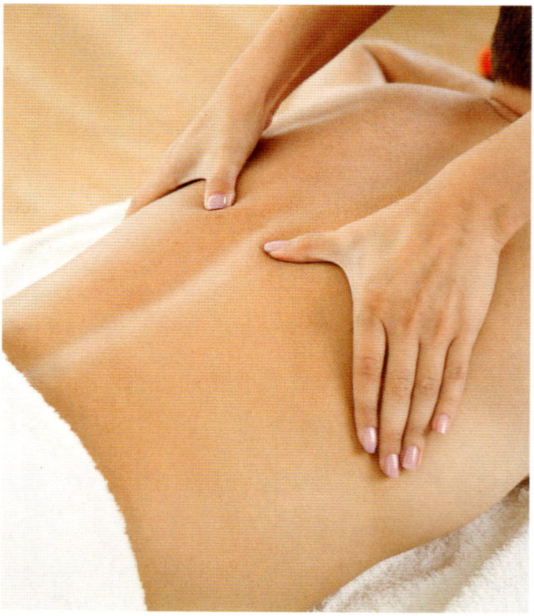

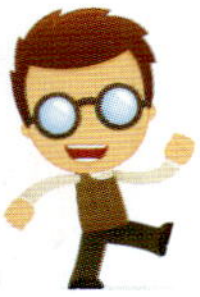

经络穴位——通往男性健康的通道

每个人都希望自己可以健康长寿，其实能够延年益寿的灵丹妙药就在我们的身边，根本就不需要苦苦进行寻找。经络穴位就是随身携带的保健医生，通过经络可以在疾病刚刚出现征兆的时候就进行调整。无论体质好坏， 调理经络穴位都能使之常保健康。并且通过经络穴位来强身健体的最大的好处是在操作上非常简单、便捷。

◎ 看不见的经络在主导你的健康

经络是人体内神奇的交通线路，是人体的医魂。人体的经络有机地组合在一起，每条经脉都具有其独特的功能，有的把持内科，有的主司儿科，有的可以治疗呼吸系统疾病，有的对胃病具有神奇的疗效……它们彼此分工，各司其职，就像一个医院，构成了人体内部的医疗体系。只要经络畅通，则百病不生。

在传统医学理论当中，经络理论可以说是最独特、最神奇，也最源远流长的一部分。历代医家都对经络的使用推崇备至。对于治疗疾病和预防保健的作用，经络和各种穴位堪称是蕴含在人体内的金矿，从中挖掘出的闪光的金子数也数不清。在医疗技术相当发达的今天，经络理论越发显得神奇而重要。

经络分布的独特性造就了它的神奇，人体的整个经络如同一个立体架构的信息网，而穴位便是这个网上面的交汇点。无论是中医还是西医，所有的治疗理论和方法都没有像经络一样，具有这样复杂的体系，可以涵盖人体内外深浅各个脏器和组织。这也就确立了经络穴位无可比拟的治疗效果。

以十二正经、奇经八脉为主的经络体系，还包括十五络脉、十二经别、十二经筋和十二皮部等各个层次分类。整个经络纵横交错，入里出表，上下交会，阴阳融合，走行在人体各个脏腑组织之间。其中，经筋、皮部联络肢体筋肉和皮肤，浮络和孙络则联络着体表各细微之处。这样，经络在身体里联络脏腑、沟通四肢和百窍，如山川河流般将人体联系成一个有机的整体，使所有的活动保持着

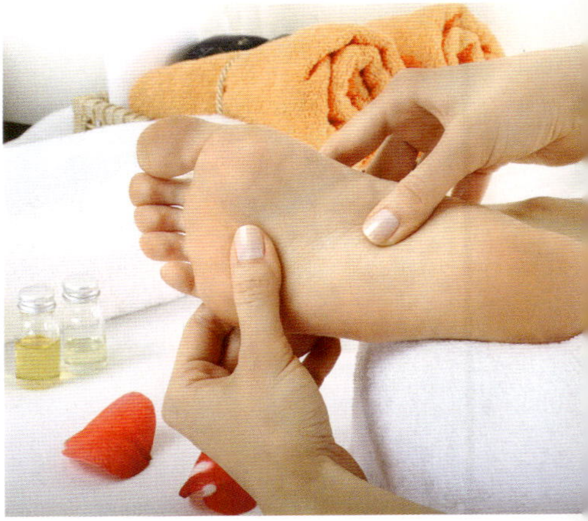

阴阳协调，整体统一。

◎ 穴位是身体与外界沟通的窗口

穴位是人体脏腑经络之气输注于体表的部位，也是邪气所达之处。当脏腑有病或者邪气侵犯人体后可引起脏腑经络气血功能失调，并会在相应的穴位发生病理反应。因此，在防治疾病时，穴位是针灸治疗疾病的刺激点与反应点。

穴位具有四个治疗作用，即近治作用、远治作用、特殊治疗作用和整体治疗作用，这是运用穴位保健治疗的理论基础。

近治作用——穴位所在，主治所在

穴位的近治作用是指所有的穴位均可治疗其所在部位局部及邻近组织、器官的病症，这是所有穴位主治作用所具有的共同点。如睛明、承泣、攒竹、瞳子髎等穴位均在眼区及其邻近部位，所以它们均可治疗眼病；中脘、梁门等穴位均在胃脘部，所以均可治疗胃脘痛；膝眼、梁丘、阳陵泉等穴位在膝关节及其附近，所以均可治疗膝关节疼痛等。这些都是利用穴位治疗局部体表或邻近内脏疾患的例子。

远治作用——经脉所过，主治所及

远治作用是十四经穴位主治作用的基本规律，在十四经穴位中，尤其是十二经脉在四肢肘以下的穴位，不仅能治局部病症，而且能治本经循行所涉及的远端部位的组织、器官、脏腑的病症，甚至具有治疗全身病患的作用，即“经脉所过，主治所及”。

特殊治疗作用

穴位的特殊治疗作用主要指穴位的相对特异性和双重的良性调整作用两个方面而言。

临床实践证明，有些穴位对某脏腑器官疾病或某病理状态有相对特异的治疗作用。如大椎穴退热，至阴穴矫正胎位，胆囊穴治疗胆绞痛，神门安神，少商穴治咽喉肿痛，太渊穴治无脉症，天枢穴治泻痢、便秘等，均有较好的效果和较高的特异性。

整体治疗作用

对某些穴位进行针灸或者按摩，可对某方面病症起到整体性的调治作用，进而调治全身疾病。例如针灸或按摩合谷、曲池、大椎可治疗外感发热；针灸或按摩足三里、关元、膏肓可增强人体免疫力；心动过速者，针灸、按摩内关穴可减慢心率；心动过缓者，针灸、按摩内关穴可加快心率。

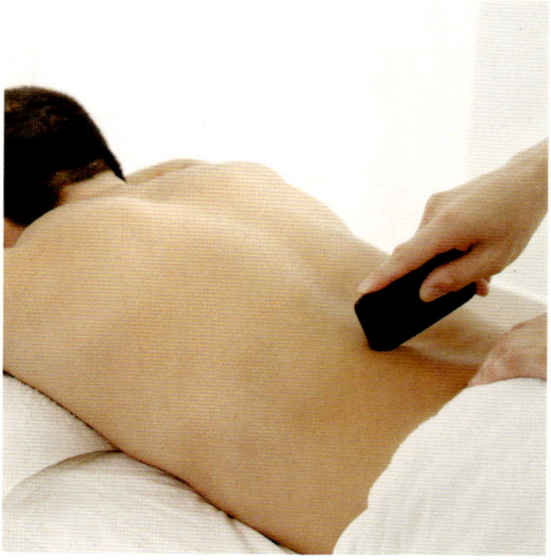

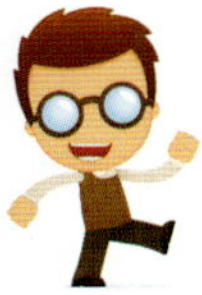

男性宜采用的中医理疗法

现代医学证明，采用适当的中医理疗方法既可促进血液循环，改善营养，加速代谢产物的排除，又可刺激感觉神经末梢。对神经系统的温和刺激有利于病损组织的修复，提高身体的抵抗力。所以，采用适当的中医理疗方法对感冒、腰肌劳损等常见疾病有较好的防治作用，还能提高人体的抵抗能力，强健身体，延缓衰老。适合男性使用的中医理疗法主要有按摩、艾灸、刮痧、拔罐4种。

◎ 按摩

男性按摩的好处：

（1）平衡阴阳，调整脏腑

阴阳失调便会引发脏腑功能的紊乱，从而导致疾病的发生。《黄帝内经》曰：“阴盛则阳病、阳盛则阴病。阳盛则热，阴盛则寒。”按摩能够调整脏腑的功能，使之达到阴阳平衡。实践证明：强而快的按摩手法能够引起神经和肌肉的兴奋；轻而缓的按摩手法则可以抑制神经、肌肉的功能活动。如果使用轻揉手法对头部进行推抹，能够抑制大脑皮质；如果使用较重的手法进行按揉，则可以兴奋大脑皮质。血糖过高的病人，通过按摩可以令血糖值下降；血糖过低者，经过按摩后血糖值能够得以升高。除此之外，按摩还可以调整血压、心率，调节胰岛素和肾上腺素的分泌等等。

（2）疏通经络，调和气血

作为运行气血的通路，经络内属于脏腑，外络于肢节，它将人体的各个部分有机地联系在一起。当经络不通时，机体便会发生疾病，通过按摩可以使经络疏通，气血流通，进而消除疾病。《医宗金鉴》曰：“按其经络，以通郁闭之气，摩其壅聚，以散瘀结之肿，其患可愈。”如果因为腹部受寒而出现了胃痛、腹胀以及不思饮食等症状，便可通过按摩胃俞、中脘、足三里等穴，来温通经络、祛寒止痛。

（3）扶正祛邪，增强体质

《素问•邪客篇》曰：“补其不足，泻其有余，调其虚实，以通其道而去其邪。”自我按摩是患者通过自我刺激穴位，增强其扶正、祛邪的功能，从而促进自身的消化吸收和营养代谢，保持软组织的弹性，提高肺活量等。经常进行自我按摩能够使苍白、松弛、干燥的面部皮肤变得红润并且富有弹性，令肥胖者的身体变得灵活，使瘦弱者体重增加、身体强健，使肺气肿患者的呼吸功能得以改善，提高机体免疫能力，进而防止发病等。

（4）强壮筋骨，通利关节

骨伤疾患会直接影响到运动系统

功能，自我按摩能够强健筋骨，令患者的正常功能得以恢复，可使由于肌肉等软组织痉挛、粘连而导致关节失利的患者解痉松粘、滑利关节。实践证明，在病变的关节部位进行按摩，可以促进关节滑液的代谢，增强关节囊和关节的韧性。中医认为肾主骨，为先天之本，小儿先天不足，便容易患上佝偻病；壮年肾气亏损，就会过早出现颈椎、腰椎骨质增生等病。经常对肾俞、关元等穴位进行按摩，能够补肾强骨，令全身筋骨强健、关节灵活，还可以防治上述病变。

（5）活血化瘀，消肿止痛，松解粘连

肢体软组织损伤之后，这个部位的毛细血管便会破裂出血，形成局部瘀血而又肿胀疼痛的现象。外伤或者出血这种局部的刺激可引起血管的痉挛。按摩能够加速局部供血、消散瘀血、松解粘连、消除痉挛、恢复关节功能。如肩周炎患者经过自我按摩并配合肩关节的运动后，能够松解关节周围的粘连，消除局部疼痛而痊愈。总之，按摩不仅能够强身健体、益寿延年，还可以防治许多疾病。

◎艾灸

艾灸是中医针灸中的“灸”，是自古流传下来的治病养生方法，在很多古代的医术中都有记载，艾灸可治百病，用纯阳之草艾草制成的艾绒熏灸穴位，从而达到治病调理身体的作用，由于灸法成本低廉、操作方便，其适应证又很广，疗效显著且无不良反应，既可祛除疾病，又能强身健体，数千年来深受广大人民群众的喜爱。

艾灸对寒、热、虚、实诸证均有一定效果，其机制归根结底在于艾灸通利经络的作用。在中医理论中，灸法是补肾的最强法，它无毒无不良反应，不打针不吃药，而且直接作用于人的肾部腧穴，效果甚至达到立竿见影。

男性采用适当的艾灸疗法，具有温阳补气、疏经通络、补中益气等作用，对男性前列腺炎、肩周关节疼痛、颈椎病等疗效明显。

◎刮痧

刮痧是以中医脏腑经络学说为理论指导，集针灸、按摩、点穴、拔罐等非药物疗法之所长，用水牛角为材料做成刮痧板，配合香蔓刮痧疏导油进行的一种自然疗法，对人体有活血化瘀、调整阴阳、舒筋通络、调整信息、排除毒素、自家溶血等作用，既可预防保健又可治病疗疾。刮痧的保健和治疗作用主要有以下一些特点：

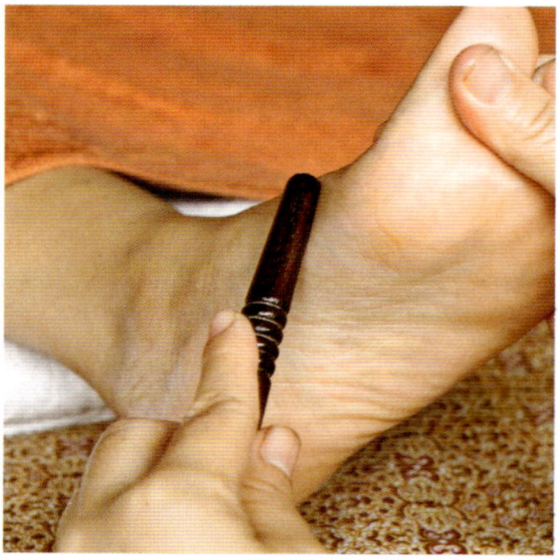

（1）预防保健作用

刮痧疗法的预防保健作用又分为健康保健预防与疾病防变两类。刮痧疗法的作用部位是体表皮肤，皮肤是机体暴露于外的最表浅部分，直接接触外界，且对外界气候环境等变化起适应与防卫作用。皮肤之所以具有这些功能，主要依靠机体内卫气的作用，卫气调和，则“皮肤调柔，腠理致密”。健康人常做刮痧（如取肾俞穴、足三里穴等）可增强卫气，卫气强则护表能力强，外邪不易侵表，机体自可安康。若外邪侵表，出现恶寒、发热、鼻塞、流涕等表证，及时刮痧（如取肺俞穴、中府穴等）可将表邪及时祛除，以免表邪侵入五脏六腑而生大病。

（2）治疗作用

刮痧疗法的治病作用可表现在以下方面：

①活血化瘀。刮痧可调节肌肉的收缩和舒张，使组织间压力得到调节，以促进刮拭组织周围的血液循环，增加组织流量，从而起到活血化瘀、祛瘀生新的作用。

②调整阴阳。刮痧可以改善和调整脏腑功能，使脏腑阴阳得到平衡。如肠道蠕动亢进者，在腹部和背部等处使用刮痧手法可使亢进者受到抑制而恢复正常；反之，肠道蠕动功能减退者，则可促进其蠕动恢复正常。

③舒筋通络。刮痧可以放松紧张的肌肉，消除肌肉疼痛，这两方面的作用是相通的。消除了疼痛病灶，肌紧张也就消除；如果使紧张的肌肉得以松弛，则疼痛和压迫症状也可以明显减轻或消失，同时有利于病灶修复。

④信息调整。人体的各个脏器都有其特定的生物信息（各脏器的固有频率及生物电等），当脏器发生病变时，有关的生物信息就会发生变化，而脏器生物信息的改变可影响整个系统乃至全身的功能平衡。而刮痧疗法就可以通过刺激体表的特定部位，产生一定的生物信息，通过信息传递系统输入到有关脏器，对失常的生物信息加以调整，从而对病变脏器起到调整作用。

⑤排除毒素。刮痧过程可使局部组织形成高度充血，血管神经受到刺激使血管扩张，血流及淋巴液增快，吞噬作用及搬运力量加强，使体内废物、毒素加速排除，组织细胞得到营养，从而使血液得到净化，增强全身抵抗力，进而减轻病势，促进康复。

⑥行气活血。气血（通过经络系统）的传输对人体起着濡养、温煦等作用。刮痧作用于肌表，可以使经络通畅、气血通达，则瘀血化散，局部疼痛得以减轻或消失。

拔罐

拔罐疗法的生物作用：

（1）负压作用

国内外学者研究发现，人体在火罐负压吸拔的时候，皮肤表面有大量气泡溢出，从而加强局部组织的气体交换。通过检查，也观察到负压使局部的毛细血管通透性变化和毛细血管破裂，少量血液进入组织间隙，从而产生瘀血，红细胞受到破坏，血红蛋白释出，出现自家溶血现象。在机体自我调整中产生行气活血、舒筋活络、消肿止痛、祛风除湿等功效，起到一种良性刺激，促其恢复正常功能的作用。

（2）温热作用

拔罐法对局部皮肤有温热刺激作用，以大火罐、水罐、药罐最明显。温热刺激能使血管扩张，促进以局部为主的血液循环，改善充血状态，加强新陈代谢，使体内的废物、毒素加速排出，改变局部组织的营养状态，增强血管壁的通透性，增强白细胞和网状细胞的吞噬活力，增强局部耐受性和机体的抵抗力，起到温经散寒、清热解毒等作用，从而达到促使疾病好转的目的。

（3）调节作用

拔罐法的调节作用是建立在负压或温热作用的基础之上的，是对神经系统的调节作用。由于自家溶血等给予机体一系列良性刺激，作用于神经系统末梢感受器，经向心传导，达到大脑皮质；加之拔罐法对局部皮肤的温热刺激，通过皮肤感受器和血管感受器的反射途径传到中枢神经系统，从而发生反射性兴奋，借以调节大脑皮层的兴奋与抑制过程，使之趋于平衡，并加强大脑皮层对身体各部分的调节功能，使患部皮肤相应的组织代谢旺盛，吞噬作用增强，促使机体恢复功能，阴阳失衡得以调整，使疾病逐渐痊愈。

（4）机械作用

拔罐疗法是一种中医外治法，也是一种刺激疗法。它在拔罐时通过罐内的负压，使局部组织充血、水肿，产生刺激作用和生物学作用。负压也可使局部毛细血管破裂而产生组织瘀血、放血、发生溶血现象，红细胞的破坏，血红蛋白的释放，使机体产生了良性刺激作用。拔罐疗法通过排气造成罐内负压，罐缘得以紧紧附着于皮肤表面，牵拉了神经、肌肉、血管以及皮下的腺体，可引起一系列神经内分泌反应，调节血管舒、缩功能和血管的通透性，从而改善局部血液循环，给机体造成良性刺激，增强各器官的功能活力，有助于人体功能的恢复。

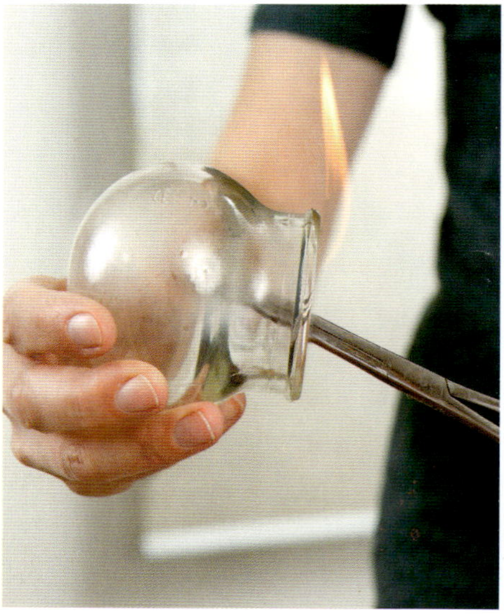

男性中医养生注意事项

◎ 按摩需遵循的5个原则

在通过自我按摩进行防病、治病的时候，首先要做的工作便是选穴，在选好穴位之后就可以进行按摩了。不过，对不同的穴位进行按摩的时候，力度也是各不相同的，大体上要遵循以下这几个原则：

（1）先轻后重

在对身体进行按摩的时候，一定要注意先轻后重，这样便能够让身体有一个适应的过程。人的承受能力是不同的，用这种方法来测试身体的忍耐力能很好地确定按摩力度的极限。

（2）宜慢不宜快

按摩穴位时，要注意保持一个柔和的速度，力度要均匀，太快就会显得生硬粗暴甚至还会产生不良反应。

（3）胖人用力要略重

胖人的脂肪层较厚，所以对于外来的压力会有一定的缓冲力，胖人在进行自我按摩的时候，只有用力略重才能够起到治疗的效果。

（4）不要对穴位用力太大，以免造成不良影响

开始按摩穴位的时候，注意用力要轻，然后再逐步加大力量。按摩不同的身体部位的时候，要使用不同的力度，如腰部、臀部、腿部力度可大；胸前、腹部力度适中；脑部的穴位要略微轻柔，但也不能太轻；肾部不能拍打、击打。

（5）按揉头部穴位时力量要分外轻

位于人的头部的肌肉都很薄弱，感觉也比较敏感，所以在对头部进行按摩的时候，注意用力一定要轻。但是太轻，以至于没有感觉的话也是起不到治疗的效果的。而按摩那些肌肉丰厚的臀部、四肢部位时，则要进行深按、重按。

◎ 艾灸需遵循的注意事项

艾灸疗法既可治疗虚证、寒证，又可治疗热证、实证，对治疗内科、外科、妇科、儿科、耳鼻喉科、皮肤病科以及在预防疾病、延年益寿等方面，疗效都很显著。

艾灸疗法的治疗范围非常广泛，但在艾灸疗法的具体操作中，还应注意以下事项：

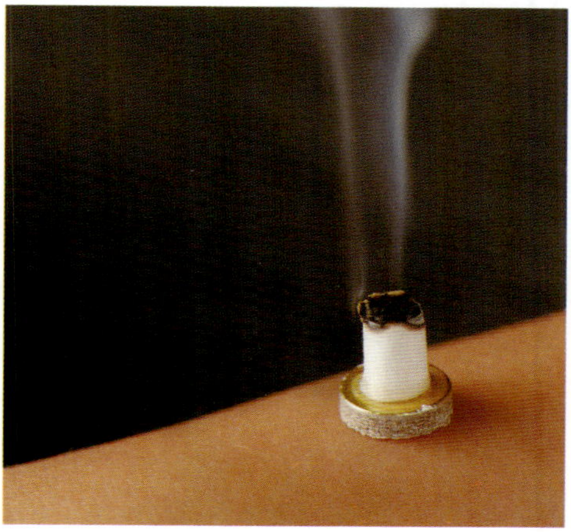

①施术者在施灸时要聚精会神，以免烧烫伤患者的皮肤或损坏病人的衣物。

②如果患者的情绪不稳，或在过饥、过饱、醉酒、劳累、阴虚内热等状态下，要尽量避免使用艾灸疗法。

③患者在艾灸前最好喝一杯温水，水的温度应略高于体温为宜，在每次灸治结束后还要再补充一杯60℃左右（水稍稍有点烫嘴）的热水。

◎ 刮痧时要做好的重要细节

刮痧治疗时，皮肤局部汗孔开泄，出现不同形式的痧，病邪、病气随之外排，同时人体正气也有少量消耗。所以，刮痧的时候要做好一些小细节，从细节处保护好身体。

①避风和注意保暖很重要。刮痧时皮肤汗孔处于开放状态，如遇风寒之邪，邪气会直接进入体内，不但影响刮痧的疗效，还会引发新的疾病。刮痧半小时后才能到室外活动。

②刮完痧后要喝一杯热水。刮痧过程使汗孔开放，邪气排出，会消耗部分体内津液，刮痧后喝1杯热水，可补充水分，还可促进新陈代谢。

③刮痧3小时内不要洗澡。刮痧后毛孔是张开的，所以要等毛孔闭合后再洗澡，避免风寒之邪侵入体内。

④每次只治疗一种病症。刮痧的时候要一次只治疗一种病，并且不可刮拭时间太长。不可连续大面积刮拭，以免损伤体内正气。

◎ 拔罐时要注意的重要细节

拔罐时要注意以下几个重要细节：

①拔罐时，室内需保持20℃以上的温度。最好在避风向阳处。

②拔罐时的吸附力过大时，可按挤一侧罐口边缘的皮肤，稍放一点空气进入罐中。初次拔罐者或年老体弱者，宜用中、小号罐具。

③一般病情轻或有感觉障碍者（如下肢麻木者）拔罐时间要短。病情重、病程长、病灶深及疼痛较剧者，拔罐时间可稍长，吸附力稍大。

④拔罐期间应密切观察患者的反应，若出现头晕、恶心、呕吐、面色苍白、出冷汗、四肢发凉等症状，甚至出现血压下降、呼吸困难等情况，应及时取下罐具，将患者仰卧位平放，垫高头部。轻者可给予少量温开水，重者针刺人中穴、合谷穴。

⑤拔罐时间过长或吸力过大而出现水疱时，可涂龙胆紫，覆盖纱布固定。如果水疱较大，可用注射器抽出泡内液体，然后用利凡诺纱布外敷固定。

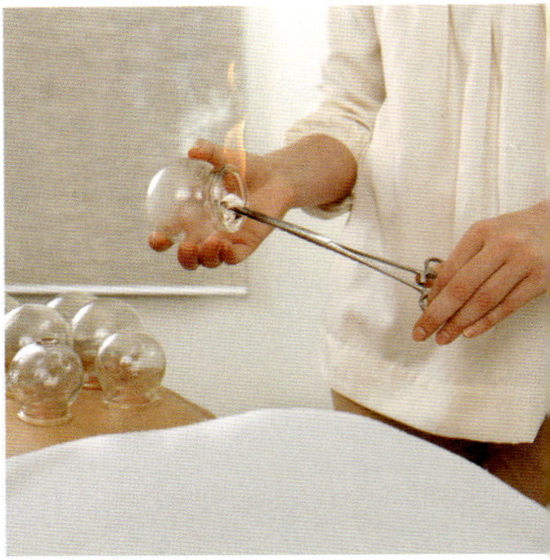

第二章

实用家庭保健，让你重获新生

在漫长的发展历史中，健康一直是人类共同追求的人生的最大幸福。而在这一追求过程中，从古代的丹药到现在种类繁多的保健品，让人实在分不清真伪，服用不当还会伤及身体。研究发现，人的正常寿命应该可以活到120岁，这符合正常的生物规律，但因为缺乏养生保健的知识，很多人夭折、病死，而不是终老而死。中医认为通过刺激穴位，调和机体的气血，可以保持生命的健康活力，达到长寿的目的。

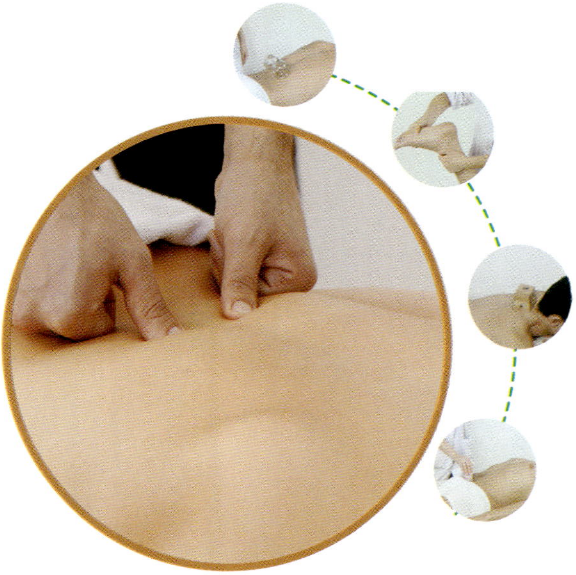

补脾和胃

让您吃饭香

现代社会工作和生活节奏加快，人们饮食不规律，常常暴饮暴食，所以导致各种胃部疾病的发作，而这些因素也会造成“脾虚”，出现胃胀痛、食欲差、便溏、疲倦乏力等症状。研究表明：刺激人体穴位可以行气活血，取得健脾养胃的效果。

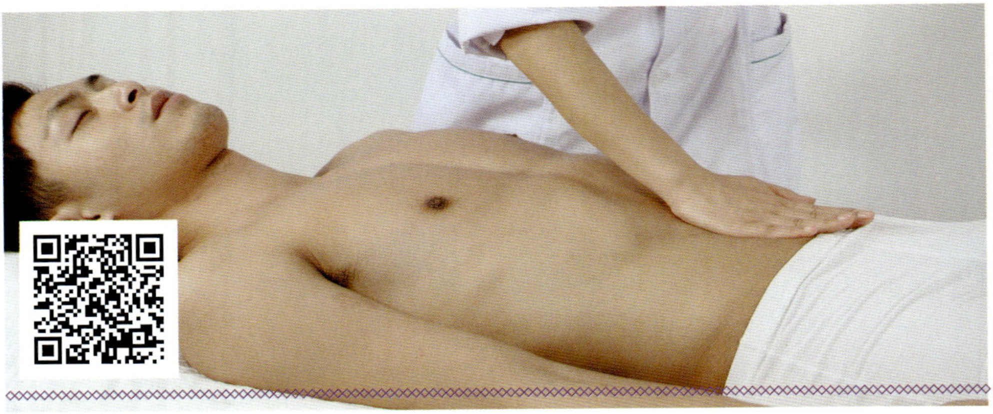

按摩疗法

【穴位定位】

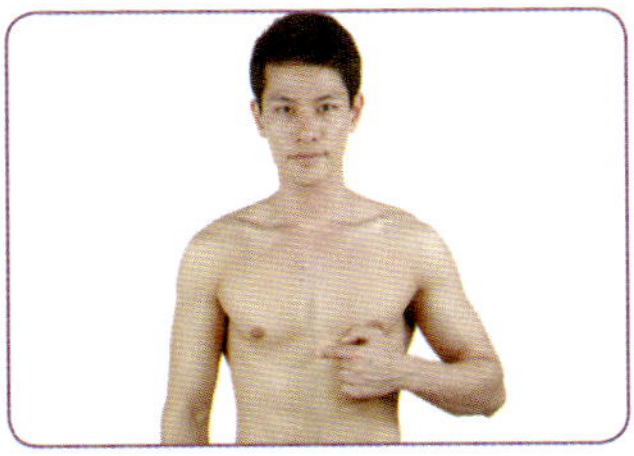

●**巨阙** 位于上腹部，前正中线上，脐上6寸。

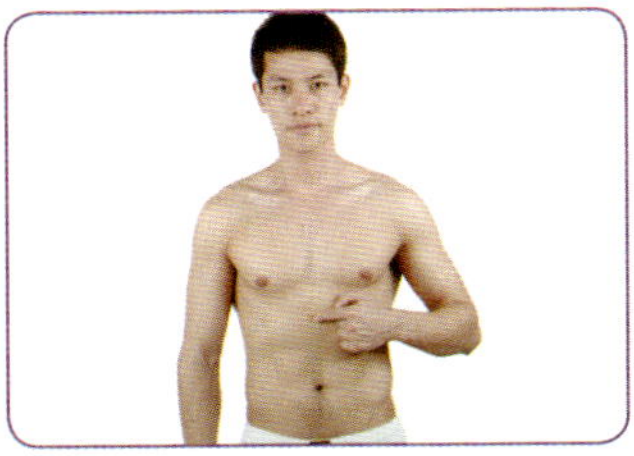

●**上脘** 位于上腹部，前正中线上，脐上5寸。

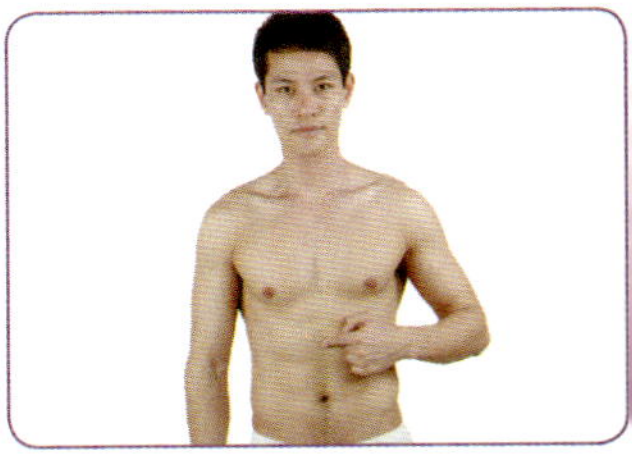

●**中脘** 位于上腹部，前正中线上，脐上4寸。

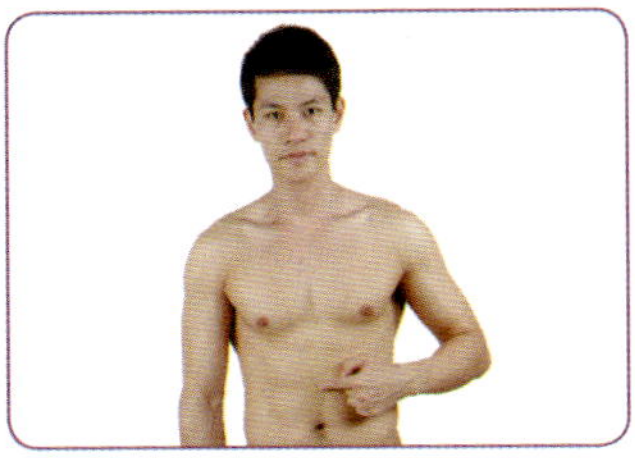

●**建里** 位于上腹部，前正中线上，脐上3寸。

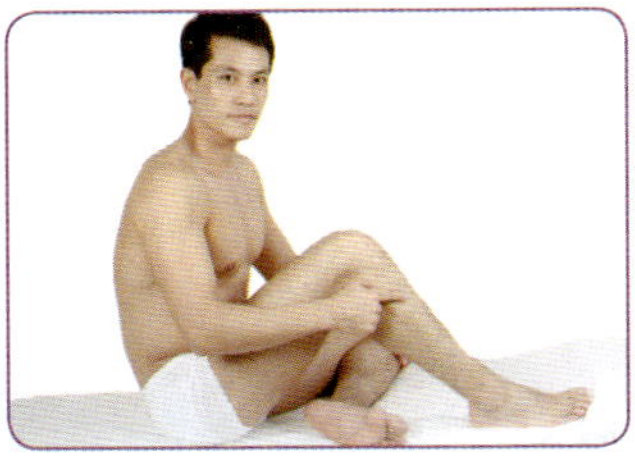

●**足三里** 位于小腿犊鼻下3寸，距胫骨前缘一横指（中指）。

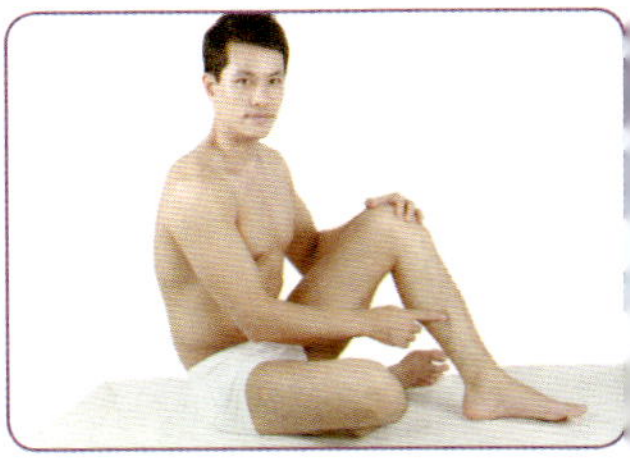

●**漏谷** 位于小腿内侧，距内踝尖6寸，胫骨内侧后方。

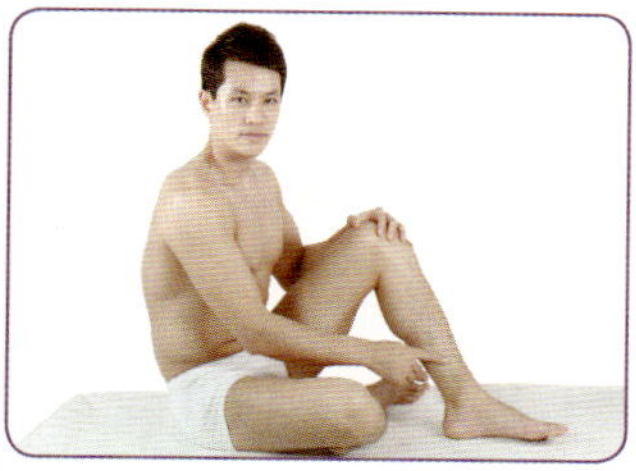

●**三阴交**

位于小腿内侧，足内踝尖上3寸，胫骨内侧缘后方。

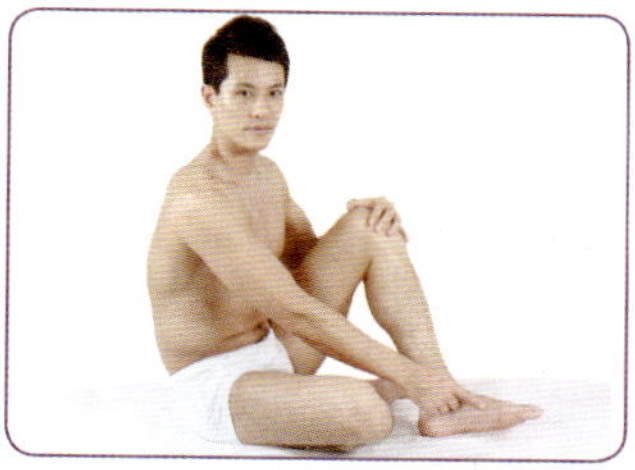

●**公孙**

位于足内侧缘，第一跖骨基底的前下方。

【操作方法】

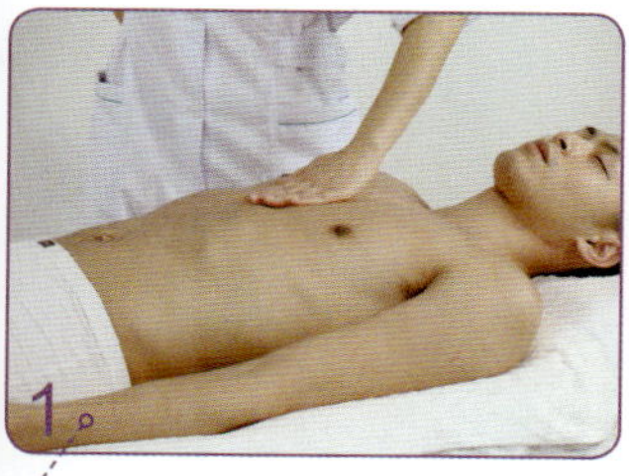

用掌心从上往下推揉巨阙、上脘、中脘、建里各穴2分钟，力度适中。

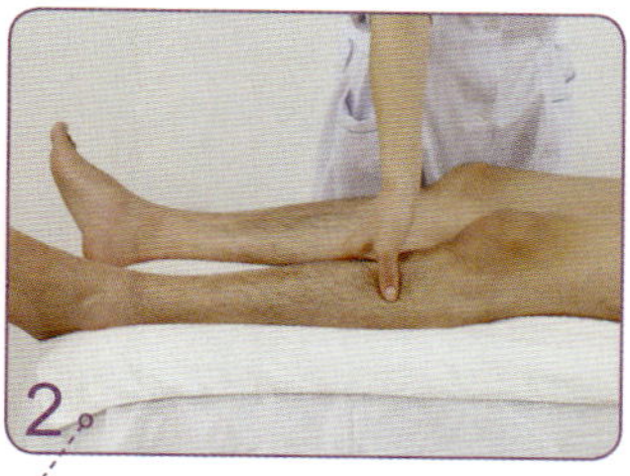

用手指指尖掐按足三里穴50次，先左后右，以潮红发热为度。

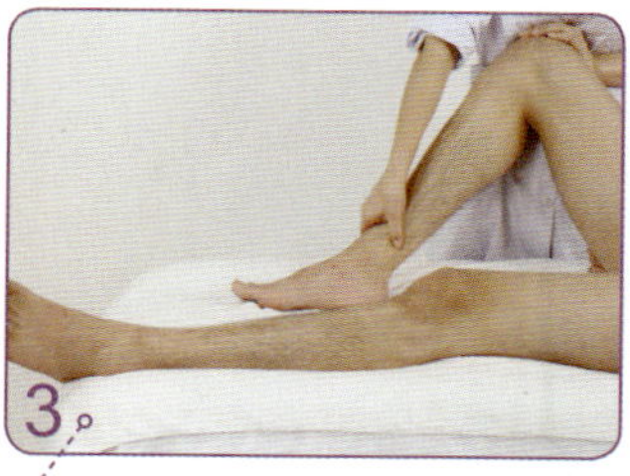

用拇指指腹从漏谷穴一直推到三阴交穴，力度略重，从上往下推至200次。

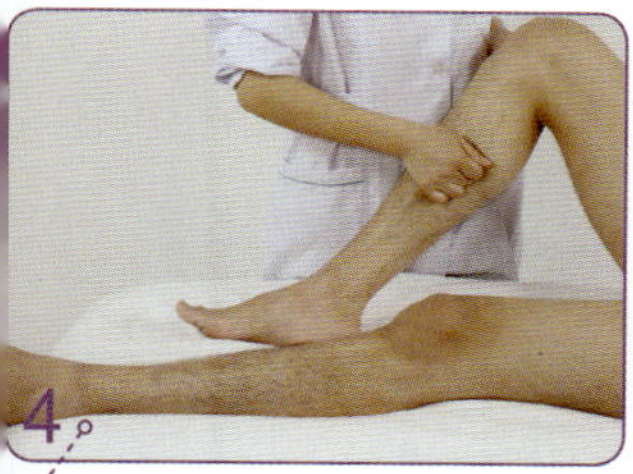

沿着小腿从上往下捶打小腿内侧50次。对侧以同样的方法操作。

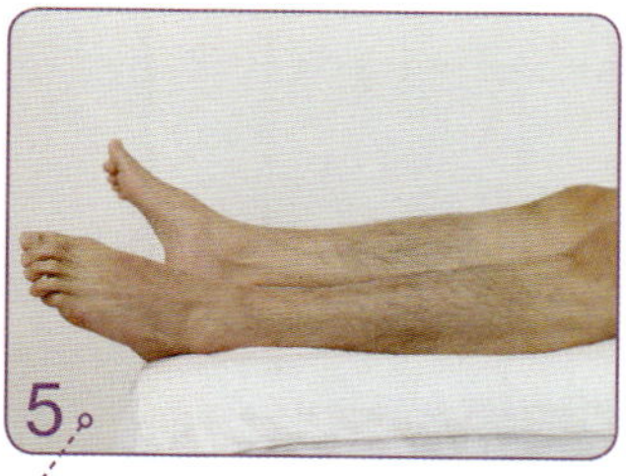

患者稍活动一下脚趾，做脚趾连续抓地动作1~2分钟。

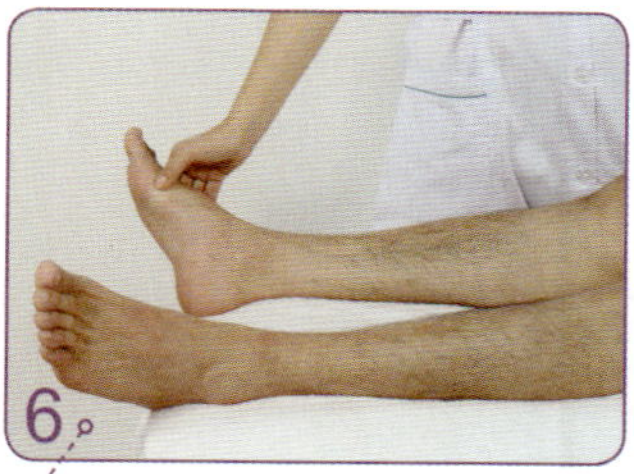

用拇指指腹刺激公孙穴60~90次。对侧以同样的方法操作。

艾灸疗法

准备工具 | 艾灸盒、艾条、打火机

【穴位定位】

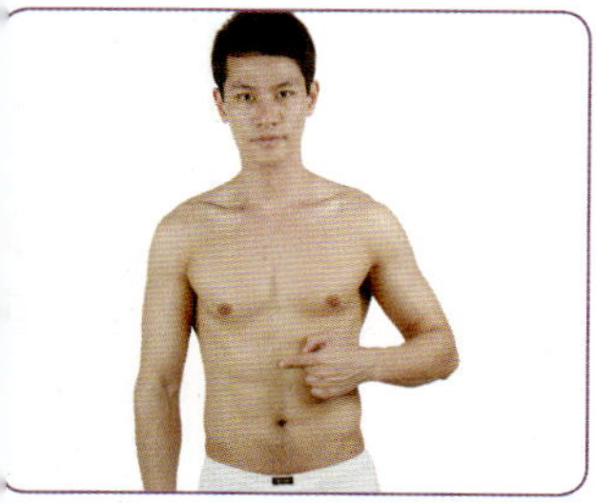

●**中脘**

位于上腹部，前正中线上，脐上4寸。

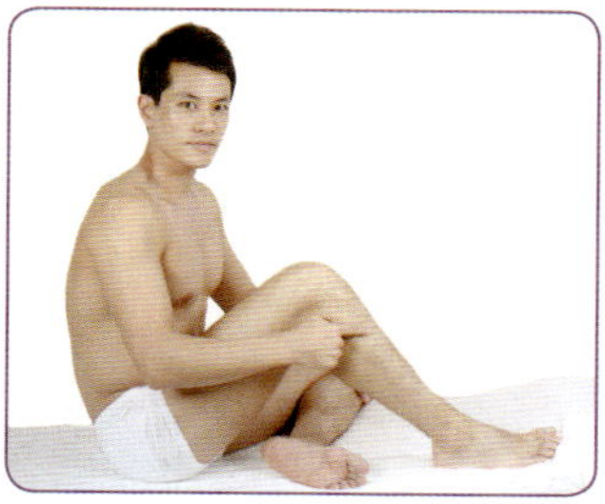

●**足三里**

位于小腿犊鼻下3寸，距胫骨前缘一横指（中指）。

【操作方法】

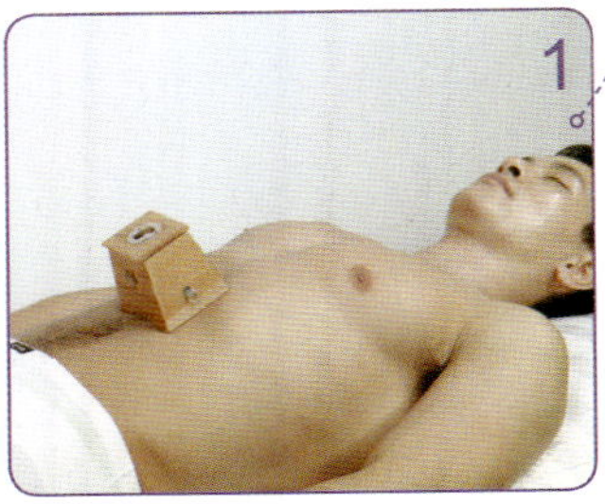

将燃着的一个艾灸盒放于中脘穴上施灸15分钟。

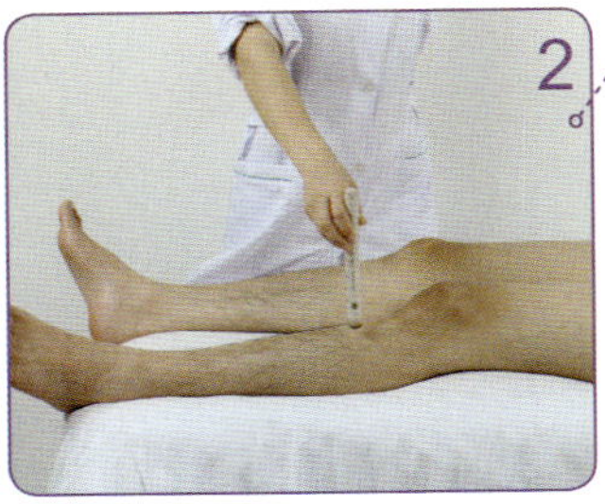

用艾条雀啄灸法灸治足三里穴10～15分钟，有热感上行即可。

刮痧疗法

准备工具 | 刮痧板、经络油

【穴位定位】

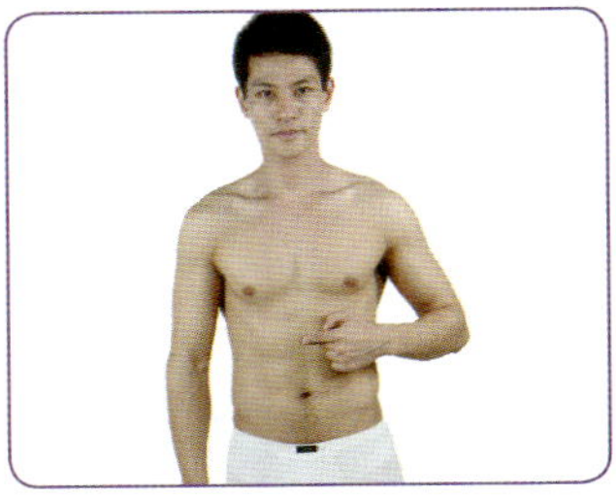

●中脘 位于上腹部，前正中线上，脐上4寸。

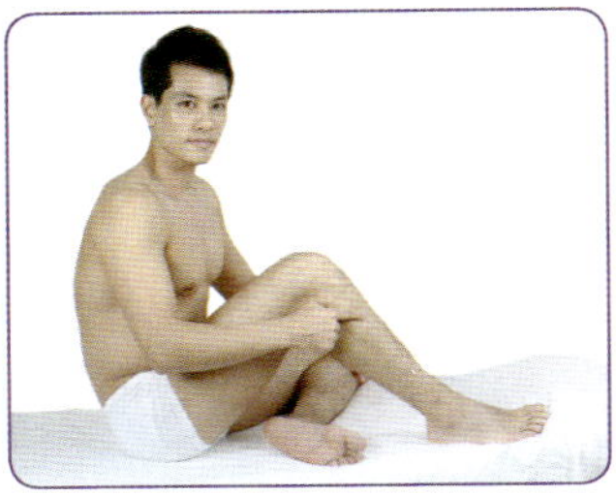

●足三里 位于小腿犊鼻下3寸，距胫骨前缘一横指（中指）。

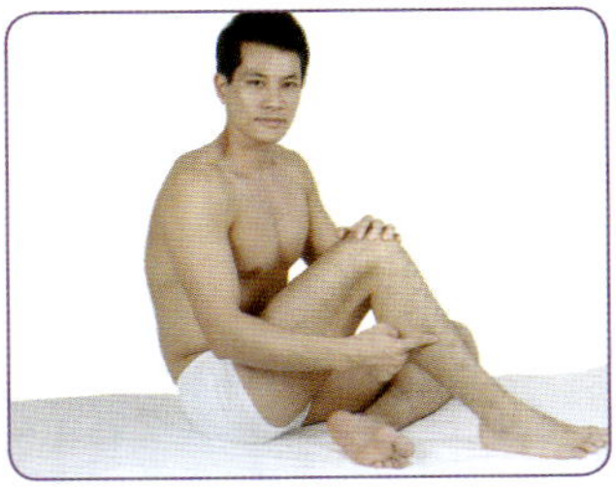

●丰隆 位于外踝尖上8寸，条口外1寸，胫骨前嵴外两横指中指处。

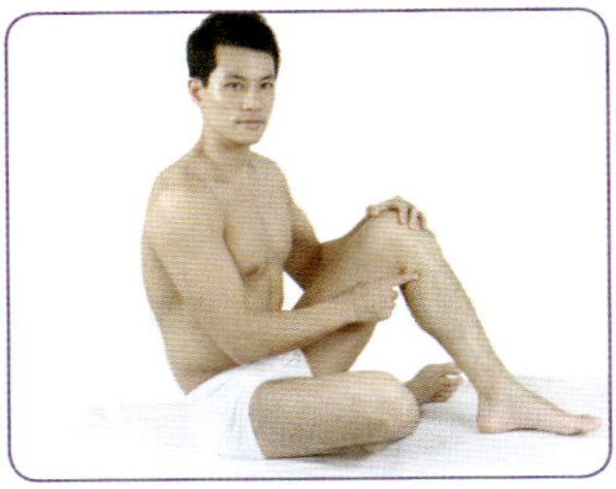

●阴陵泉 位于小腿内侧，胫骨内侧髁后下方凹陷处。

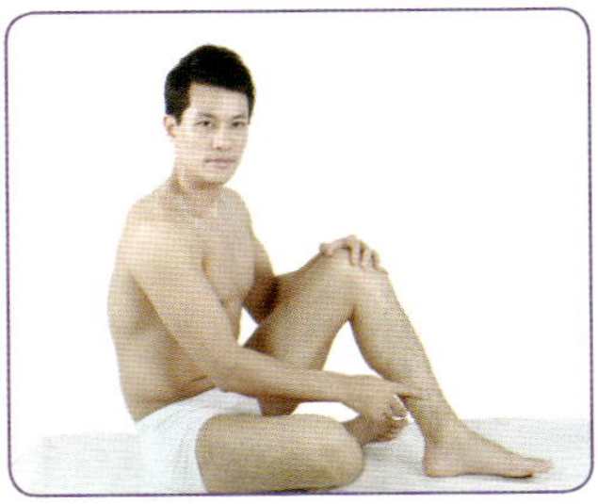

●三阴交 位于小腿内侧，足内踝尖上3寸，胫骨内侧缘后方。

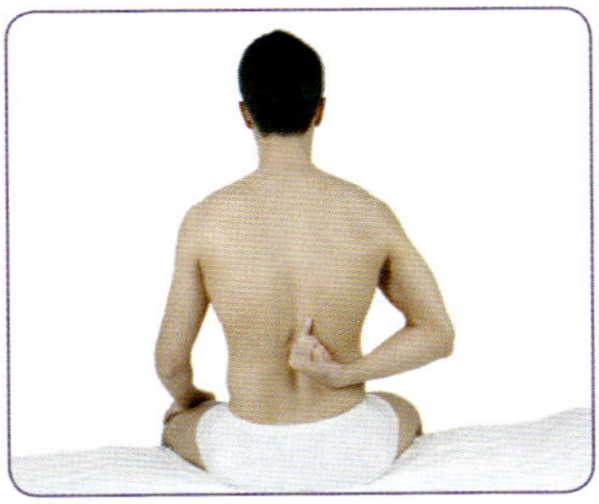

●脾俞 位于背部，第十一胸椎棘突下，旁开1.5寸处。

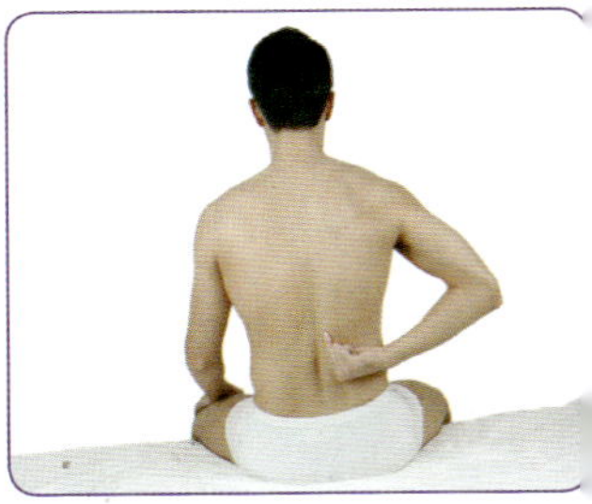

●胃俞 位于背部，第十二胸椎棘突下，旁开1.5寸。

【操作方法】

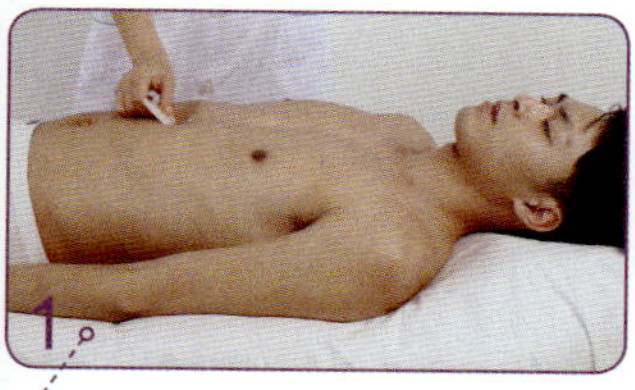

1 用面刮法从上往下刮拭中脘穴30次，力度适中，可不出痧。

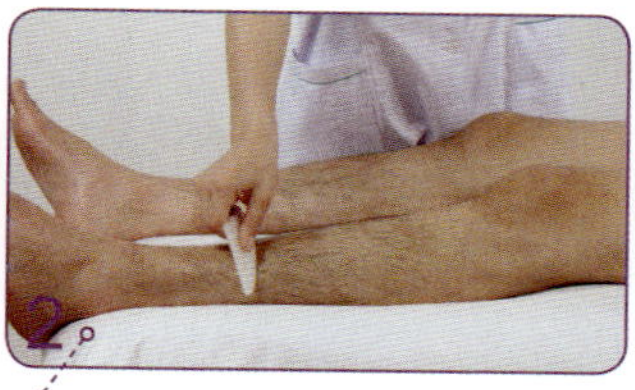

2 用面刮法刮拭足三里穴至丰隆穴30次，再刮拭阴陵泉穴至三阴交穴30次。

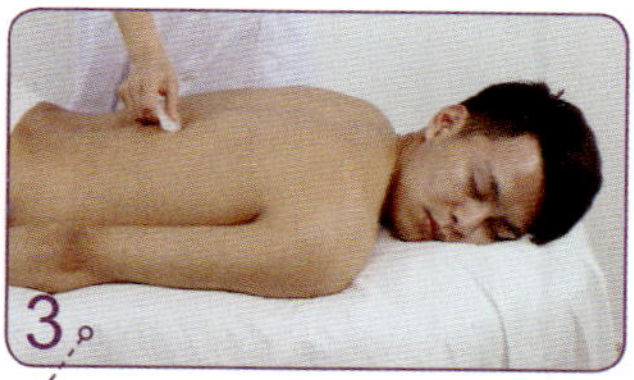

3 用面刮法刮拭脾俞穴至胃俞穴10～15次，力度略重，以皮肤出痧为度。

拔罐疗法

准备工具　火罐、气罐、拔罐器、止血钳、酒精棉球、打火机、热毛巾

【穴位定位】

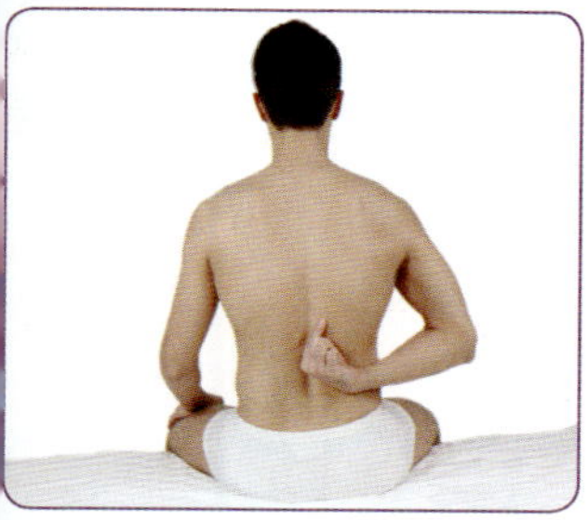

●脾俞

位于背部，第十一胸椎棘突下，旁开1.5寸。

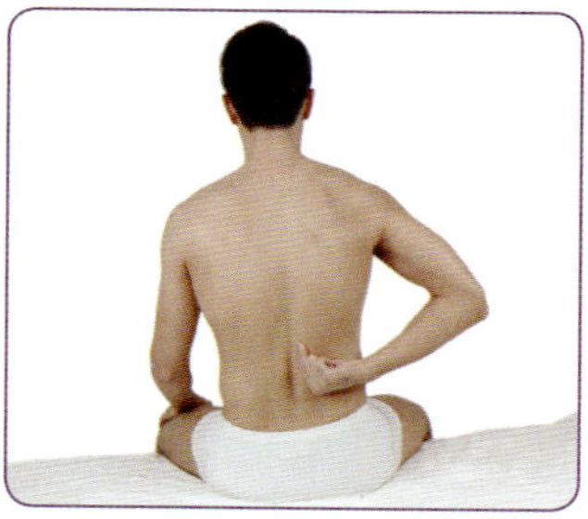

●胃俞

位于背部，第十二胸椎棘突下，旁开1.5寸。

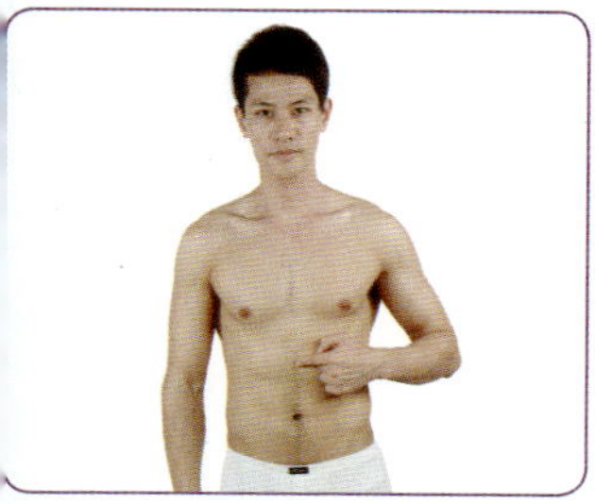

●中脘

位于上腹部，前正中线上，脐上4寸。

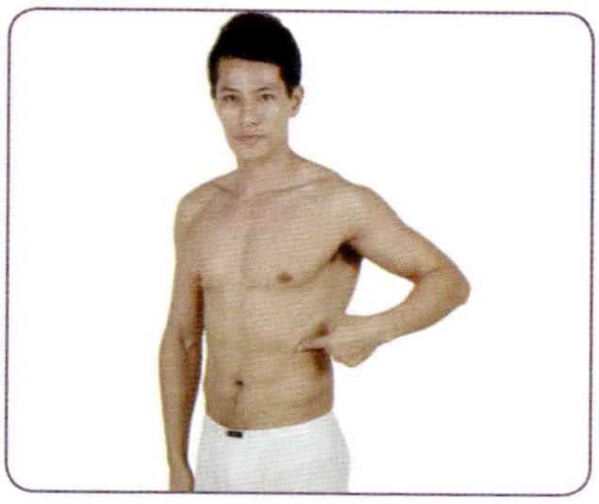

●章门

位于侧腹部，第十一肋游离端的下方。

【操作方法】

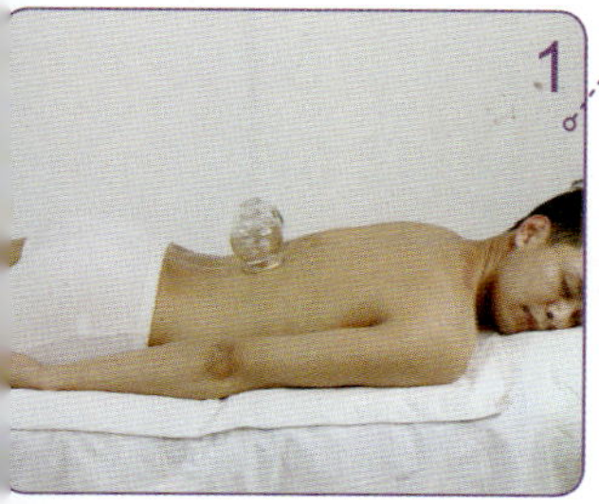

1 迅速将火罐扣在脾俞穴、胃俞穴上，留罐15分钟。

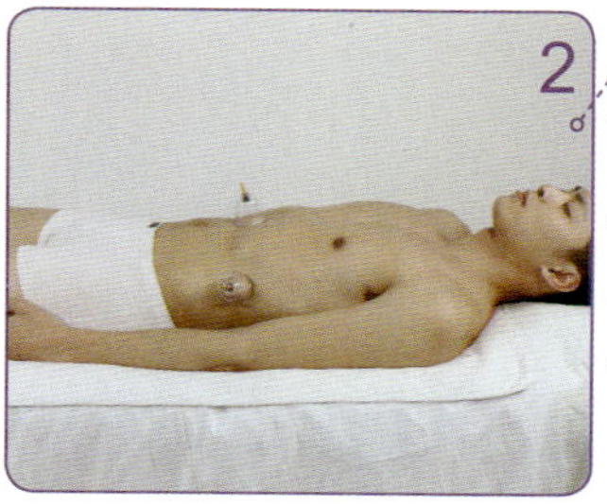

2 用拔罐器将气罐吸拔在中脘穴、章门穴上，留罐15分钟。

安神宁心

让您睡眠好

心烦意乱，睡眠浅表，稍有动静就会惊醒是焦虑性失眠症的常见症状，也是亚健康的表现。焦虑、睡眠质量差以及精神恍惚等都与人的心态有着密切的关系。研究表明：刺激人体穴位可以疏解心烦气闷，有助于睡眠，能达到养心安神的效果。

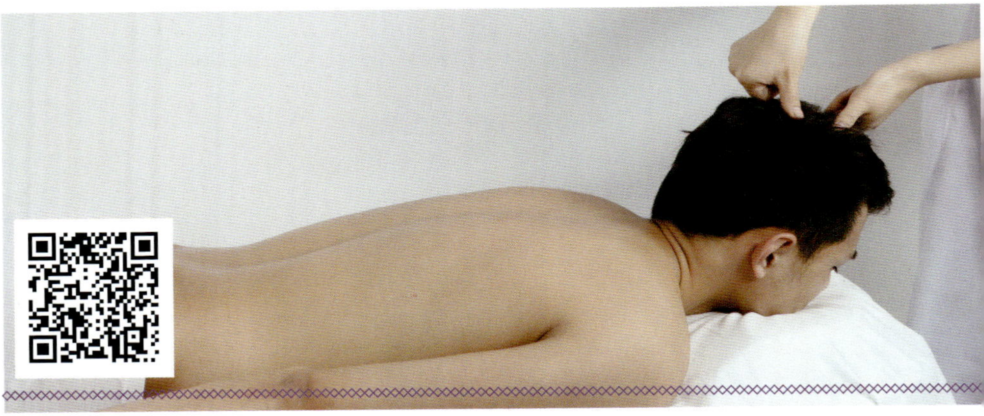

按摩疗法

【穴位定位】

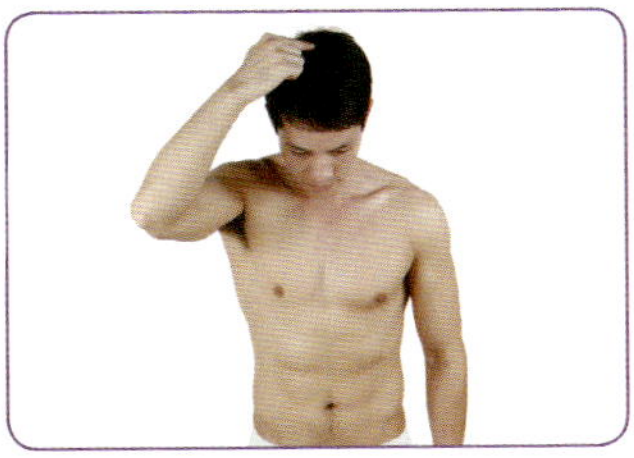

●**百会** 位于头部，前发际正中直上5寸。

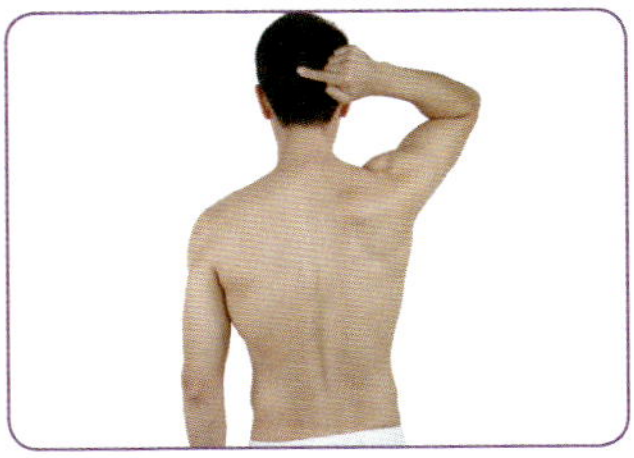

●**强间** 位于头部，后发际正中直上4寸。

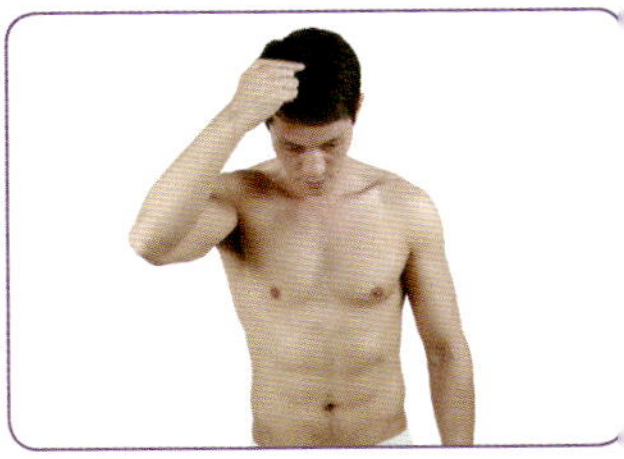

●**四神聪** 位于头顶部，百会前后左右各1寸，共四穴。

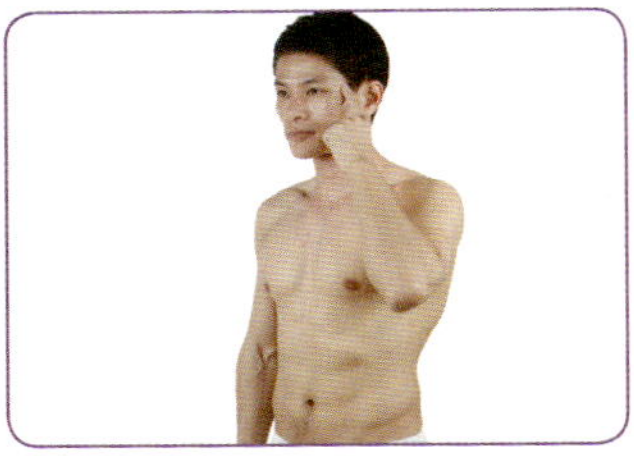

●**太阳** 位于颞部眉梢与目外眦之间，向后约一横指。

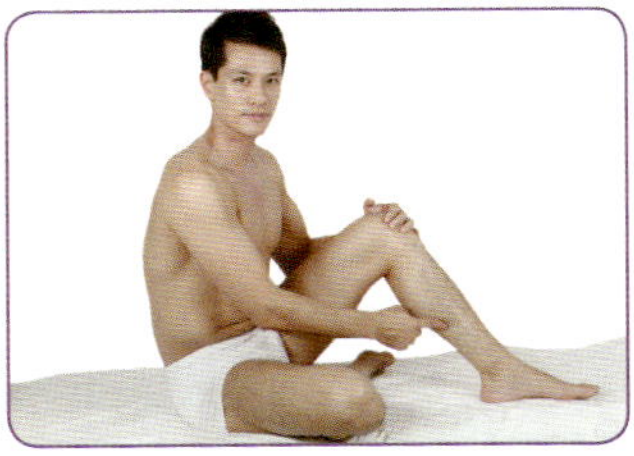

●**筑宾** 位于小腿太溪与阴谷的连线，太溪上5寸。

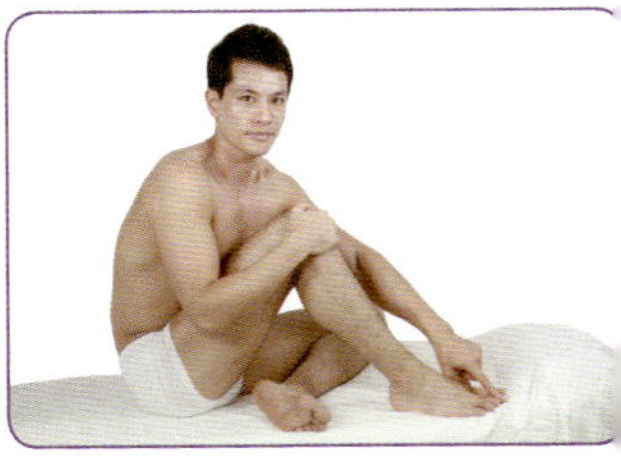

●**厉兑** 位于足第二趾末节外侧，距趾甲角0.1寸。

【操作方法】

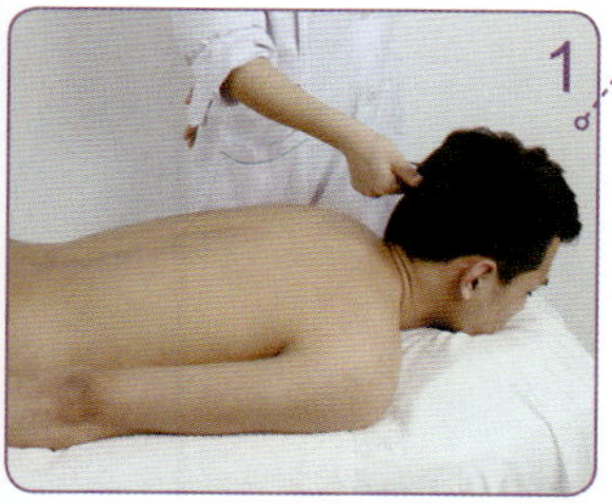

用拇指指腹向下用力按揉百会穴、强间穴，有酸胀、刺痛感，各按揉1～3分钟。

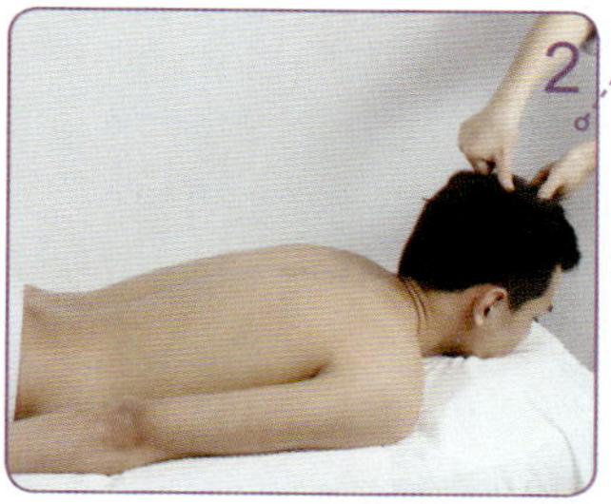

用双手拇指同时揉压四神聪穴1～3分钟，以有酸麻胀痛感为佳。

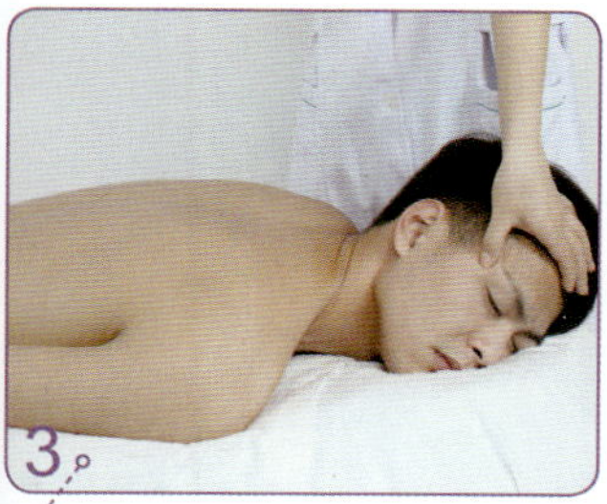

用拇指指腹按揉太阳穴，以有酸胀感为度，左右各按揉1～3分钟。

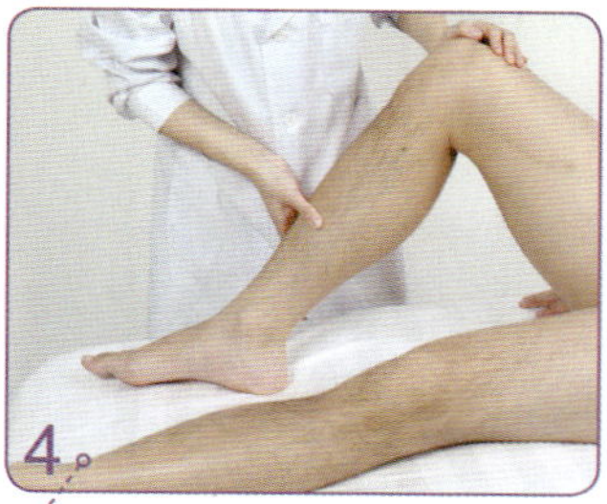

用拇指指尖垂直掐按筑宾穴，以有酸胀感为度，左右各掐按1～3分钟。

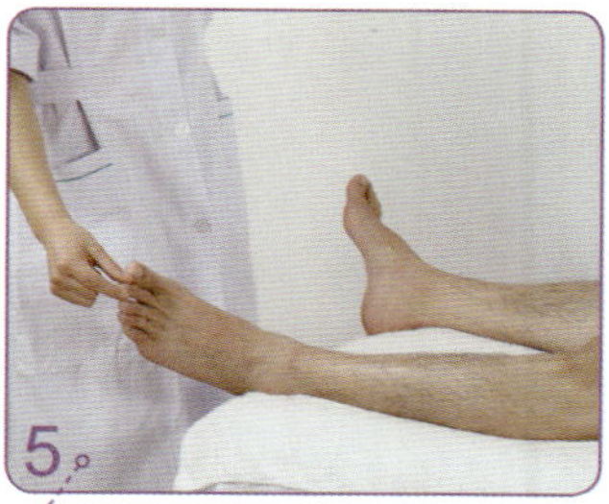

用拇指和食指指腹掐按厉兑穴，力度略重，先左后右，各掐按1～3分钟。

艾灸疗法

准备工具 | 艾灸盒、艾条、打火机

【穴位定位】

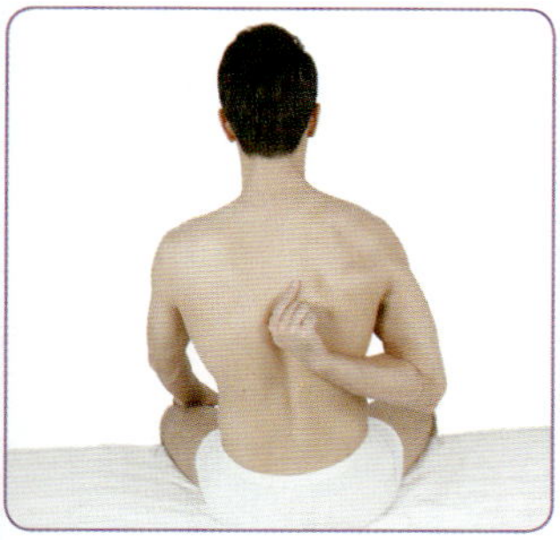

●心俞

位于背部，第五胸椎棘突下，旁开1.5寸处。

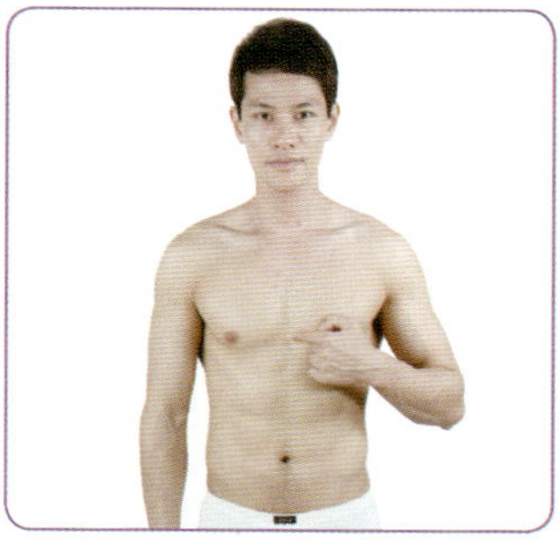

●膻中

位于胸部，前正中线上，平第四肋间，两乳头连线的中点。

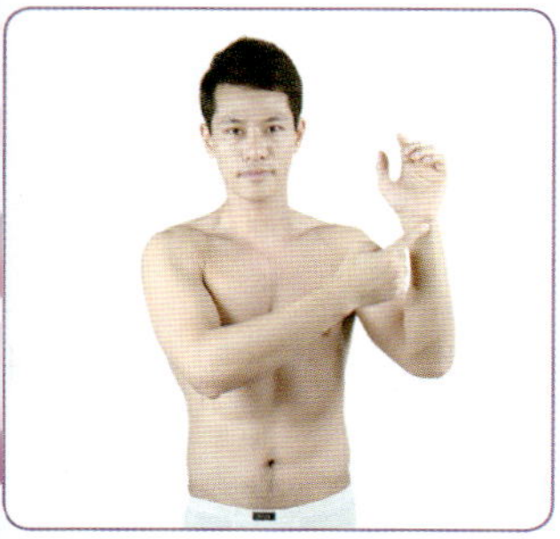

●神门

位于腕部，腕掌侧横纹尺侧端，尺侧腕屈肌腱的桡侧凹陷处。

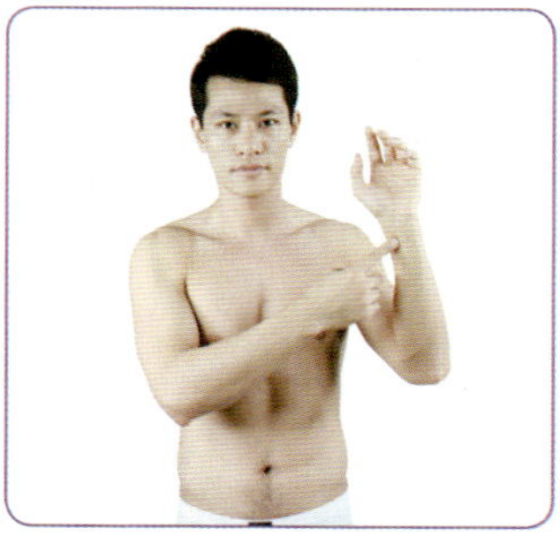

●内关

位于前臂掌侧曲泽与大陵的连线，腕横纹上2寸，掌长肌腱与桡侧腕屈肌腱之间。

【操作方法】

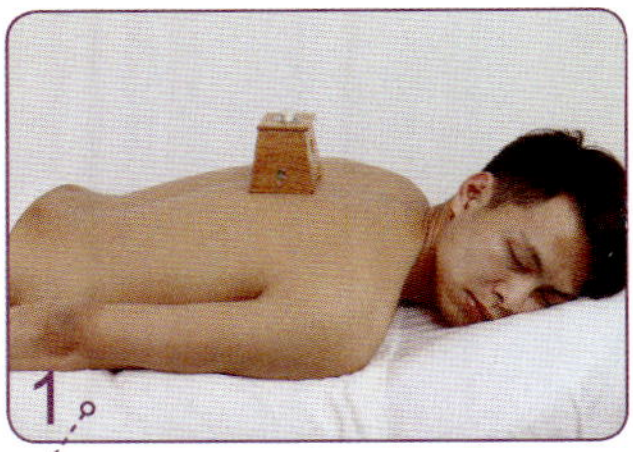

将燃着的艾灸盒放于心俞穴上灸治10～15分钟。

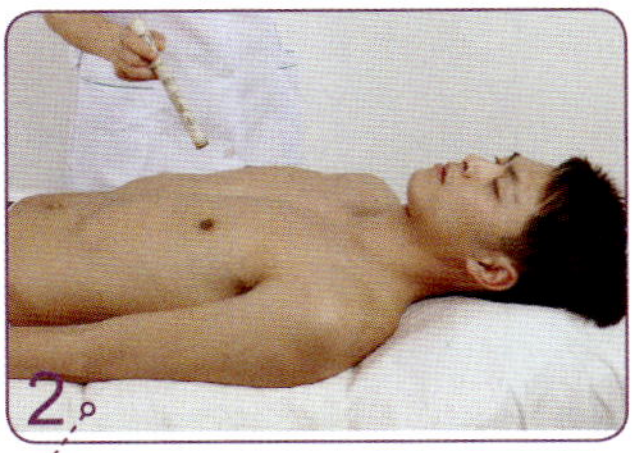

用艾条温和灸法灸治膻中穴10分钟，以皮肤有红晕为度。

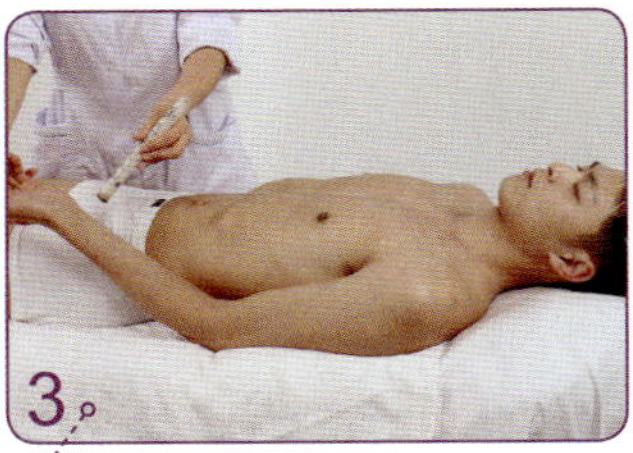

用艾条回旋灸法来回灸治神门穴和内关穴10～15分钟。

刮痧疗法

准备工具 | 刮痧板、经络油

【穴位定位】

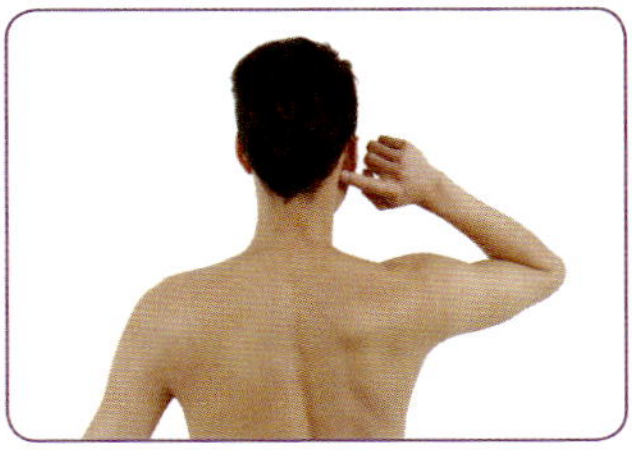

●安眠
位于耳垂后的凹陷与枕骨下的凹陷连线的中点处。

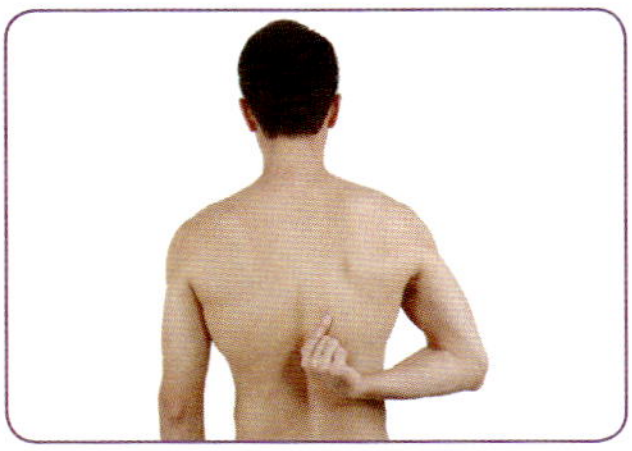

●肝俞
位于背部，第九胸椎棘突下，旁开1.5寸处。

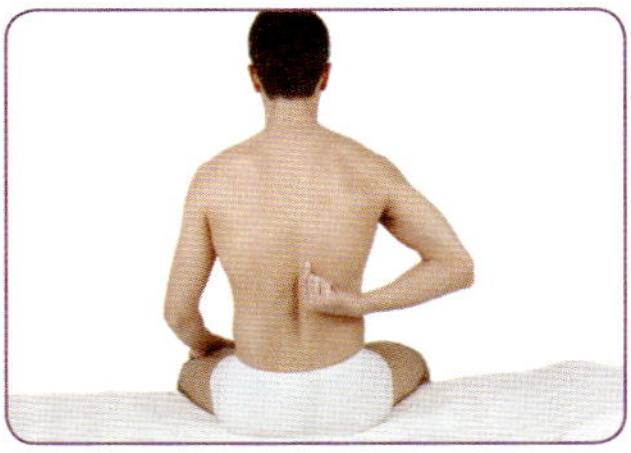

●胆俞
位于背部，第十胸椎棘突下，旁开1.5寸处。

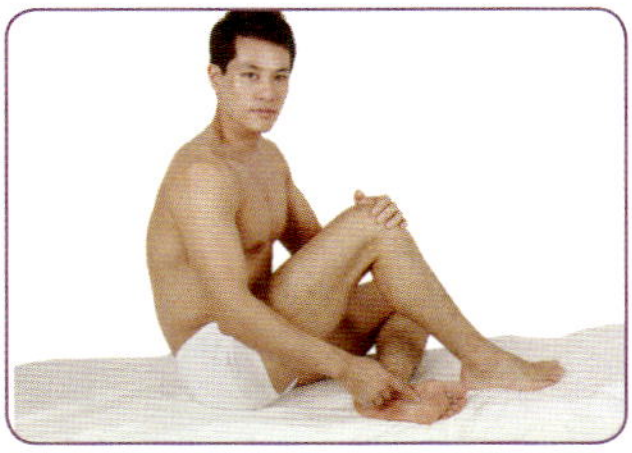

●涌泉
位于足底第二、第三趾趾缝纹头与足跟连线前中1/3交点。

【操作方法】

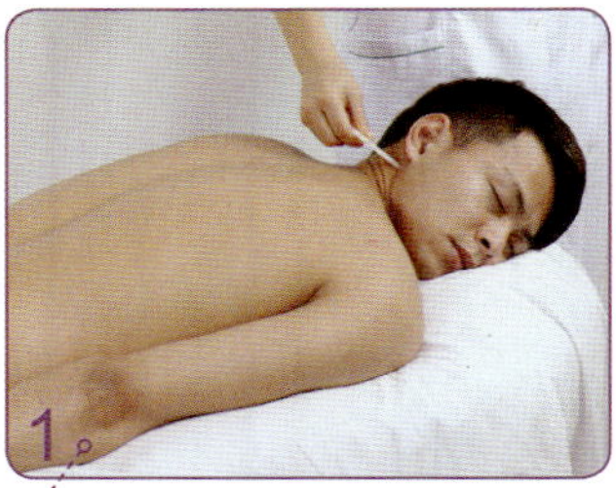

用角刮法刮拭安眠穴30次，力度略重，以皮肤出痧为度。

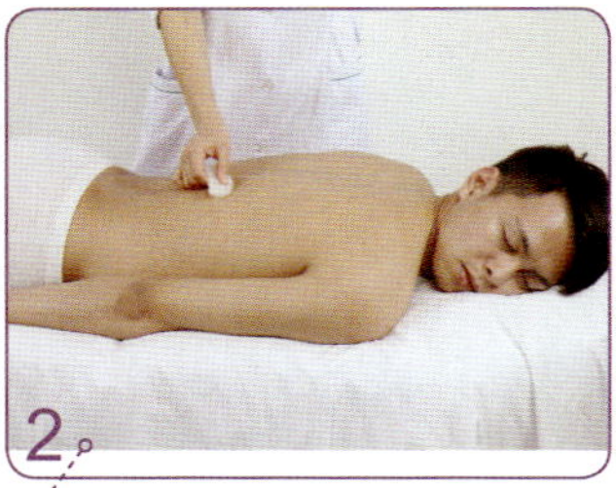

用面刮法刮拭肝俞穴至胆俞穴30次，力度略重，以出痧为度。

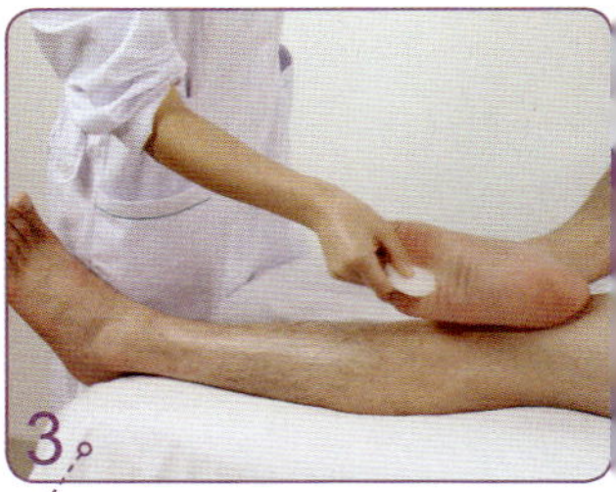

用点刮法刮拭涌泉穴30次，力度适中，可不出痧。对侧以同样的方法操作。

拔罐疗法

准备工具　火罐、气罐、拔罐器、止血钳、酒精棉球、打火机、热毛巾

【穴位定位】

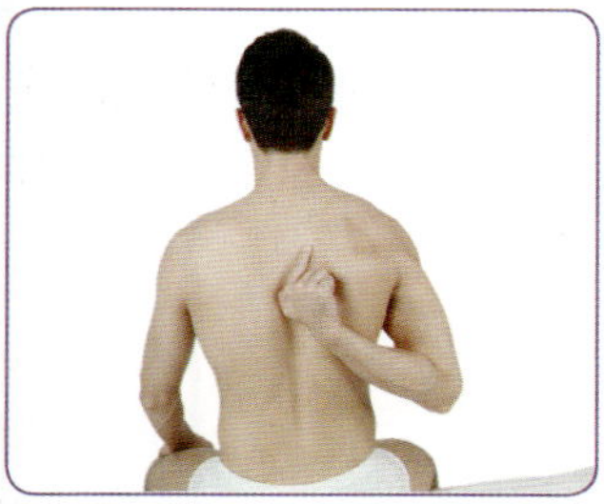

●**厥阴俞** 位于背部，第四胸椎棘突下，旁开1.5寸处。

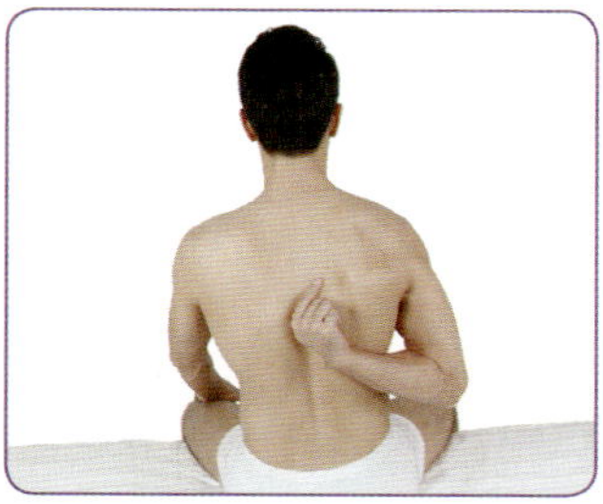

●**心俞** 位于背部，第五胸椎棘突下，旁开1.5寸处。

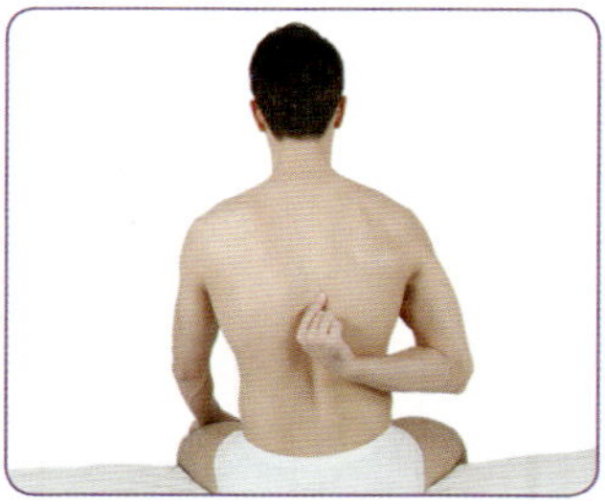

●**膈俞** 位于背部，第七胸椎棘突下，旁开1.5寸处。

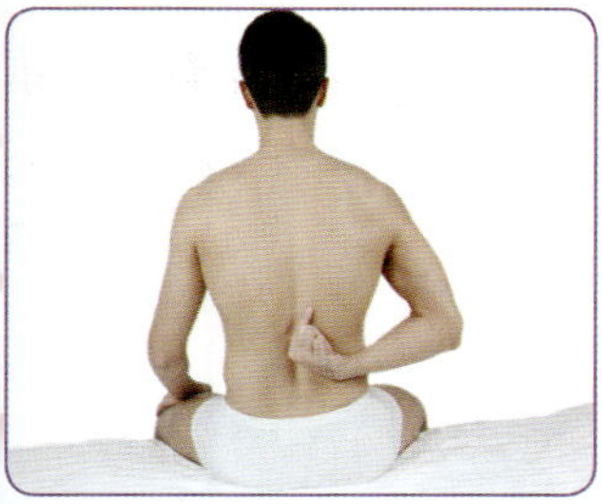

●**脾俞** 位于背部，第十一胸椎棘突下，旁开1.5寸处。

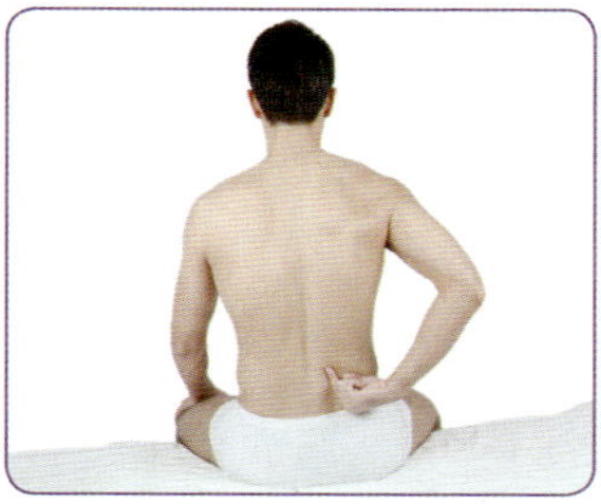

●**肾俞** 位于腰部，第二腰椎棘突下，旁开1.5寸处。

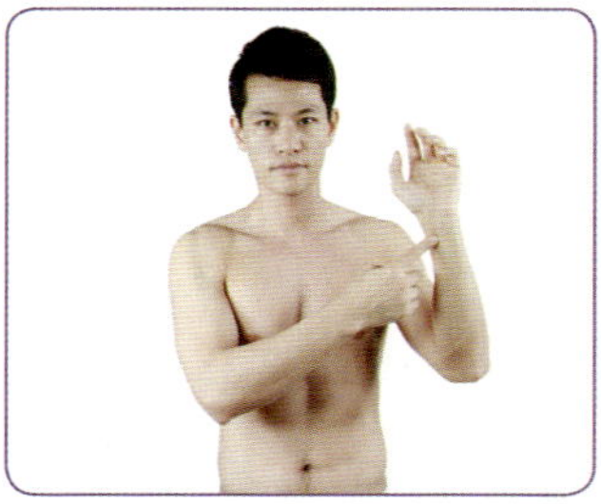

●**内关** 位于前臂掌侧，曲泽与大陵的连线上，腕横纹上2寸。

【操作方法】

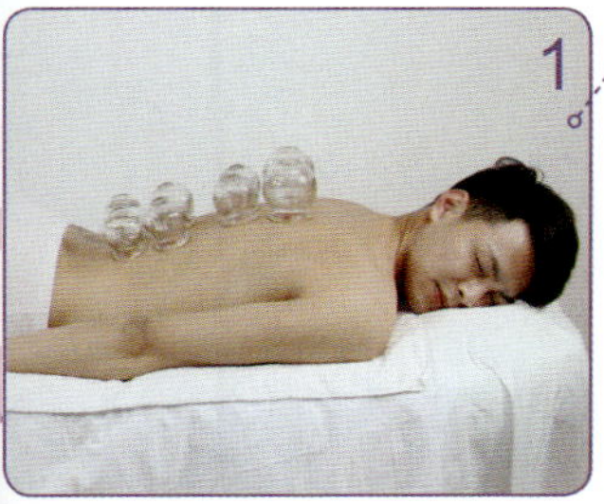

1 将火罐扣在厥阴俞穴、心俞穴、膈俞穴、脾俞穴、肾俞穴上，留罐15分钟。

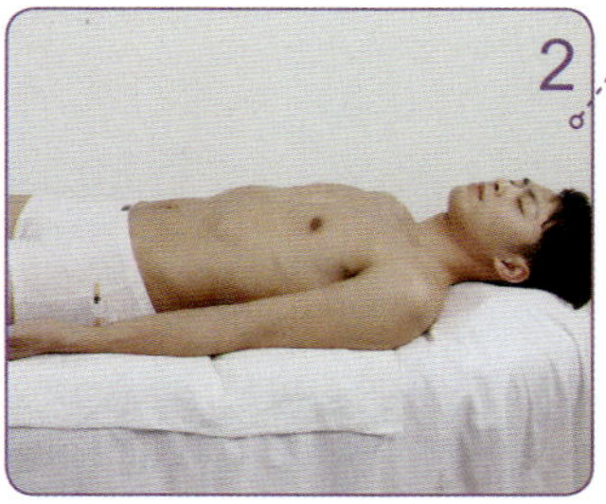

2 用拔罐器将气罐吸拔在内关穴上，留罐15分钟。对侧以同样的方法操作。

小贴士

遇事不要过于急躁，要培养自己的耐性，用乐观的态度看世界。

舒畅情志

让您心情舒爽

现代年轻人常用郁闷或纠结来形容心情压抑、忧郁和各种不良的精神状态。抑郁多因七情所伤，导致肝气郁结。而肝关联着诸多器官，它承担着解毒和排泄废物的任务。研究表明：刺激人体穴位可以疏肝解郁、养肝明目，还可以缓解肝区疼痛。

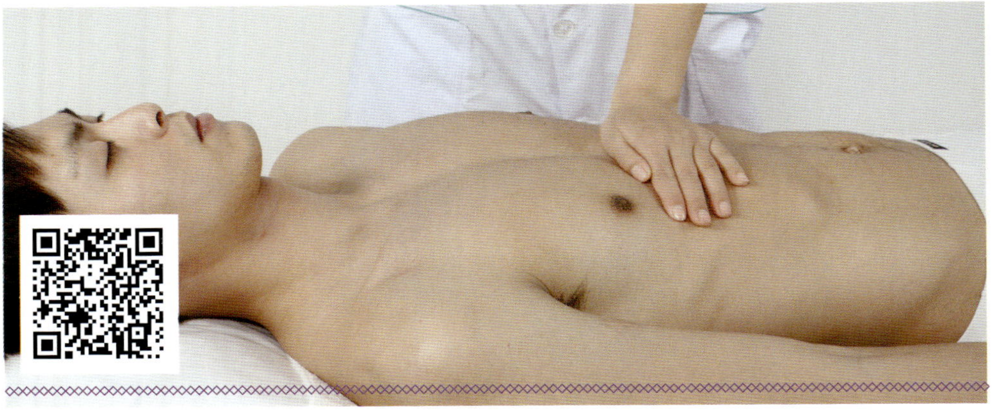

按摩疗法

【穴位定位】

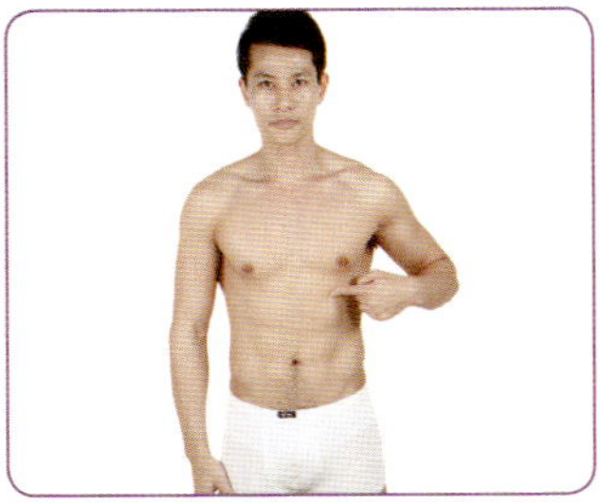

●**期门** 位于胸部，乳头直下，第六肋间隙，前正中线旁开4寸。

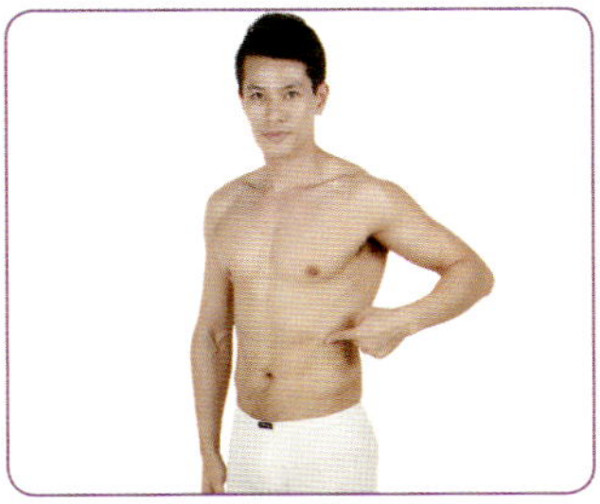

●**章门** 位于侧腹部，第十一肋游离端的下方。

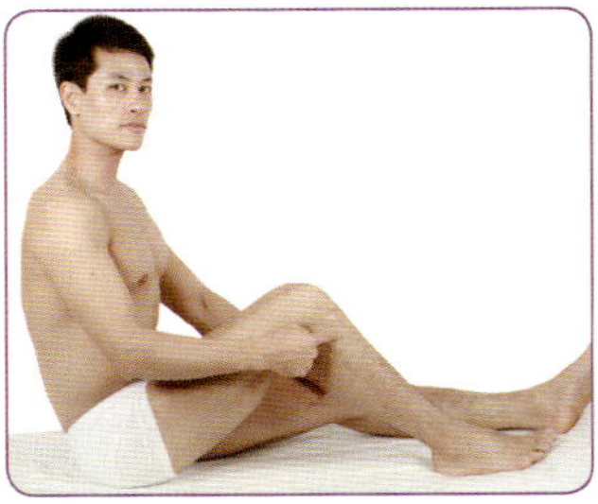

●**阳陵泉** 位于小腿外侧，腓骨头前下方凹陷处。

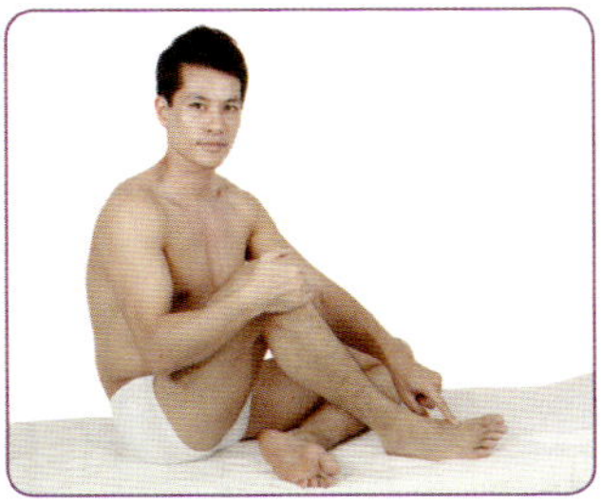

●**太冲**
位于足背侧部，第一、第二跖骨基底部前方凹陷处。

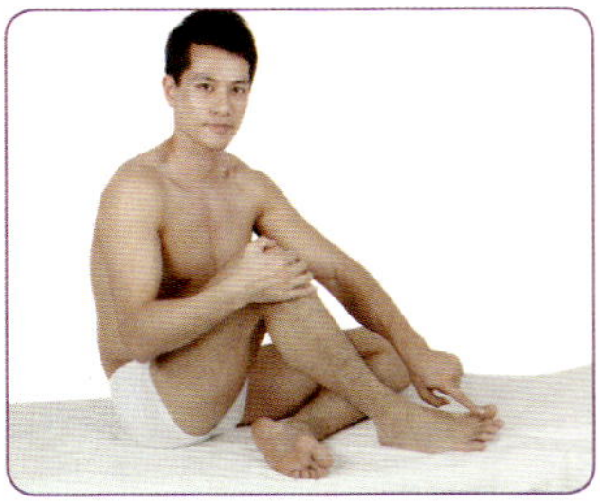

●**大敦**
位于足拇指末节外侧，距趾甲角0.1寸（指寸）。

【操作方法】

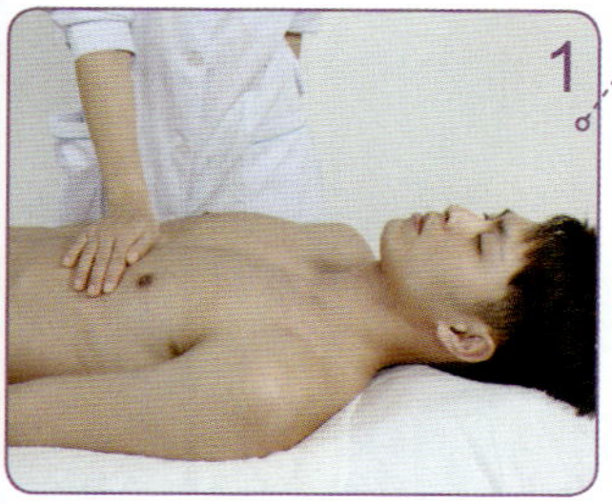

用手掌鱼际推揉期门穴至章门穴，以有酸胀的感觉为度，左右各按揉1～3分钟。

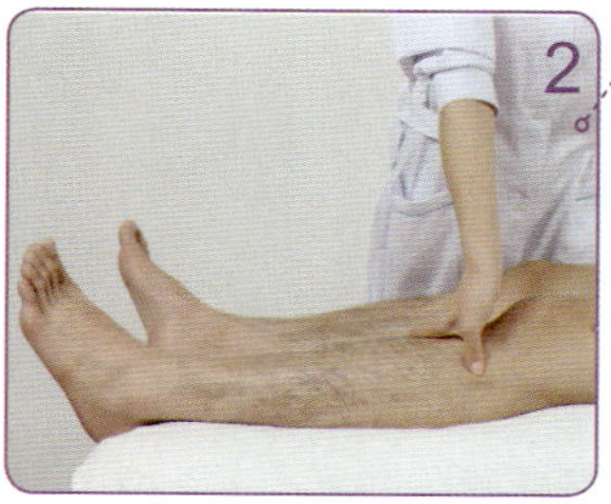

用拇指揉按阳陵泉穴，力度略重，以有酸胀感为度，左右各揉按1～3分钟。

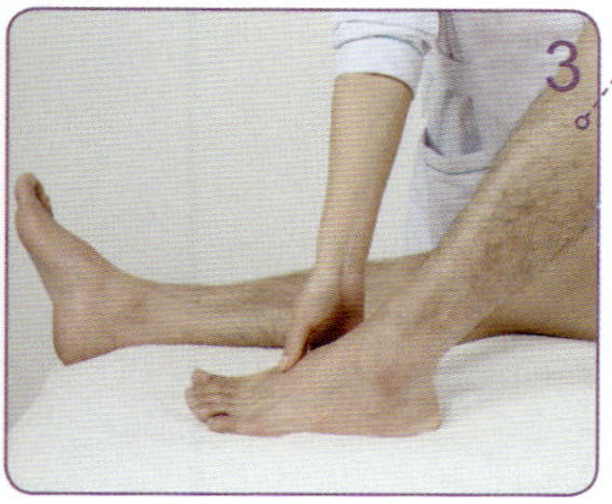

用拇指指尖从上至下按揉太冲穴，有胀痛、刺痛感为佳，按揉1～3分钟。

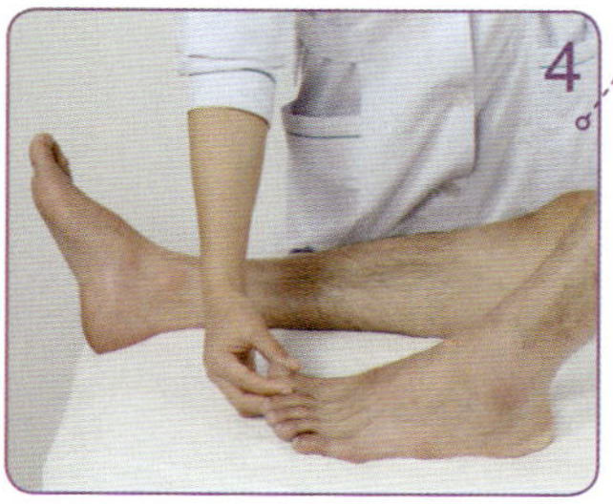

用食指捏按大敦穴，有胀痛感为佳，先左后右，各揉按1～3分钟。

艾灸疗法

准备工具 | 艾条、打火机

【穴位定位】

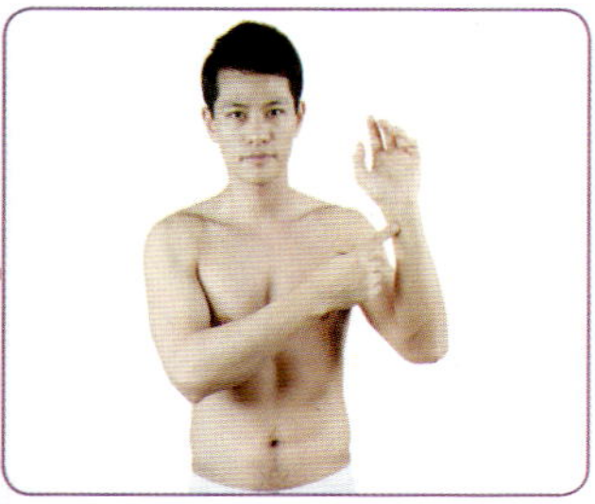

●**内关** 位于前臂掌侧，曲泽与大陵的连线上，腕横纹上2寸。

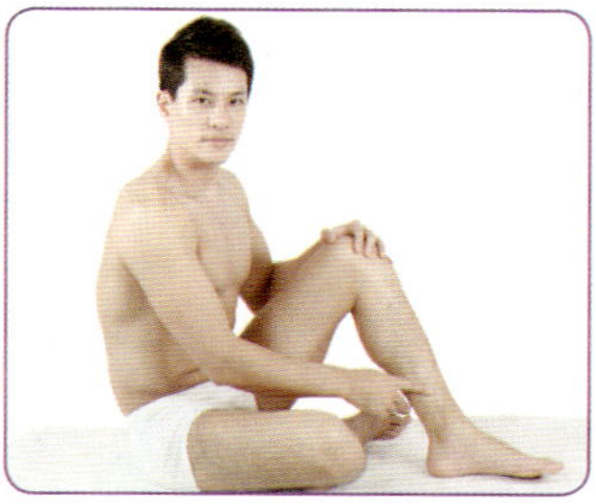

●**三阴交** 位于小腿内侧，足内踝尖上3寸，胫骨内侧缘后方。

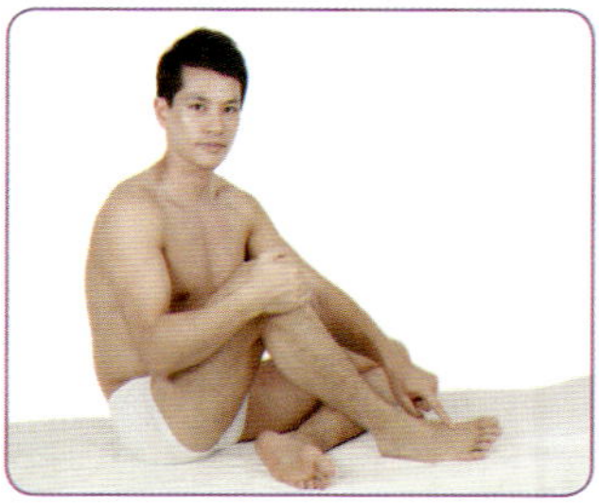

●**太冲** 位于足背侧部，第一、第二跖骨基底部前方凹陷处。

小贴士

①要想调整自己的情绪和心理，可以唱歌，进行体育锻炼，旅游，把心事说出来，往乐观的方向思考，等等。

②注意饮食，少吃油腻食物。晚上更要少吃，晚上要吃清淡，吃七分饱即可，不要吃太饱。

【操作方法】

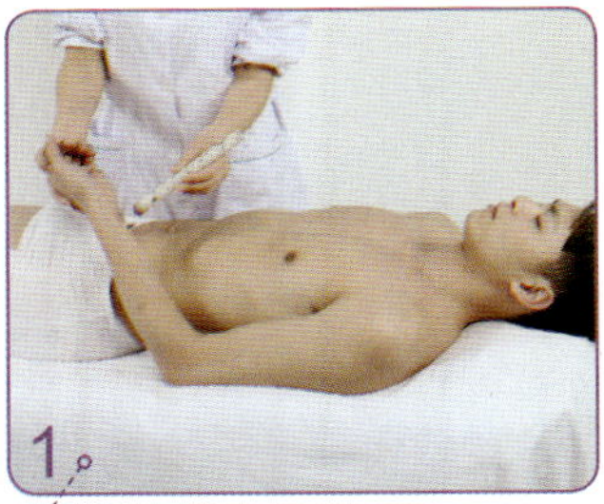

用艾条雀啄灸法灸治内关穴10～15分钟。对侧以同样的方法操作。

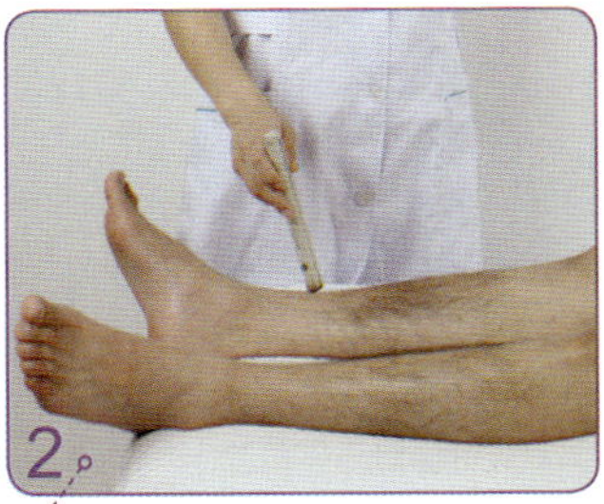

用艾条雀啄灸法灸治三阴交穴10～15分钟。对侧以同样的方法操作。

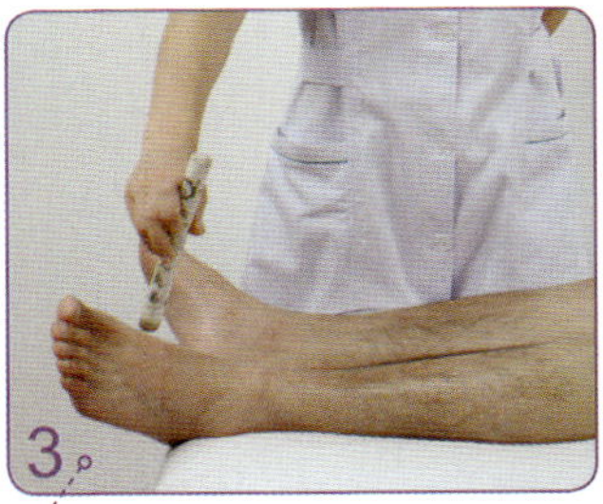

用艾条雀啄灸法灸治太冲穴10～15分钟。对侧以同样的方法操作。

刮痧疗法

准备工具 | 刮痧板、经络油

【穴位定位】

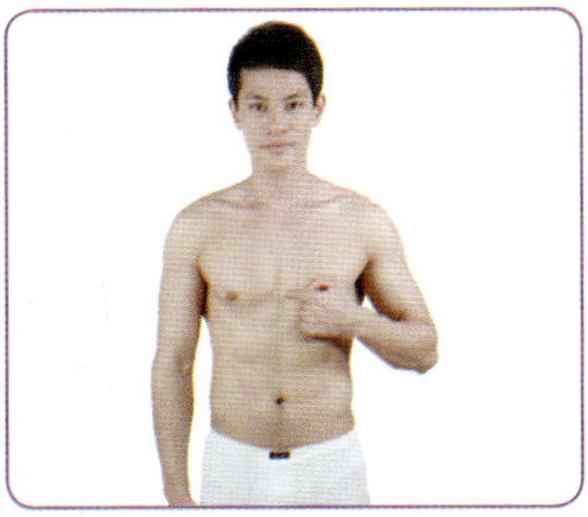

●**膻中** 位于胸部，前正中线上，平第四肋间，两乳头连线的中点。

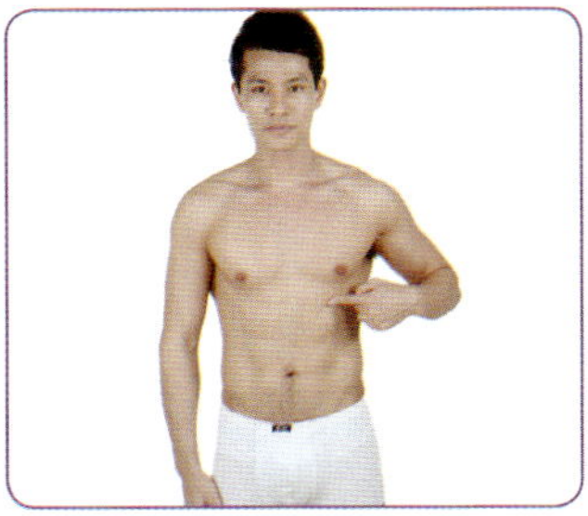

●**期门** 位于胸部，乳头直下，第六肋间隙，前正中线旁开4寸。

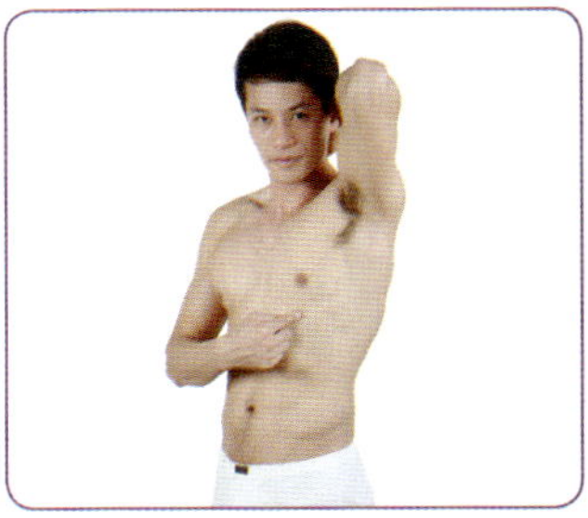

●**日月** 位于上腹部，乳头直下，第七肋间隙，前正中线旁开4寸。

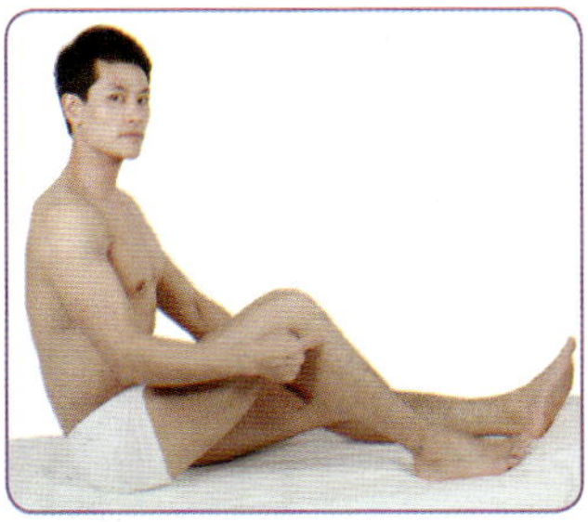

●**阳陵泉** 位于小腿外侧，腓骨头前下方凹陷处。

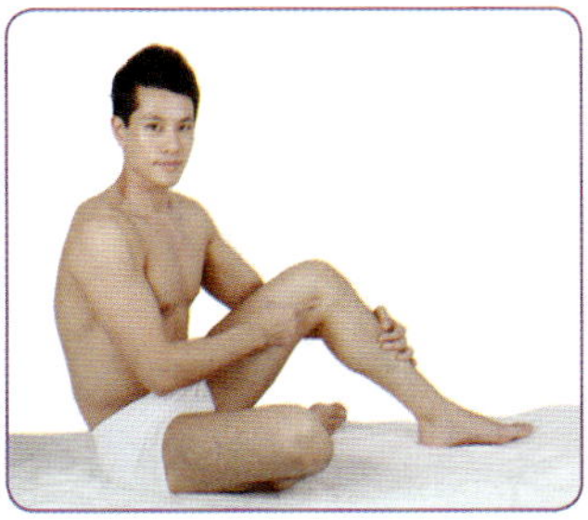

●**曲泉** 位于膝关节内侧面横纹内侧，半腱肌、半膜肌止端的前缘凹陷处。

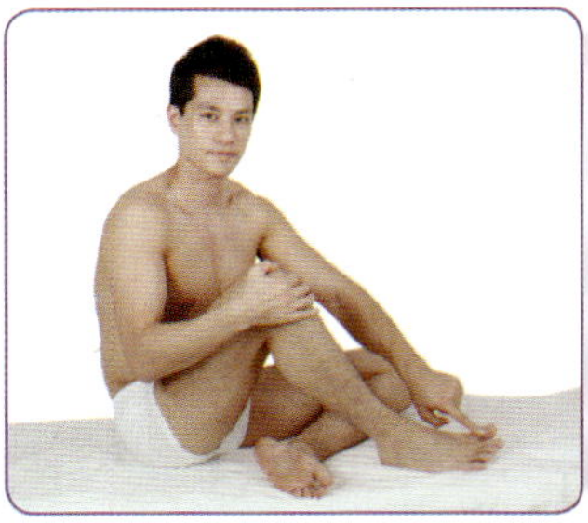

●**大敦** 位于足拇指末节外侧，距趾甲角0.1寸。

【操作方法】

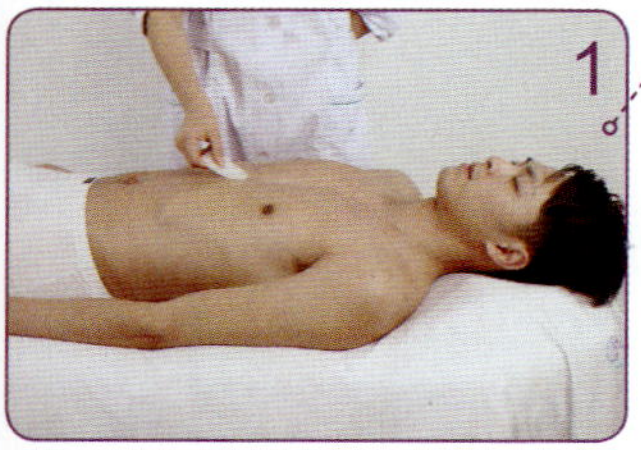

用角刮法从上至下刮拭膻中穴30次，力度适中，以出痧为度。

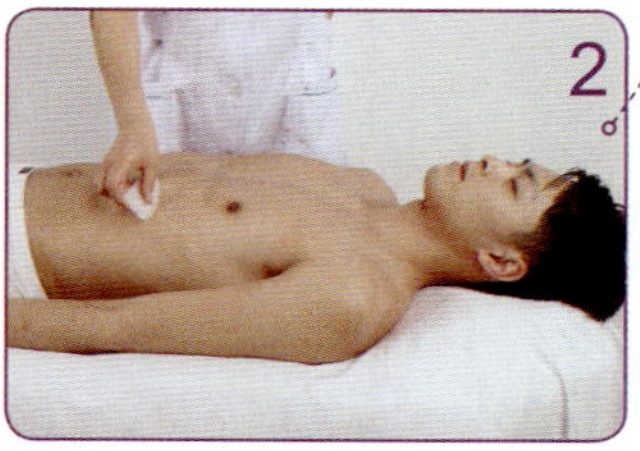

用面刮法从上向下刮拭期门穴至日月穴10～15次，力度适中。

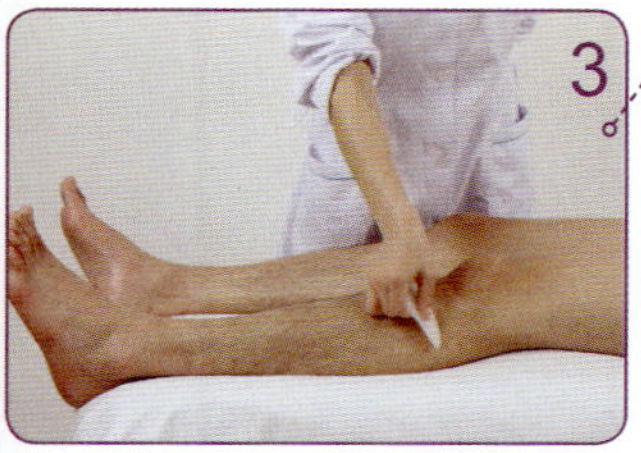

用面刮法沿着经脉的循行部位从上往下刮拭阳陵泉穴30次。

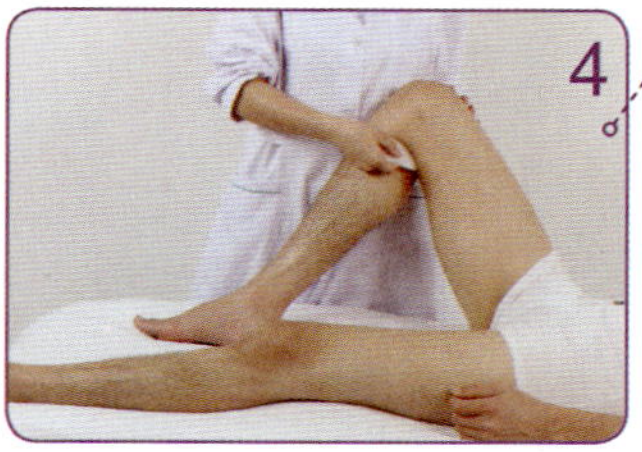

用面刮法沿着经脉的循行部位从上至下刮拭曲泉穴到大敦穴30次。

拔罐疗法

准备工具　火罐、气罐、拔罐器、止血钳、酒精棉球、打火机、热毛巾

【穴位定位】

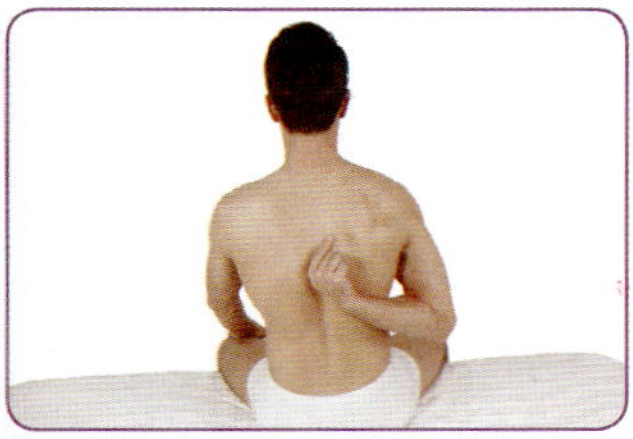

●心俞
位于背部，第五胸椎棘突下，旁开1.5寸处。

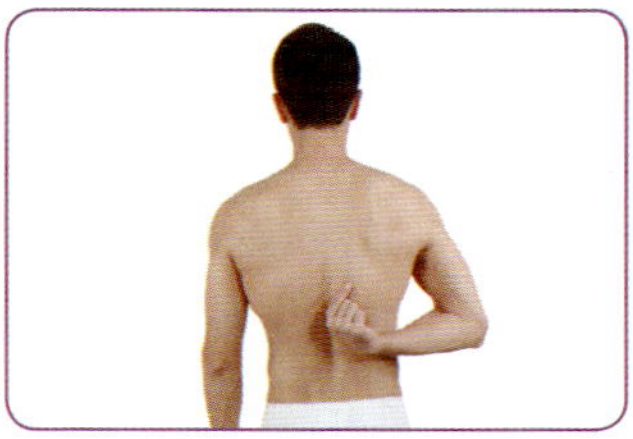

●肝俞
位于背部，第九胸椎棘突下，旁开1.5寸处。

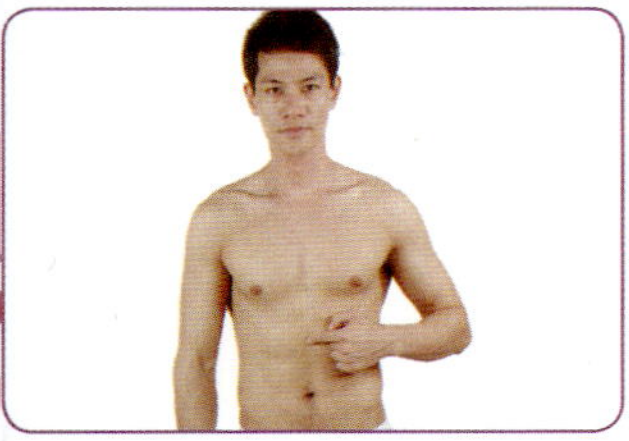

●中脘
位于上腹部，前正中线上，脐上4寸。

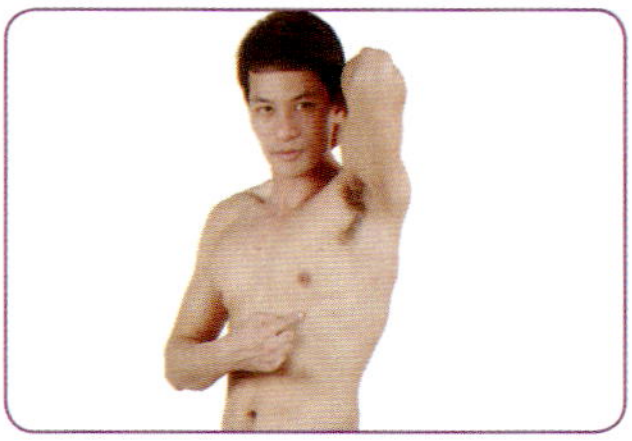

●日月
位于上腹部乳头直下，第七肋间隙，正中线旁开4寸。

【操作方法】

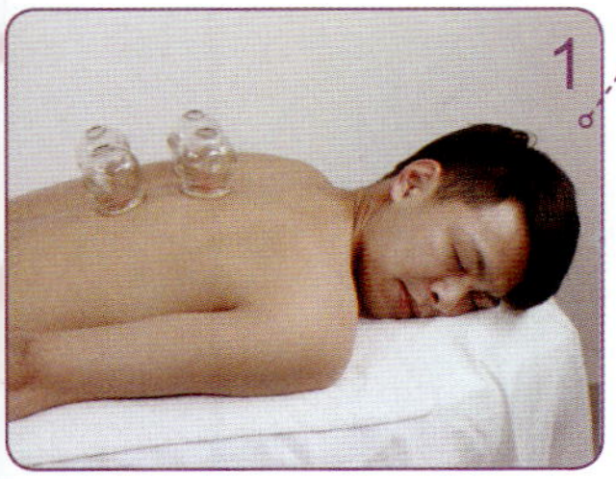

迅速将火罐依次扣在心俞穴、肝俞穴上，留罐5～10分钟。

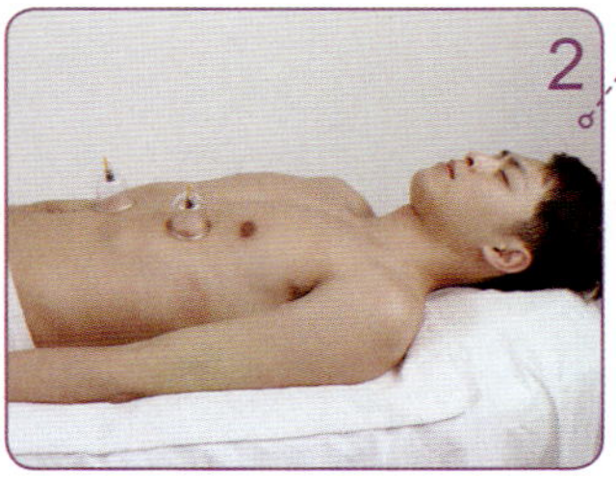

用拔罐器将气罐依次吸拔在中脘穴、日月穴上，留罐10分钟。

养肺护咽

让您呼吸通畅

肺病是目前临床上比较常见的疾病之一，是在外感或内伤等因素影响下，造成肺脏功能失调和病理变化的病症。患者经常会咳嗽、流涕、气喘等。研究表明：刺激人体穴位可以滋阴润肺、开瘀通窍、调理肺气，可以有效防治肺部疾病。

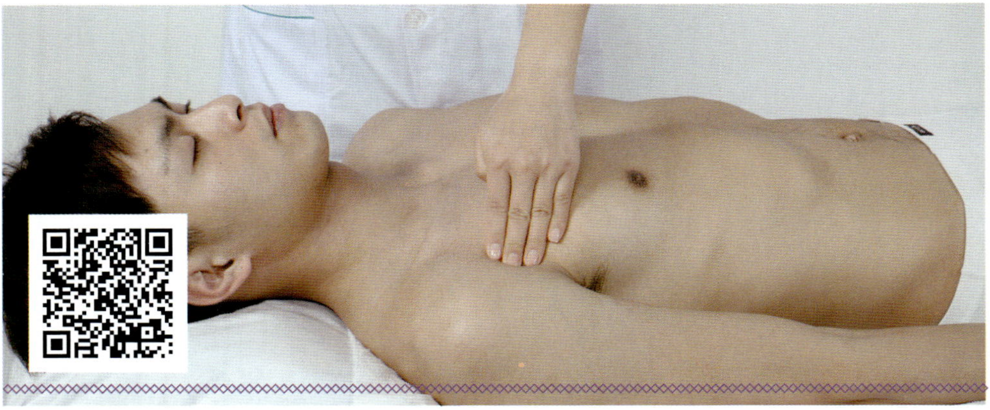

按摩疗法

【穴位定位】

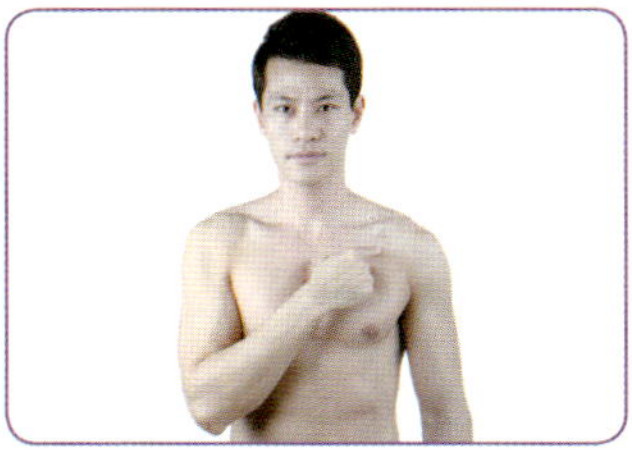

●中府 位于胸部，平第一肋间隙，距前正中线6寸。

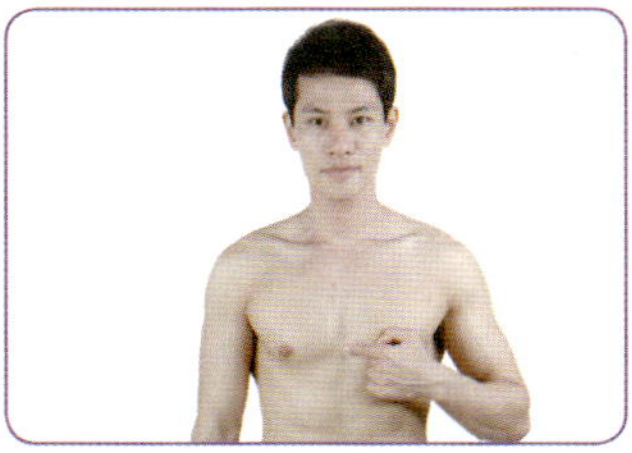

●膻中 位于胸部平第四肋间，两乳头连线中点。

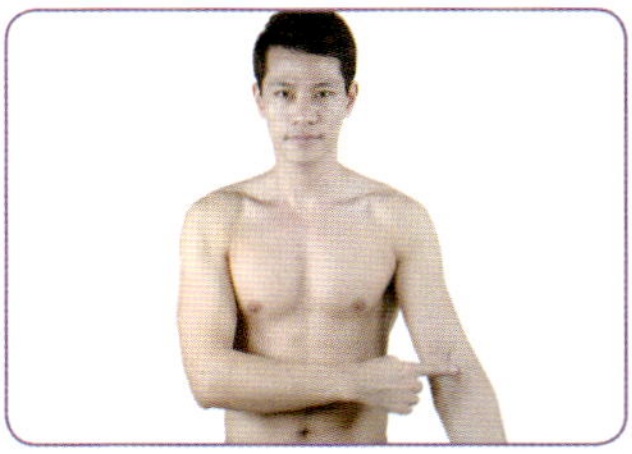

●尺泽 位于肘横纹中，肱二头肌腱桡侧凹陷处。

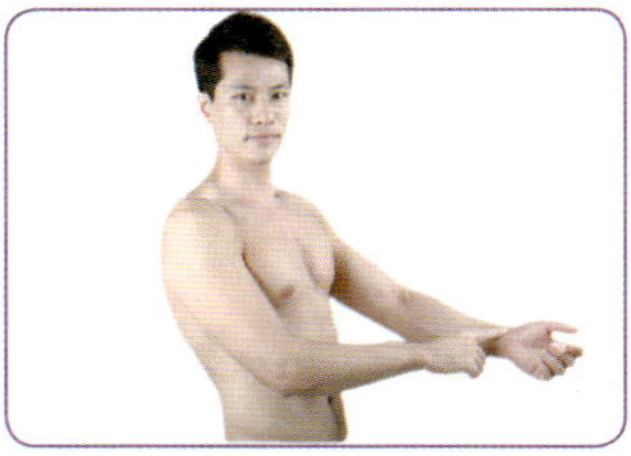

●太渊 位于腕掌侧横纹桡侧，桡动脉搏动处。

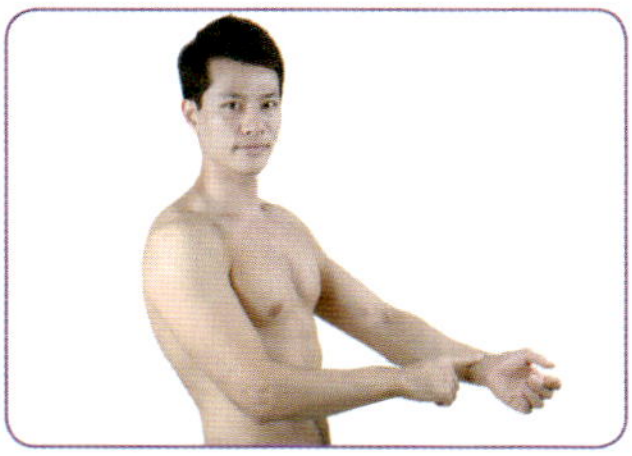

●经渠 位于前臂桡骨茎突与桡动脉间，腕横纹上1寸。

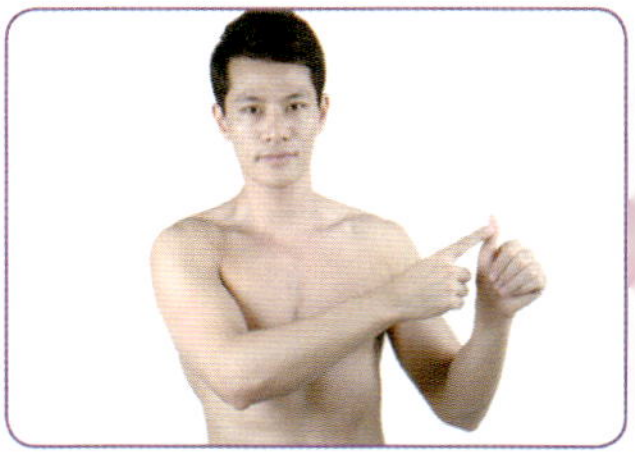

●少商 位于手拇指末节桡侧，距指甲角0.1寸。

【操作方法】

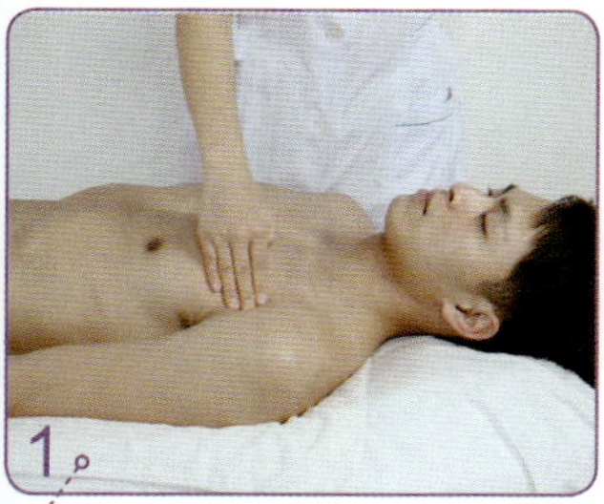

用四指指腹按揉中府穴，以有酸痛、闷胀的感觉为佳。

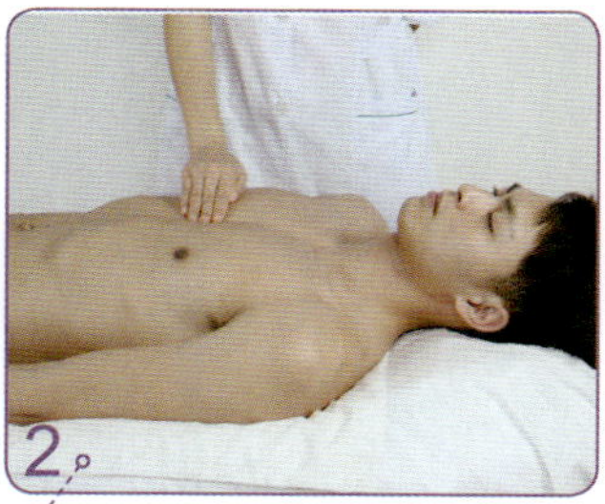

用四指指腹按揉膻中穴1～2分钟。

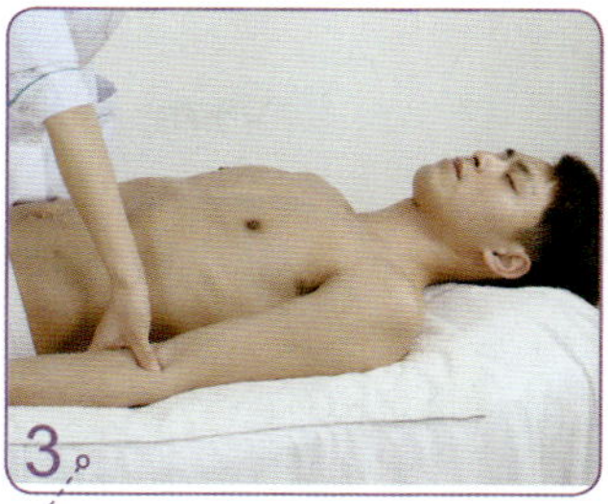

用拇指指腹按压尺泽穴，以有酸痛感为度，左右各按压1～3分钟。

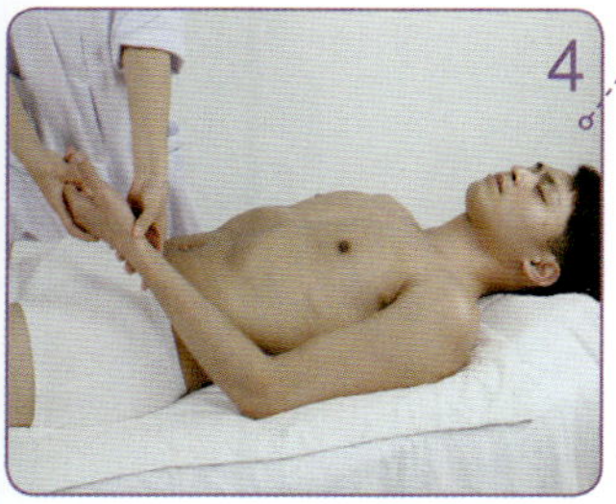

用拇指轻轻揉按太渊穴、经渠穴，以有酸胀的感觉为度，左右各揉按1～3分钟。

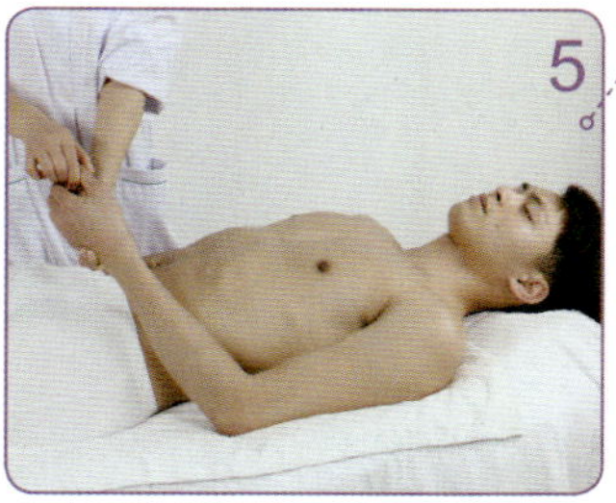

用拇指和食指掐按少商穴，以有刺痛感为度，掐按1～3分钟。

艾灸疗法

准备工具 | 艾灸盒、艾条、打火机

【穴位定位】

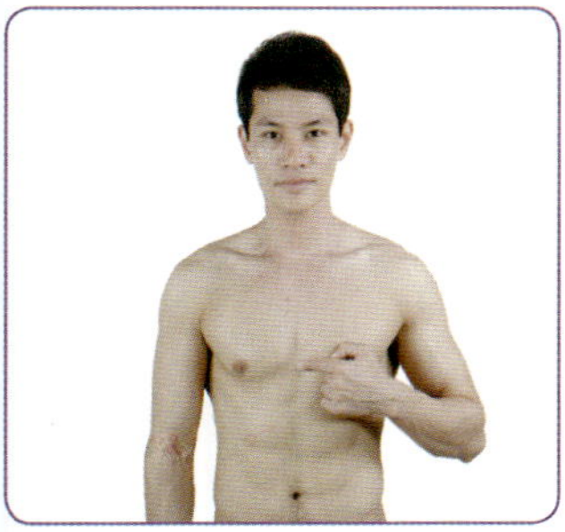

●膻中

位于胸部，前正中线上，平第四肋间，两乳头连线的中点。

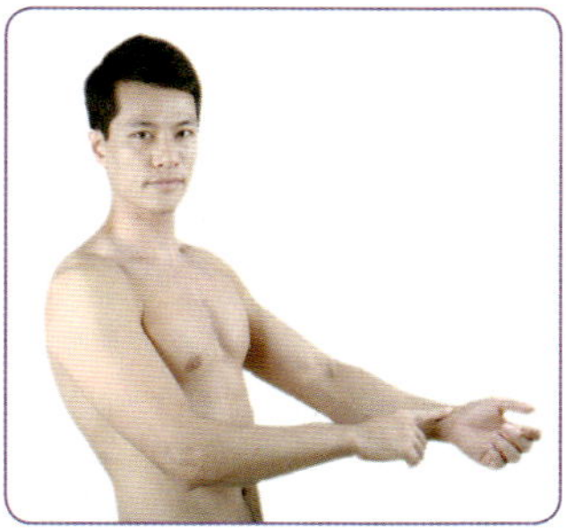

●太渊

位于腕掌侧横纹桡侧，桡动脉搏动处。

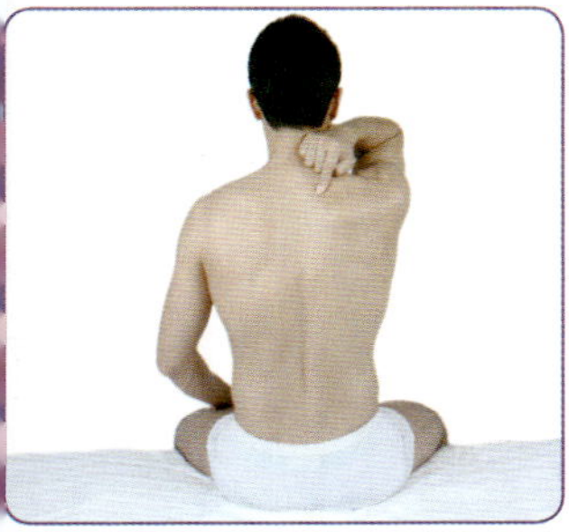

●肺俞

位于背部，第三胸椎棘突下，旁开1.5寸处。

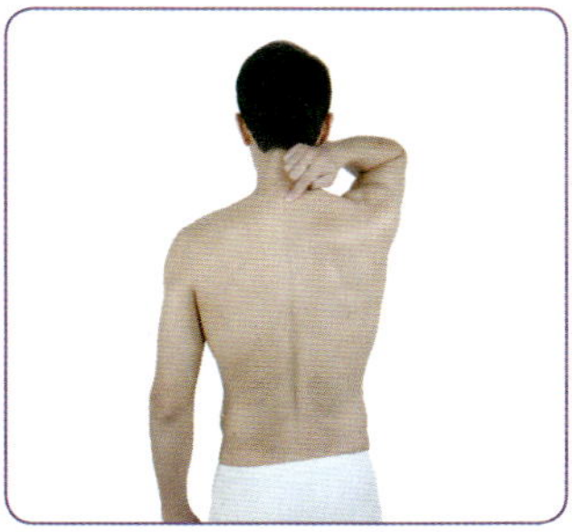

●大椎

位于后正中线上，第七颈椎棘突下凹陷处。

【操作方法】

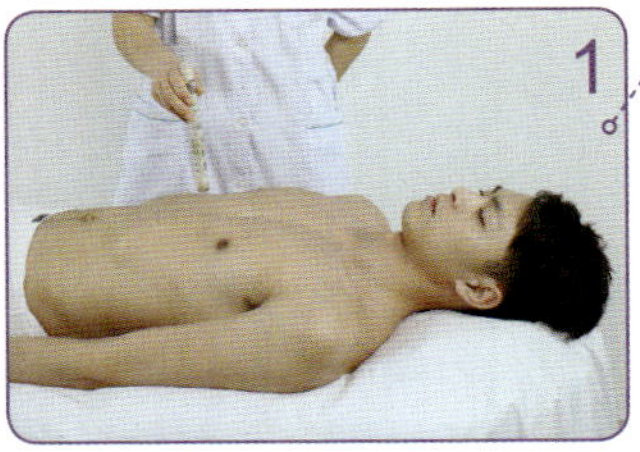

1 用艾条悬灸法灸治膻中穴10分钟。

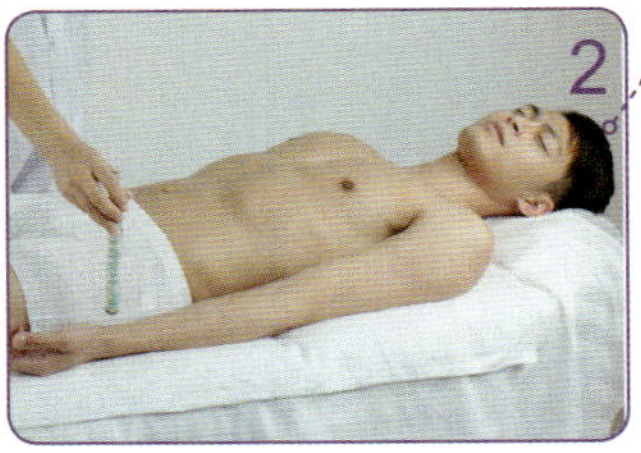

2 用艾条温和灸法灸治太渊穴10分钟。对侧以同样的方法操作。

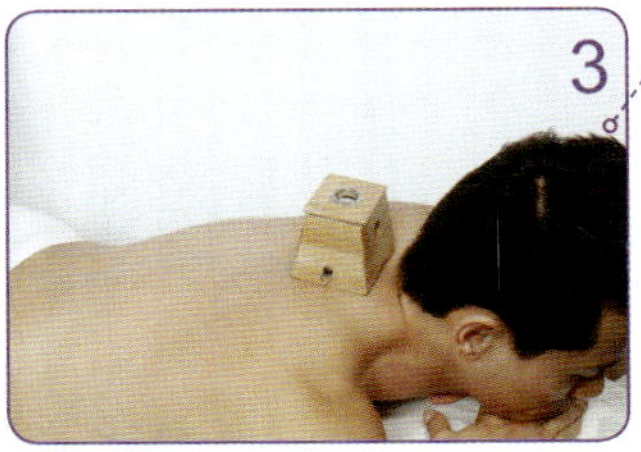

3 用点燃的艾灸盒灸治肺俞穴10分钟。对侧以同样的方法操作。

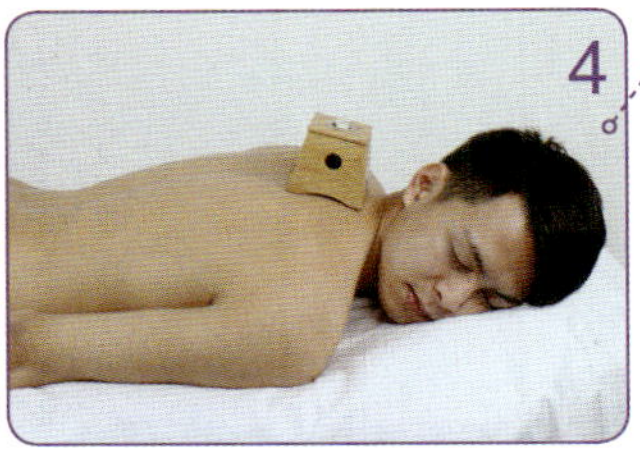

4 将燃着的两个艾灸盒放于大椎穴上，灸治10~15分钟。

刮痧疗法

准备工具 | 刮痧板、经络油

【穴位定位】

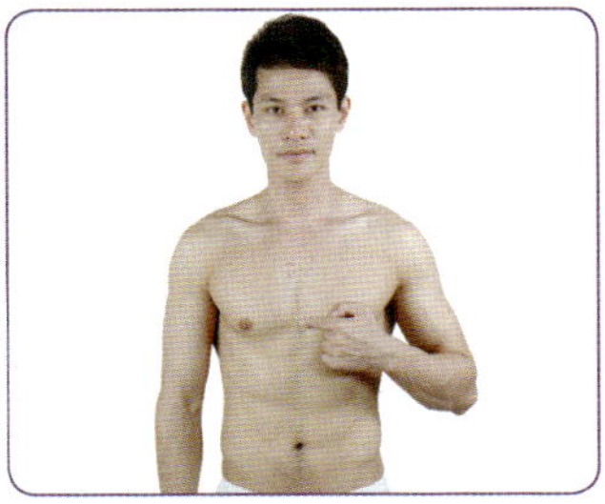

●膻中

位于胸部，前正中线上，平第四肋间，两乳头连线的中点。

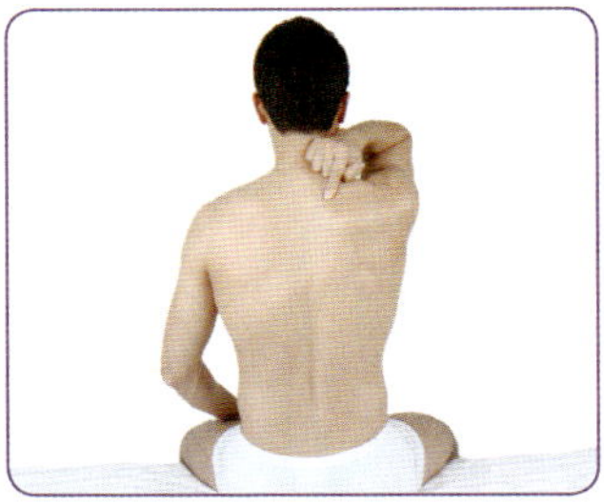

●肺俞

位于背部，第三胸椎棘突下，旁开1.5寸处。

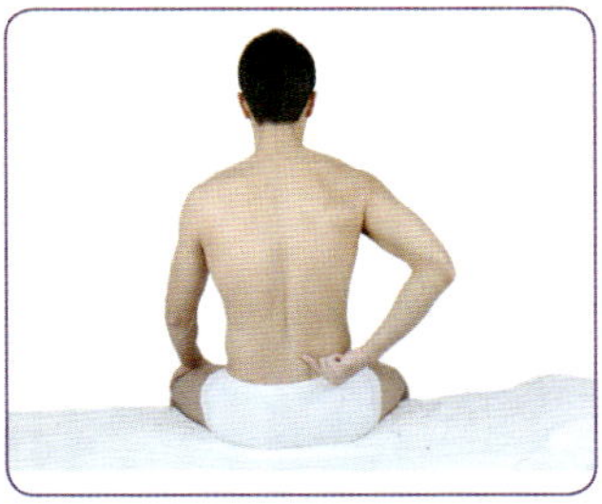

●大肠俞

位于腰部，第四腰椎棘突下，旁开1.5寸处。

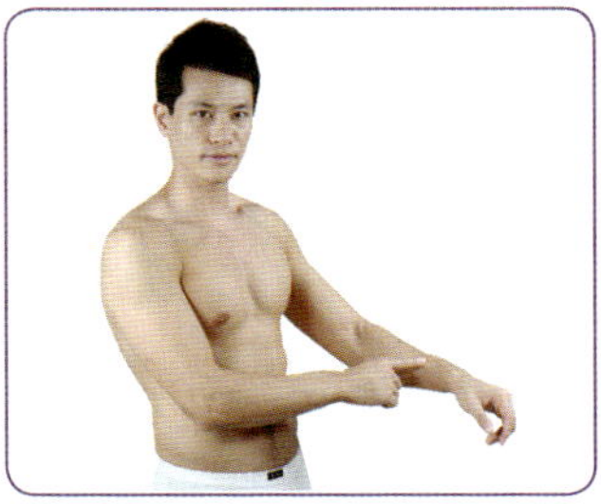

●偏历

位于前臂背面桡侧，阳溪与曲池连线上，腕横纹上3寸。

小贴士

肺主气，司呼吸。清气和浊气在肺内进行交换，吸入气体质量对肺的功能有很大影响。要想使肺保持清灵，需要戒烟，并避免二手烟的危害，不要在空气污浊的地方长期逗留。可以经常到草木茂盛、空气新鲜的地方，做做运动，做做深呼吸，并通过有意识的深长呼气，将体内的浊气排出。

【操作方法】

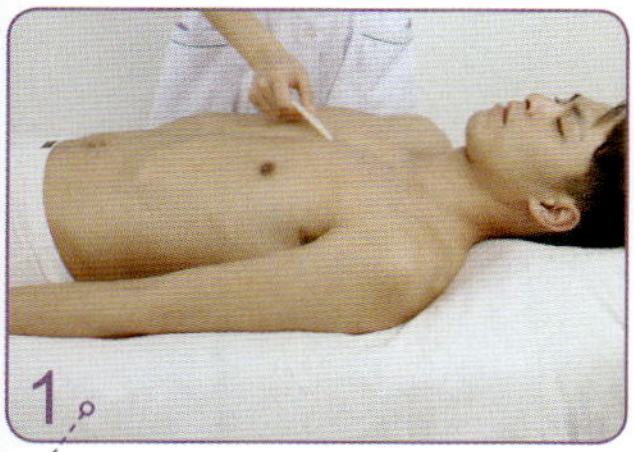

用角刮法从上往下刮拭膻中穴20次，力度适中，可不出痧。

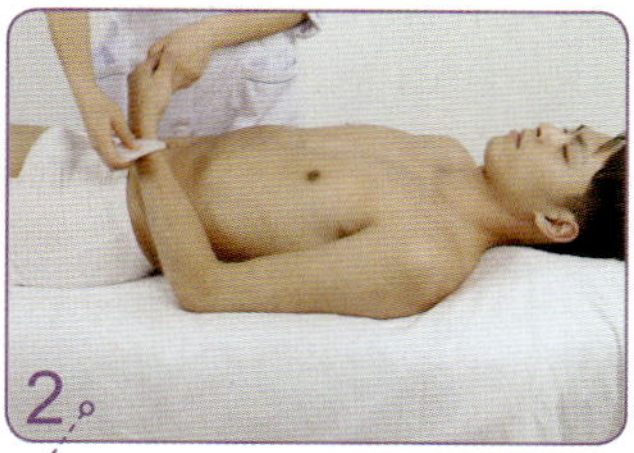

用面刮法刮拭偏历穴30次，力度略重，以皮肤出痧为度。

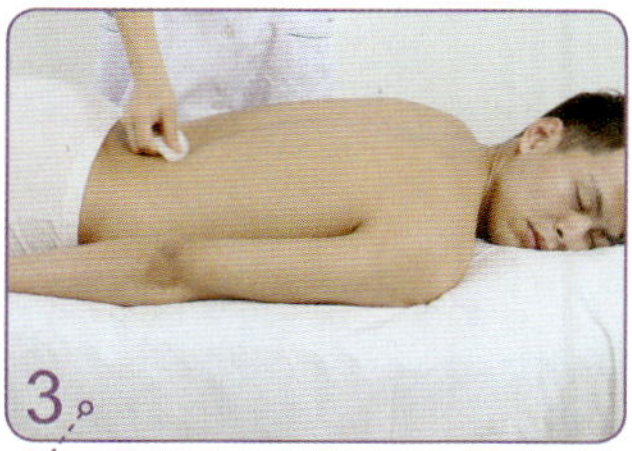

用面刮法自上往下刮拭肺俞穴至大肠俞穴30次，力度略重，以出痧为度。

拔罐疗法

准备工具 火罐、气罐、拔罐器、止血钳、酒精棉球、打火机、热毛巾

【穴位定位】

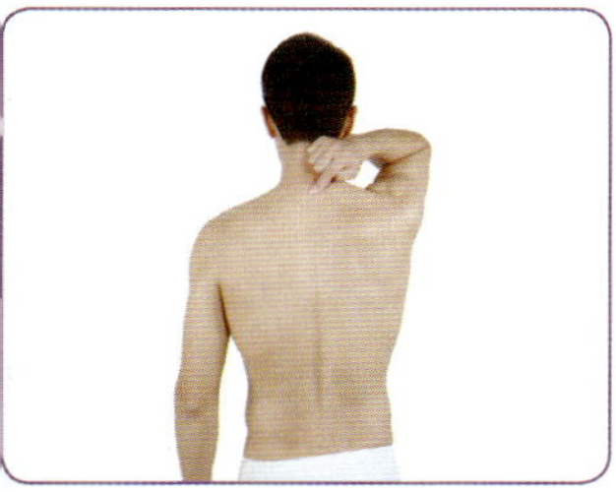

●大椎

位于后正中线上，第七颈椎棘突下凹陷中。

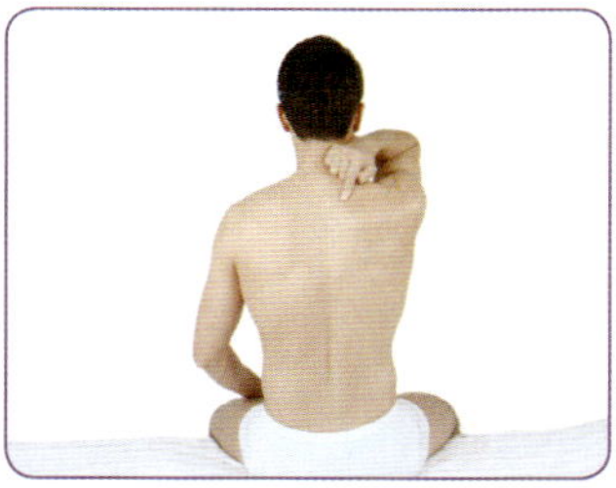

●肺俞

位于背部，第三胸椎棘突下，旁开1.5寸处。

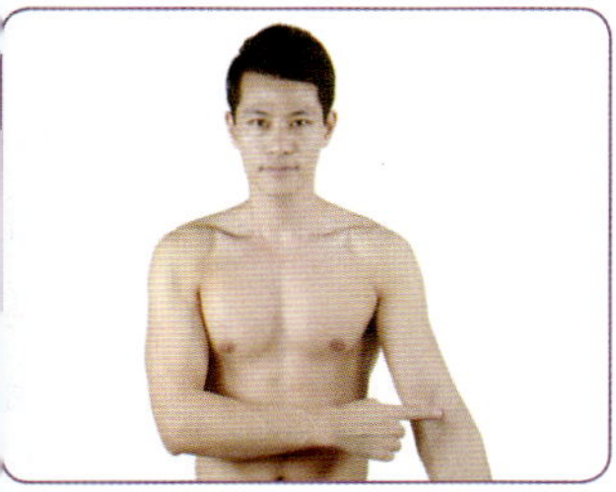

●尺泽

位于肘横纹中，肱二头肌腱桡侧凹陷处。

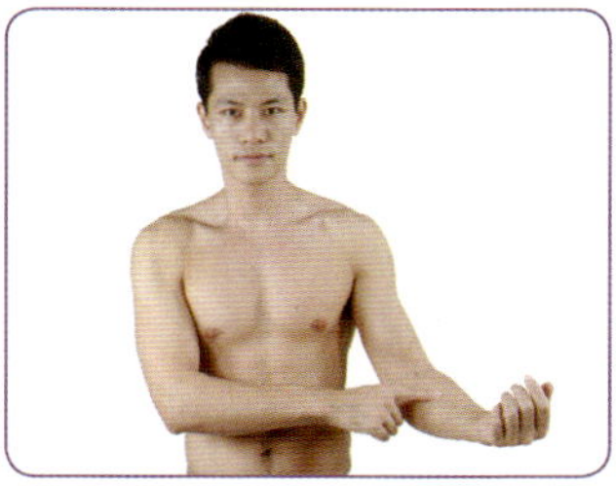

●孔最

位于前臂掌面桡侧，尺泽与太渊连线上，腕横纹上7寸。

【操作方法】

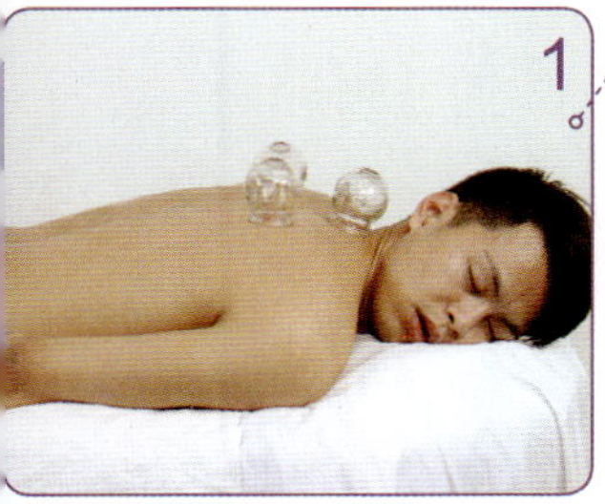

迅速将火罐扣在大椎穴、肺俞穴上，留罐15分钟。

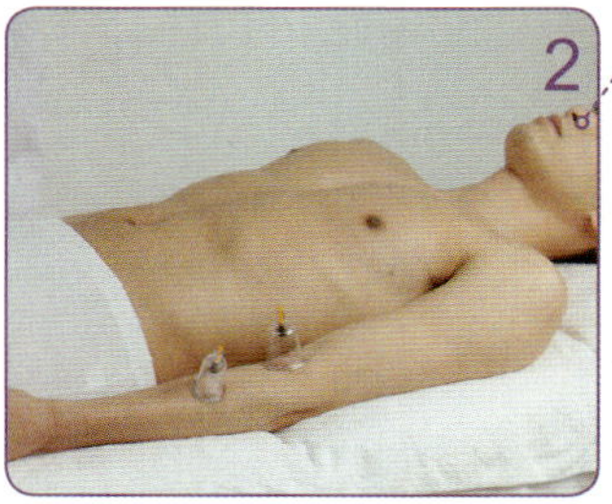

用拔罐器将气罐吸拔在尺泽穴、孔最穴上，留罐15分钟。对侧以同样方法操作。

强健腰肾

让您肾气足

从古至今，似乎补肾仅仅是男性的专利，殊不知，夜尿频多、失眠多梦、腰腿酸软、脱发白发、早衰等这些症状在现代女性当中也是较为多见的。研究表明：刺激人体穴位可以疏通经络，调理内部的精气神，补充肾气，“肾气足”则“百病除”。

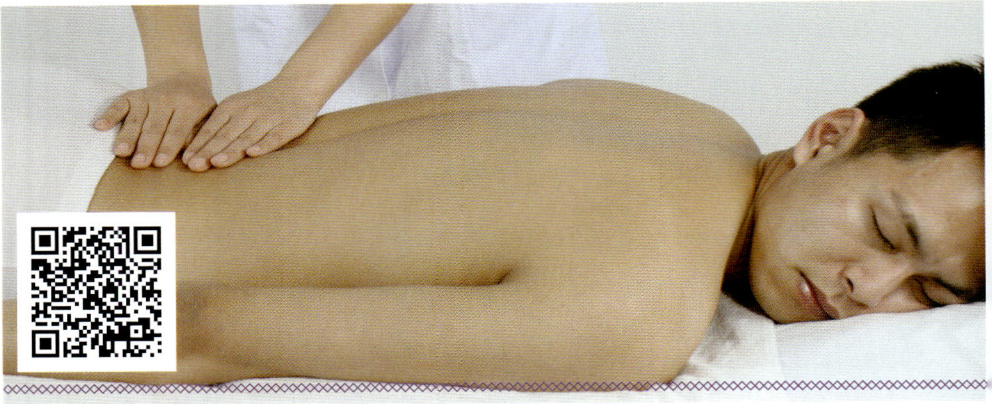

按摩疗法

【穴位定位】

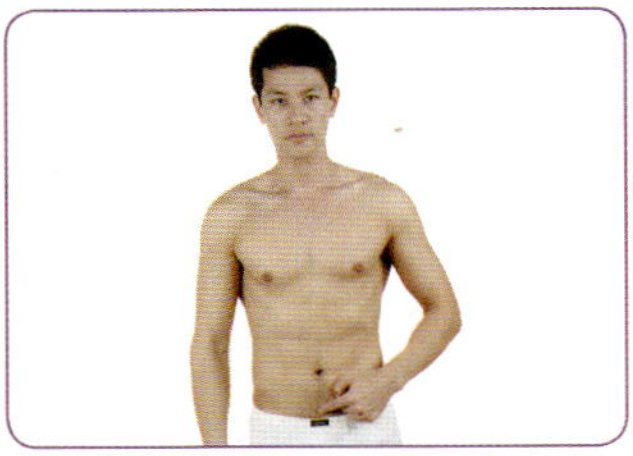

●**关元** 位于下腹部，前正中线上，脐下3寸。

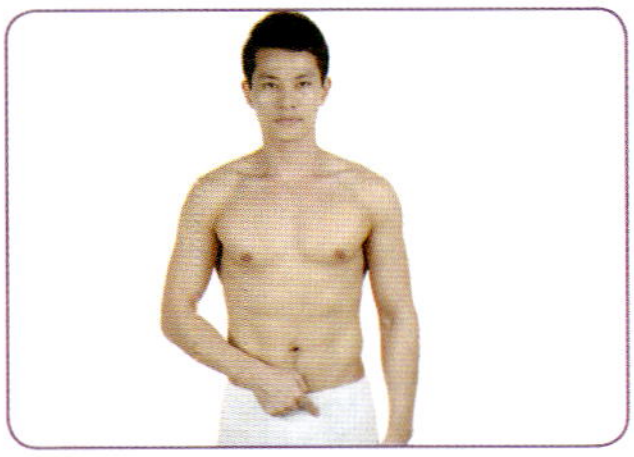

●**气冲** 位于下腹部，脐下5寸，距前正中线2寸。

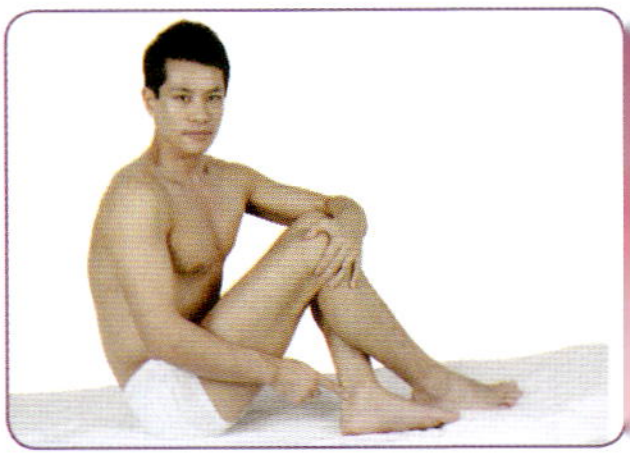

●**太溪** 位于足内侧内踝尖与跟腱之间的凹陷处。

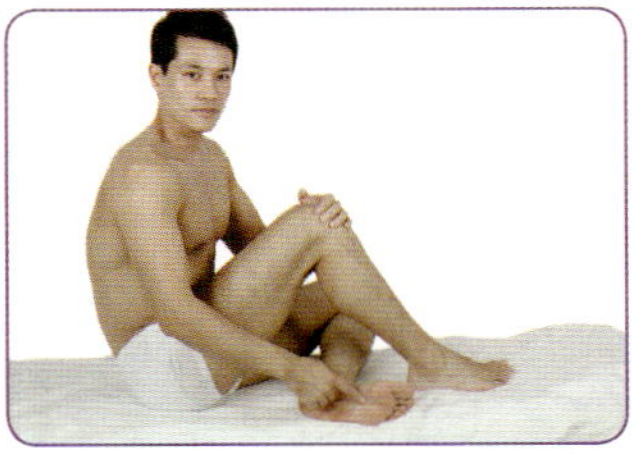

●**涌泉** 位于足第二、第三趾趾缝纹头与足跟前中1/3交点。

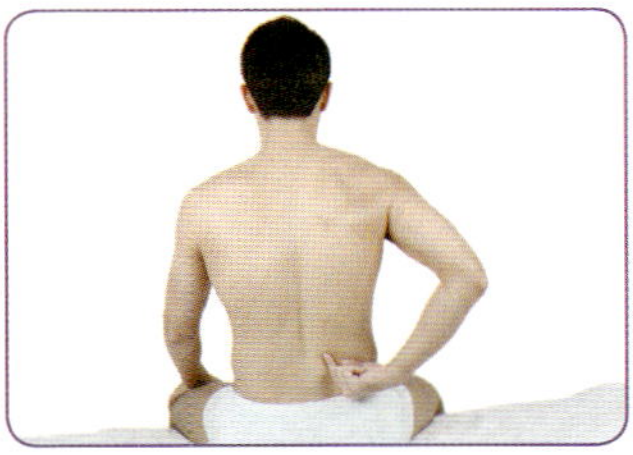

●**肾俞** 位于腰部，第二腰椎棘突下，旁开1.5寸。

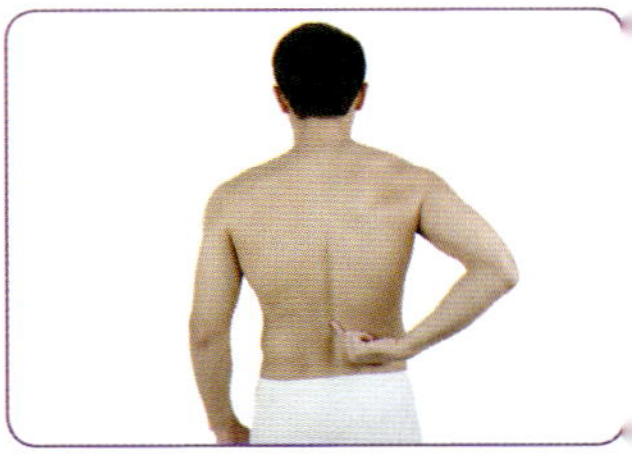

●**命门** 位于腰部后正中线，第二腰椎棘突下凹陷处。

【操作方法】

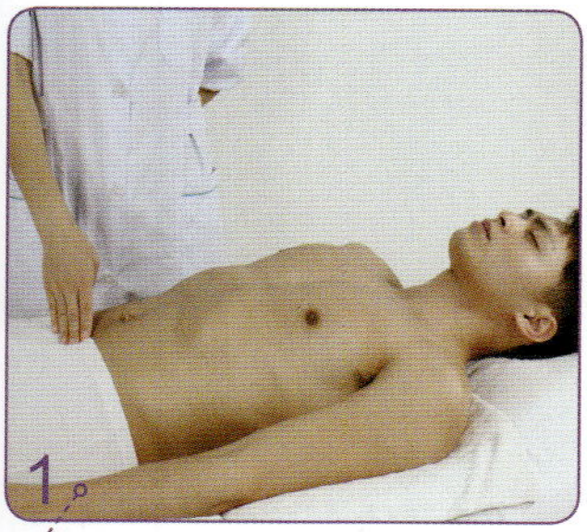

用食指、中指、无名指点压、按摩刺激关元穴，按揉1～3分钟。

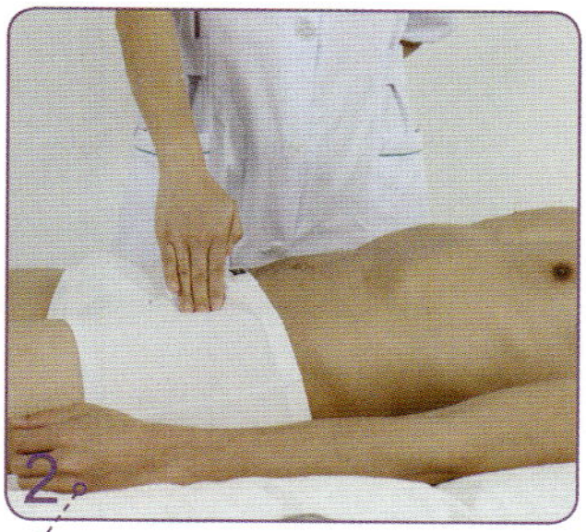

用食指、中指和无名指指腹揉按气冲穴，力度适中，按揉1～3分钟。

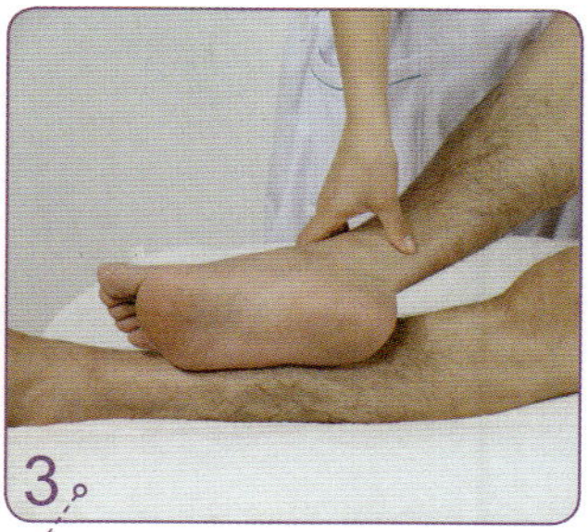

用拇指推揉太溪穴，力量柔和，以局部感觉酸胀为度。

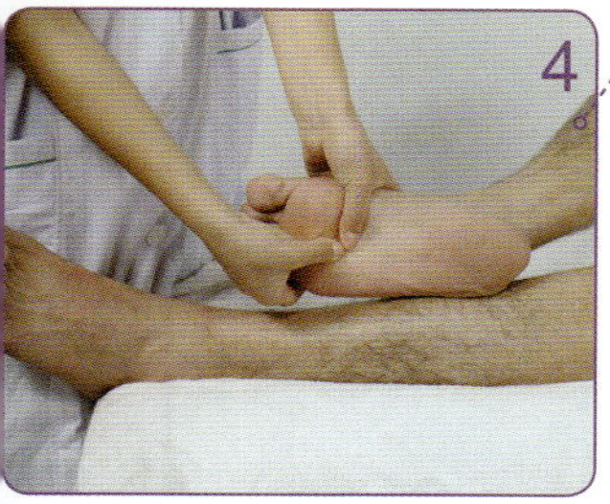

用拇指按压涌泉穴3～5分钟，患者感觉酸胀即可。对侧以同样的方法操作。

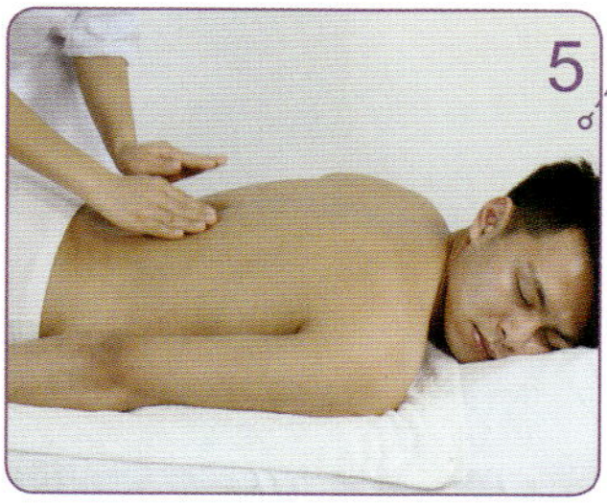

两手中空，循环反复拍打两腰处的肾俞穴、命门穴，以有热感为佳。

艾灸疗法

准备工具 | 艾灸盒、艾条、打火机

【穴位定位】

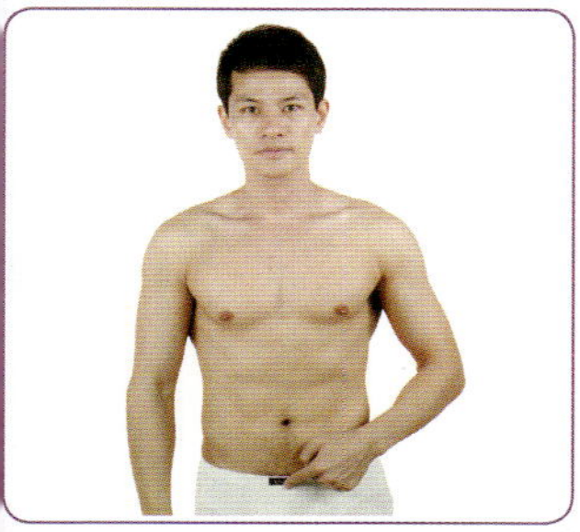

●中极
位于下腹部，前正中线上，脐下4寸。

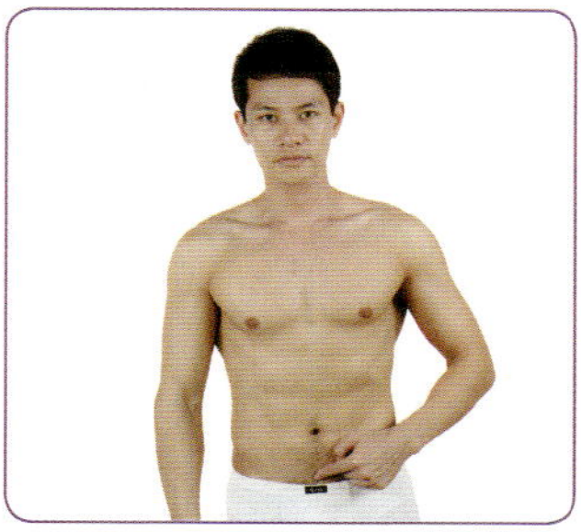

●关元
位于下腹部，前正中线上，脐下3寸。

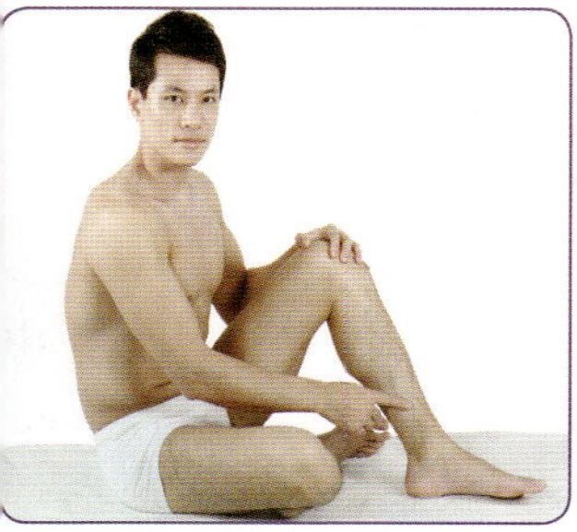

●三阴交
位于小腿内侧，足内踝尖上3寸，胫骨内侧面后缘。

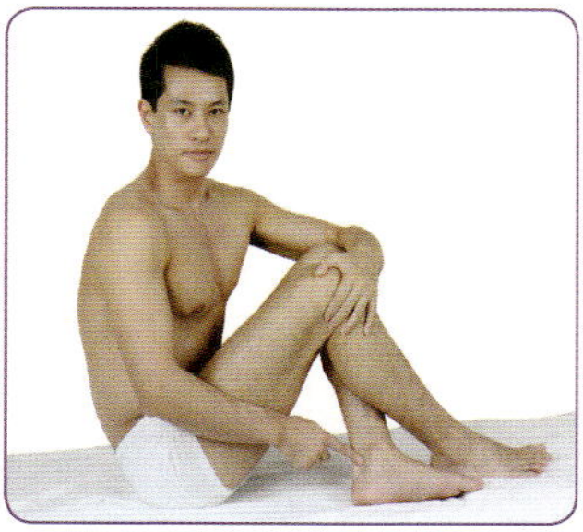

●太溪
位于足内侧，内踝后方，内踝尖与跟腱之间的凹陷处。

【操作方法】

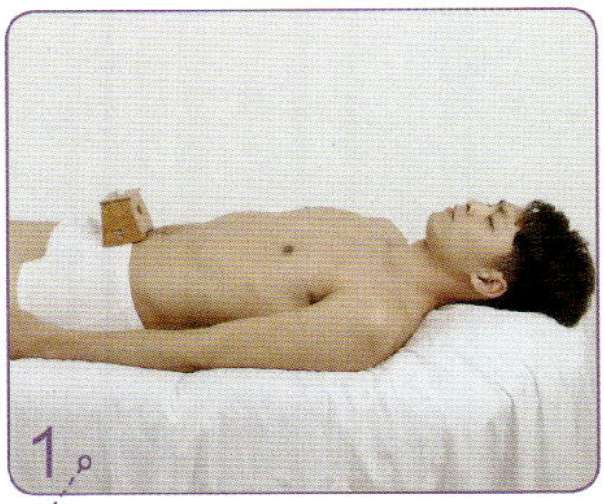

1. 将燃着的一个艾灸盒放于中极穴、关元穴上施灸10～15分钟。

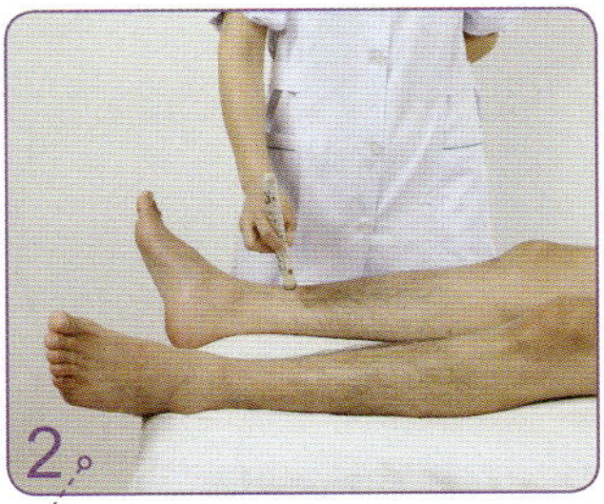

2. 用悬灸法灸治三阴交穴10～15分钟。对侧以同样的方法操作。

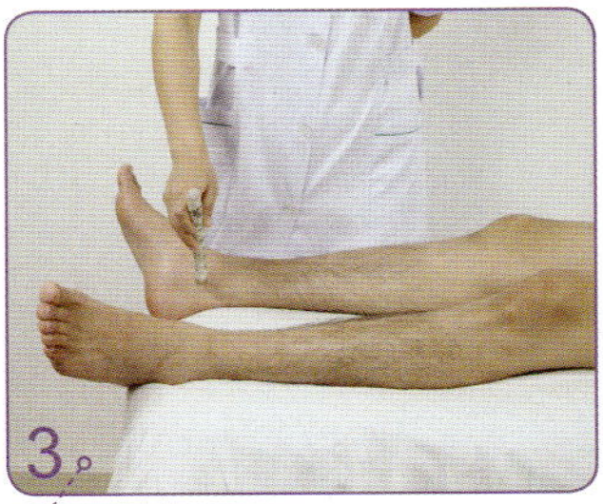

3. 用艾条悬灸法灸治太溪穴10～15分钟，以皮肤有红晕、热感上行为度。

刮痧疗法

准备工具 | 刮痧板、经络油

【穴位定位】

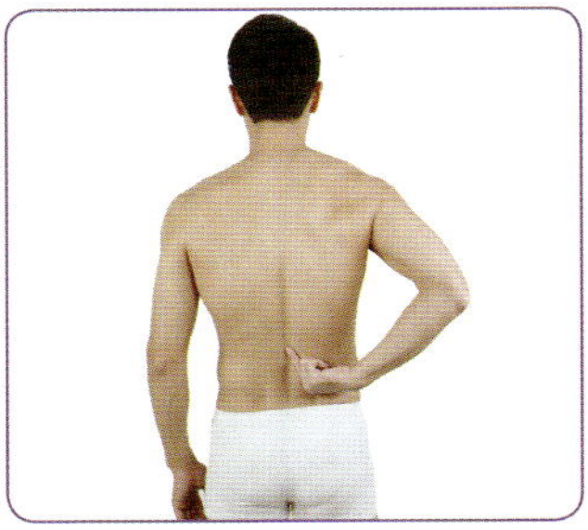

●命门

位于腰部，后正中线上，第二腰椎棘突下凹陷中。

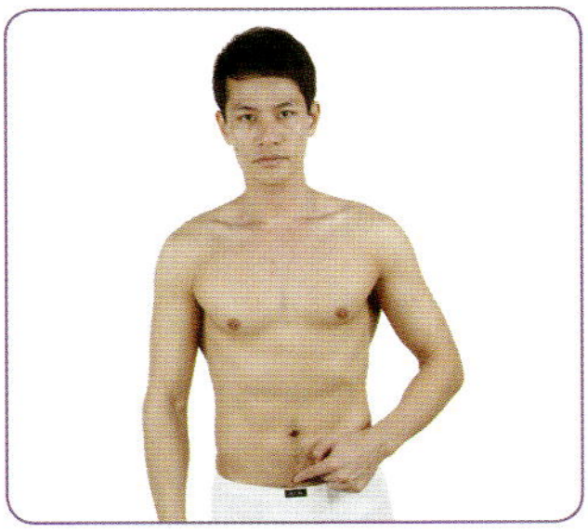

●关元

位于下腹部，前正中线上，脐下3寸。

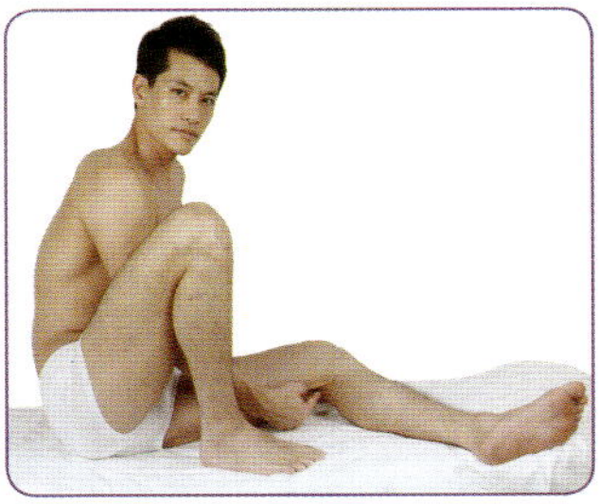

●委中

位于腘横纹中点，股二头肌腱与半腱肌肌腱的中间。

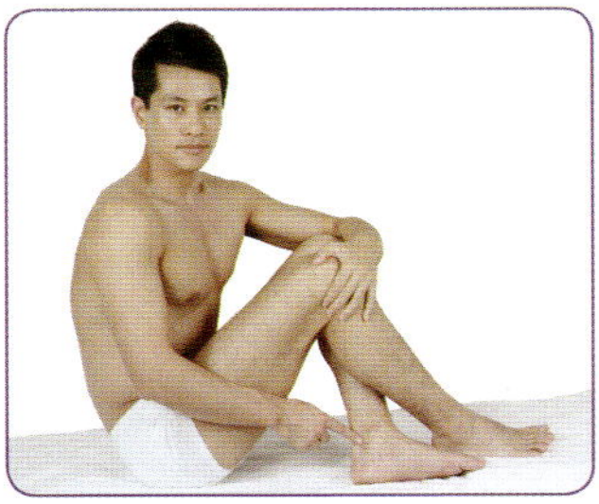

●太溪

位于足内侧，内踝后方，内踝尖与跟腱之间的凹陷处。

【操作方法】

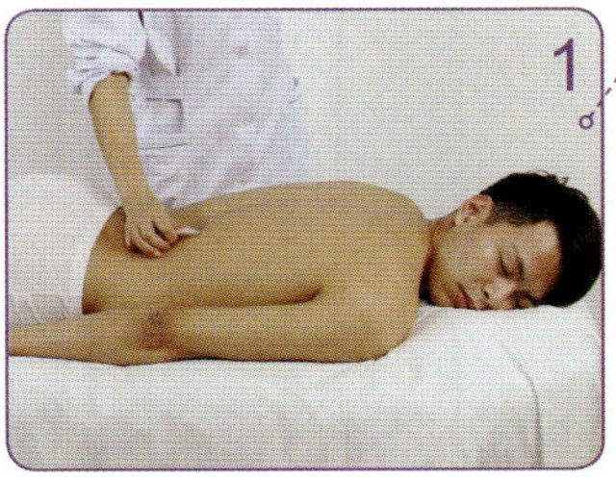

1 用面刮法刮拭命门穴10~15遍，力度略重，刮至皮肤有热感为度。

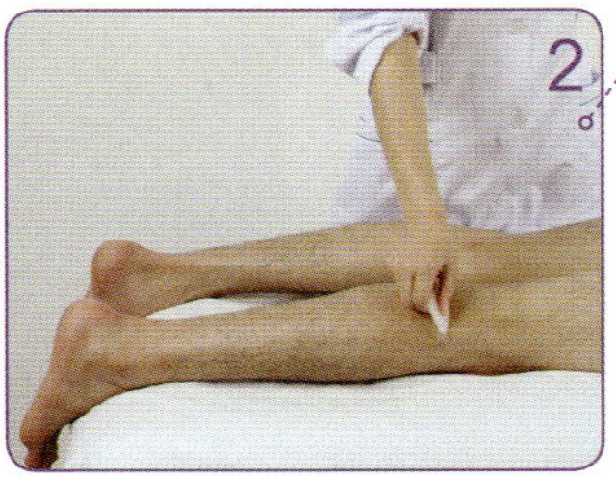

2 用面刮法从上至下刮拭委中穴30次，力度略重，以皮肤出痧为度。

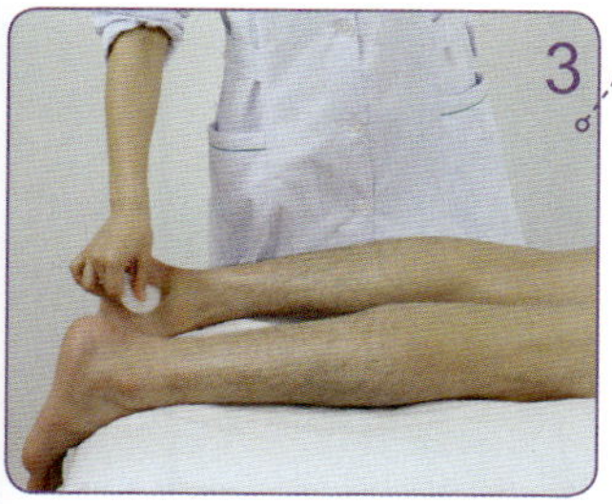

3 用角刮法从上至下刮拭太溪穴30次，力度略重，以皮肤出痧为度。

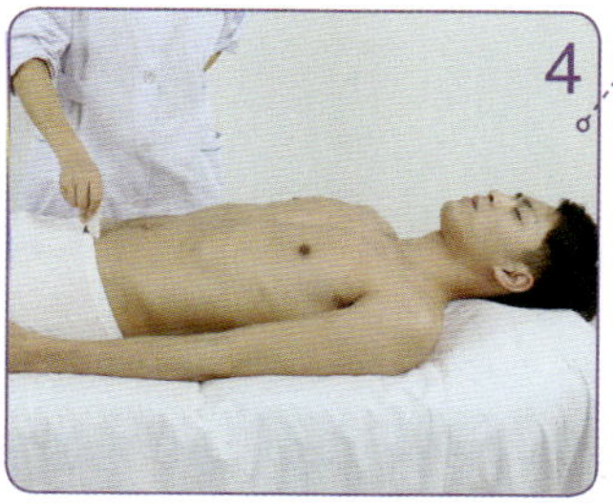

4 用角刮法从上至下刮拭关元穴30次，力度适中，以皮肤出痧为度。

拔罐疗法

准备工具 火罐、气罐、拔罐器、止血钳、酒精棉球、打火机、热毛巾

【穴位定位】

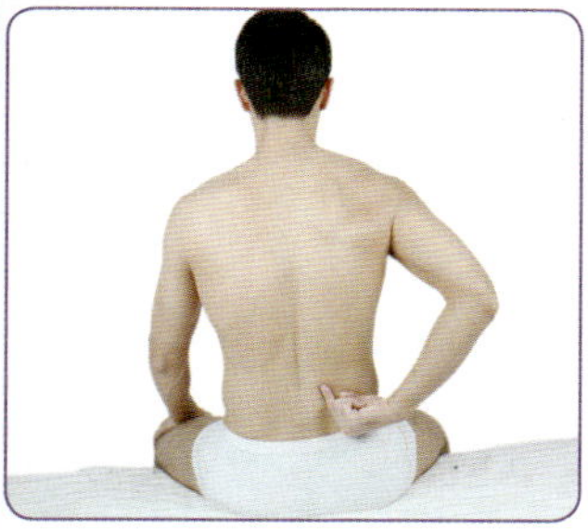

●肾俞

位于腰部，第二腰椎棘突下，旁开1.5寸处。

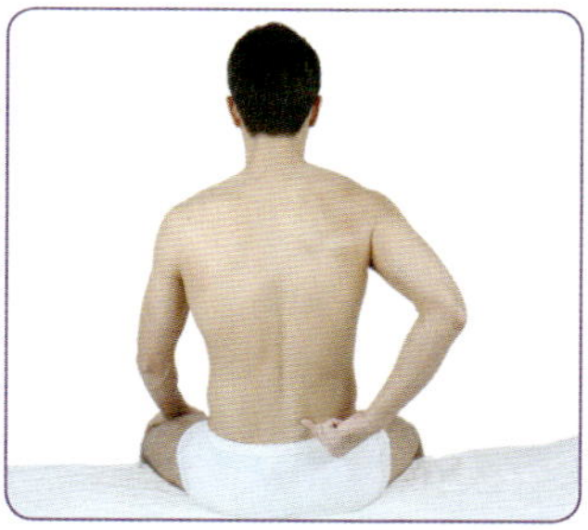

●关元俞

位于腰部，第五腰椎棘突下，旁开1.5寸处。

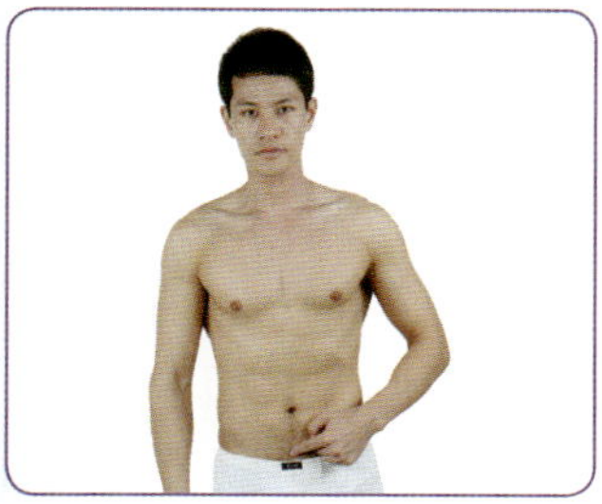

●关元

位于下腹部，前正中线上，脐下3寸。

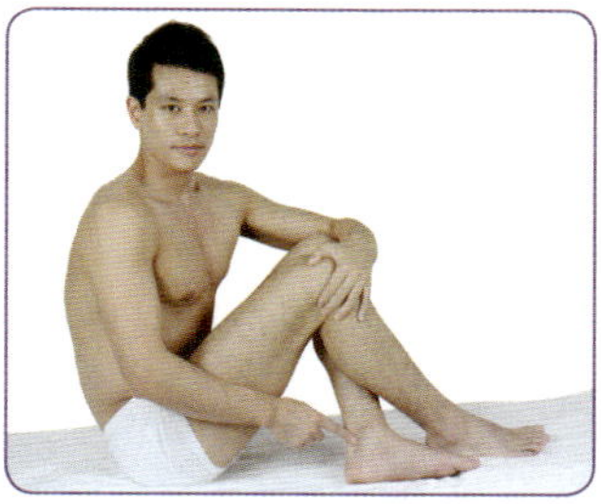

●太溪

位于足内侧，内踝后方，内踝尖与跟腱之间的凹陷处。

【操作方法】

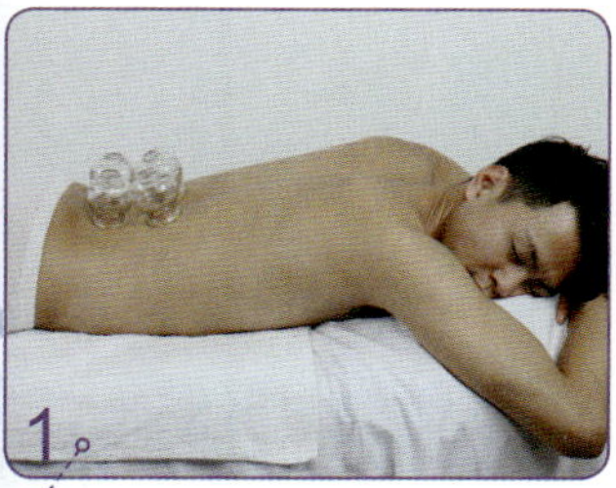

1 迅速将火罐扣在肾俞穴、关元俞穴上，留罐15分钟。

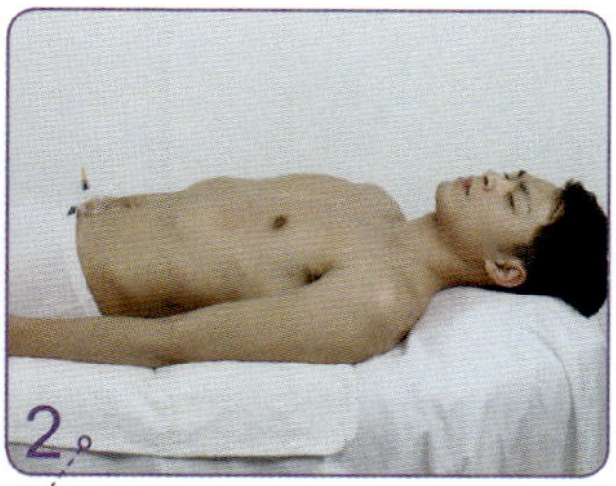

2 用拔罐器将气罐吸拔在关元穴上，留罐15分钟。

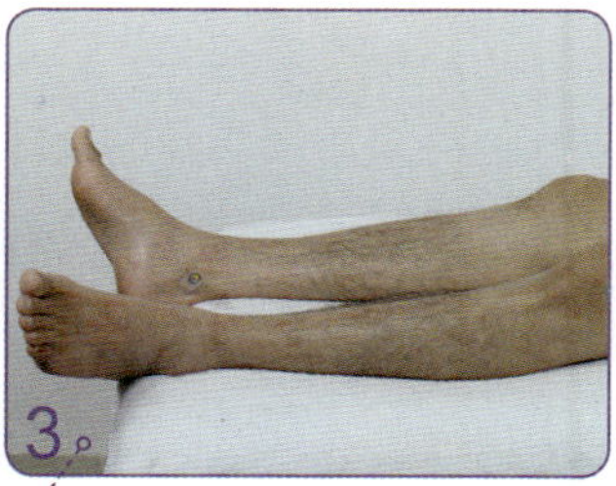

3 用拔罐器将气罐吸拔在太溪穴上，留罐15分钟。

润肠通便

让您无毒一身轻

近年来，患便秘的中青年人呈明显上升趋势。工作压力大，加上身体缺乏锻炼，都是导致便秘的主要原因。便秘会导致毒素在体内堆积，影响身体健康。研究表明：刺激人体穴位可以调理肠胃、行气活血，可有效防治便秘及习惯性便秘。

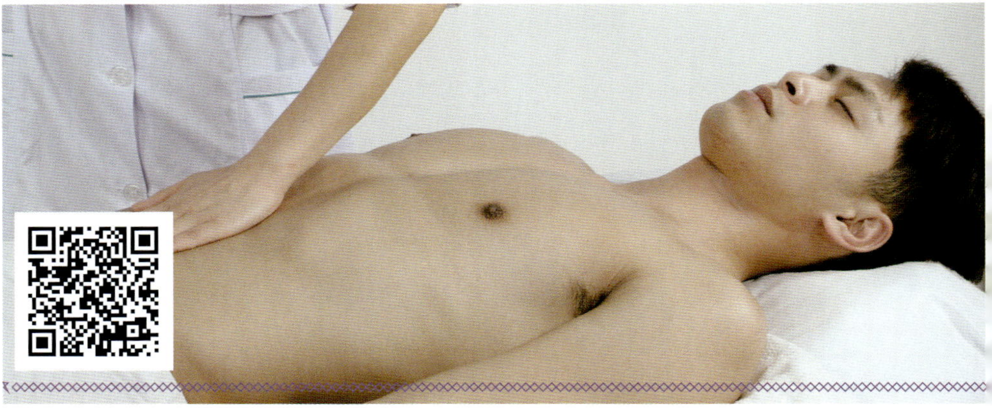

按摩疗法

【穴位定位】

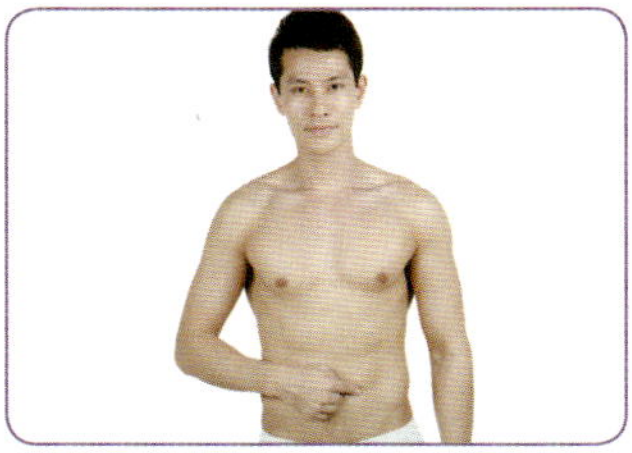

●**天枢** 位于腹中部，脐旁2寸。

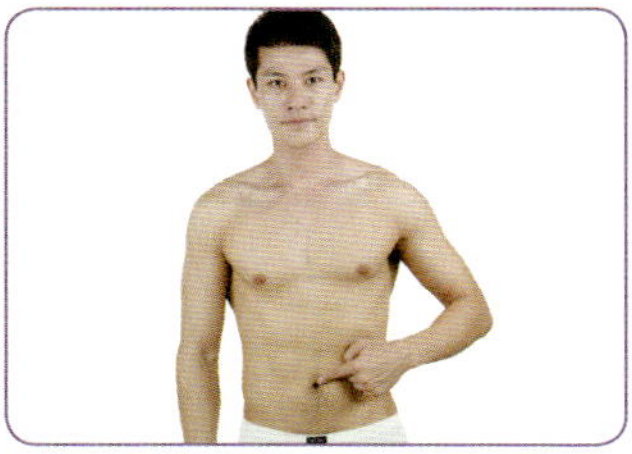

●**神阙** 位于腹中部，脐中央。

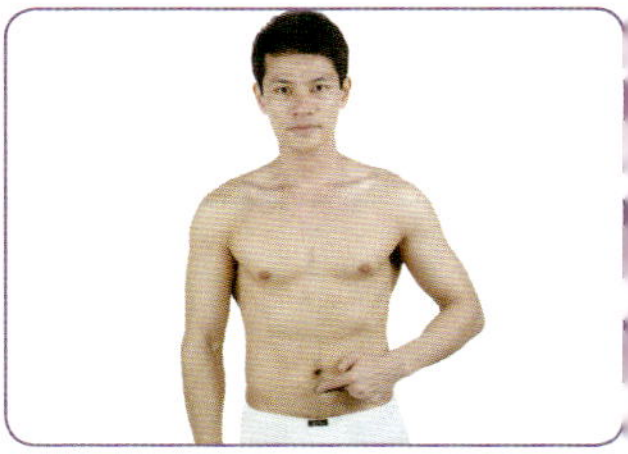

●**气海** 位于下腹部，前正中线上，脐下1.5寸。

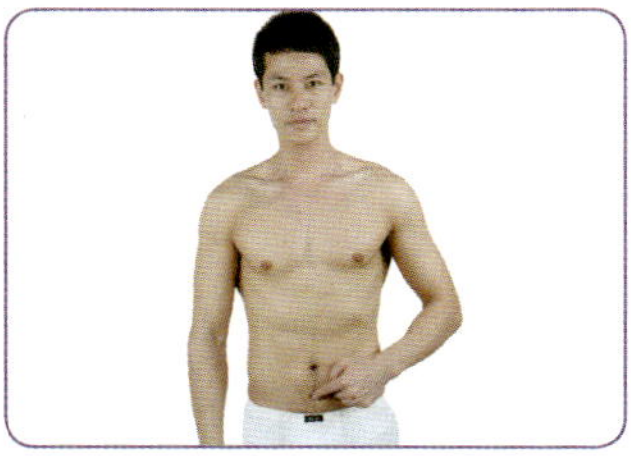

●**石门** 位于下腹部，前正中线上，脐下2寸。

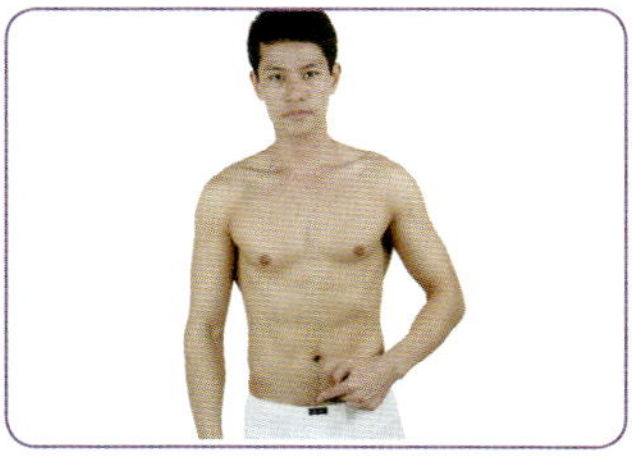

●**关元** 位于下腹部，前正中线上，脐下3寸。

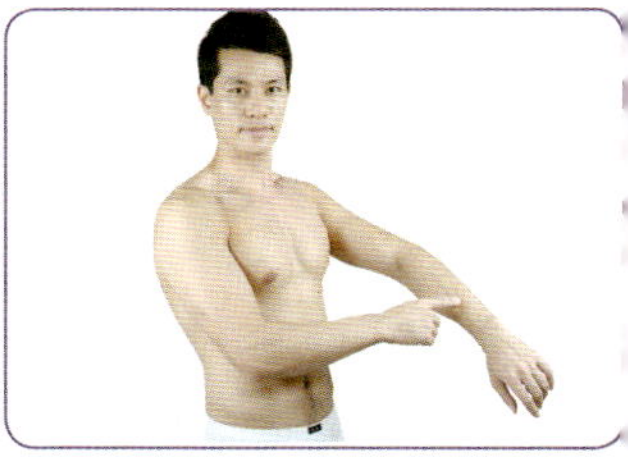

●**支沟** 位于前臂阳池与肘尖连线，腕背横纹上3寸。

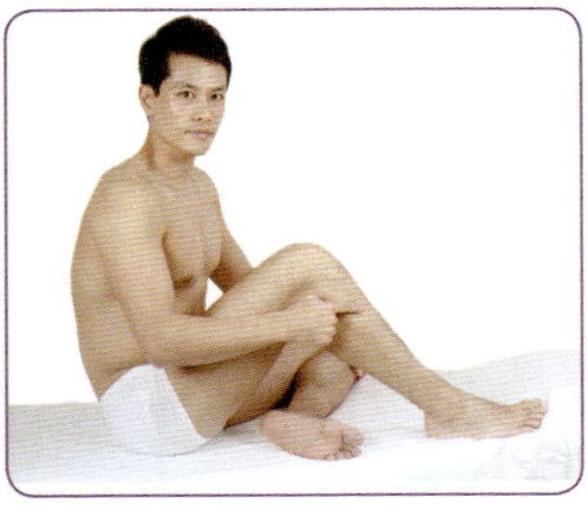

● **足三里**
位于小腿犊鼻下3寸，距胫骨前缘一横指（中指）。

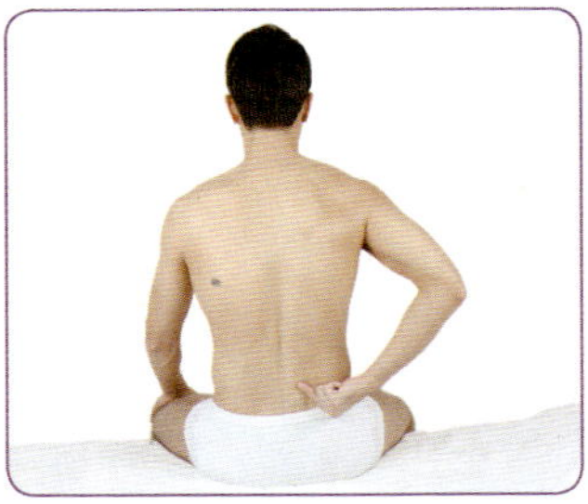

● **大肠俞**
位于腰部，第四腰椎棘突下，旁开1.5寸处。

【操作方法】

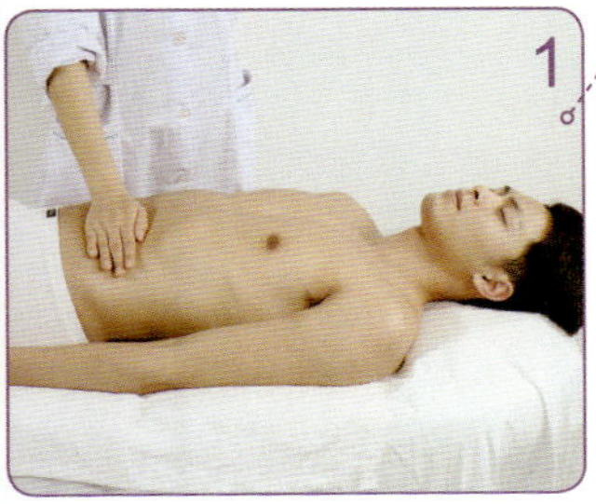

用手掌心或鱼际分别按揉天枢、神阙、气海、石门、关元各穴区1分钟。

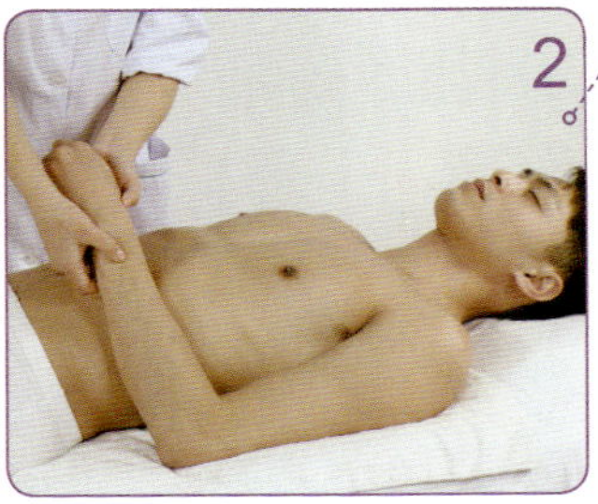

用拇指指尖掐按支沟穴，力度适中，以有酸胀感觉为度，左右各掐按1～3分钟。

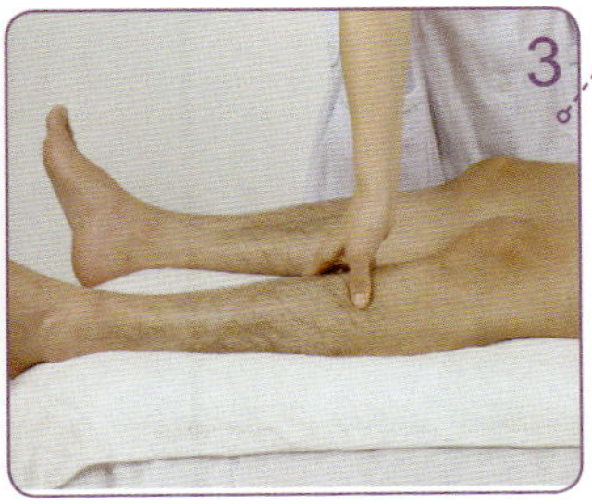

用拇指指腹揉按足三里穴1～3分钟，以潮红发热为度。对侧以同样方法操作。

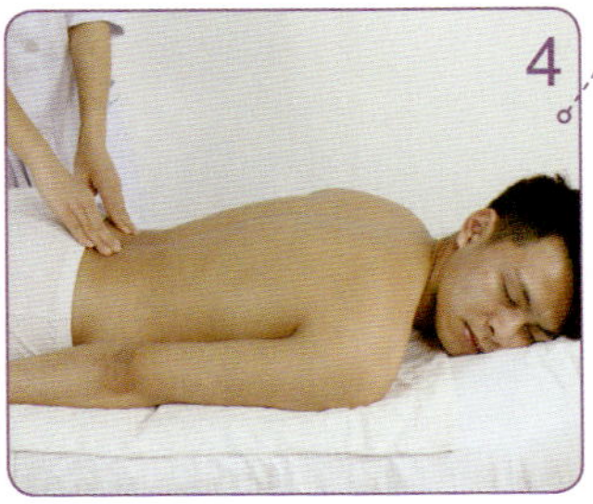

用食指、中指和无名指指尖按揉大肠俞穴，力度略重，按揉1～3分钟。

艾灸疗法

准备工具 | 艾灸盒、艾条、打火机

【穴位定位】

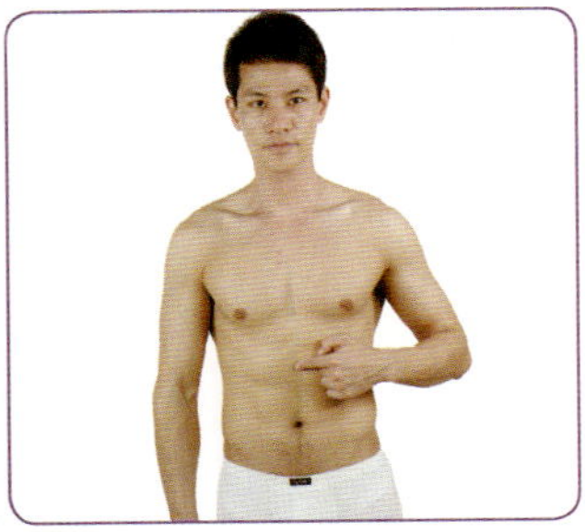

● **中脘** 位于上腹部，前正中线上，脐上4寸。

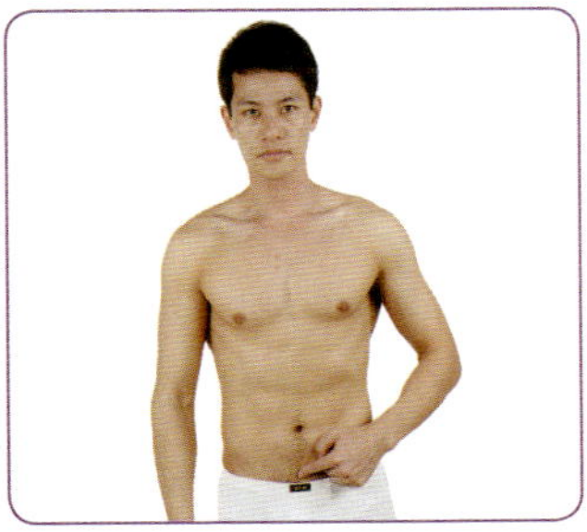

● **关元** 位于下腹部，前正中线上，脐下3寸。

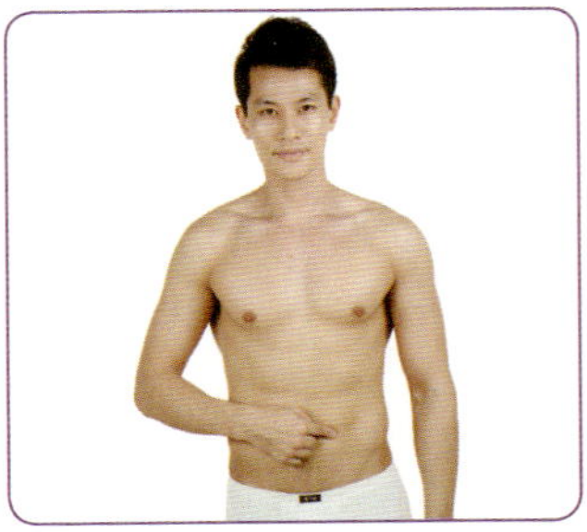

● **天枢** 位于腹中部，脐旁2寸。

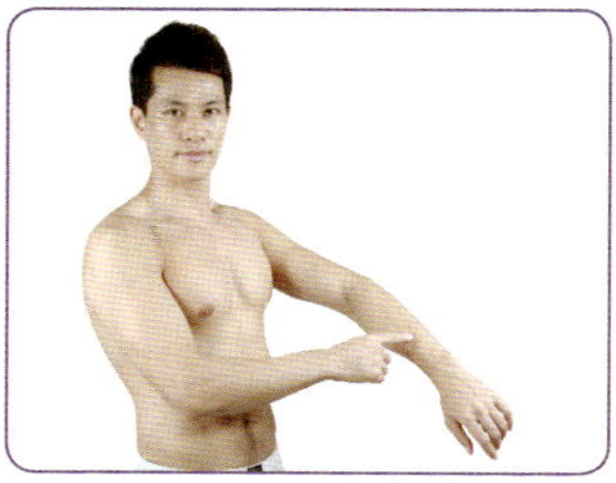

●**支沟** 位于前臂背侧，阳池与肘尖的连线上，腕背横纹上3寸。

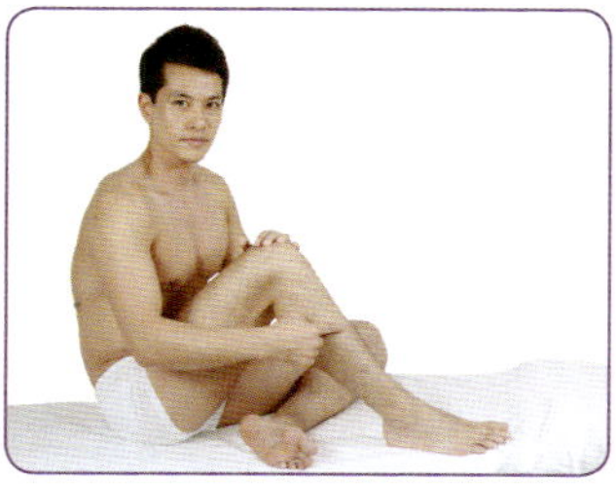

●**上巨虚** 位于小腿前外侧，犊鼻下6寸，距胫骨前缘一横指（中指）。

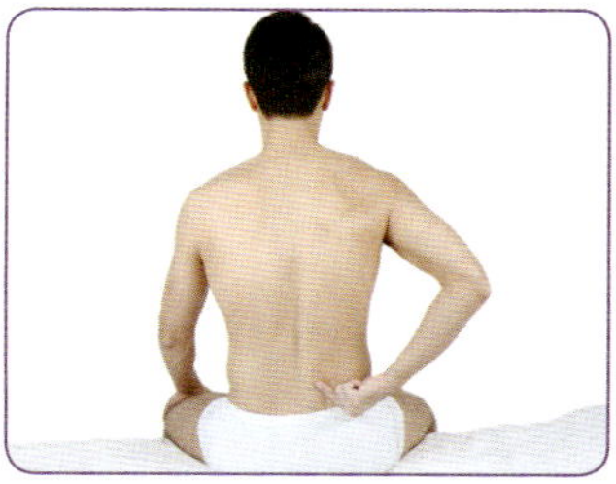

●**大肠俞** 位于腰部，第四腰椎棘突下，旁开1.5寸处。

【操作方法】

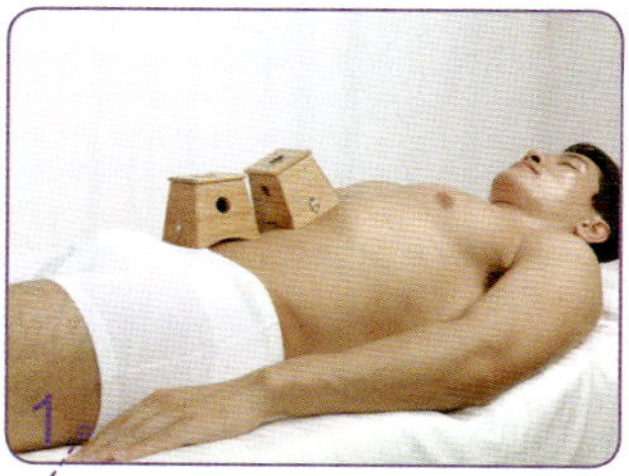

1 取两个燃着的艾灸盒覆盖到中脘穴、关元穴上，一同灸治10～15分钟。

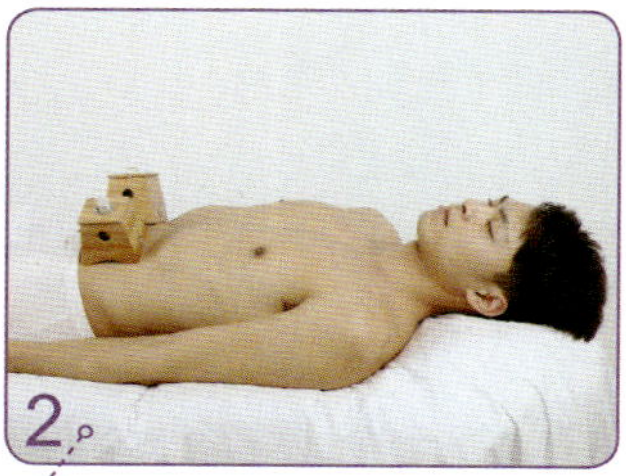

2 取两个燃着的艾灸盒覆盖到天枢穴上，一同灸治10～15分钟。

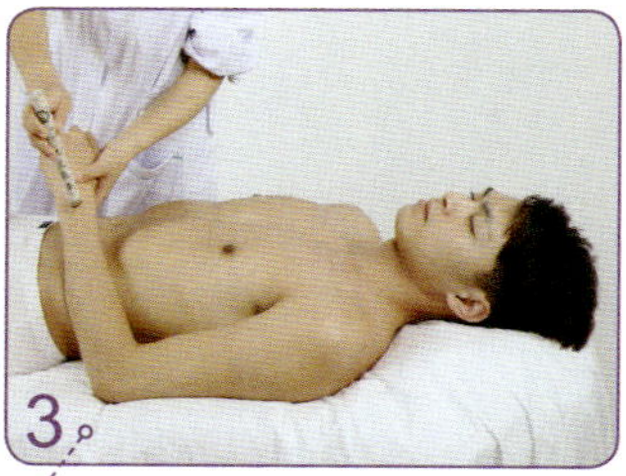

3 用艾条温和灸法灸治支沟穴10分钟。对侧以同样的方法操作。

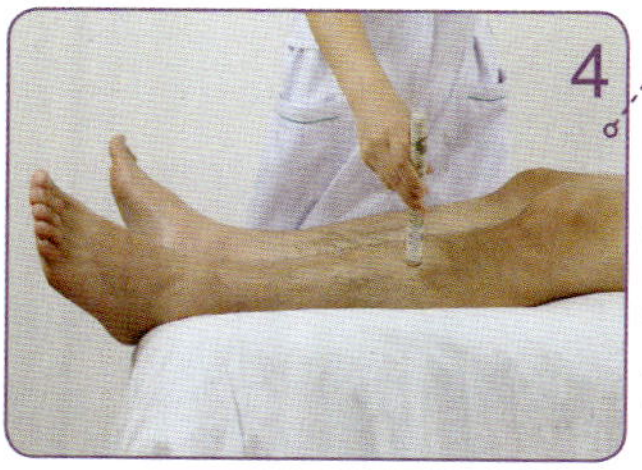

4 用艾条温和灸法灸治上巨虚穴10分钟。对侧以同样的方法操作。

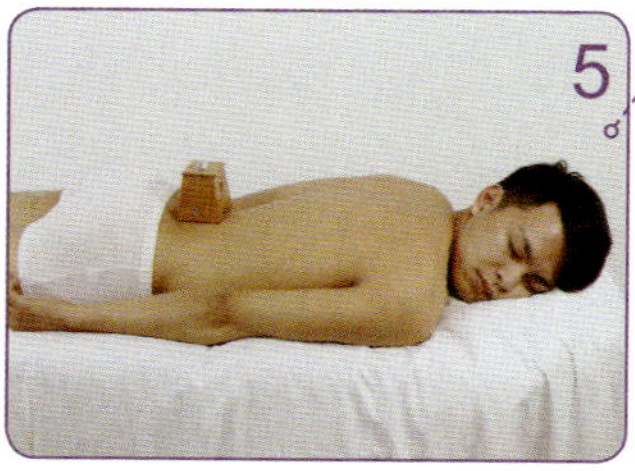

5 将燃着的艾灸盒放于大肠俞穴上，灸治10～15分钟。

刮痧疗法

准备工具 | 刮痧板、经络油

【穴位定位】

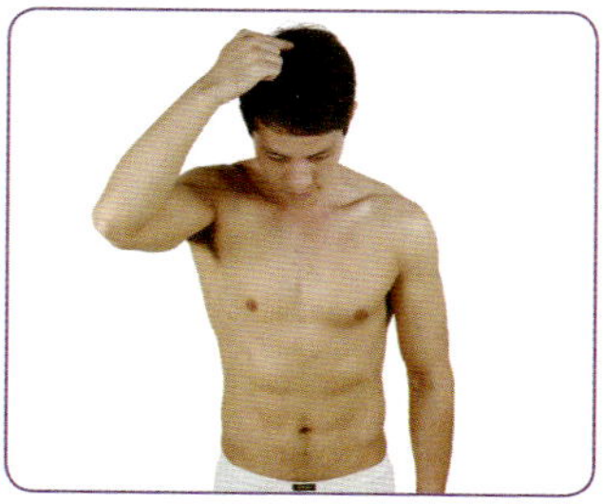

●**百会** 位于头部，前发际正中直上5寸，或两耳尖连线的中点处。

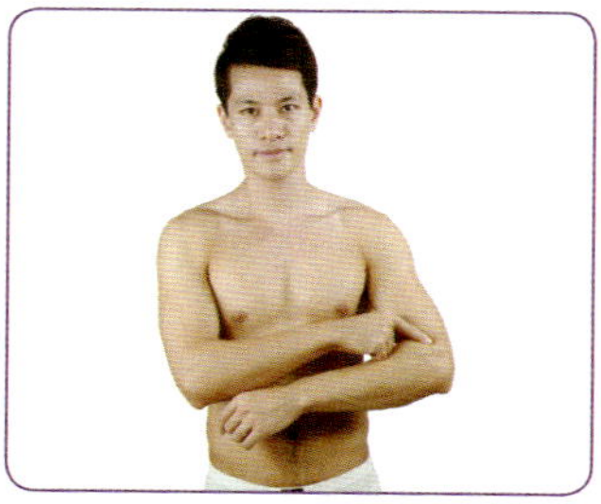

●**曲池** 位于肘横纹外侧端，屈肘，尺泽穴与肱骨外上髁连线中点。

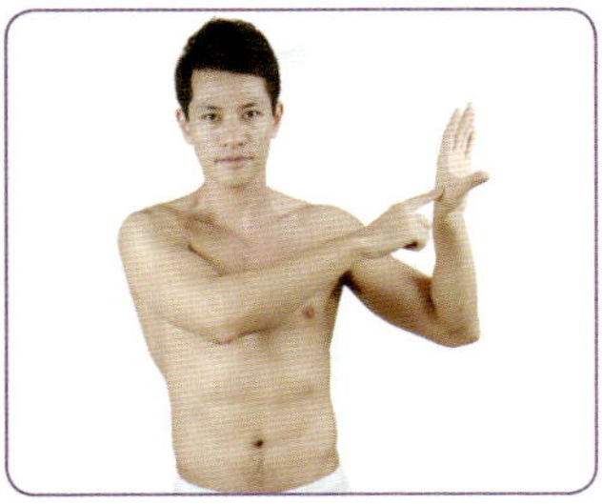

●合谷
位于手背部，第一、第二掌骨之间，第二掌骨桡侧的中点处。

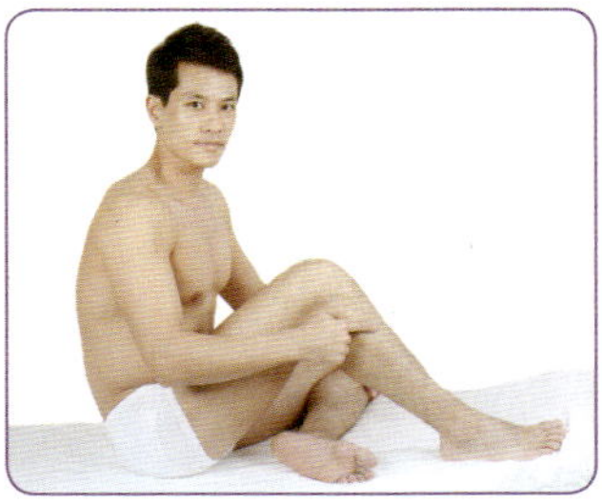

●足三里
位于小腿犊鼻下3寸，距胫骨前缘一横指（中指）。

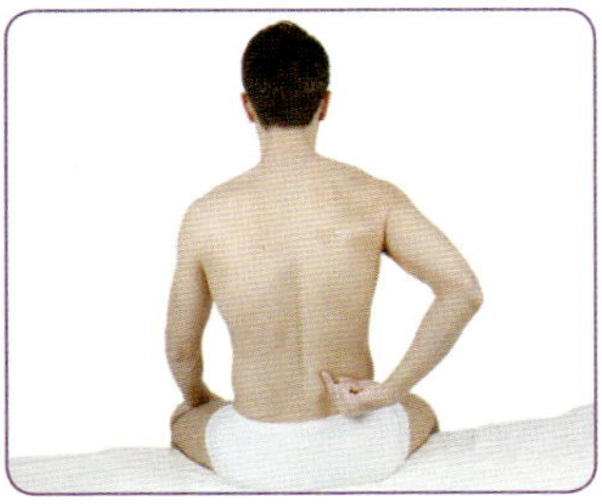

●肾俞
位于腰部，第二腰椎棘突下，旁开1.5寸处。

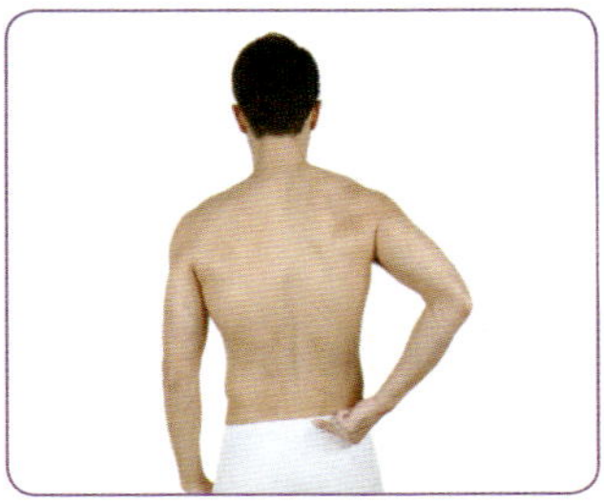

●次髎
位于骶部，髂后上棘内下方，第二骶后孔处。

【操作方法】

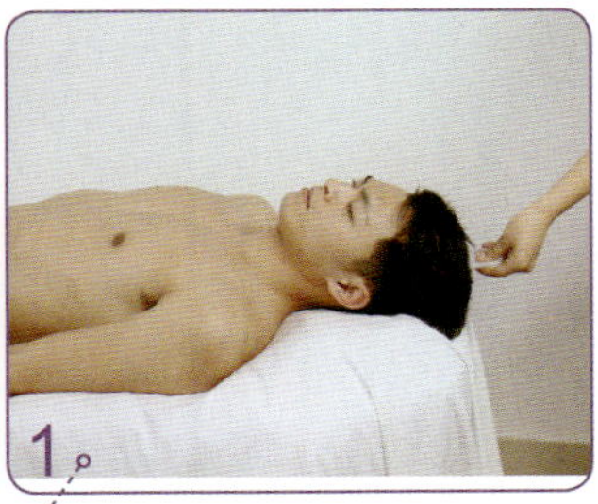

1. 用角刮法刮拭百会穴15~30次，以头部潮红发热为度。

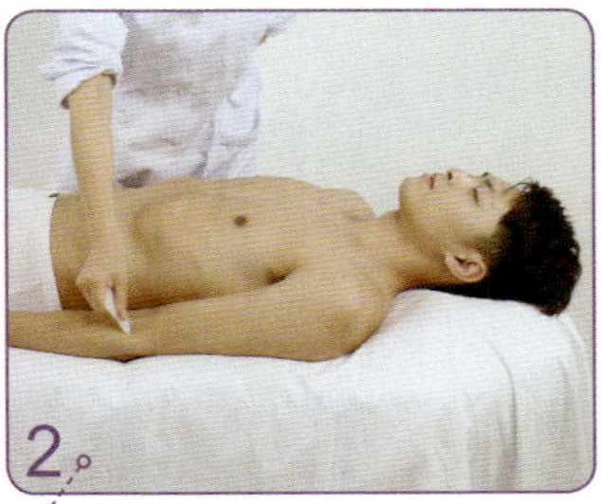

2. 用角刮法从上往下刮拭曲池穴30次，力度适中，至出现红色瘀痕为度。

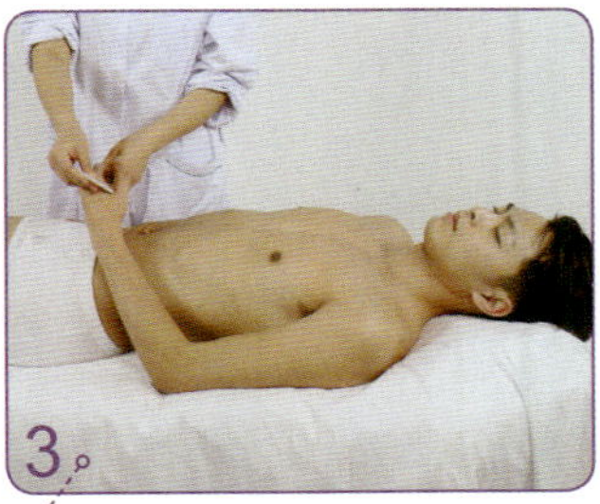

3. 用角刮法刮拭合谷穴30次，力度适中，至出现红色或紫色点状瘀痕为度。

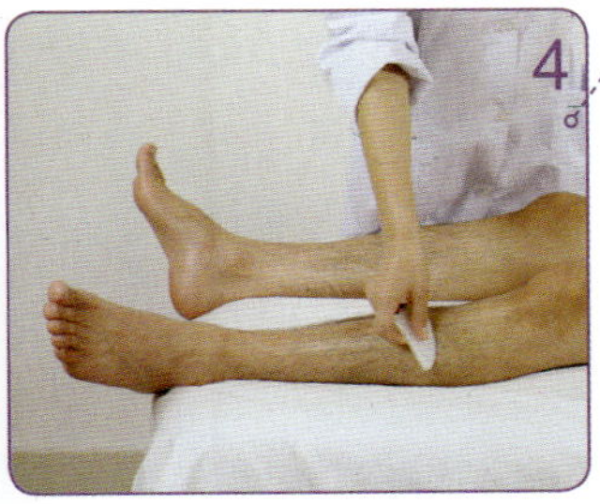

4. 用面刮法刮拭足三里穴30次，力度适中，至出现红色或紫色点状瘀痕为度。

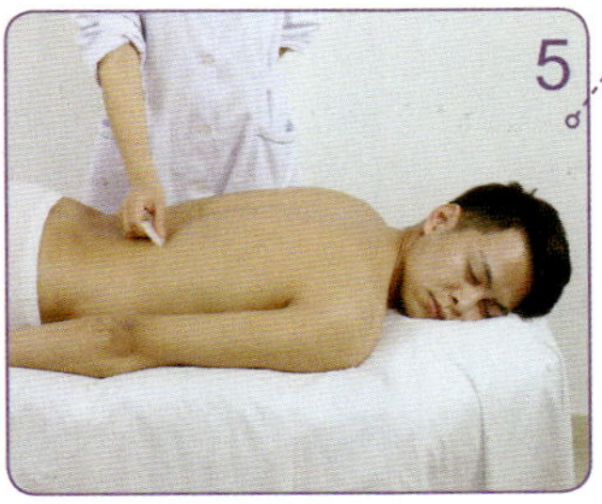

5. 用面刮法刮拭肾俞穴到次髎穴30次，力度略重，至瘀痕显现即可。

小贴士

养成定时排便的习惯，就算没有便意也要定时去蹲一蹲，时间长了就会定时出现便意了。养成的排便规律不要轻易改变。

拔罐疗法

准备工具 火罐、气罐、拔罐器、止血钳、酒精棉球、打火机、热毛巾

【穴位定位】

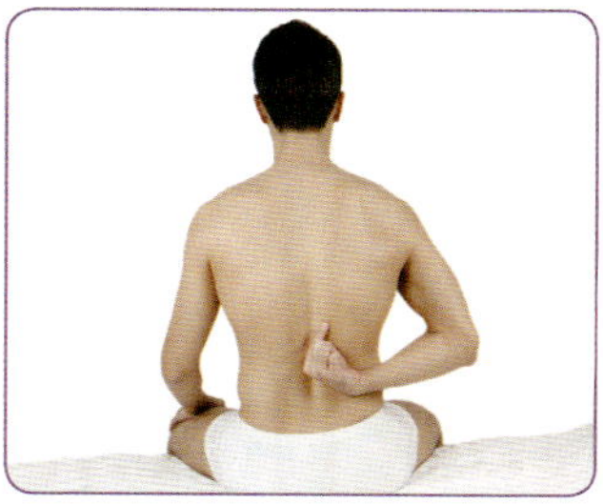

●**脾俞** 位于背部，第十一胸椎棘突下，旁开1.5寸处。

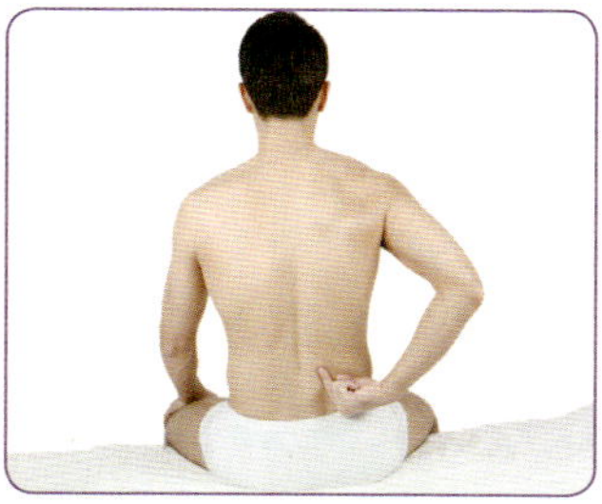

●**肾俞** 位于腰部，第二腰椎棘突下，旁开1.5寸处。

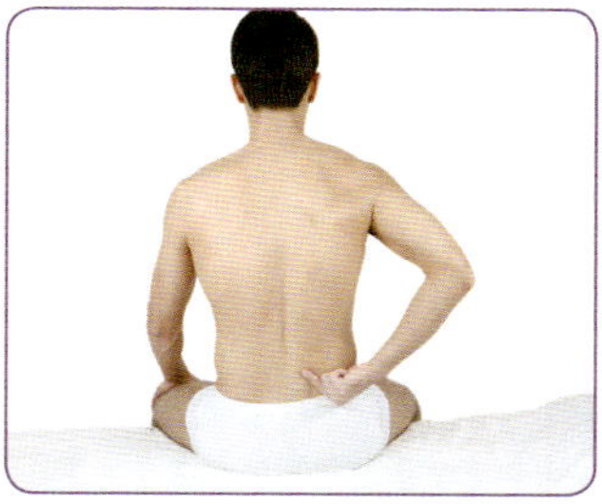

●**大肠俞** 位于腰部，第四腰椎棘突下，旁开1.5寸处。

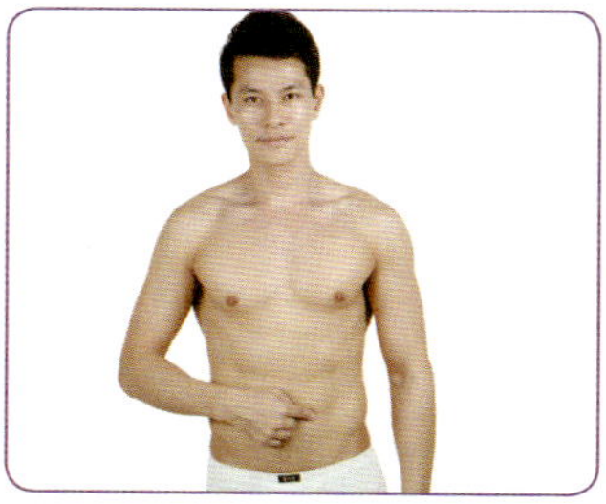

●**天枢** 位于腹中部，脐旁2寸。

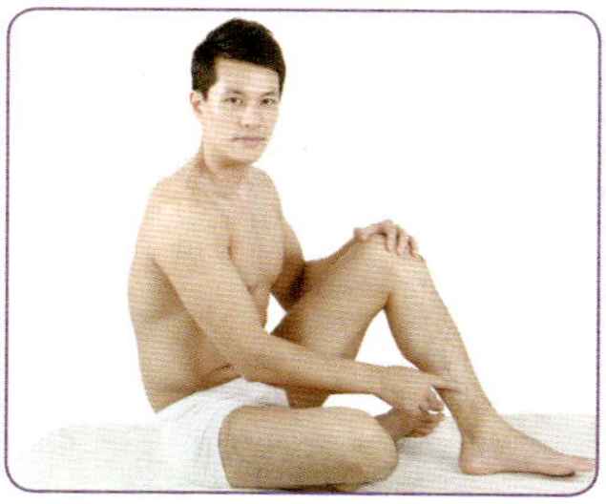

●**三阴交** 位于小腿内侧，足内踝尖上3寸，胫骨内侧缘后方。

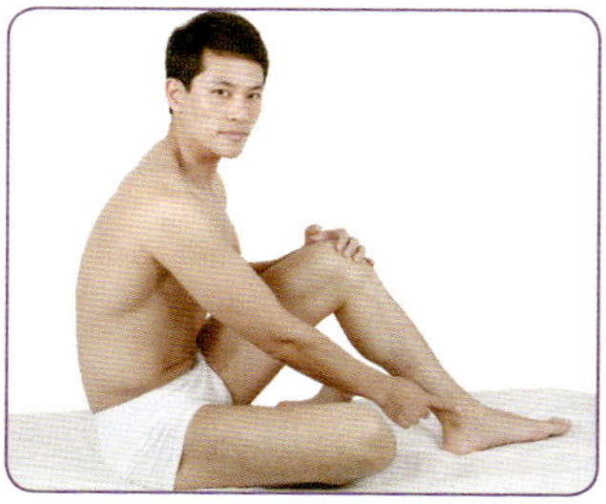

●**照海** 位于足内侧，内踝尖下方凹陷处。

【操作方法】

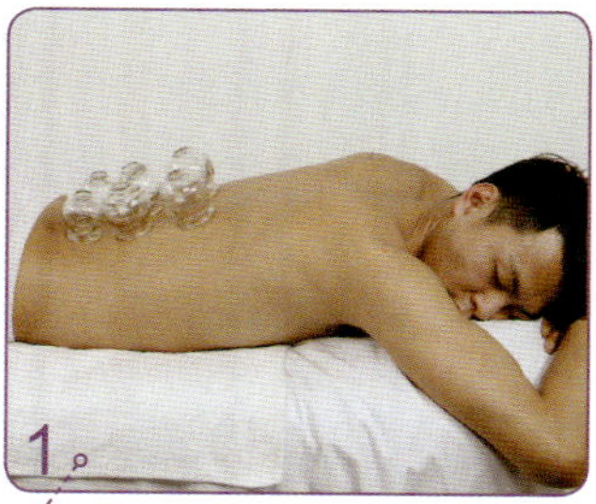

1. 将火罐扣在脾俞穴、肾俞穴、大肠俞穴上，留罐15分钟。

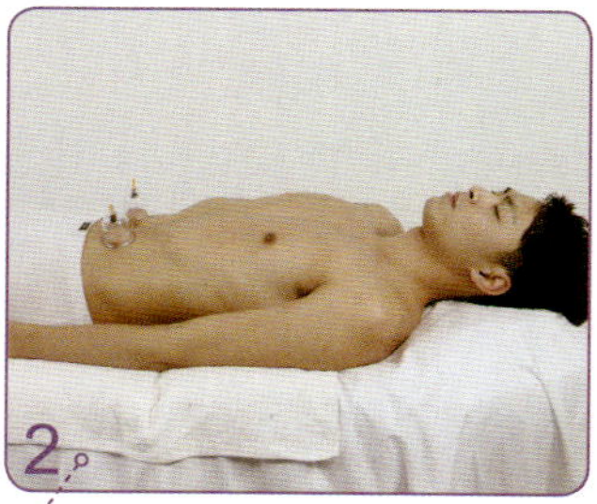

2. 用拔罐器将气罐吸拔在天枢穴上，留罐15分钟。

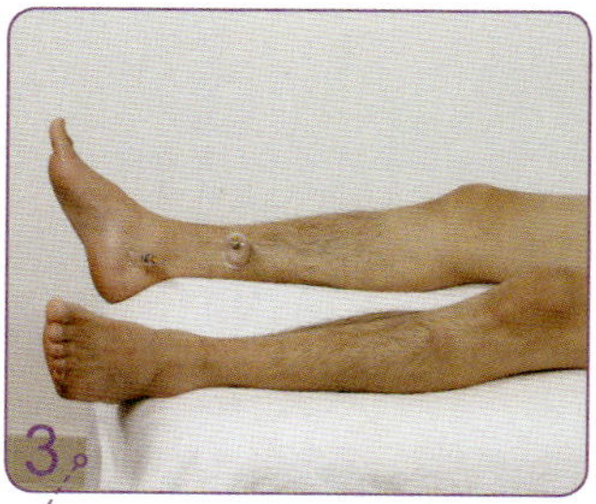

3. 用拔罐器将气罐吸拔在三阴交穴、照海穴上，留罐15分钟。

调气养血

让您红光满面

气血对人体最重要的作用就是滋养。气血充足，则人面色红润，肌肤饱满丰盈，毛发润滑有光泽，精神饱满。若气血不足皮肤容易粗糙、发暗、发黄、长斑等。研究表明：刺激人体穴位可以疏导经络，利于机体内气血的运行，达到益气养血的效果。

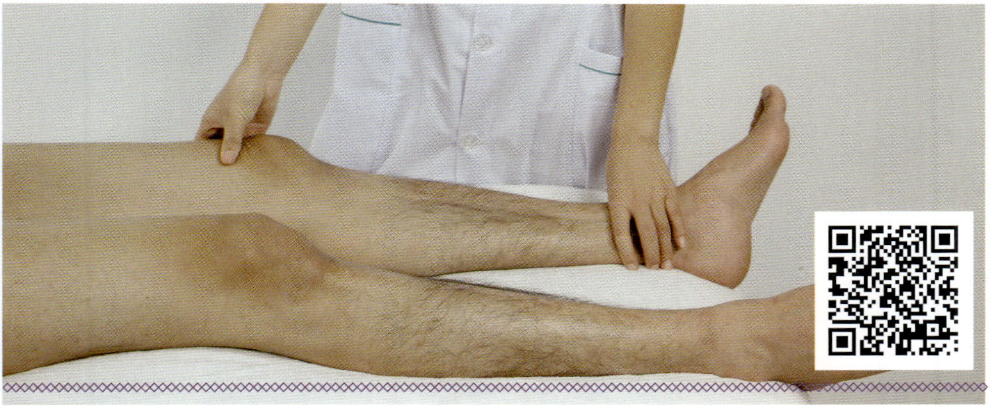

按摩疗法

【穴位定位】

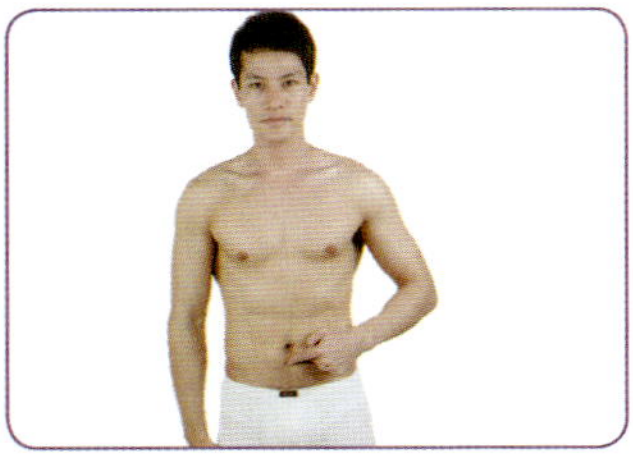

●**气海** 位于下腹部，前正中线上，脐下1.5寸。

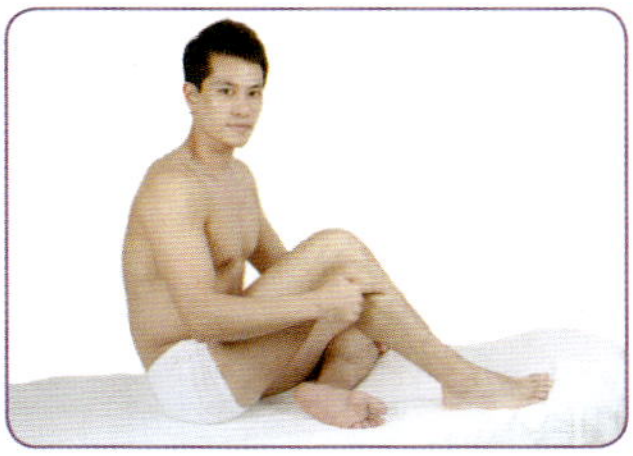

●**足三里** 位于小腿犊鼻下3寸，距胫骨前缘一横指。

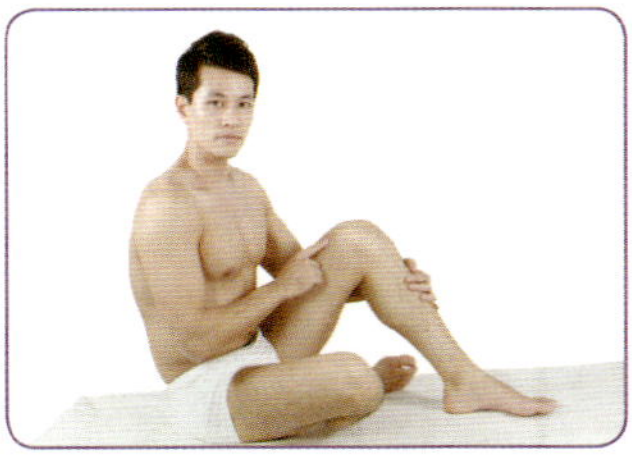

●**血海** 位于大腿内侧，髌底内侧端上2寸。

【操作方法】

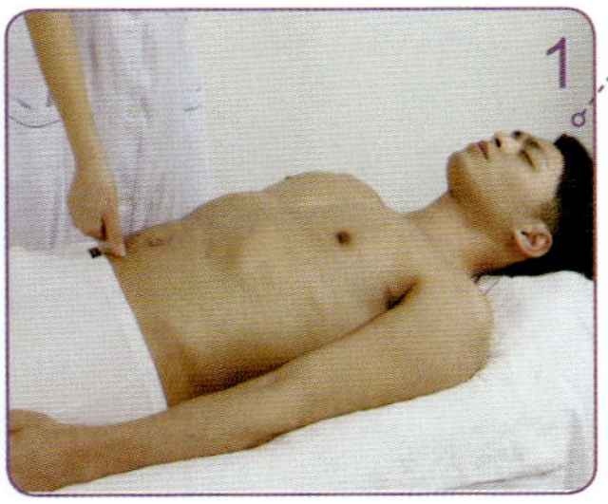

用拇指指腹垂直点按气海穴点按1分钟。

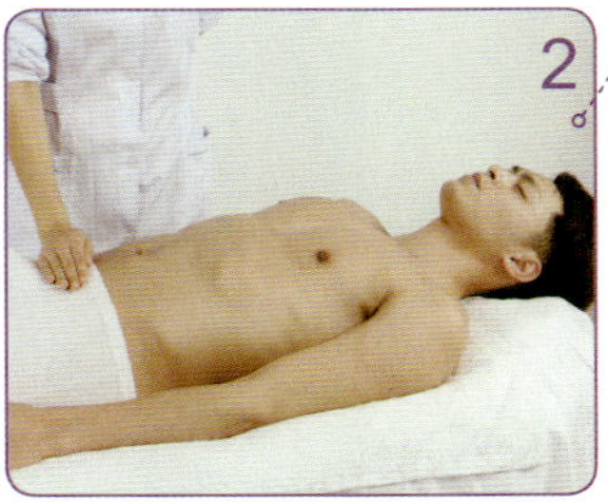

用摩法以顺时针方向按摩小腹，以腹部有热感即可。

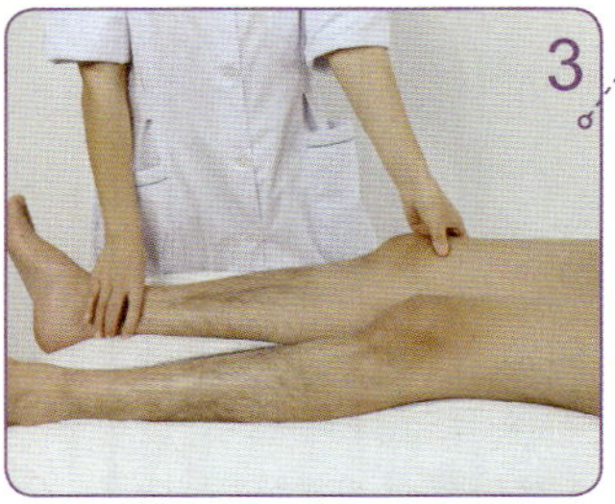

3 用拇指指腹按揉血海穴，按揉1～3分钟，以有酸胀痛感为度。

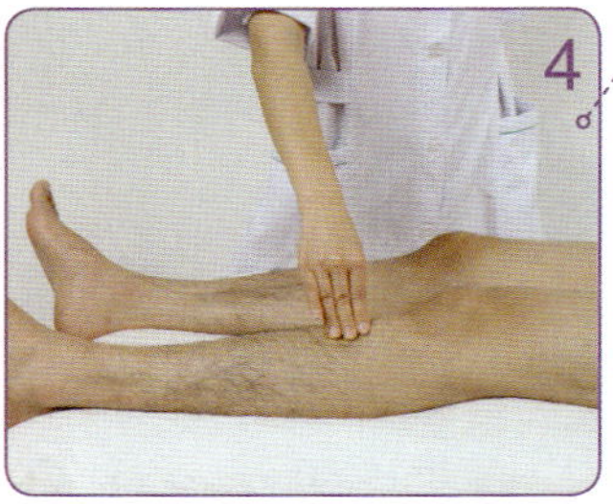

4 用食指、中指和无名指指腹揉按足三里穴，以有酸胀痛感为佳，揉按1～3分钟。

艾灸疗法

准备工具 | 艾灸盒、艾条、打火机

【穴位定位】

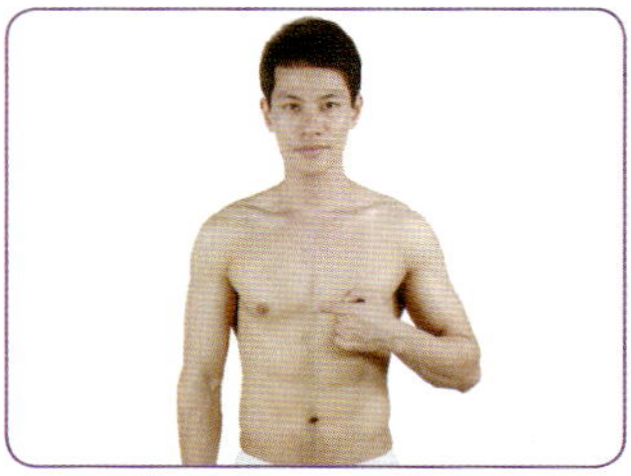

●**膻中** 位于胸部平第四肋间，两乳头连线中点。

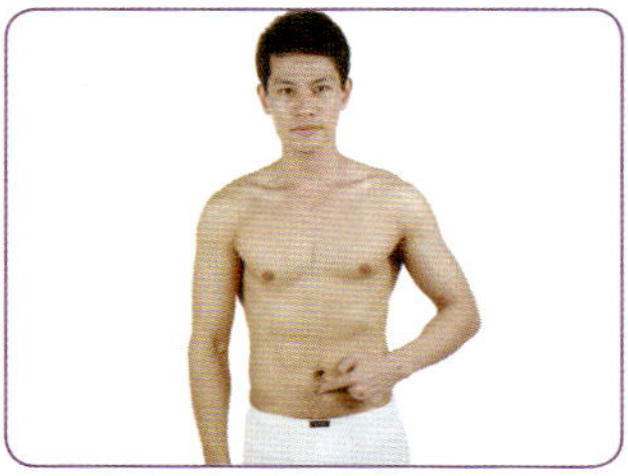

●**气海** 位于下腹部，前正中线上，脐下1.5寸。

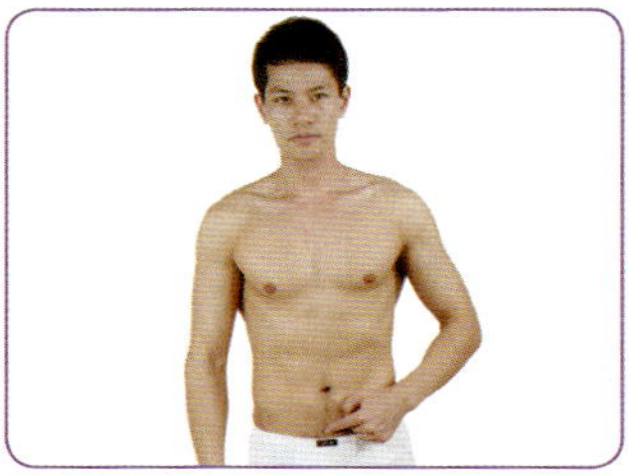

●**关元** 位于下腹部，前正中线上，脐下3寸。

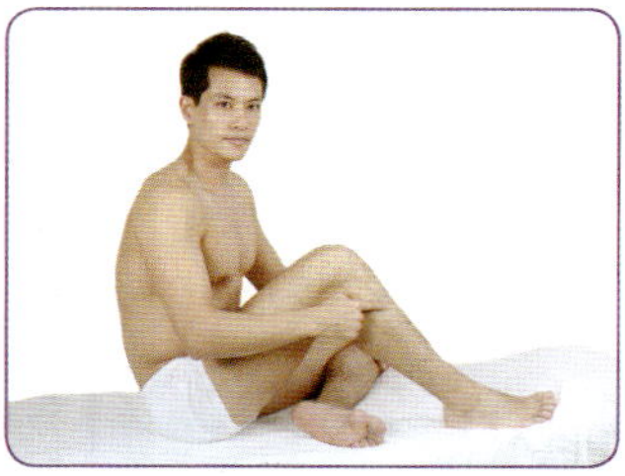

●**足三里** 位于小腿犊鼻下3寸，距胫骨前缘一横指中指。

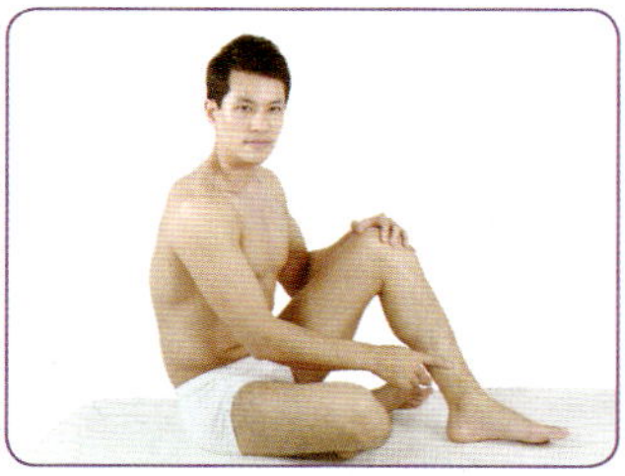

●**三阴交** 位于小腿内侧，足内踝尖上3寸，胫骨内侧缘后方。

【操作方法】

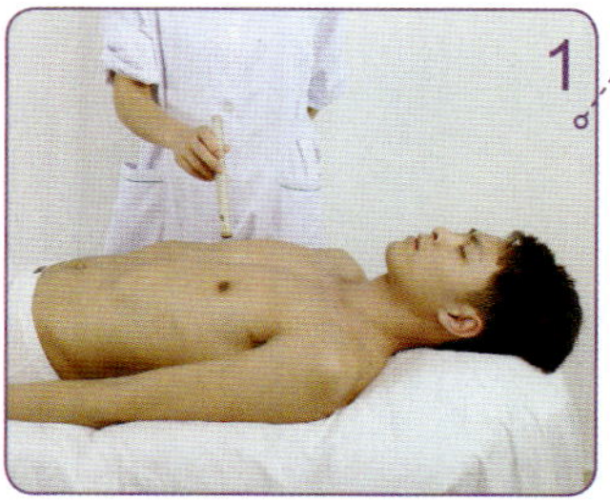

1 用艾条雀啄灸法灸治膻中穴10分钟。

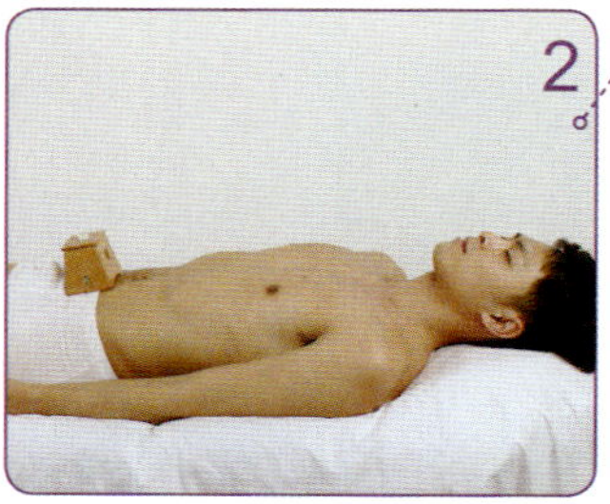

2 取一燃着的艾灸盒放于气海穴、关元穴上灸治10～15分钟。

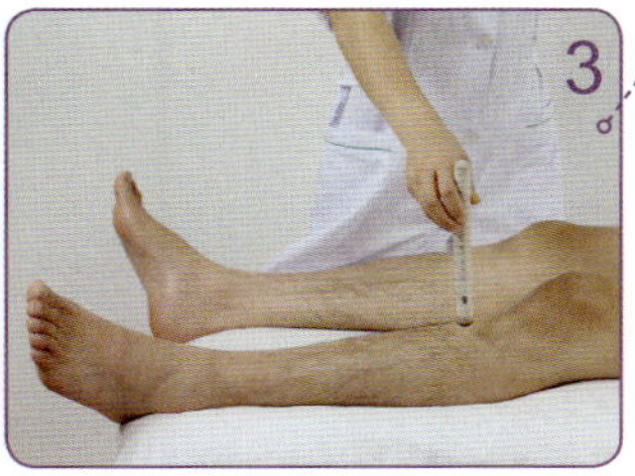

3 用艾条温和灸法灸治足三里穴10分钟。对侧以同样的方法操作。

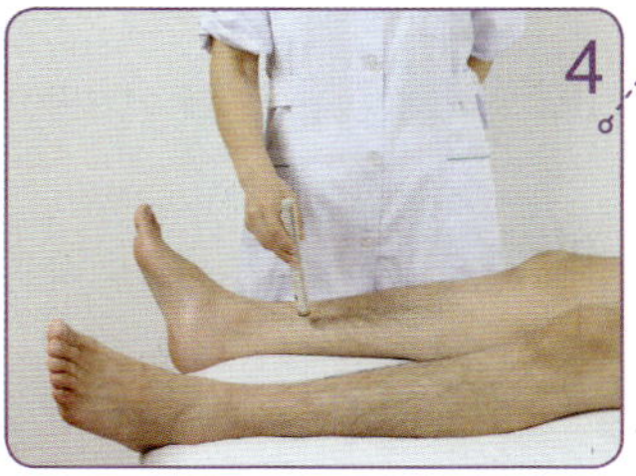

4 用艾条雀啄灸法灸治三阴交穴10分钟，以皮肤出现红晕，有热感上行为度。

刮痧疗法

准备工具 | 刮痧板、经络油

【穴位定位】

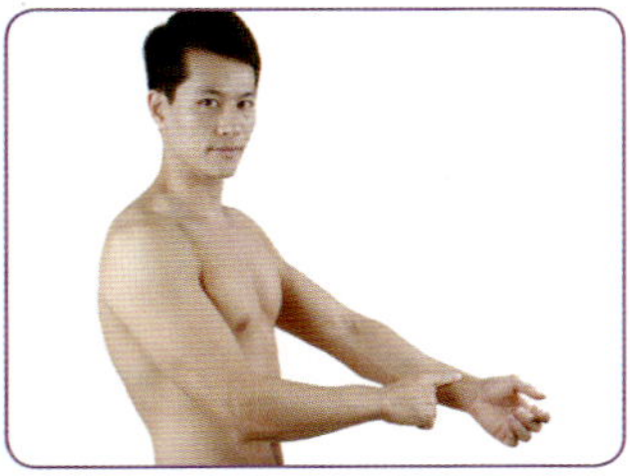

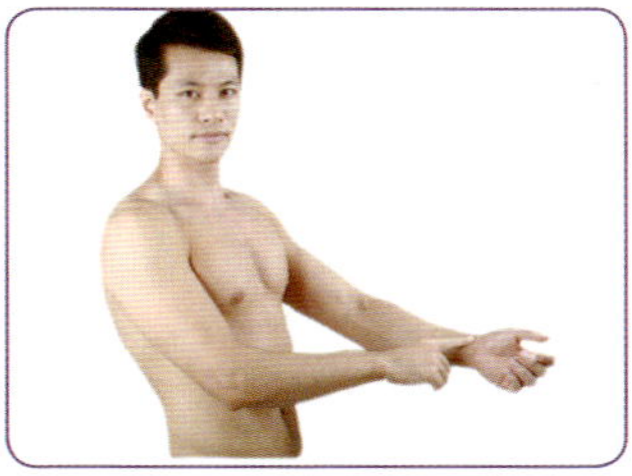

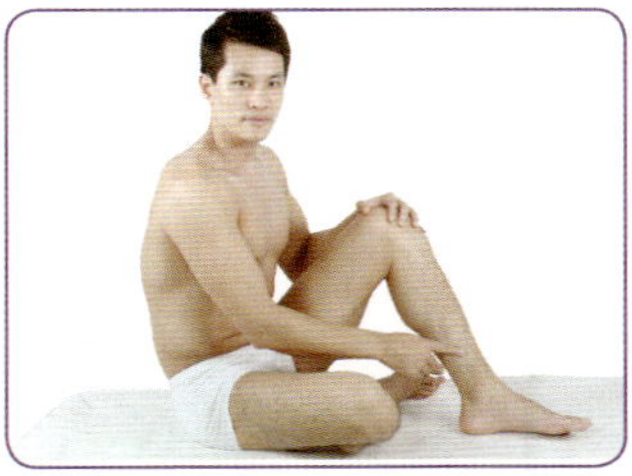

●**列缺** 位于前臂桡侧缘，桡骨茎突上方，腕横纹上1.5寸。

●**太渊** 位于腕掌侧横纹桡侧，桡动脉搏动处。

●**三阴交** 位于小腿内侧，足内踝尖上3寸，胫骨内侧缘后方。

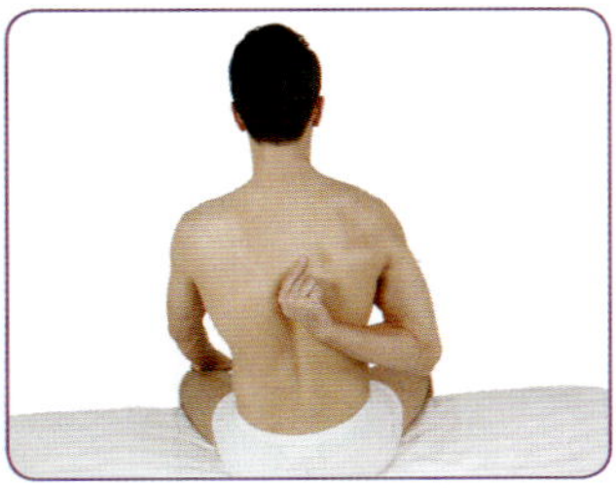

●**心俞**
位于背部，第五胸椎棘突下，旁开1.5寸处。

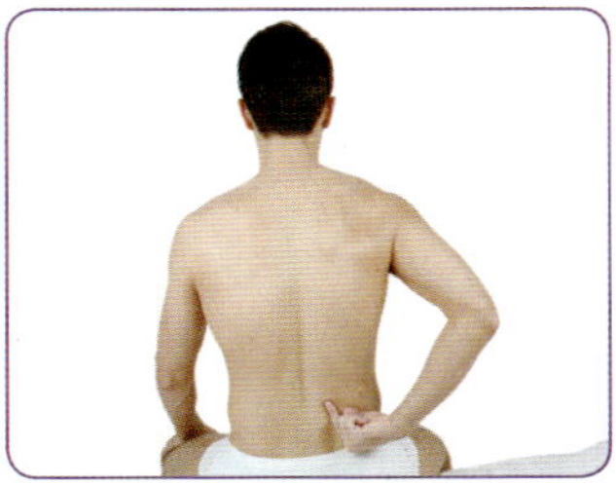

●**肾俞**
位于腰部，第二腰椎棘突下，旁开1.5寸处。

【操作方法】

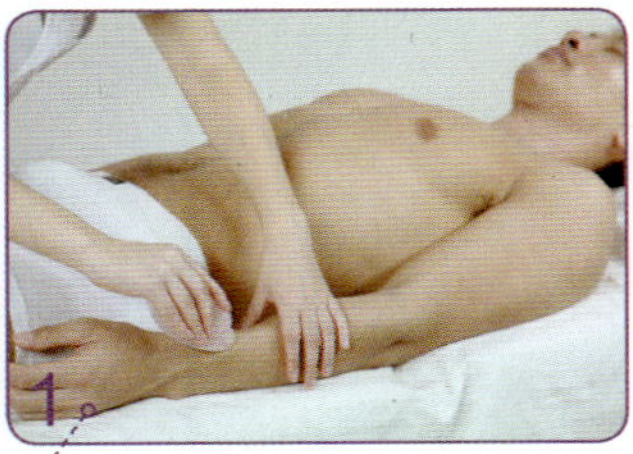

1 用角刮法从上至下刮拭列缺穴至太渊穴30次。

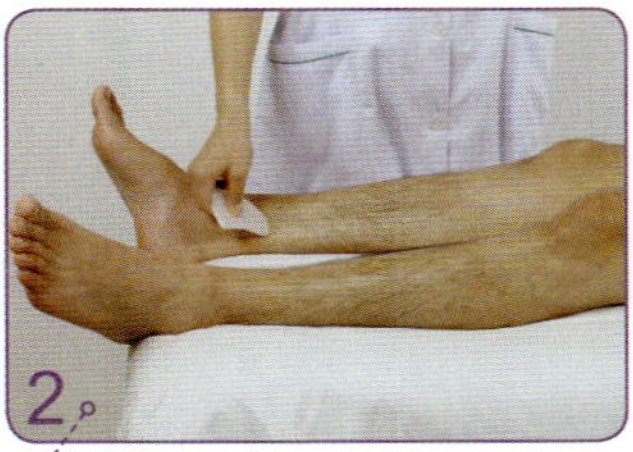

2 用角刮法刮拭三阴交穴30次，以皮肤出痧为度。

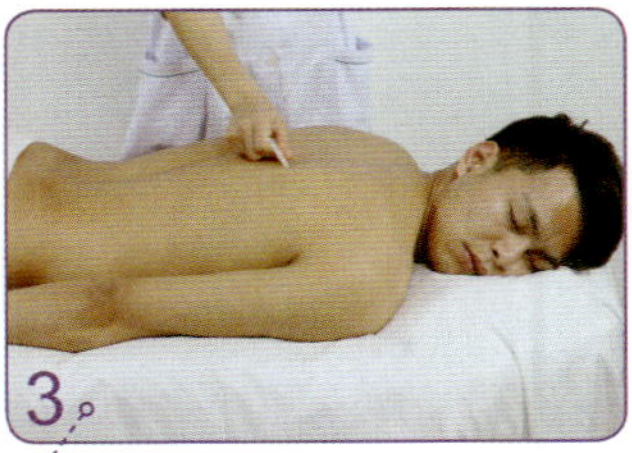

3 用面刮法刮拭心俞穴至肾俞穴10~15次。

拔罐疗法

准备工具 火罐、气罐、拔罐器、止血钳、酒精棉球、打火机、热毛巾

【穴位定位】

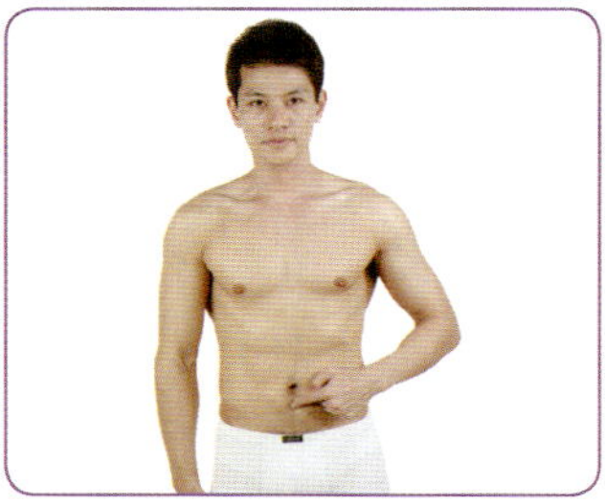

●**气海** 位于下腹部，前正中线上，脐下1.5寸。

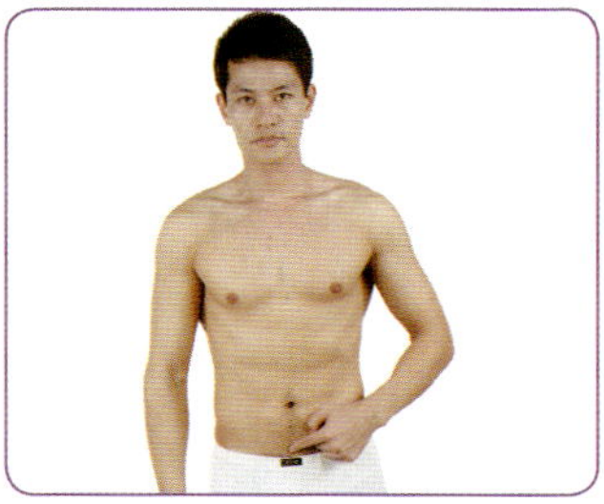

●**关元** 位于下腹部，前正中线上，脐下3寸。

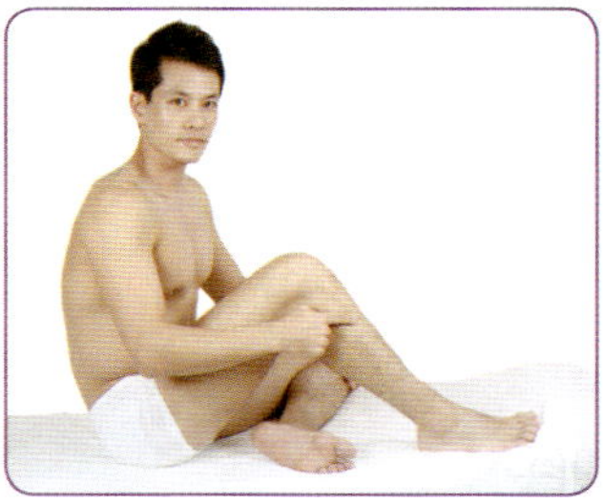

●**足三里** 位于小腿犊鼻下3寸，距胫骨前缘一横指（中指）。

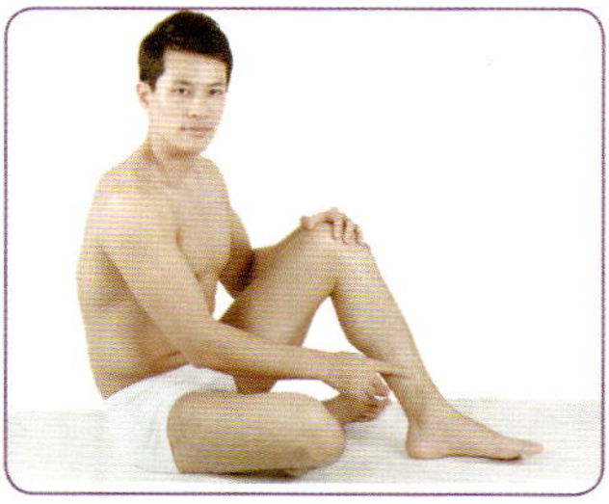

●**三阴交** 位于小腿内侧，足内踝尖上3寸，胫骨内侧缘后方。

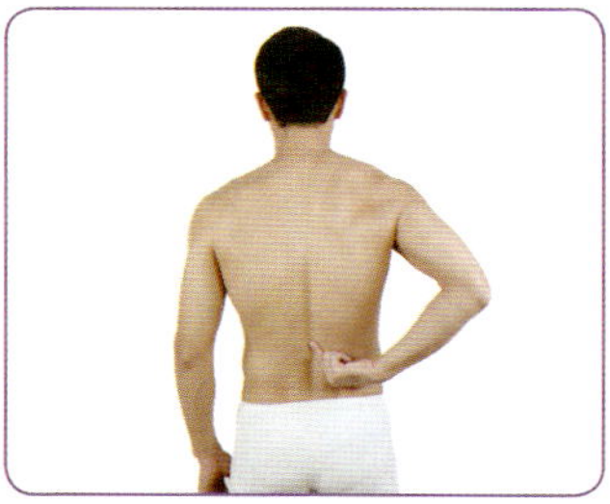

●**命门** 位于腰部，后正中线上，第二腰椎棘突下凹陷中。

【操作方法】

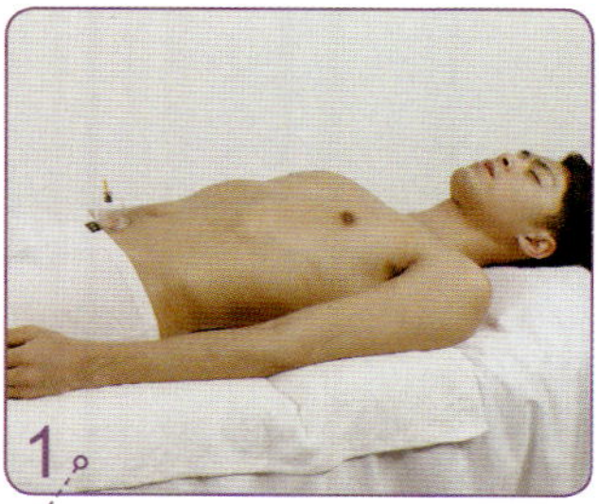

1. 用拔罐器将气罐吸拔在气海穴、关元穴上，留罐15分钟。

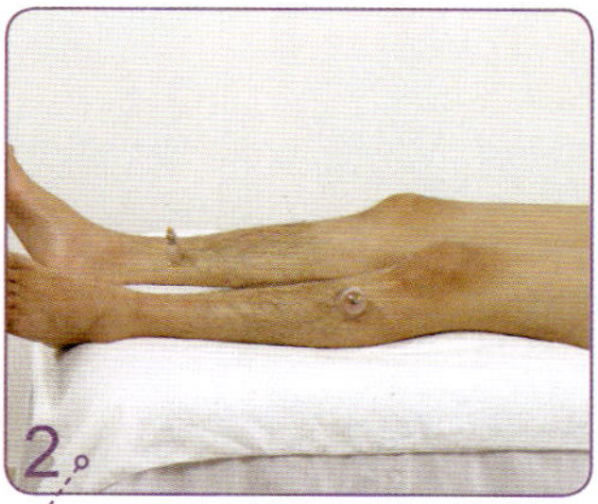

2. 用拔罐器将气罐吸拔在足三里穴、三阴交穴上，留罐15分钟。对侧以同样的方法操作。

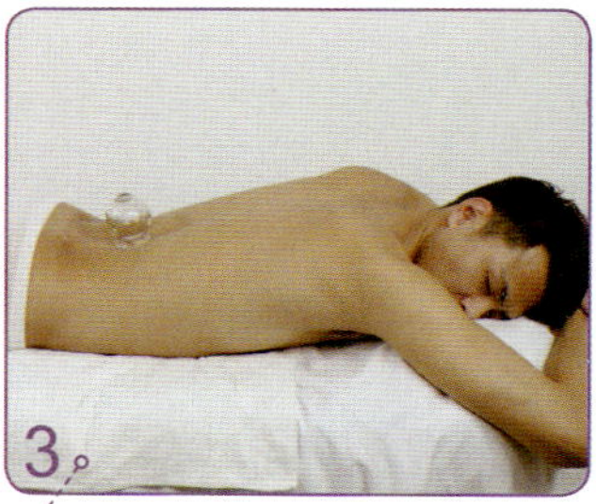

3. 点燃棉球后，伸入罐内旋转一圈马上抽出，然后迅速将火罐扣在命门穴上，留罐15分钟。

控压减糖

让您远离“三高”

被称为“富贵病”的高血压、高血糖，已如“旧时王谢堂前燕”“飞入寻常百姓家”，它们俨然已是人类致命的“头号杀手”。研究表明：刺激人体某些穴位，可以调节经气、改善机体生理功能，使代谢系统恢复正常运作。

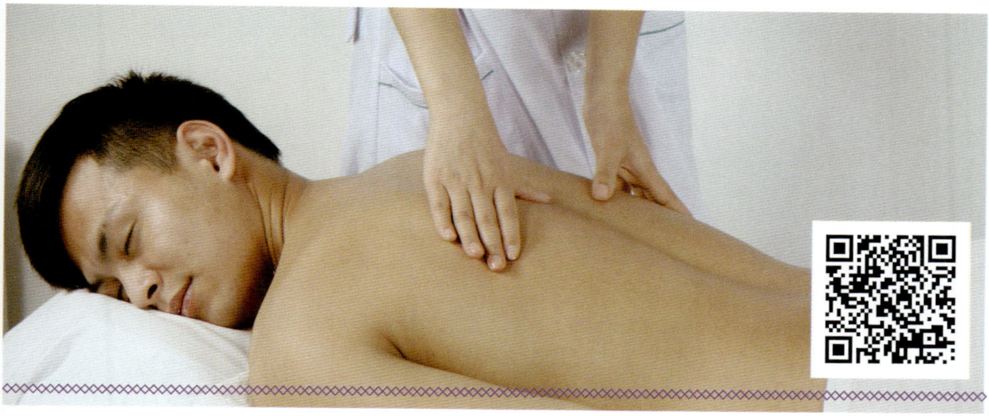

按摩疗法

【穴位定位】

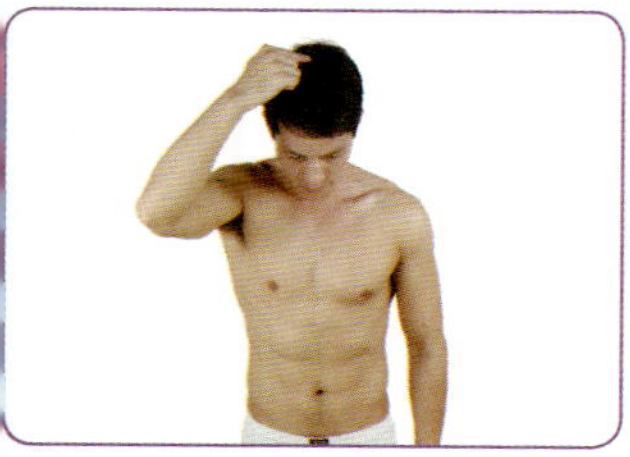

●**百会** 位于头顶，前发际正中直上5寸。

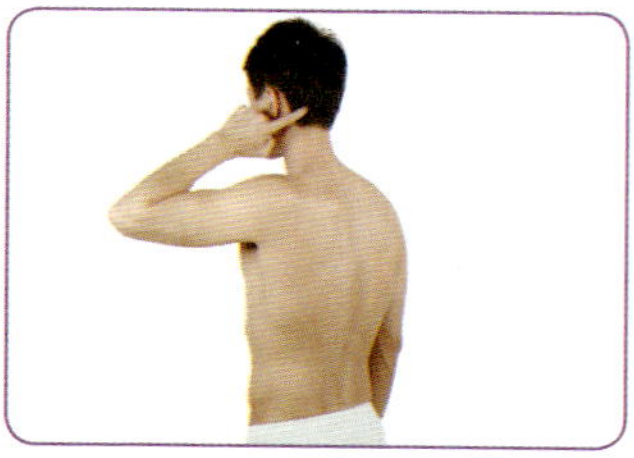

●**风池** 位于项部，胸锁乳突肌与斜方肌间的凹陷处。

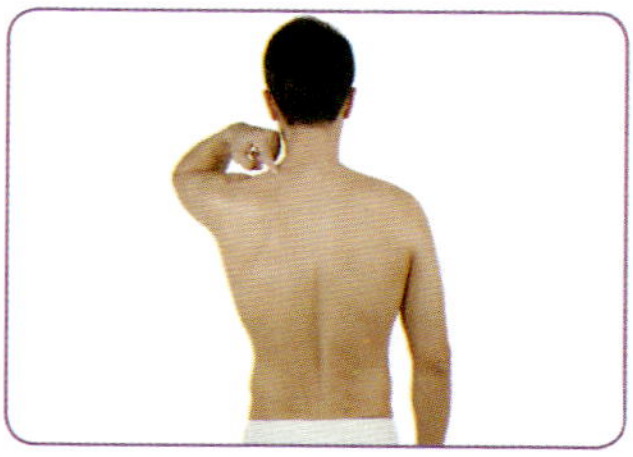

●**肩井** 位于肩上前直乳中，大椎与肩峰连线中点。

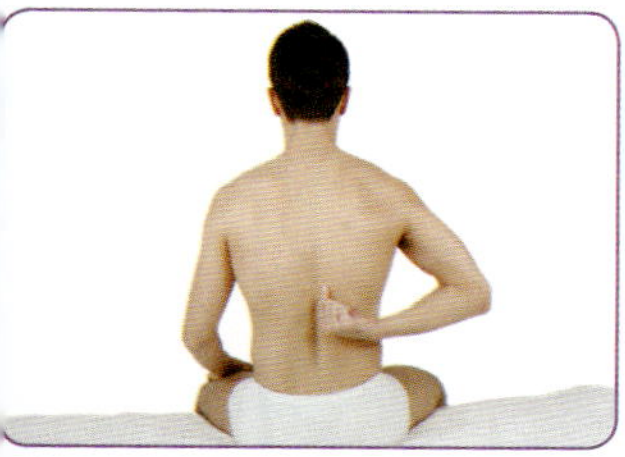

●**胆俞** 位于背部，第十胸椎棘突下，旁开1.5寸。

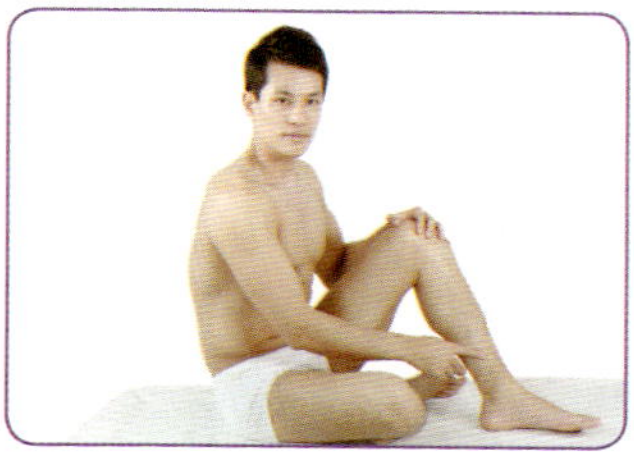

●**三阴交** 位于小腿内侧，足内踝尖上3寸，胫骨内侧缘后方。

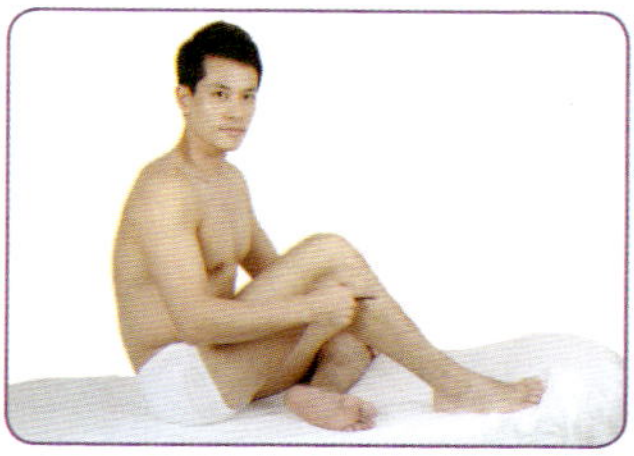

●**足三里** 位于小腿犊鼻下3寸，距胫骨前缘一横指（中指）。

【操作方法】

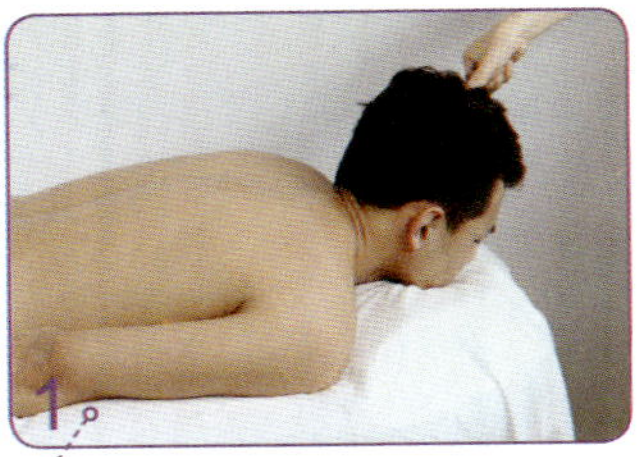

用拇指指腹向下用力按揉百会穴，有酸胀、刺痛感，按揉1～3分钟。

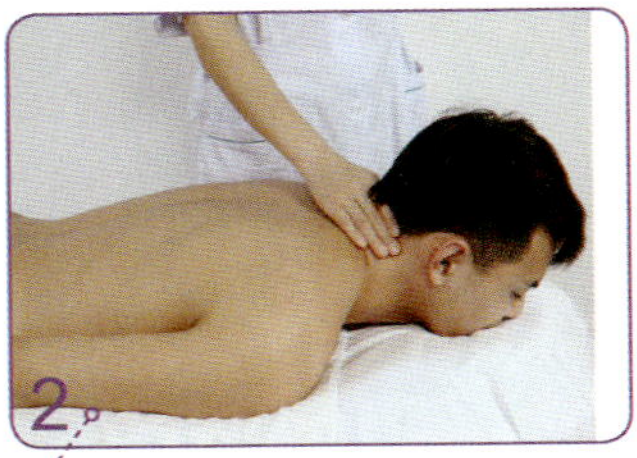

用拇指与其余四指相对拿捏风池穴，以有酸胀感觉为佳，拿捏1～3分钟。

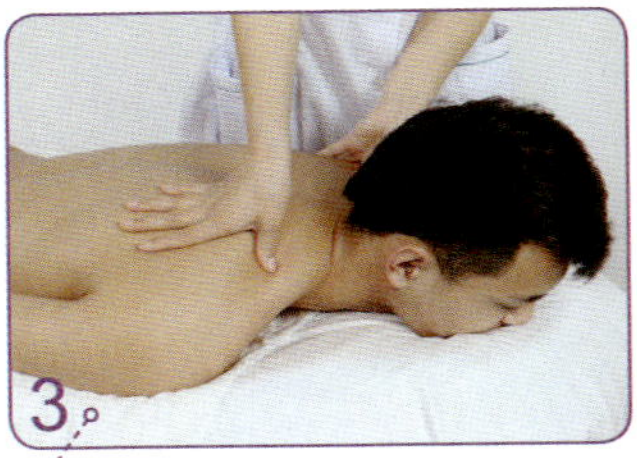

用拇指指腹点按肩井穴，力度适中，以有酸胀感为佳，点按1～3分钟。

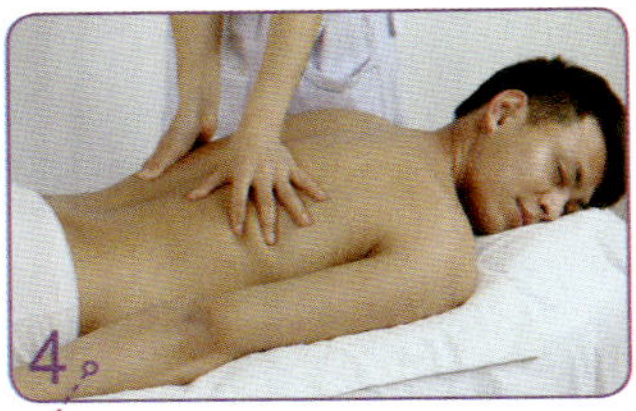

用双手从上往下推揉胆俞穴，力度略重，各推揉1～3分钟。

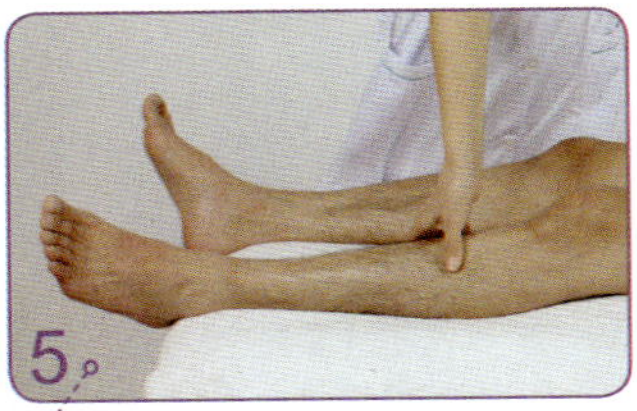

用拇指按揉足三里穴，以有酸胀感觉为佳，按揉1～3分钟。

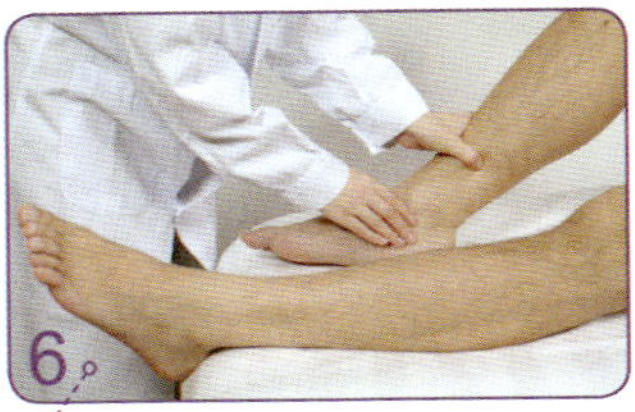

用拇指揉按三阴交穴，以潮红发热为度，揉按1～3分钟。

艾灸疗法

准备工具 | 艾灸盒、艾条、打火机

【穴位定位】

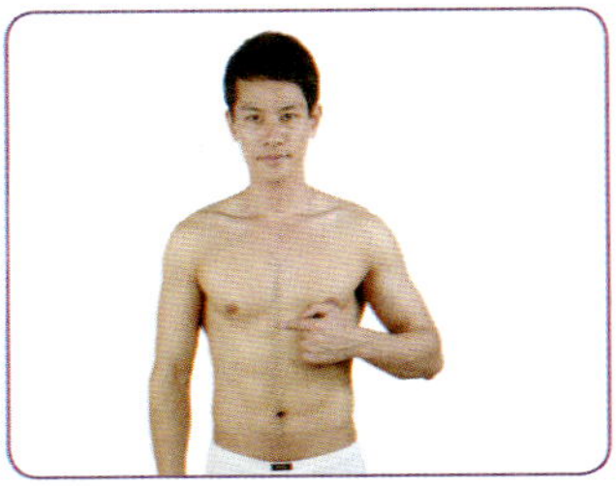

●巨阙 位于上腹部，前正中线上，脐上6寸。

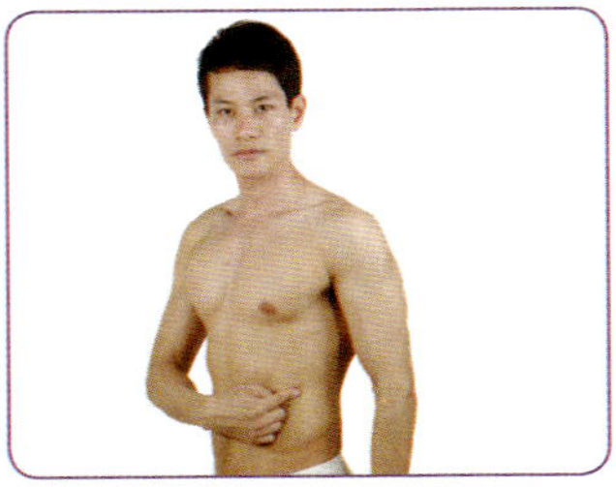

●京门 位于侧腰部，章门后1.8寸，第十二肋骨游离端的下方。

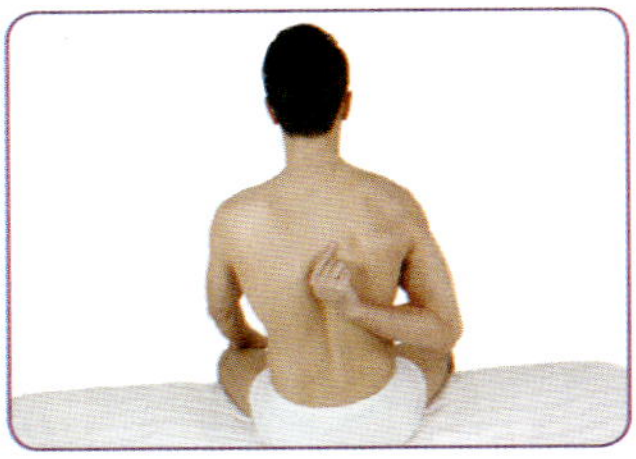

●心俞 位于背部，第五胸椎棘突下，旁开1.5寸。

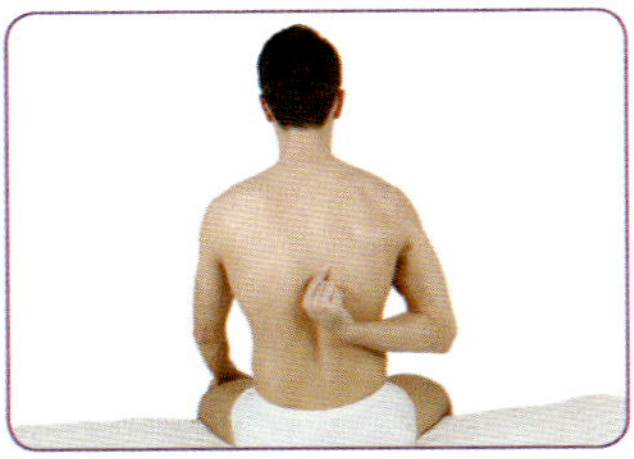

●膈俞 位于背部，第七胸椎棘突下，旁开1.5寸。

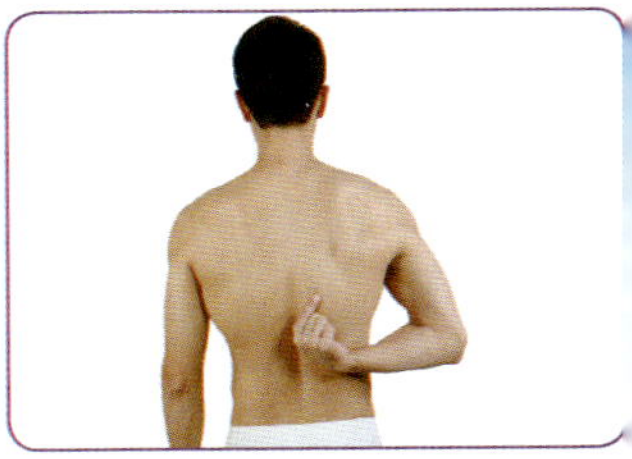

●胃脘下俞 位于背部，第八胸椎棘突下，旁开1.5寸。

【操作方法】

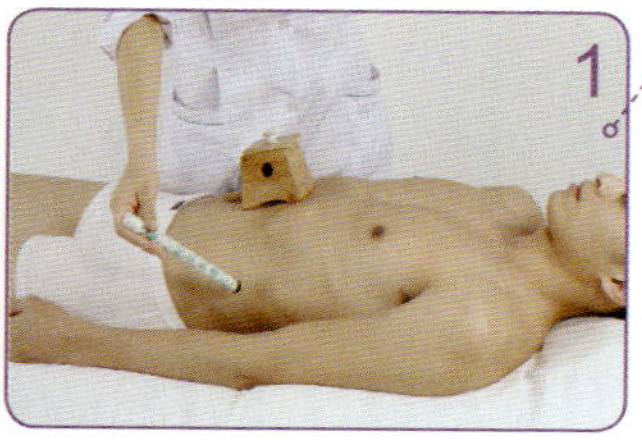

1 将艾灸盒放于巨阙穴上灸治15分钟，用艾条温和灸京门穴5分钟。

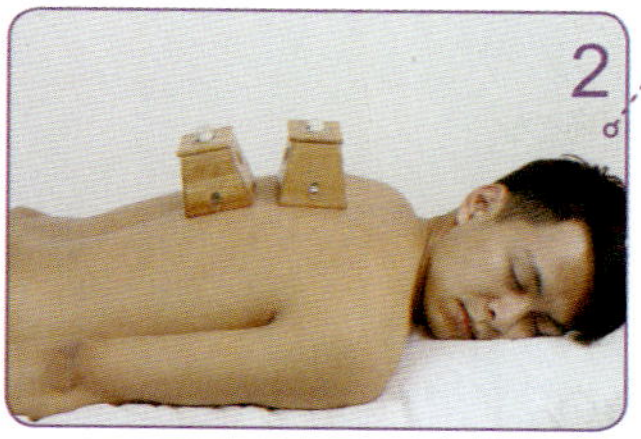

2 用艾灸盒放于心俞穴、膈俞穴、胃脘下俞穴上灸治10～15分钟。

刮痧疗法

准备工具 | 刮痧板、经络油

【穴位定位】

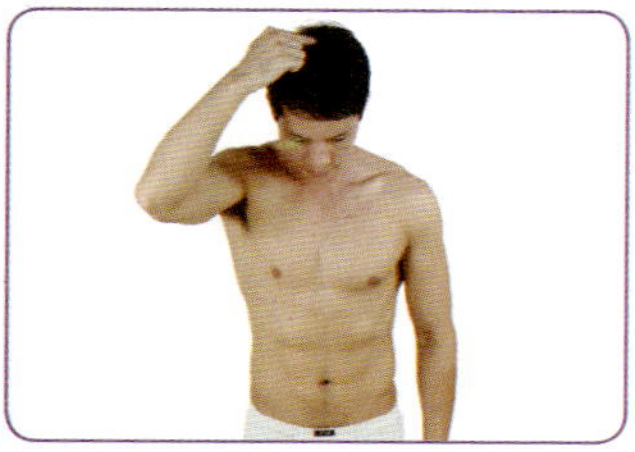

● **百会** 位于头部，前发际正中直上5寸，或两耳尖。

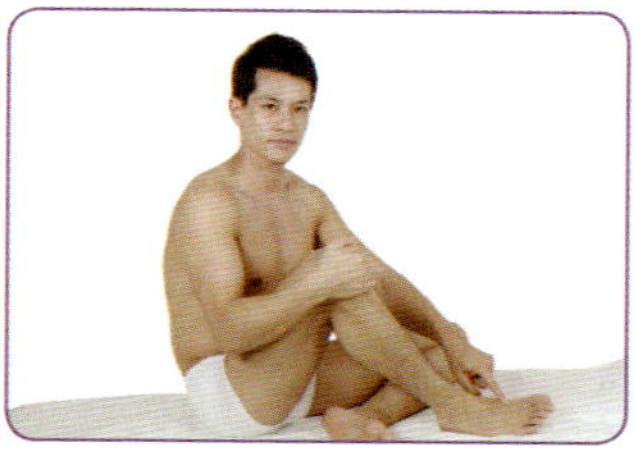

● **太冲** 位于足背侧，当第一跖骨间隙的后方凹陷处。

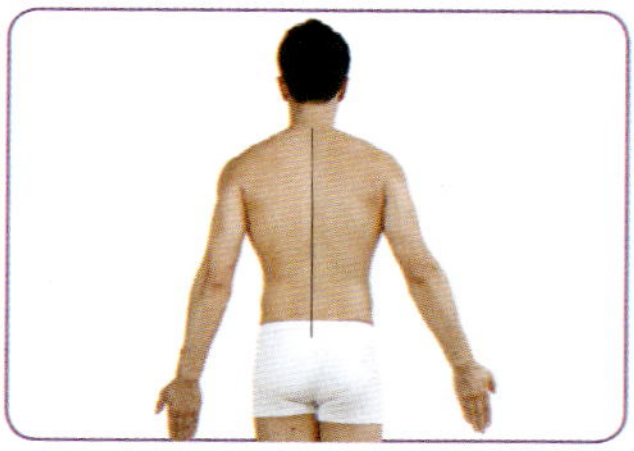

● **背部督脉** 位于背部，从大椎到骶骨的正中线上。

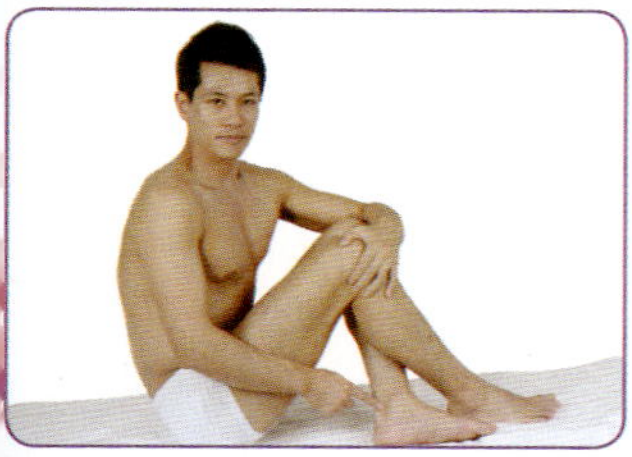

● **太溪** 位于足内踝后方，内踝尖与跟腱之间的凹陷。

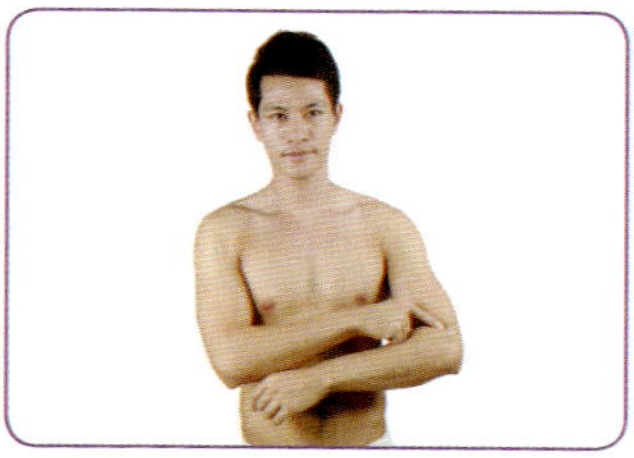

● **曲池** 位于肘横纹外侧尺泽与肱骨外上髁连线中点。

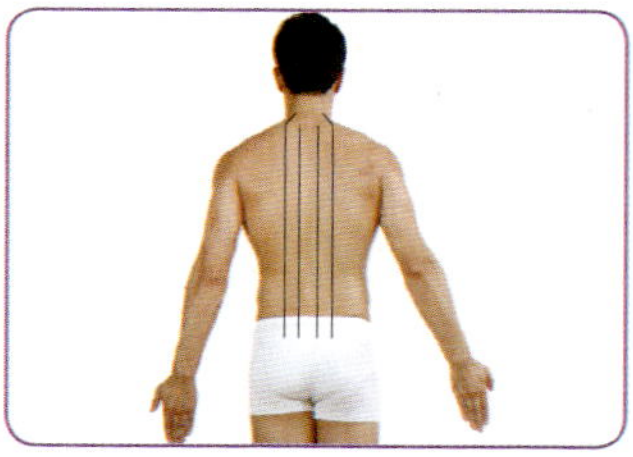

● **背部足太阳膀胱经** 位于背部督脉两侧，离督脉1.5寸和3寸。

【操作方法】

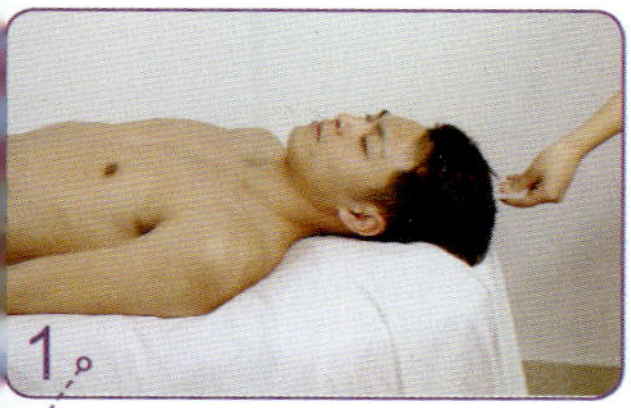

1 用角刮法刮拭百会穴15~30次，至患者感到头皮发热为度。

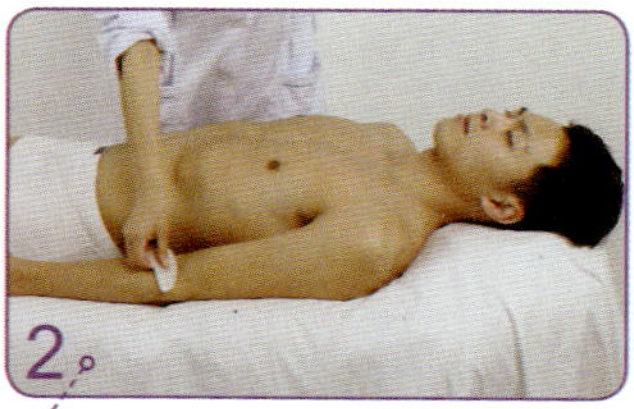

2 用角刮法刮拭曲池穴15~30次，至皮肤痧痕显现为度。

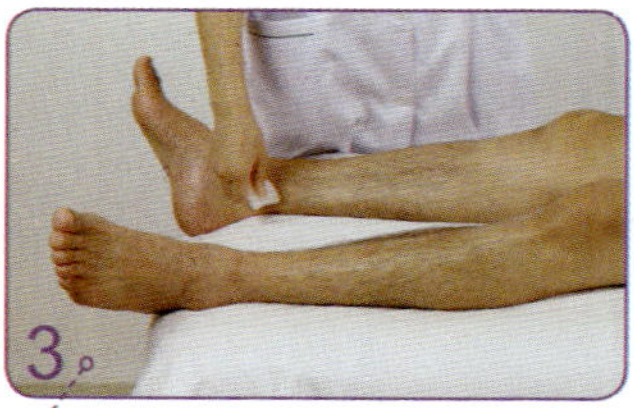

3 用角刮法刮拭太溪穴30次，力度适中，至皮肤潮红发热为度。

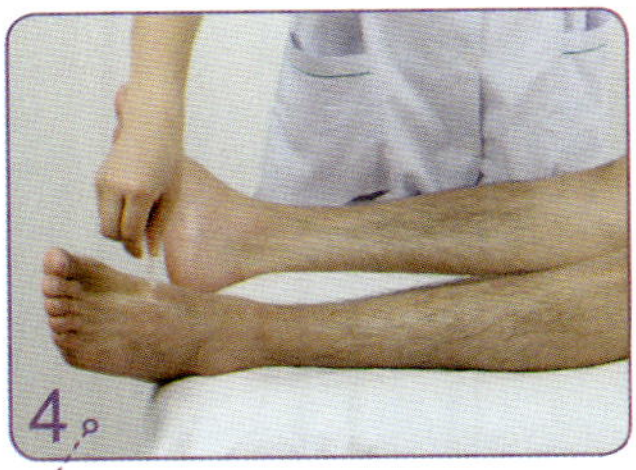

4 用角刮法刮拭太冲穴30次，力度适中，至潮红发热为度。

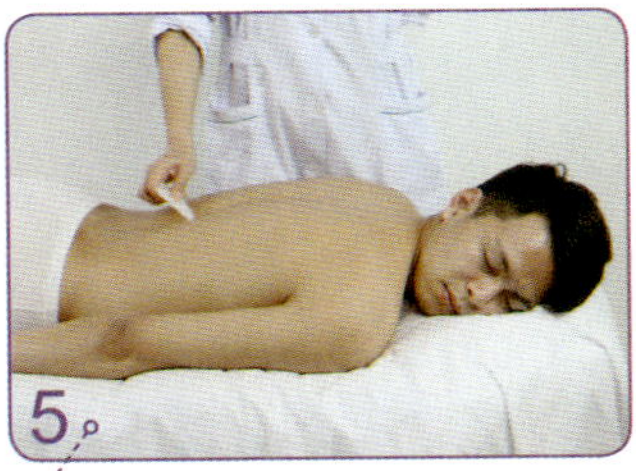

5 用角刮法从上往下刮拭督脉30次，力度适中，至潮红发热为度。

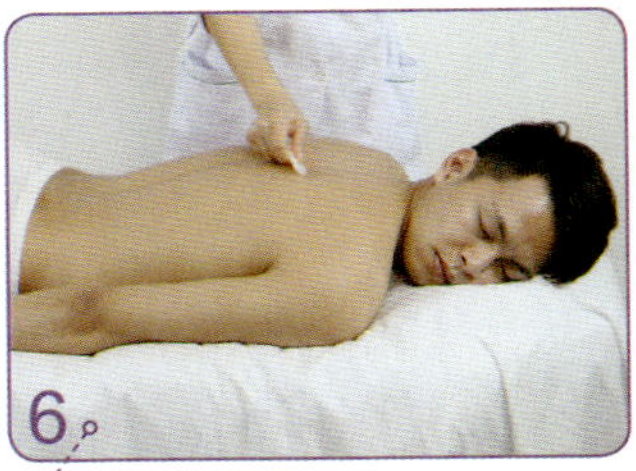

6 用面刮法从上而下刮拭背部膀胱经10～15次，至出痧为止。

拔罐疗法

准备工具 火罐、气罐、拔罐器、止血钳、酒精棉球、打火机、热毛巾

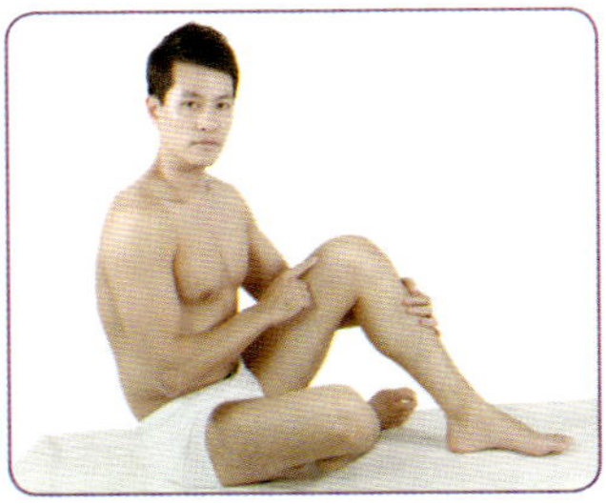

●血海 位于大腿内侧，髌底内侧端上2寸，股四头肌内侧头的隆起处。

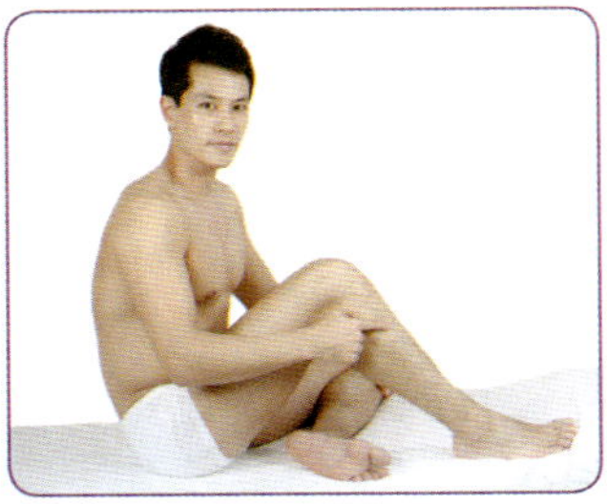

●足三里 位于小腿犊鼻下3寸，距胫骨前缘一横指（中指）。

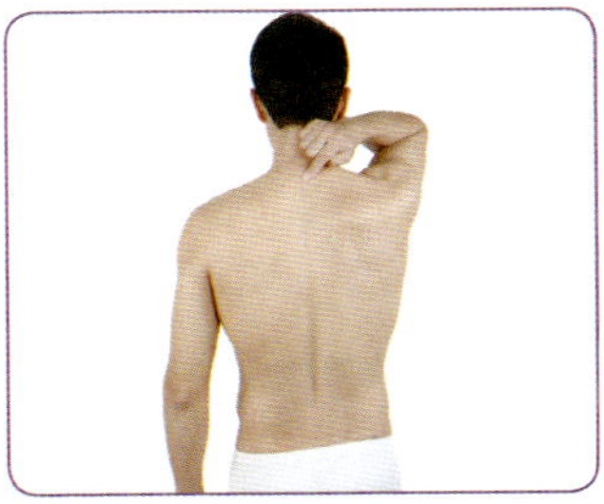

●大椎 位于后正中线上，第七颈椎棘突下凹陷中。

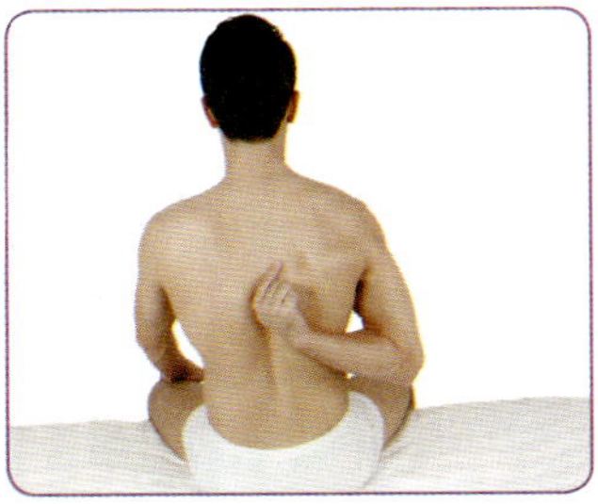

●心俞
位于背部，第五胸椎棘突下，旁开1.5寸处。

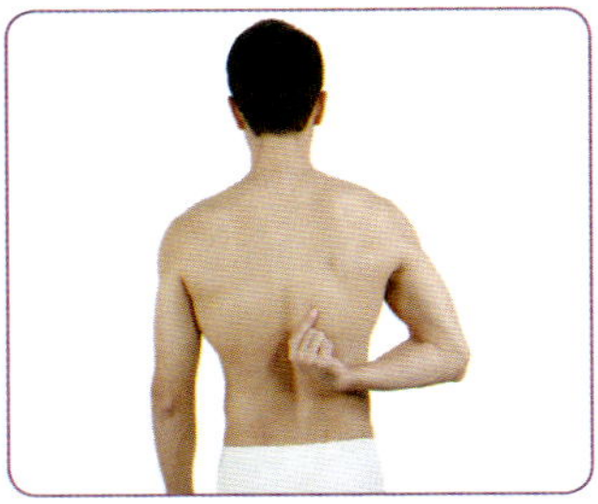

●肝俞
位于背部，第九胸椎棘突下，旁开1.5寸处。

【操作方法】

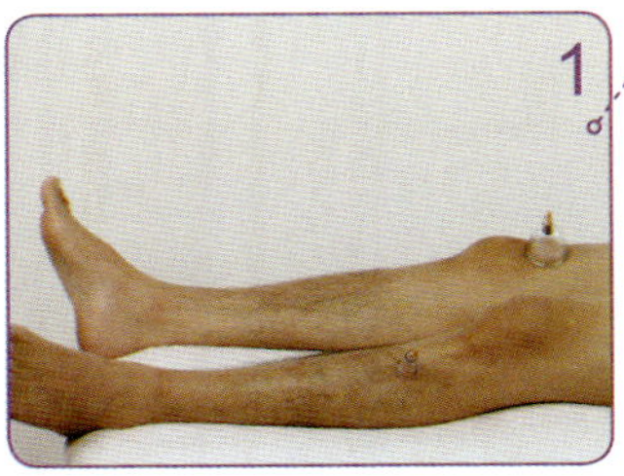

1 用拔罐器将气罐吸拔在血海穴、足三里穴上，留罐15分钟。

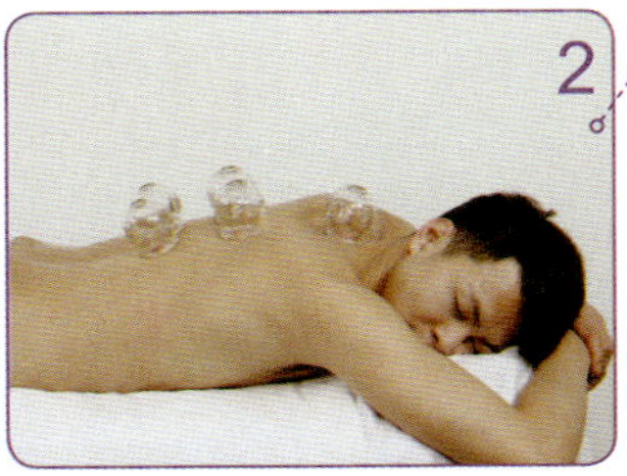

2 将火罐扣在大椎穴、心俞穴、肝俞穴上，留罐15分钟。

强筋健骨

让您百病不侵

人一旦过了60岁就感觉身体不中用了，免疫功能开始衰减，这时机体就会出现或多或少的问题。研究表明：刺激人体某些穴位可以调和脏腑，使气血宣通畅达，能有效预防和治疗各种疾病，达到强身健体的效果。

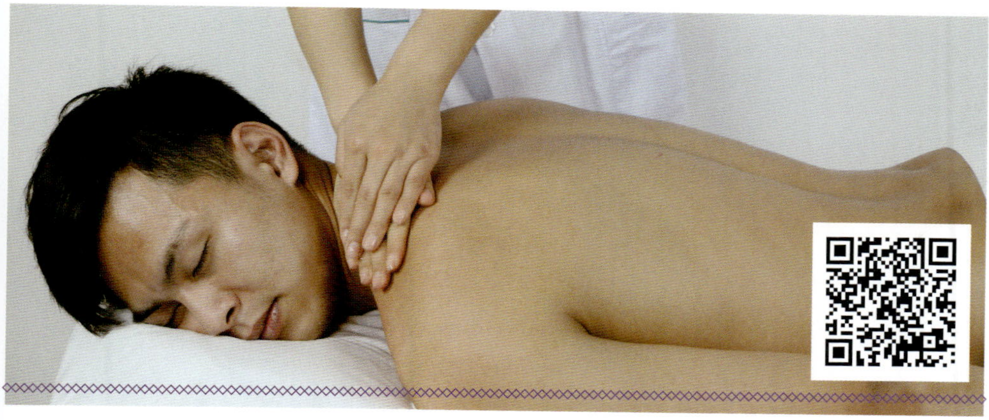

按摩疗法

【穴位定位】

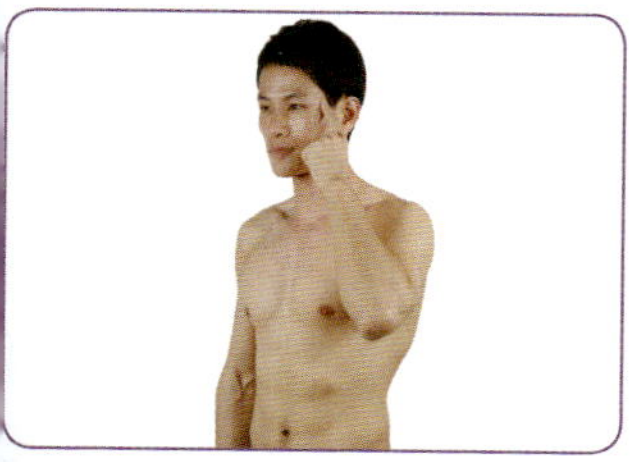

●**太阳** 位于颞部眉梢与目外眦之间，向后约一横指。

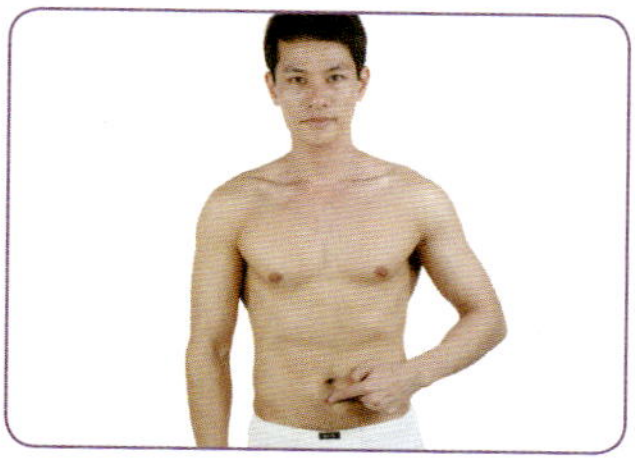

●**气海** 位于下腹部，前正中线上，脐下1.5寸。

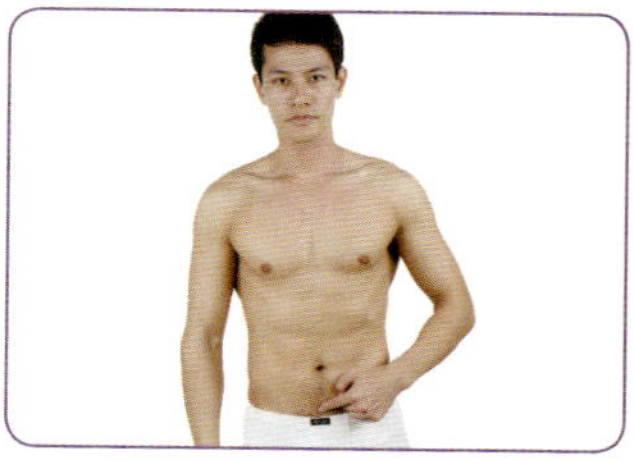

●**关元** 位于下腹部，前正中线上，脐下3寸。

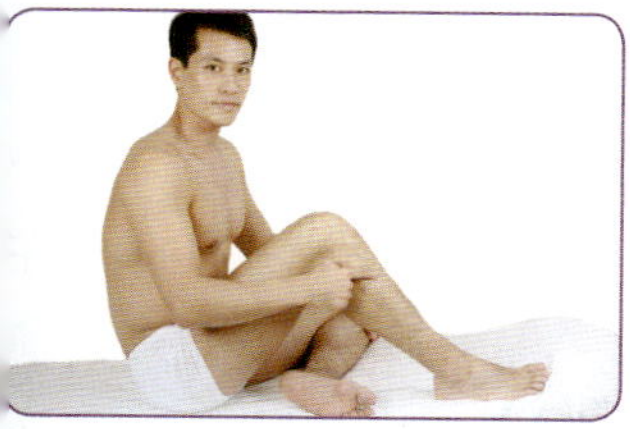

●**足三里** 位于小腿犊鼻下3寸，距胫骨前缘一横指（中指）。

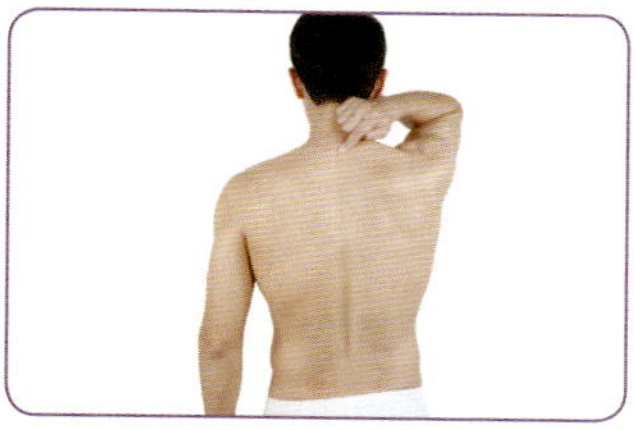

●**大椎** 位于后正中线上，第七颈椎棘突下凹陷中。

【操作方法】

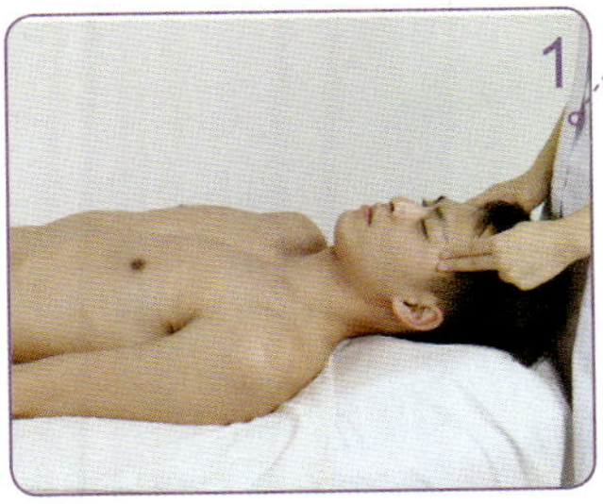

用食指、中指指腹按揉太阳穴，力度稍重，做旋转按摩，按揉1～3分钟。

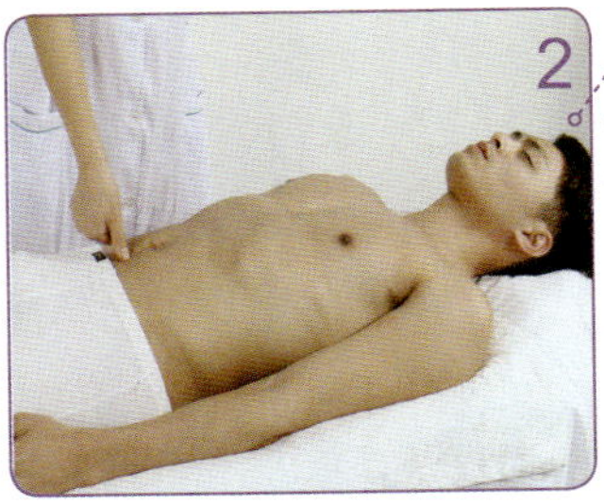

用拇指指腹垂直点按气海穴、关元穴，力度略重，每穴各按揉1～3分钟。

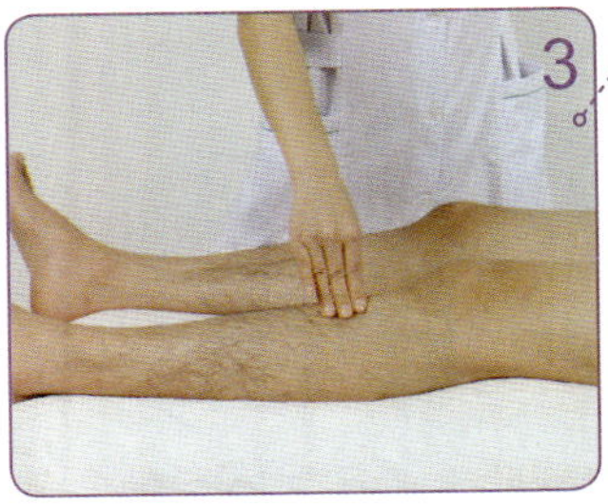

用食指、中指和无名指指腹按揉足三里穴，力度稍重，以有酸胀感觉为佳。

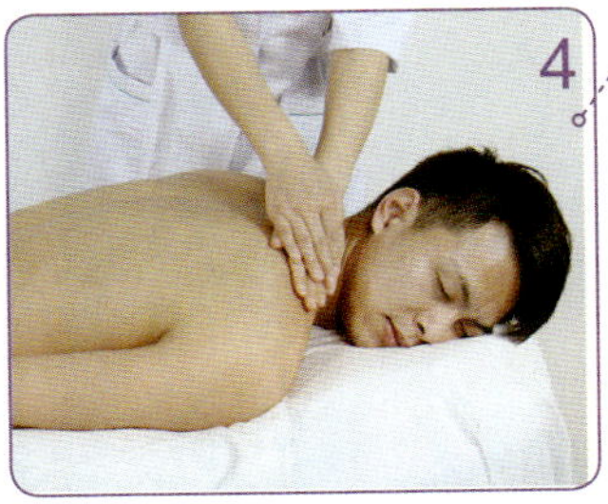

用掌心搓揉大椎穴1～2分钟，以皮肤潮红发热即可。

艾灸疗法

准备工具 | 艾灸盒、艾条、打火机

【穴位定位】

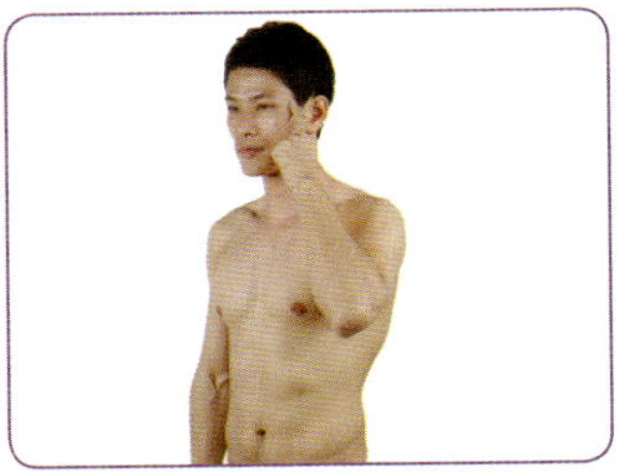

●**太阳** 位于颞部眉梢与目外眦之间，向后约一横指。

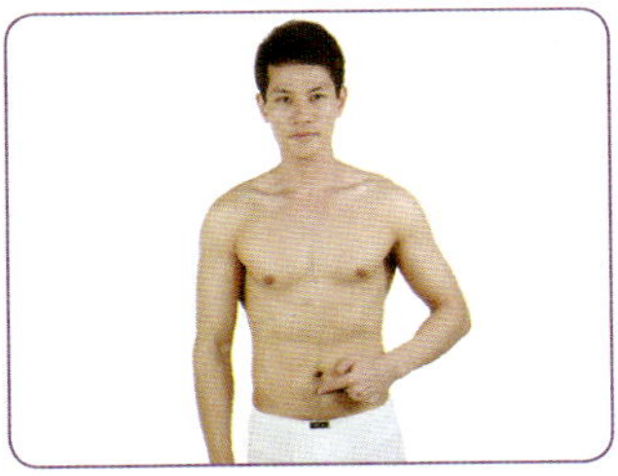

●**气海** 位于下腹部，前正中线上，脐下1.5寸。

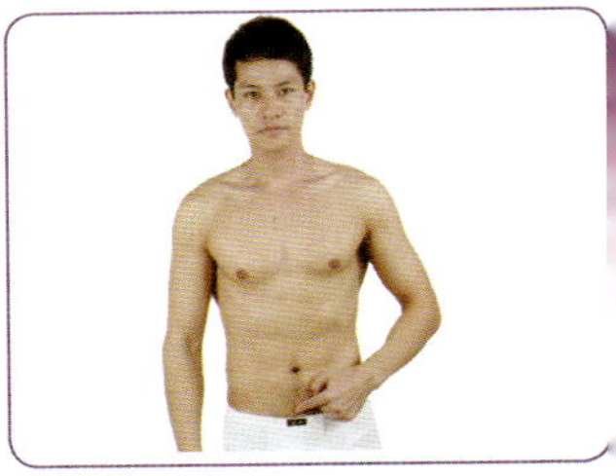

●**关元** 位于下腹部，前正中线上，脐下3寸。

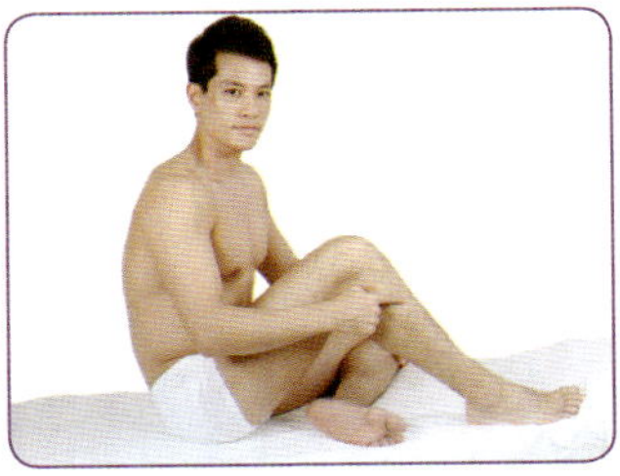

●**足三里** 位于小腿犊鼻下3寸，距胫骨前缘一横指（中指）。

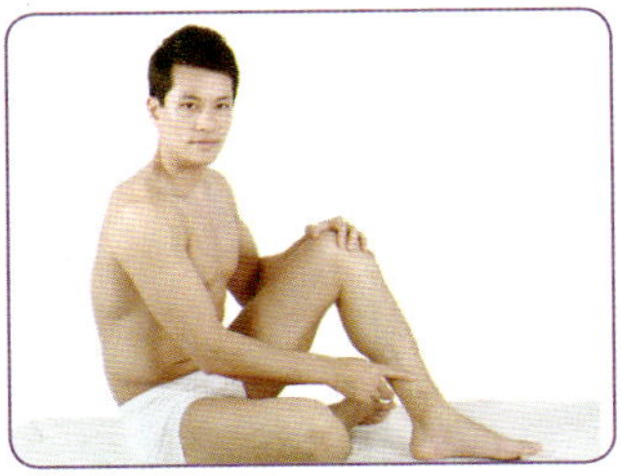

●**三阴交** 位于小腿内侧，当足内踝尖上3寸，胫骨内侧缘后方。

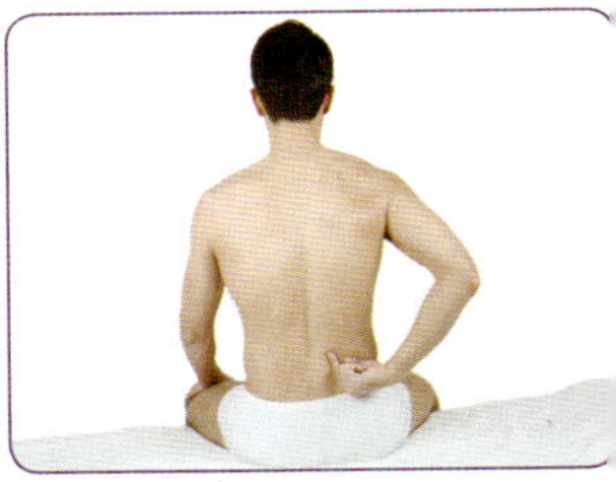

●**肾俞** 位于背部，第二腰椎棘突下，旁开1.5寸。

【操作方法】

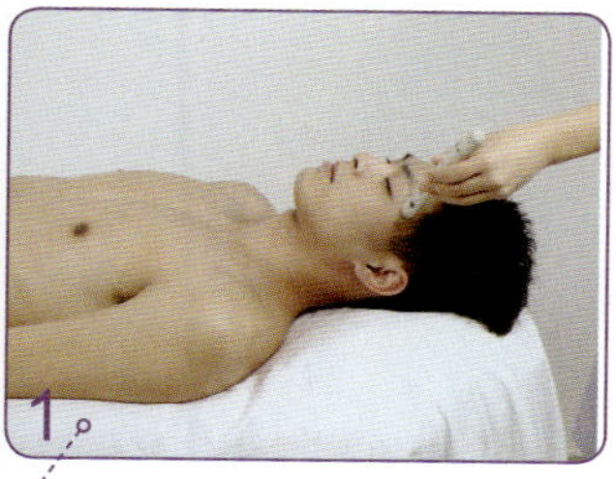

1. 用艾条温和灸法灸治太阳穴10分钟。对侧以同样的方法操作。

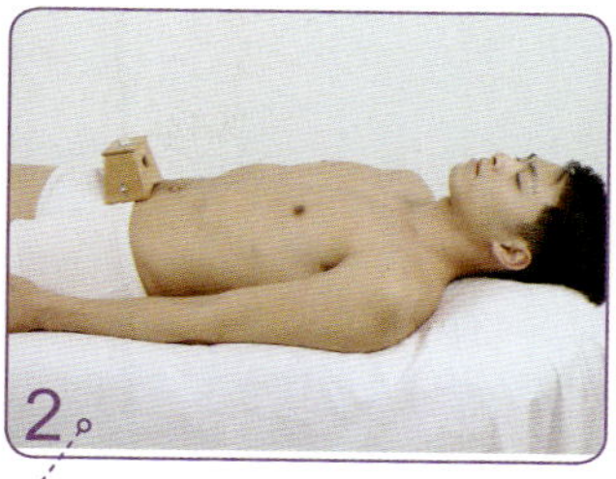

2. 将燃着的艾灸盒放于气海穴、关元穴上灸治10～15分钟。

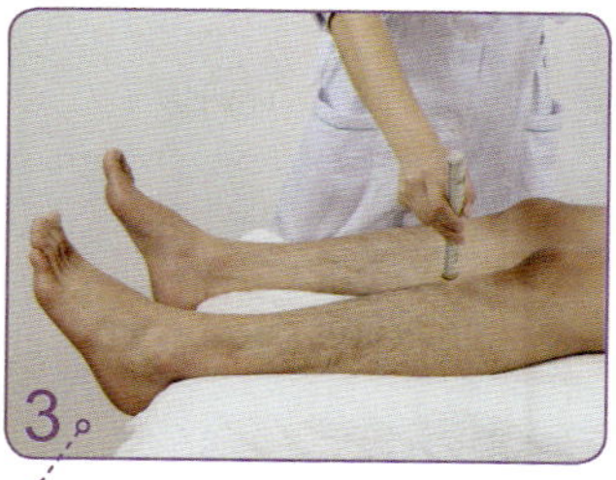

3. 用艾条温和灸法灸治足三里穴10分钟。对侧以同样的方法操作。

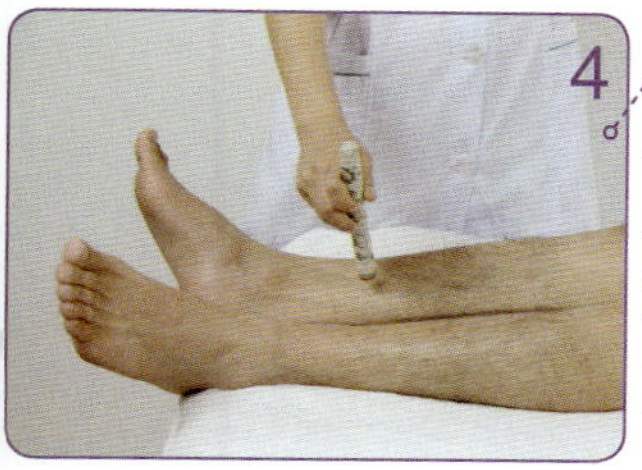

4. 用艾条温和灸法灸治三阴交穴10分钟。对侧以同样的方法操作。

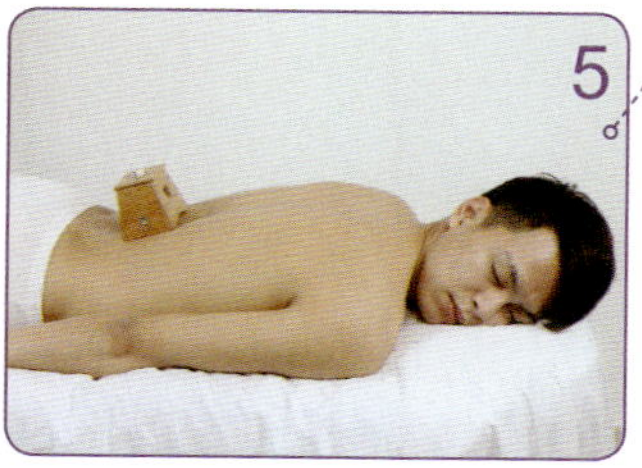

5. 将燃着的艾灸盒放于肾俞穴上灸治10～15分钟。

刮痧疗法

准备工具｜刮痧板、经络油

【穴位定位】

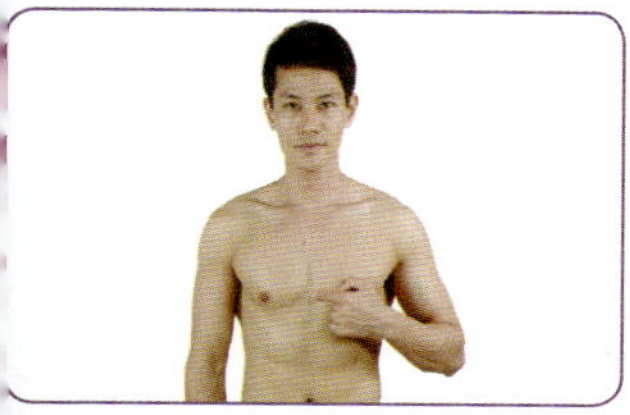

●**膻中** 位于胸部平第四肋间，两乳头连线中点。

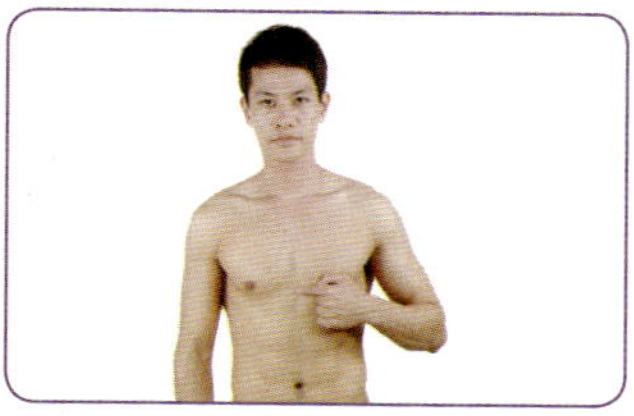

●**中庭** 位于胸部，平第五肋间，即胸剑结合部。

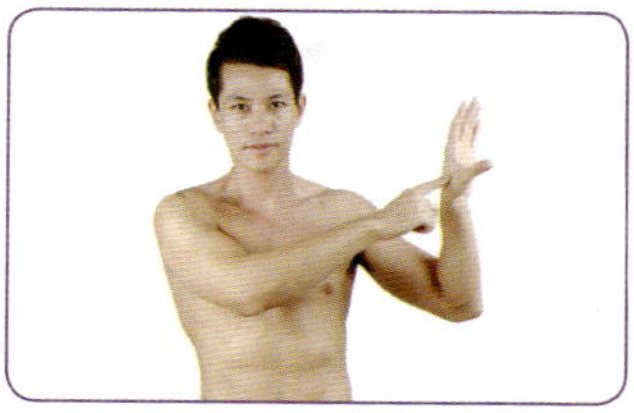

●**合谷** 位于第一、第二掌骨间，第二掌骨桡侧中点。

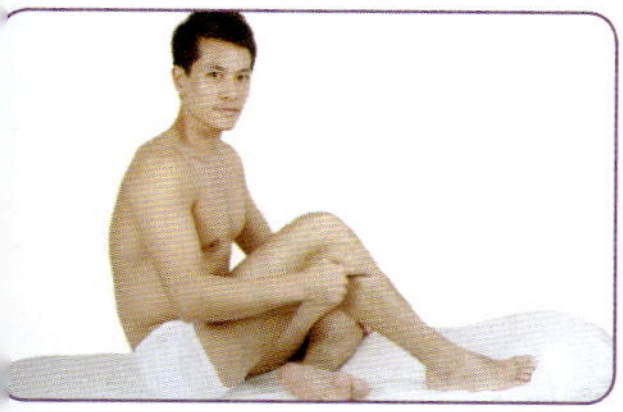

●**足三里** 位于小腿犊鼻下3寸，距胫骨前缘一横指（中指）。

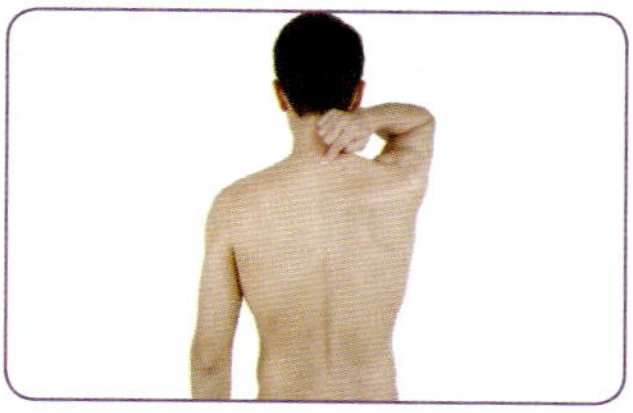

●**大椎** 位于后正中线上，第七颈椎棘突下凹陷中。

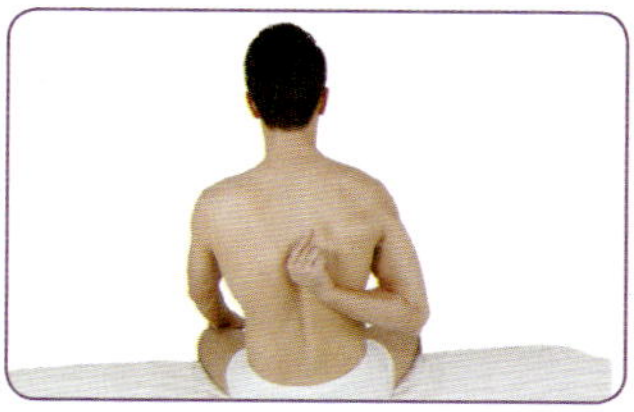

●**心俞** 位于背部，第五胸椎棘突下，旁开1.5寸。

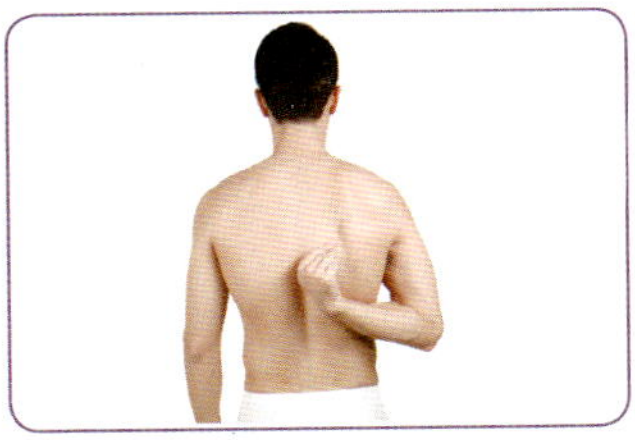

●**神堂** 位于背部，第五胸椎棘突下，旁开3寸。

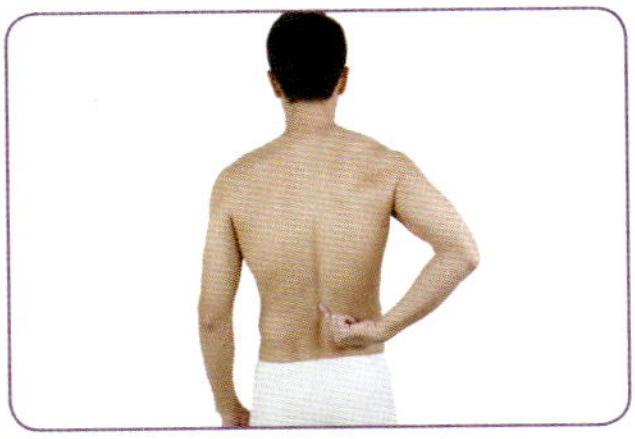

●**命门** 位于腰部后正中线，第二腰椎棘突下凹陷中。

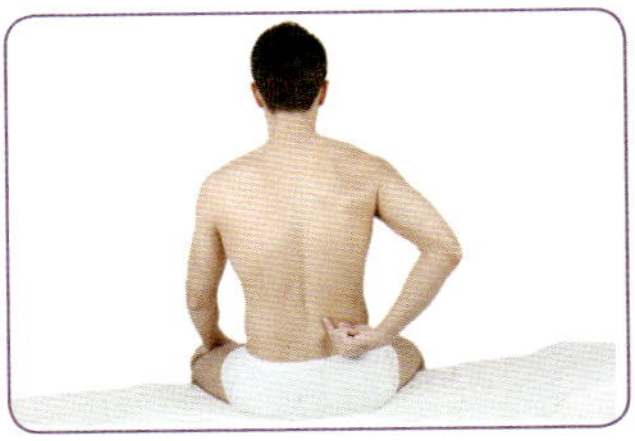

●**肾俞** 位于腰部，第二腰椎棘突下，旁开1.5寸。

【操作方法】

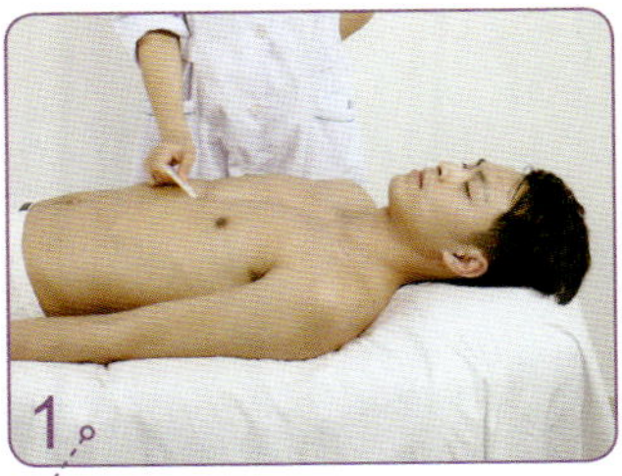

1 用角刮法从上至下刮拭膻中穴至中庭穴30次，以出现红色痧点为度。

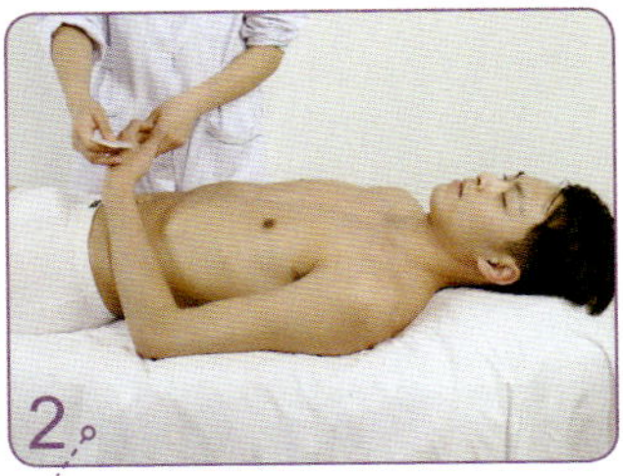

2 用角刮法刮拭合谷穴15～30次，力度适中，可不出痧。

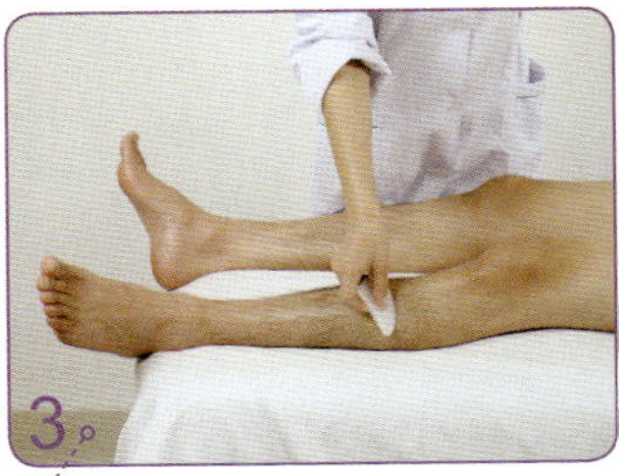

3 用面刮法刮拭足三里穴30～40次，力度略重，以出痧为度。

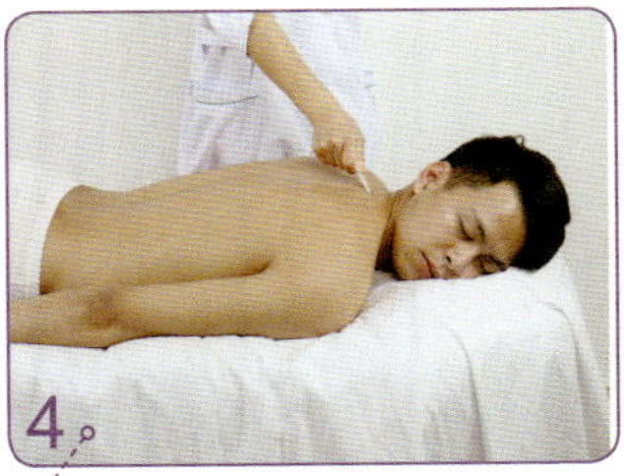

4 用点按法刮拭大椎穴30次，至出现红色或紫色痧痕为止。

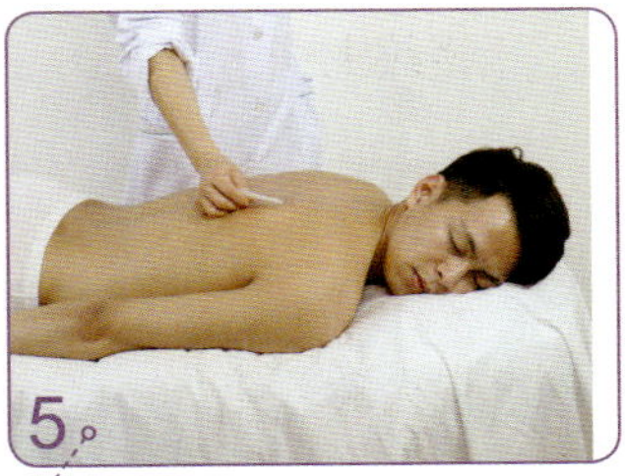

5 用面刮法由内往外刮拭心俞穴至神堂穴10～15次，连贯刮拭。

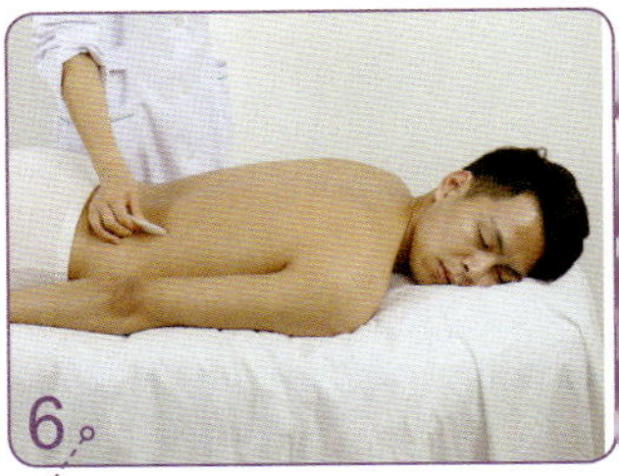

6 用面刮法由内往外刮拭命门穴至肾俞穴10～15次，以潮红出痧为度。

小贴士

①吃富含钙和维生素D的食物。这类食物是深绿色的多叶蔬菜，还有椰菜、沙丁鱼、大马哈鱼、海藻、牡蛎和奶制品等。

②保证正常的休息时间。正常的休息时间是人身体健康的最基本保障。良好的睡眠不仅能提高免疫力，还能对抗病菌，抵御病菌入侵。晚上是身体排毒的最佳时期，保证好睡眠才能强身健体。

拔罐疗法

准备工具 火罐、气罐、拔罐器、止血钳、酒精棉球、打火机、热毛巾

【穴位定位】

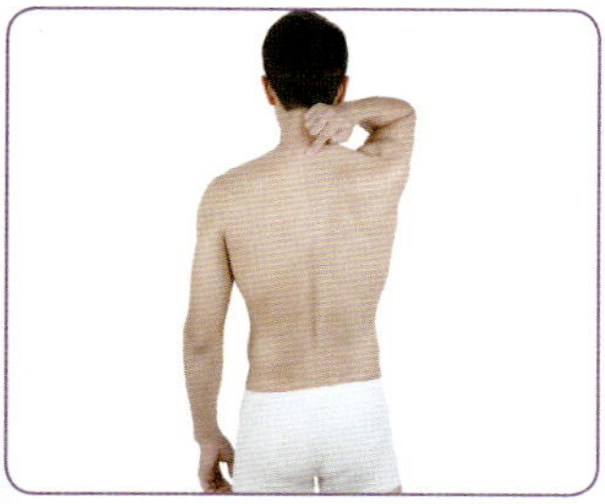

●**大椎** 位于后正中线上，第七颈椎棘突下凹陷中。

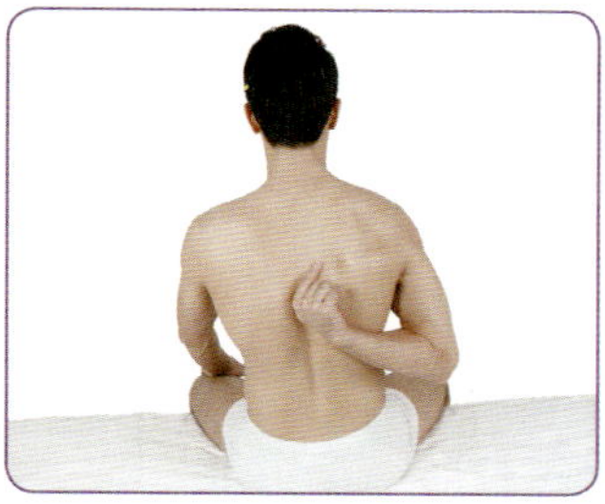

●**心俞** 位于背部，第五胸椎棘突下，旁开1.5寸处。

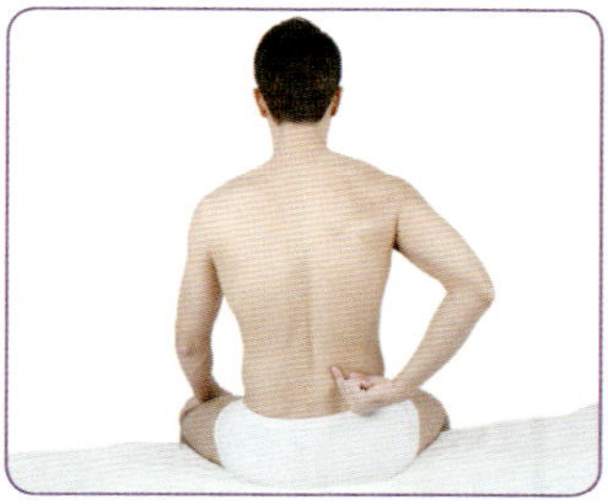

●**肾俞** 位于腰部，第二腰椎棘突下，旁开1.5寸处。

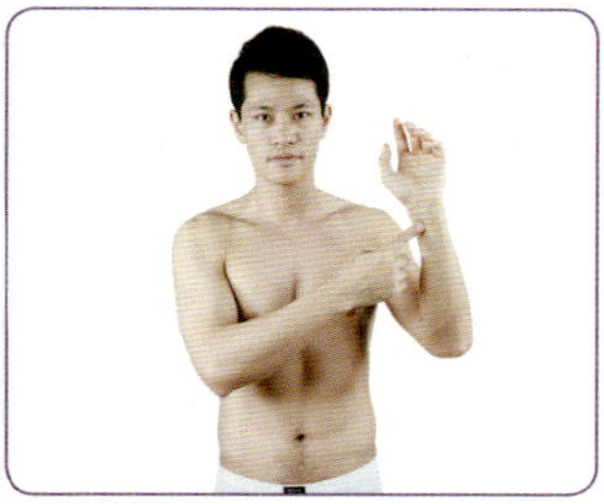

●**内关**
位于前臂掌侧，曲泽与大陵的连线上，腕横纹上2寸。

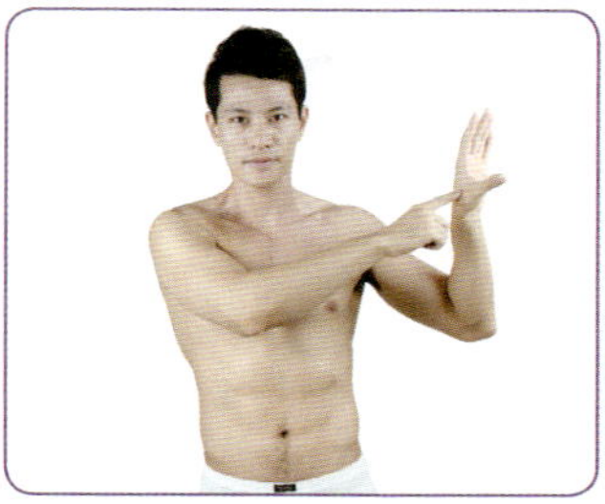

●**合谷**
位于手背部，第一、第二掌骨之间，第二掌骨桡侧的中点处。

【操作方法】

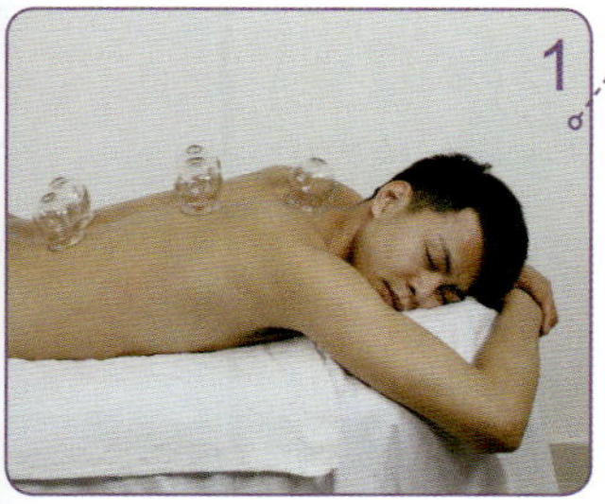

迅速将火罐扣在大椎穴、心俞穴、肾俞穴上，留罐15分钟。

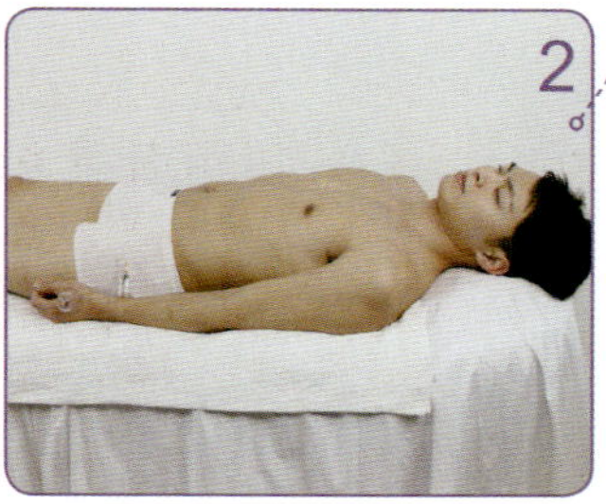

用拔罐器将气罐吸附在内关穴、合谷穴上，留罐15分钟。

小贴士

坚持每天早上慢跑，晚上散步。早上起床后进行一段慢跑，不仅可以改善人的精神状况，使人心情愉快，更重要的是能改善体质，增强自身免疫力。俗话说：饭后百步走，活到九十九。晚上空闲的时候散散步，身体会变得更好。

抗老增寿

让您长命百岁

寿命长短与多种因素有关，良好的行为和生活方式对人的寿命的影响远比基因、遗传要大得多。心态良好，适当参加运动，坚持合理健康的饮食方式，都是可以帮助我们延年益寿的方法。研究表明：刺激人体某些穴位可以舒筋活络，延年益寿。

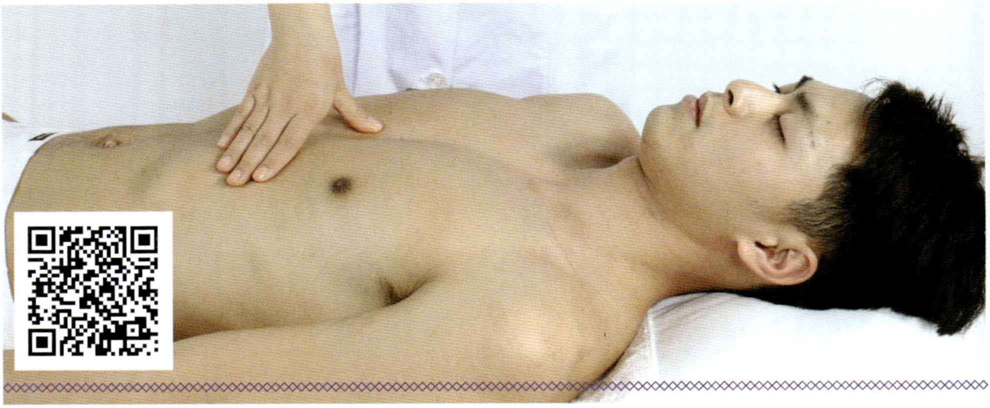

按摩疗法

【穴位定位】

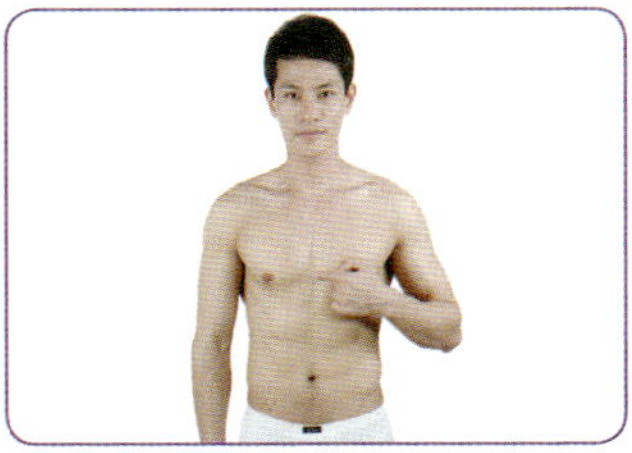

●**膻中** 位于胸部，前正中线上，平第四肋间。

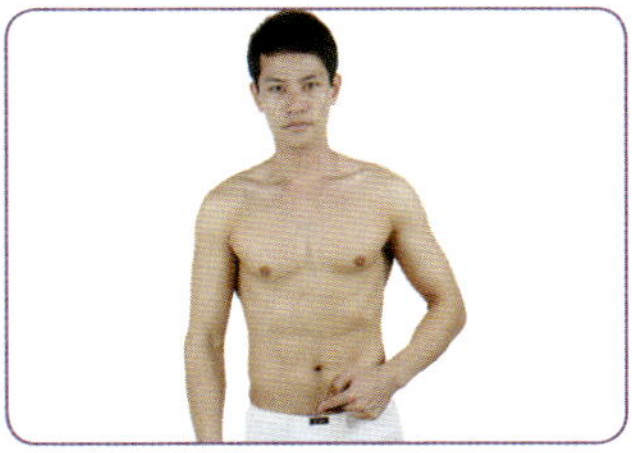

●**关元** 位于下腹部，前正中线上，脐中下3寸。

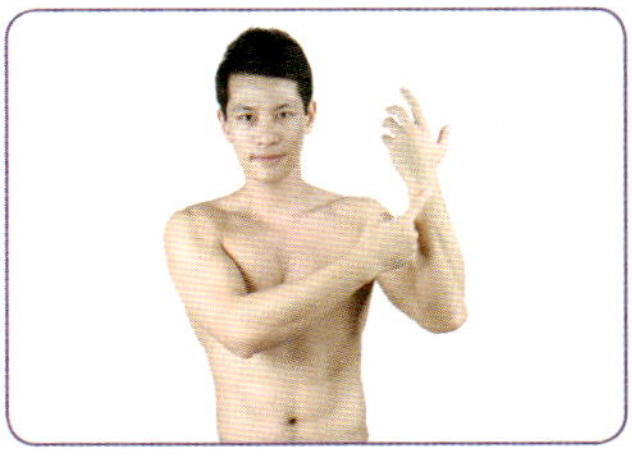

●**养老** 位于前臂背面尺侧，尺骨小头桡侧凹陷处。

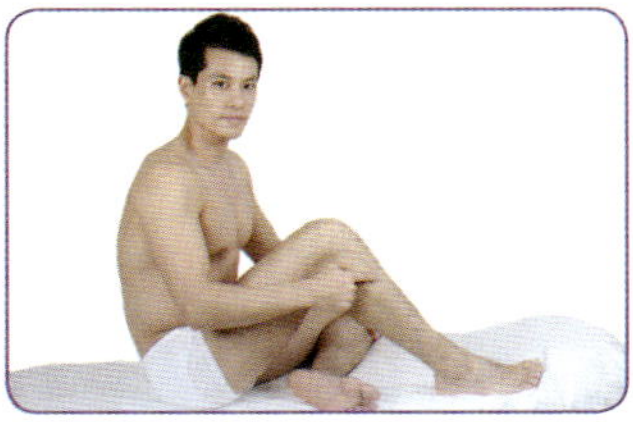

●**足三里** 位于小腿犊鼻下3寸，距胫骨前缘一横指（中指）。

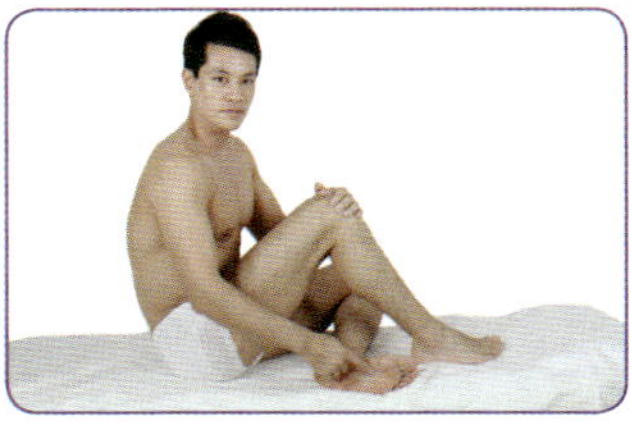

●**涌泉** 位于足底前部凹陷，足底二、三趾趾缝纹头与足跟连线的前中1/3交点。

【操作方法】

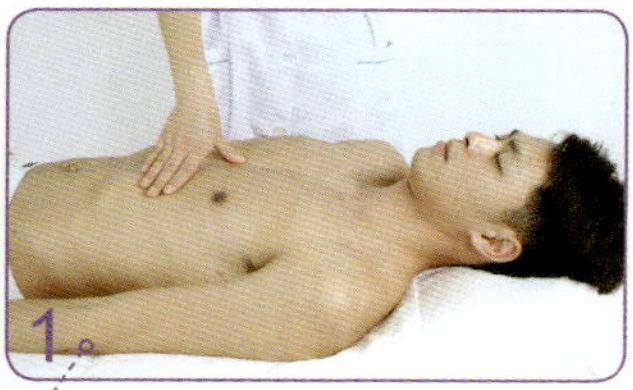

用拇指指腹按揉膻中穴，力度稍轻，做环状运动，按揉1～3分钟。

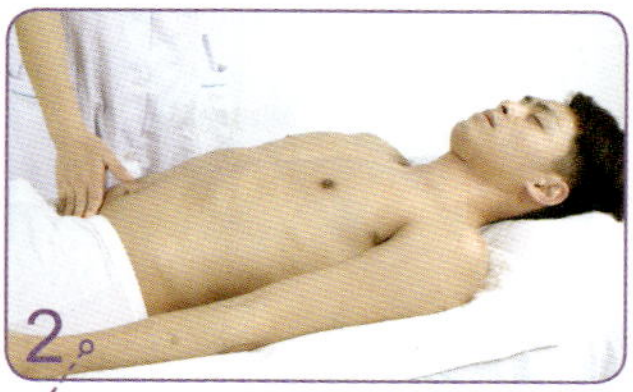

用四指指腹按揉关元穴，可逐渐用力，以能承受为度，按揉1～3分钟。

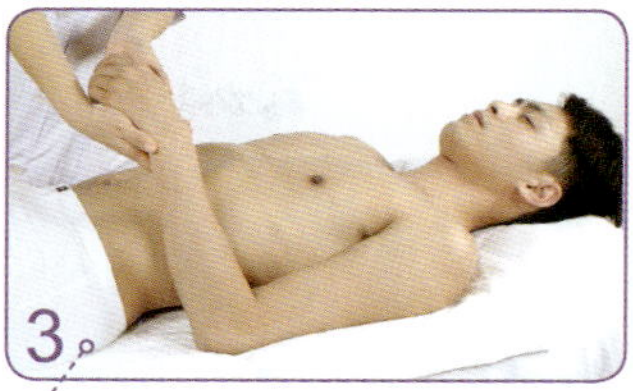

用拇指揉按养老穴，力度略重，以有酸胀感觉为佳，按揉1～3分钟。

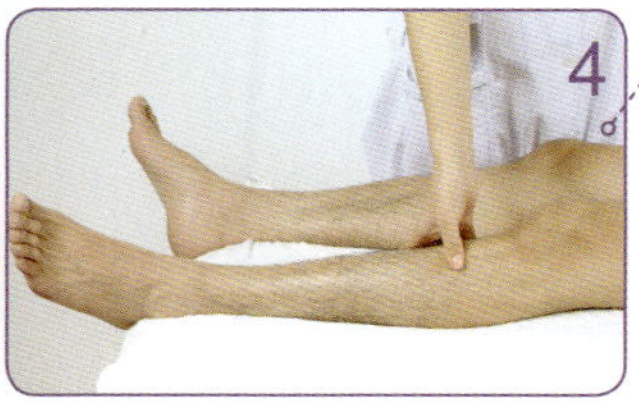

用手指指腹按揉足三里穴，以有酸胀感为度，按揉1～3分钟。

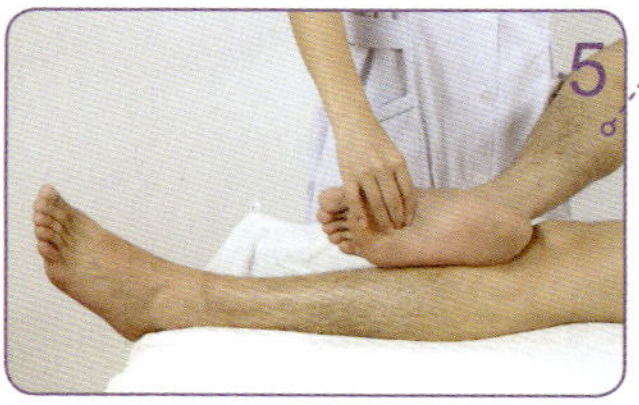

用手指指腹用力推按涌泉穴，至潮红发热为佳，推按1～3分钟。

艾灸疗法

准备工具 | 艾条、打火机、艾灸盒

【穴位定位】

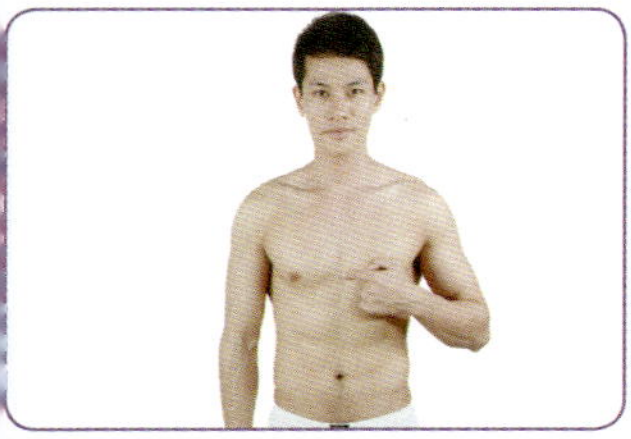

●膻中 位于胸部，前正中线上，平第四肋间，两乳头连线的中点。

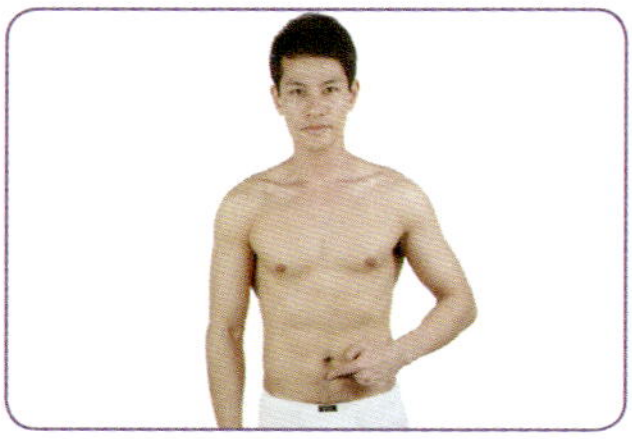

●气海 位于下腹部，前正中线上，脐中下1.5寸。

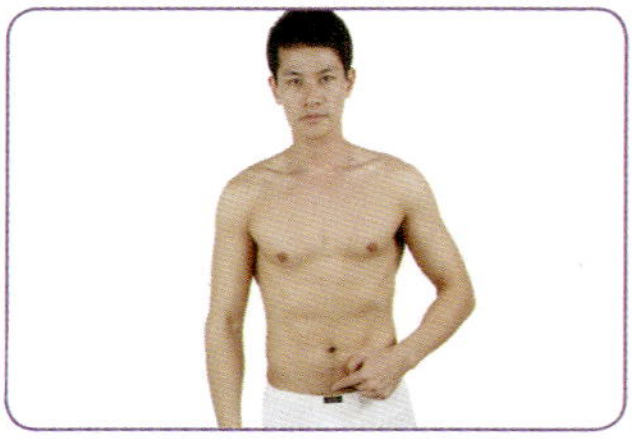

●关元 位于下腹部，前正中线上，脐中下3寸。

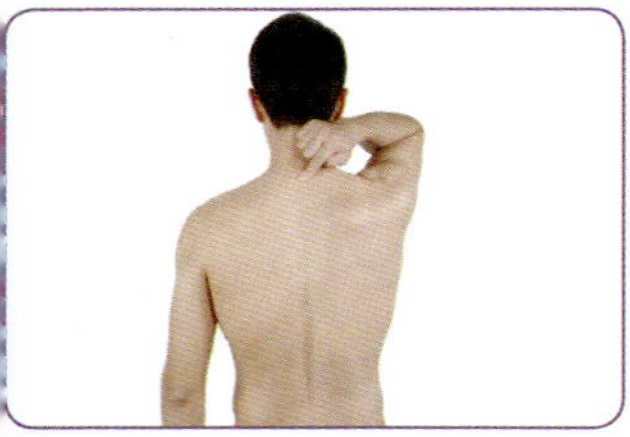

●大椎 位于后正中线上，第七颈椎棘突下凹陷处。

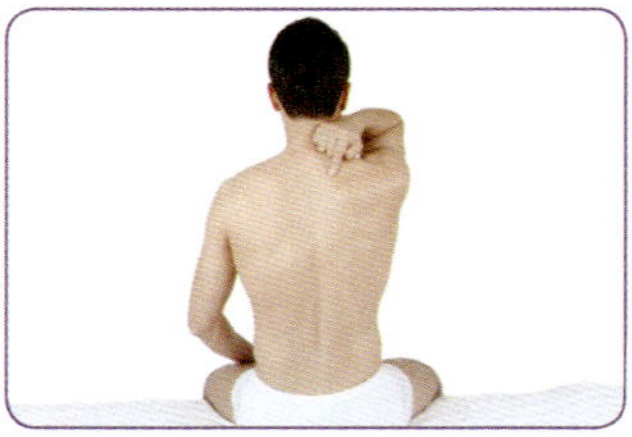

●肺俞 位于背部，第三胸椎棘突下，旁开1.5寸。

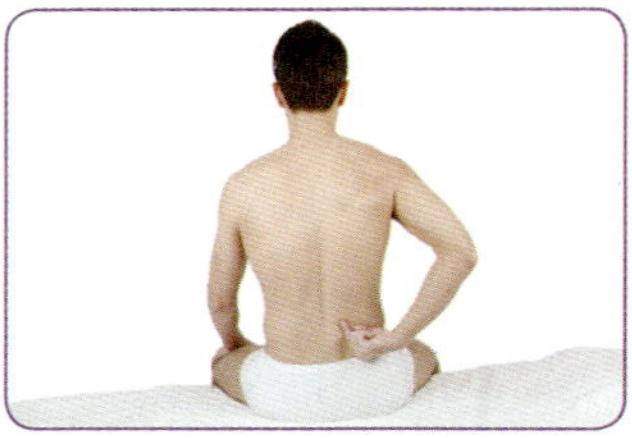

●肾俞 位于腰部，第二腰椎棘突下，旁开1.5寸。

【操作方法】

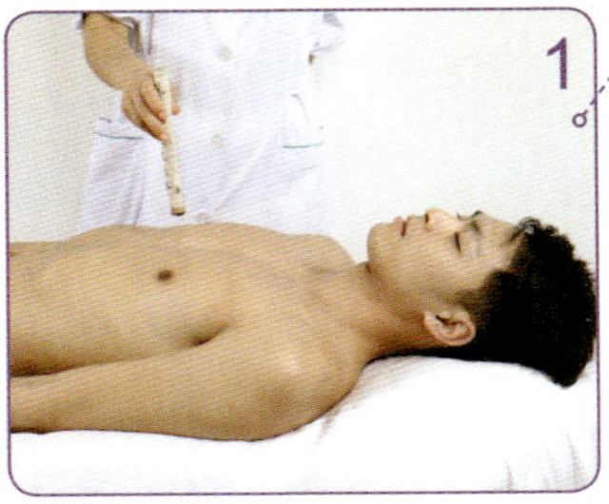

用艾条温和灸法灸治膻中穴10分钟，以感觉温和有热感为度。

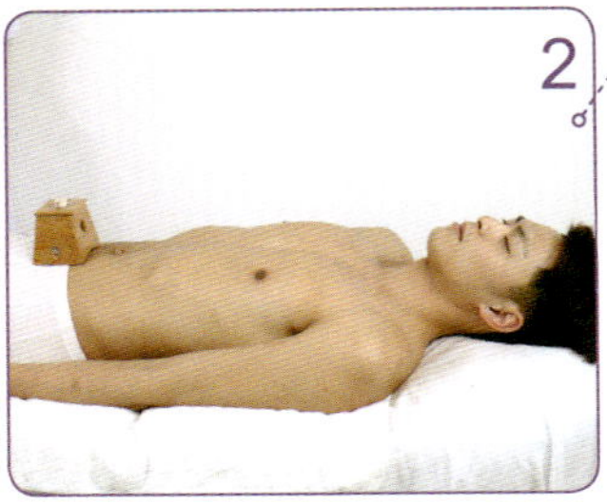

将燃着的艾灸盒放于气海穴、关元穴上灸治10～15分钟，以皮肤有热感为度。

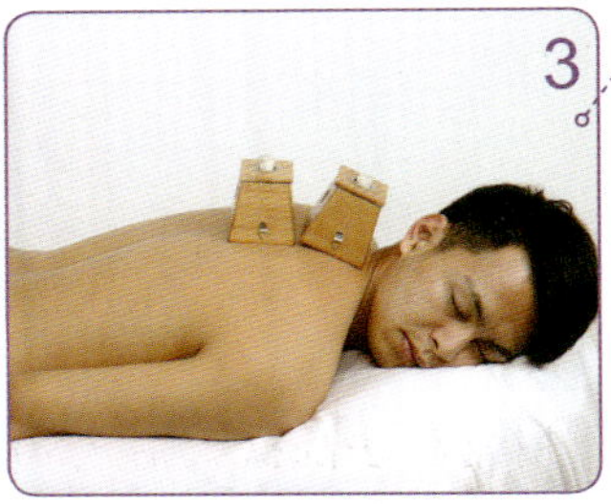

将燃着的艾灸盒放于大椎穴、肺俞穴上，一同灸治10～15分钟。

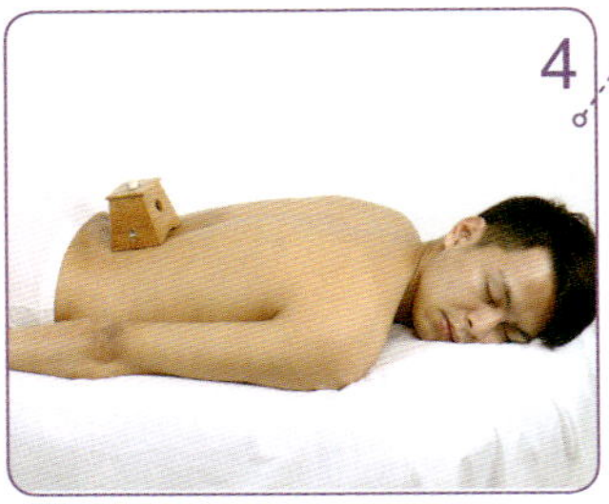

将燃着的艾灸盒放于肾俞穴上灸治10～15分钟，以皮肤有热感为度。

刮痧疗法

准备工具 | 刮痧板、经络油

【穴位定位】

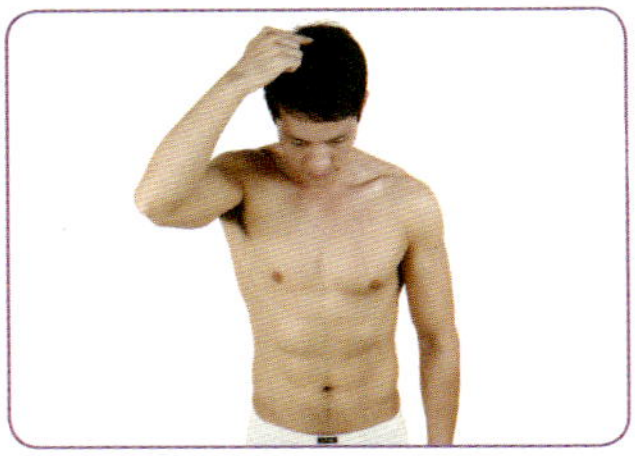

●**百会** 位于头部，前发际正中直上5寸。

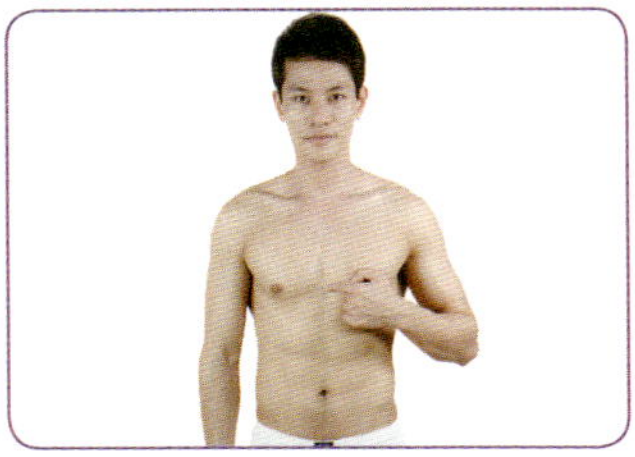

●**膻中** 位于胸部，前正中线上，平第四肋间。

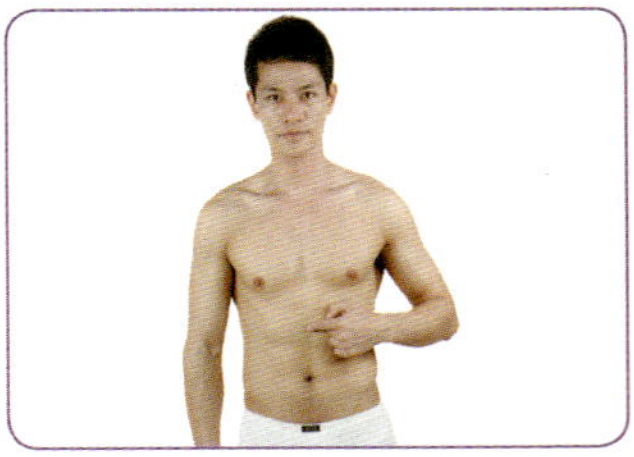

●**中脘** 位于上腹部，前正中线上，脐中上4寸。

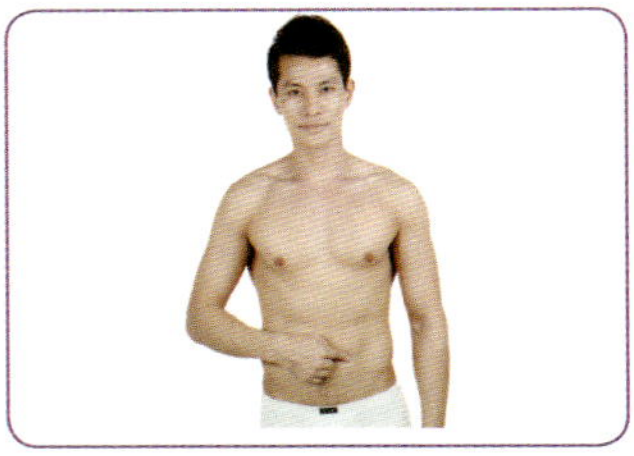

●**天枢** 位于腹中部，距脐中2寸。

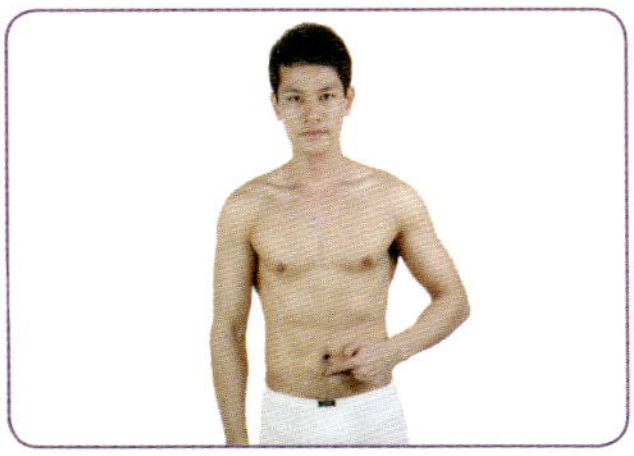

●**气海** 位于下腹部，前正中线上，脐中下1.5寸。

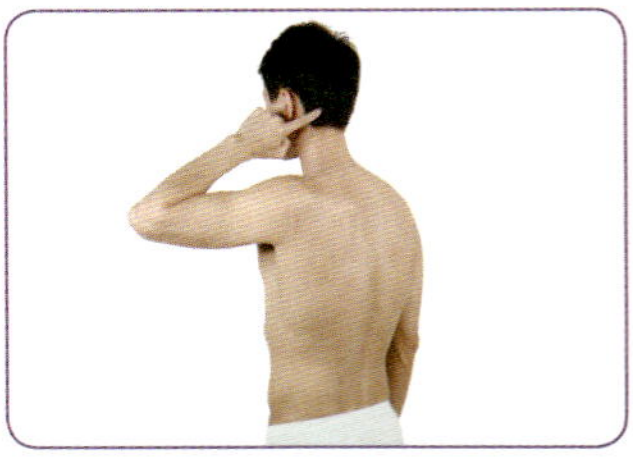

●**风池** 位于项部，胸锁乳突肌与斜方肌上端凹陷处。

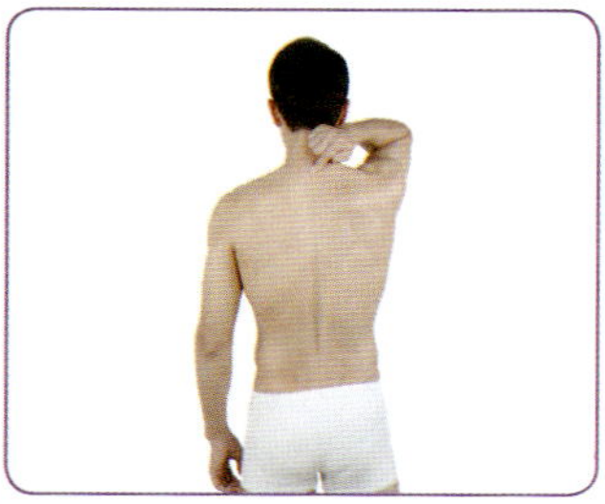

●**大椎**

位于后正中线上，第七颈椎棘突下凹陷中。

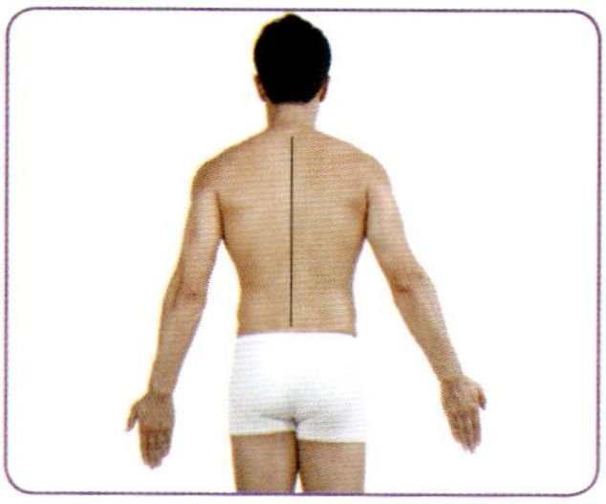

●**背部督脉**

位于背部，从大椎到骶骨的正中线上。

【操作方法】

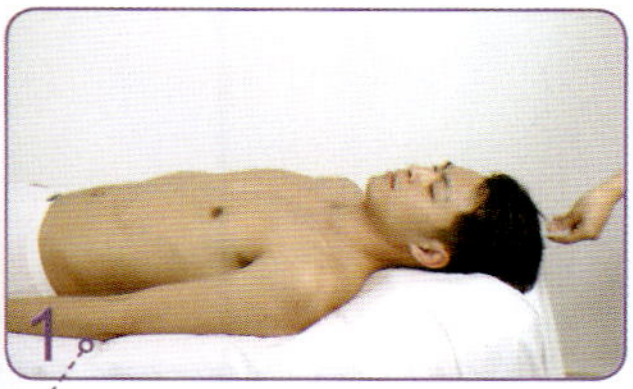

1 用角刮法刮拭百会穴15～30次，至局部皮肤潮红发热为度。

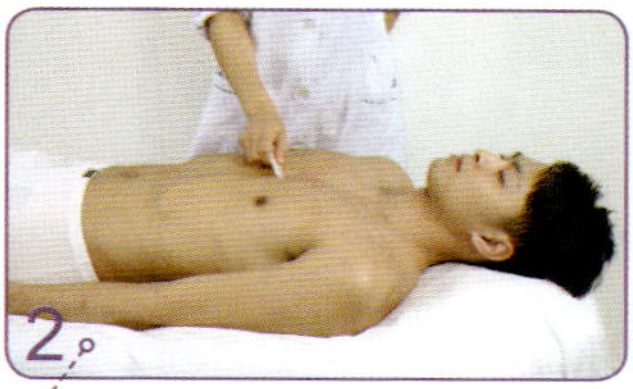

2 用面刮法从上至下刮拭膻中穴至中脘穴30次，力度略轻，可不出痧。

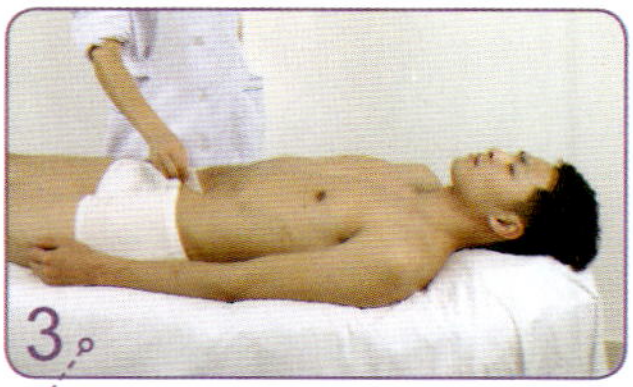

3 用角刮法刮拭天枢穴30次，刮至潮红出痧为度。

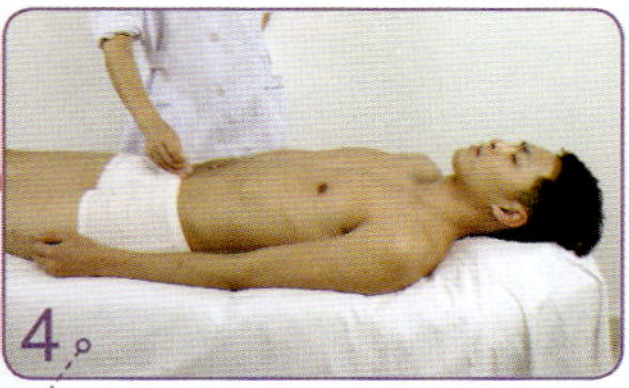

4 用角刮法刮拭气海穴30次，力度略重，以出现红色出痧点为度。

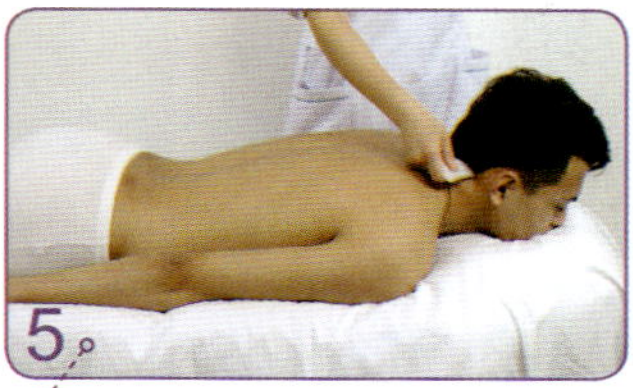

5 用点刮法刮拭风池穴30次，力度适中，以自我感觉舒适为度。

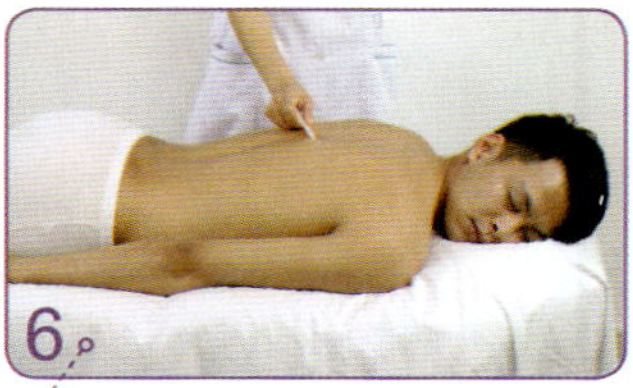

6 用角刮法从大椎穴沿着背部督脉往下刮拭10～15遍，以出现红色痧点为度。

对症食疗方

羊肉玉屏汤

【材料】新鲜羊肉200克，北芪30克，党参30克，防风15克，姜、葱、黄酒、胡椒粉、食盐适量

【制作】

①将羊肉、北芪、党参、防风洗净，羊肉切片备用。将所有材料一同放入锅中，加水适量。

②将锅置于火上，用文火煮至羊肉烂熟后，加入适量姜、葱、黄酒、胡椒粉、食盐调味即可。吃肉喝汤。

【功效】羊肉有补血益气、温中补肾的作用。北芪可治虚弱倦怠等。党参具有增强免疫力、改善微循环等作用。防风祛风解表、增强体质。本品适用于平素脉虚无力及平素体虚易患感冒、咳喘者，经常食用，可以延年益寿少病痛。

拔罐疗法

准备工具 火罐、气罐、拔罐器、止血钳、酒精棉球、打火机、热毛巾

【穴位定位】

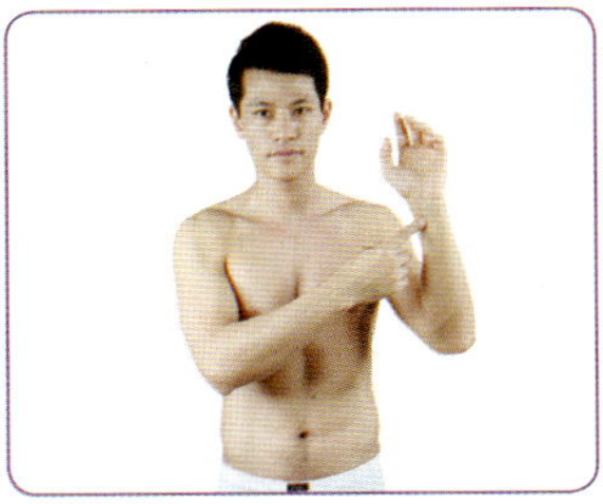

●**内关** 位于前臂掌侧，曲泽与大陵的连线上，腕横纹上2寸。

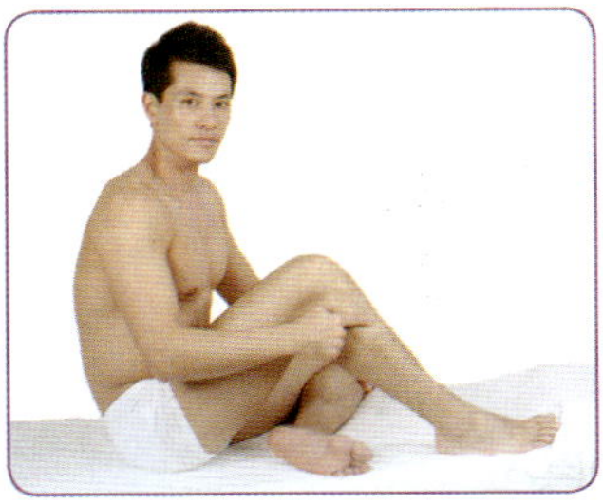

●**足三里** 位于小腿前外侧，犊鼻下3寸，距胫骨前缘一横指（中指）。

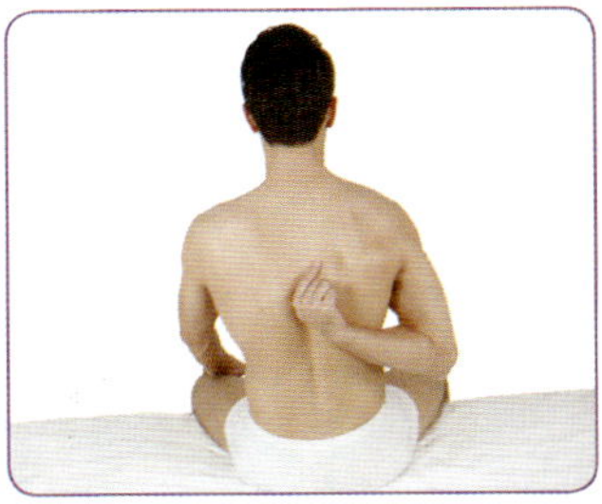

●**心俞** 位于背部，第五胸椎棘突下，旁开1.5寸。

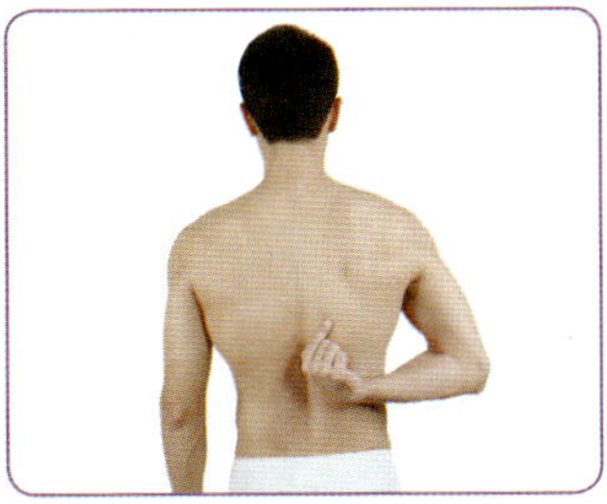

●**肝俞** 位于背部，第九胸椎棘突下，旁开1.5寸处。

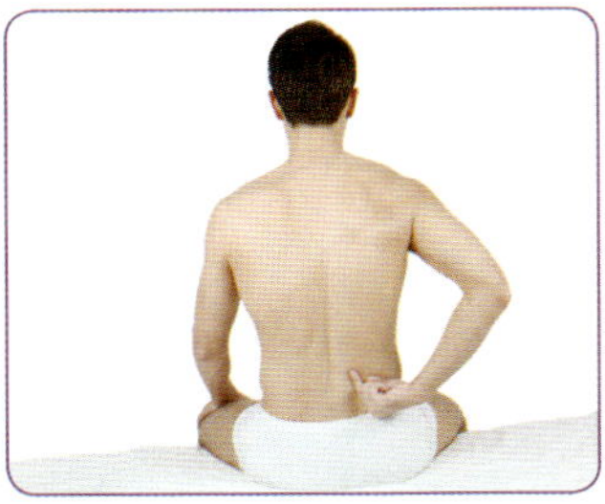

●**肾俞** 位于腰部，第二腰椎棘突下，旁开1.5寸处。

【操作方法】

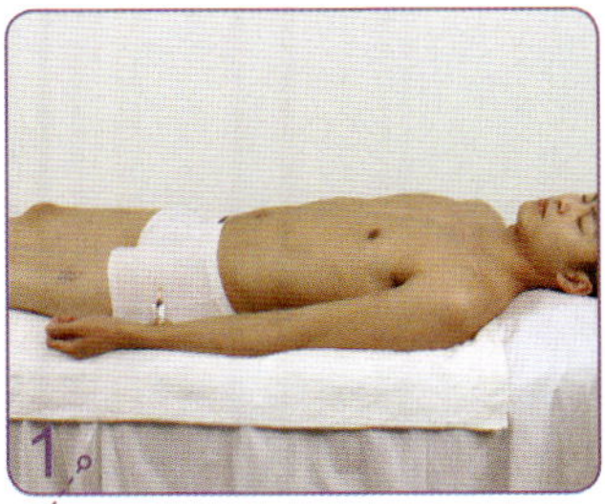

1. 用拔罐器将气罐吸拔在内关穴上，留罐15分钟。

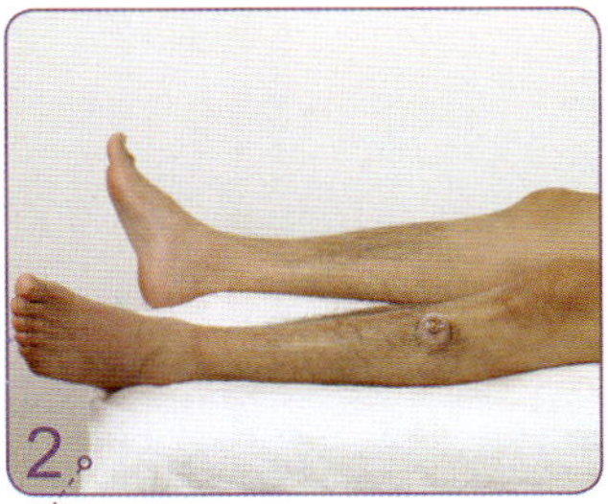

2. 用拔罐器将气罐吸拔在足三里穴上，留罐10分钟。

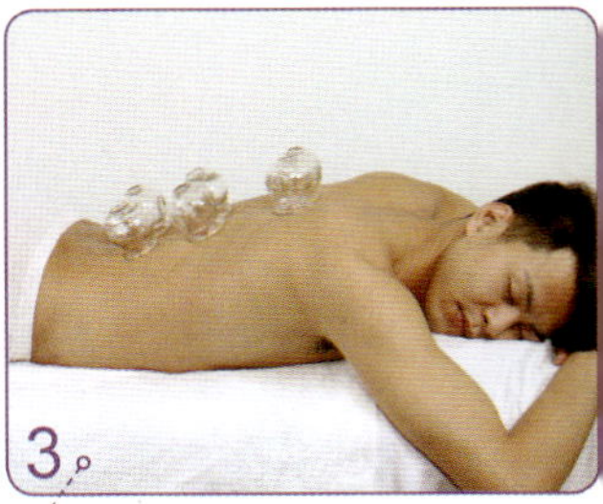

3. 迅速将火罐扣在心俞穴、肝俞穴、肾俞穴上，留罐15分钟。

第三章

无病一身轻，
中医对症治疗男性病

按摩、艾灸等中医疗法在以前给人的感觉就像是放松或保健一样，只是闲暇时候的享受而已。随着按摩推拿穴位疗法的盛行，人们逐步发现刺激穴位对治病也有一定的功效。舒筋活血、滑利关节、矫正错位、畅通经络、改善局部软组织的状况，这都是推拿治病的体现。经络疏通了，人体的很多病症也就随之减轻或者消失了，这就是中医理论中常说的“通则不痛，痛则不通”。

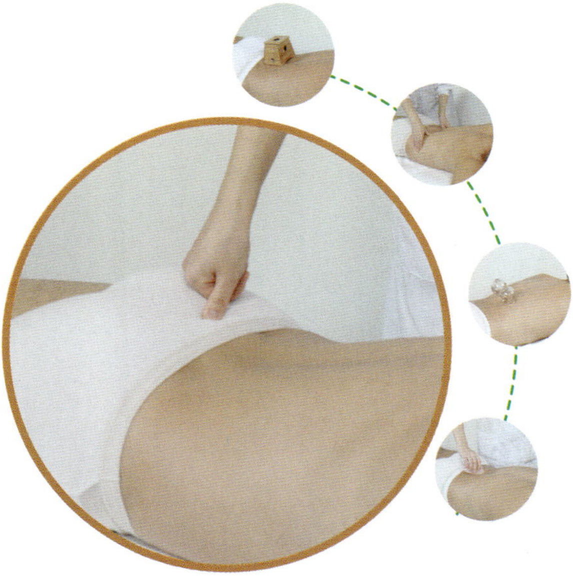

前列腺炎

穴位治病不用愁

前列腺炎是现在社会上成年男性常见病之一，是由多种复杂原因和诱因引起的前列腺的炎症。前列腺炎的临床表现具有多样化，以尿道刺激症状和慢性盆腔疼痛为其主要表现。其中尿道症状为尿急、尿频、排尿时有烧灼感等。

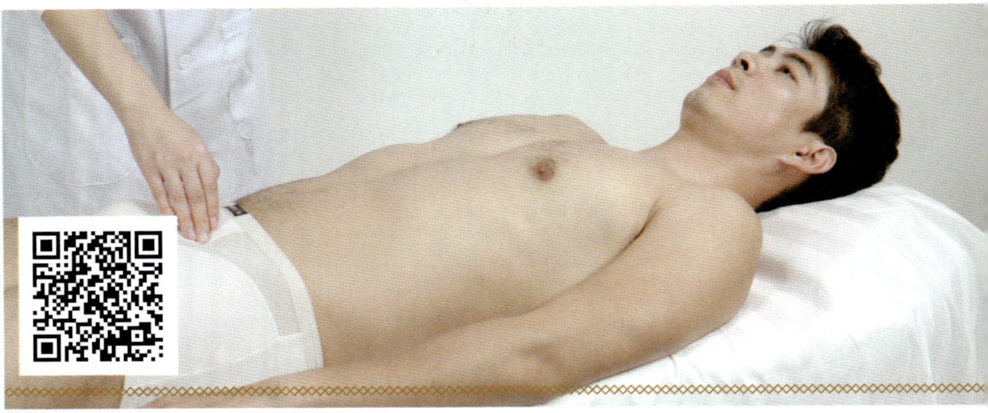

按摩疗法

【穴位定位】

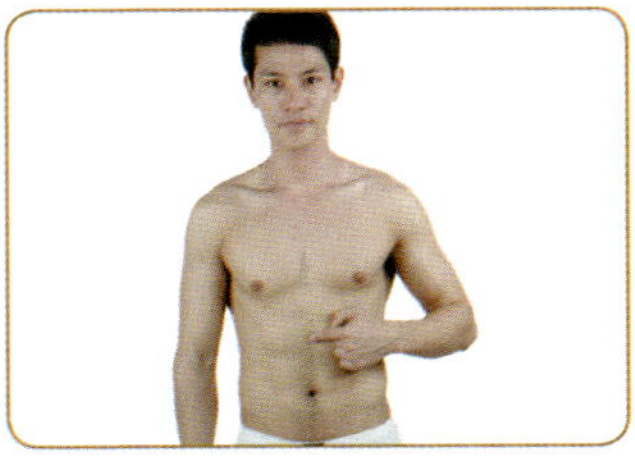

●**中脘** 位于上腹部，前中线上，脐上4寸处。

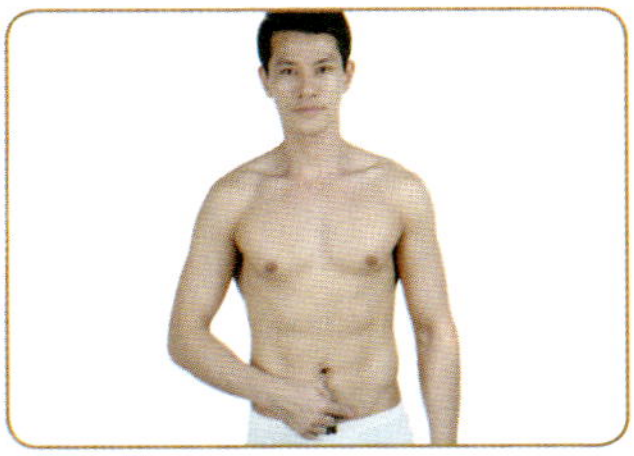

●**水道** 位于腹部，脐下3寸，旁开2寸处。

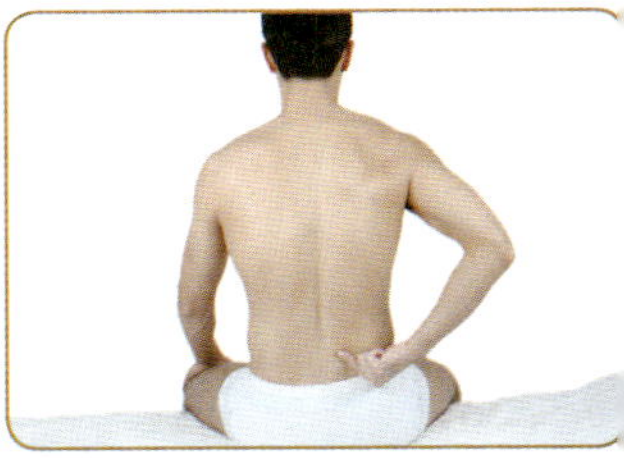

●**大肠俞** 位于腰部，第四腰椎棘突下，旁开1.5寸。

小贴士

注意自我保健，加强身体锻炼，预防感冒，积极治疗身体其他部位的感染，提高机体抗病力。清淡饮食，禁酒及辛辣刺激之物，以免引起前列腺充血；节制房事，禁忌性交中断，可减轻前列腺充血。

【操作方法】

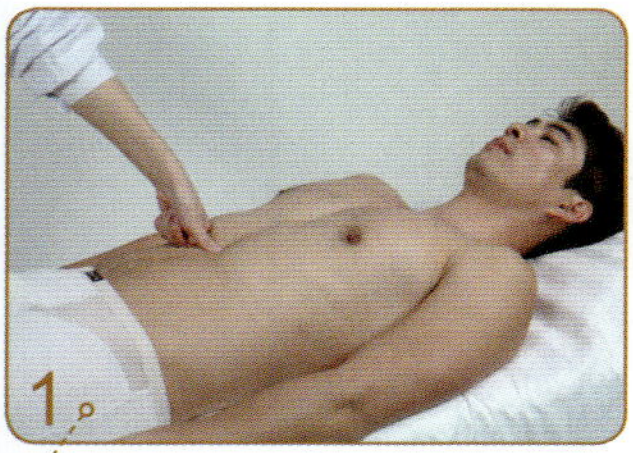

拇指伸直，将拇指放在中脘穴上，适当用力揉按1分钟。

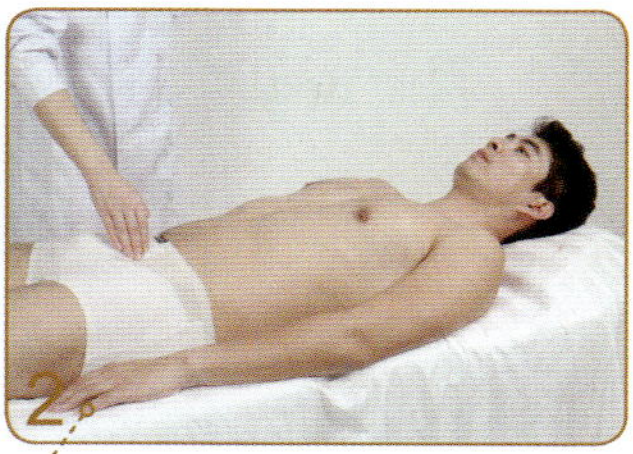

用四指的指腹点按水道穴1～3分钟，先左后右。

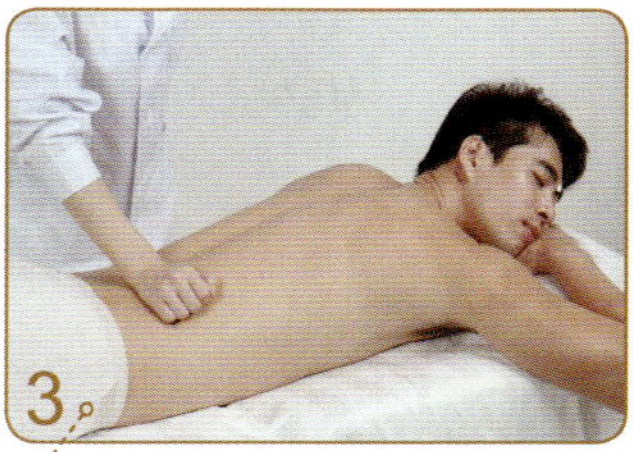

用手掌根部的力度揉按大肠俞穴至局部红热。

艾灸疗法

准备工具 | 艾条、打火机、艾灸盒

【穴位定位】

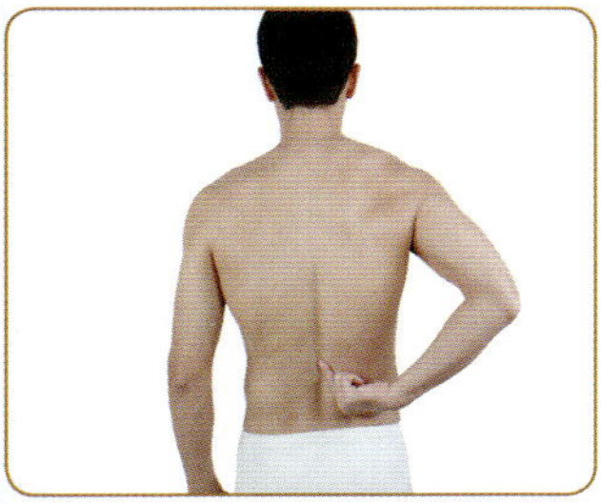

●**命门** 位于腰部，后正中线上，第二腰椎棘突下凹陷中。

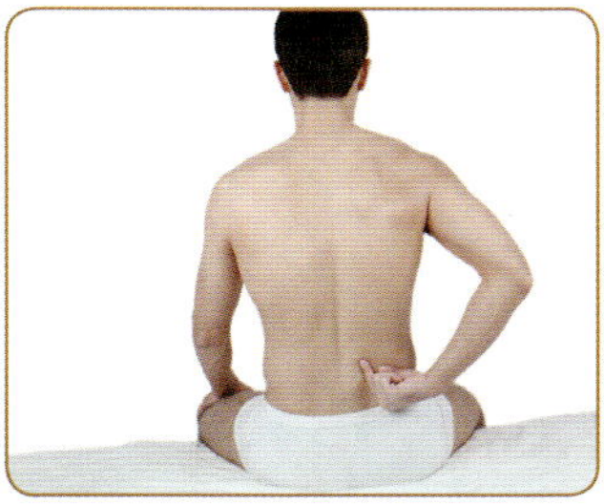

●**肾俞** 位于腰部，第二腰椎棘突下，旁开1.5寸。

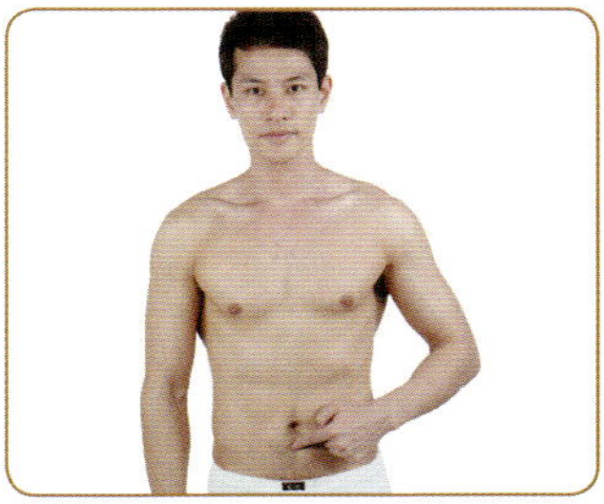

●**气海** 位于下腹部正中线上，脐下1.5寸处。

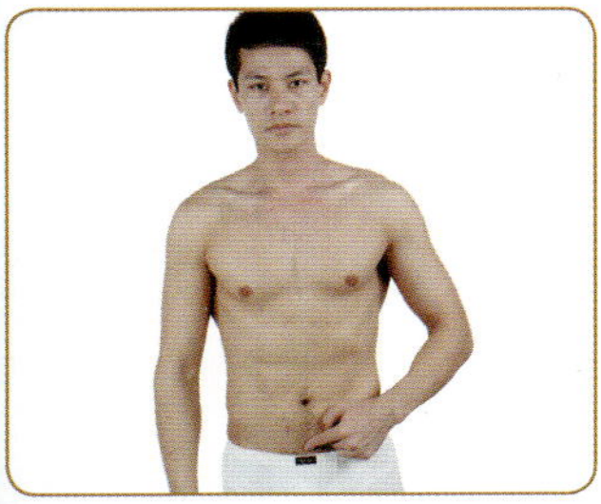

●**关元** 位于下腹部，前正中线上，脐下3寸。

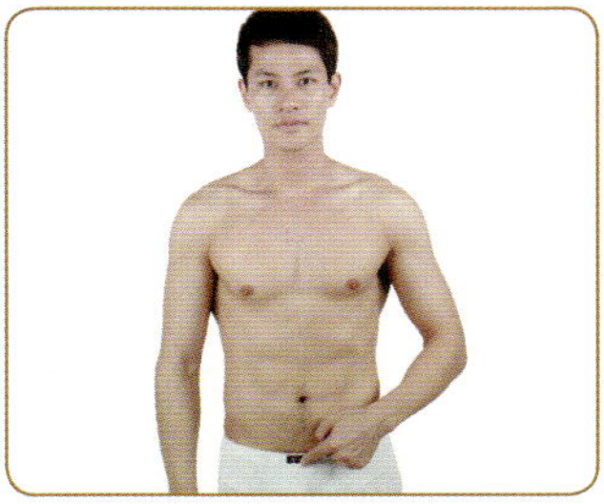

●**中极** 位于下腹部，前正中线上，脐下4寸。

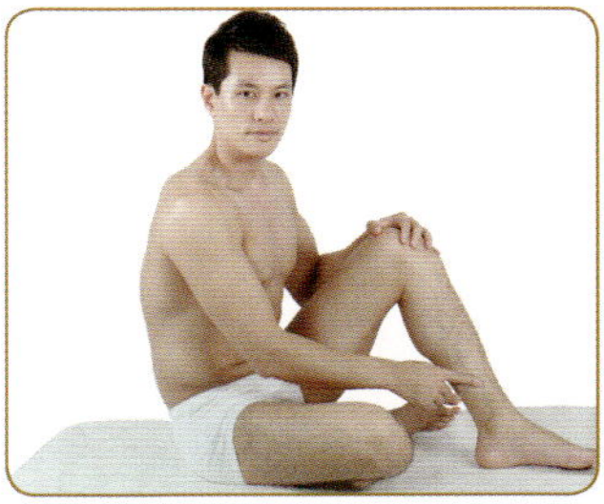

●**三阴交** 位于小腿内侧，足内踝尖上3寸，胫骨内侧缘后方。

【操作方法】

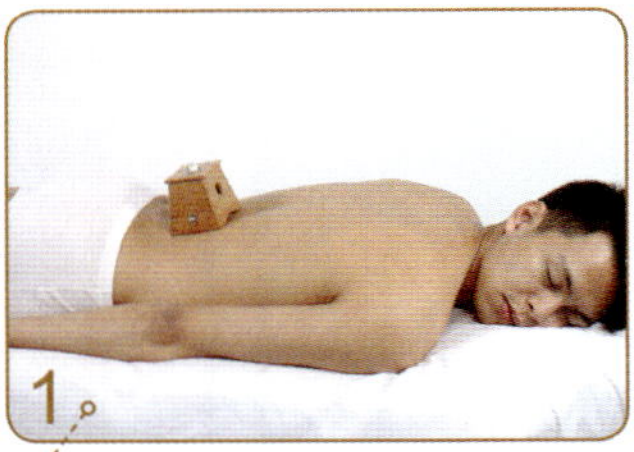

将燃着的一个艾灸盒放于命门穴、肾俞穴上灸治10~15分钟。

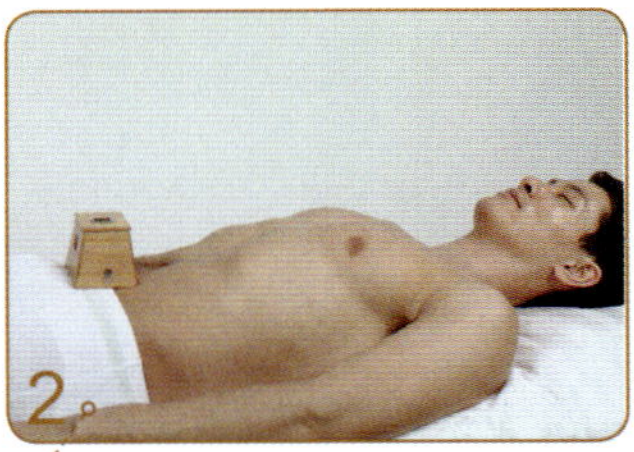

将燃着的一个艾灸盒放于气海穴、关元穴、中极穴上灸治10~15分钟。

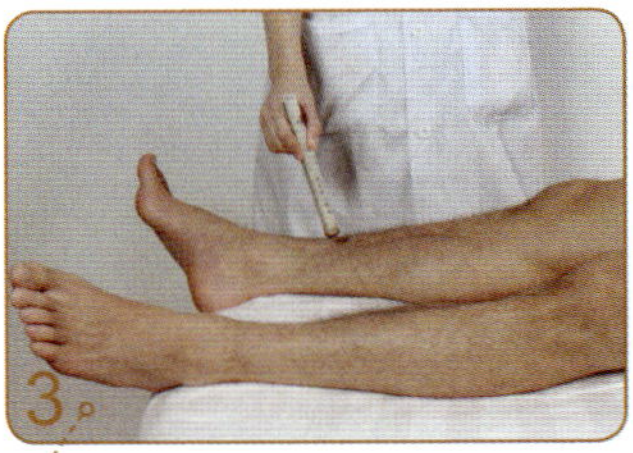

用艾条温和灸法灸治三阴交穴10~15分钟。对侧以同样的方法操作。

刮痧疗法

准备工具 | 刮痧板、经络油

【穴位定位】

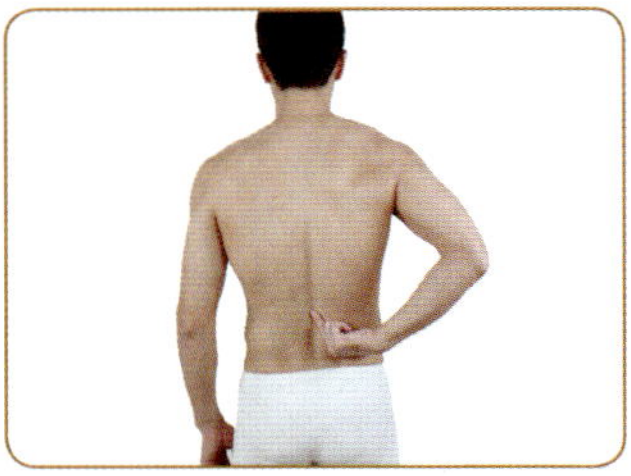

●命门
位于腰部，后正中线上，第二腰椎棘突下凹陷中。

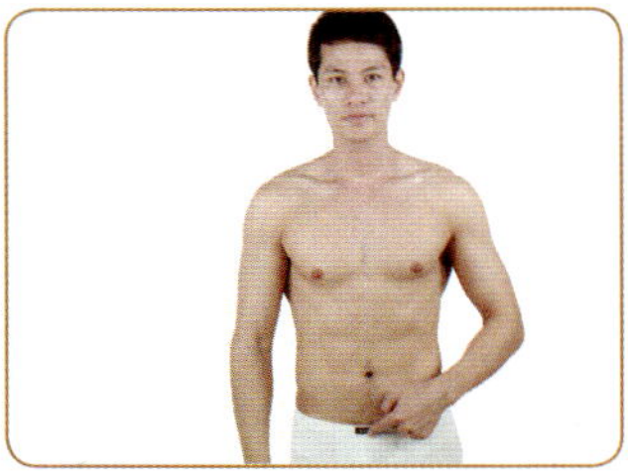

●中极
位于下腹部，前正中线上，脐下4寸。

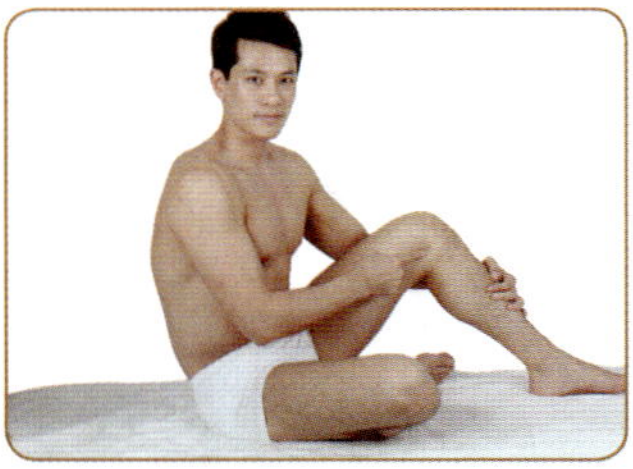

●曲泉
位于膝内侧横纹头上方，半腱肌、半膜肌前缘凹陷中。

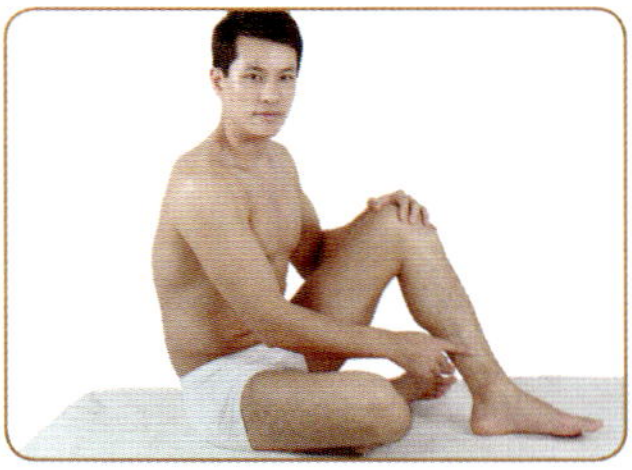

●三阴交
位于小腿内侧，足内踝尖上3寸，胫骨内侧缘后方。

【操作方法】

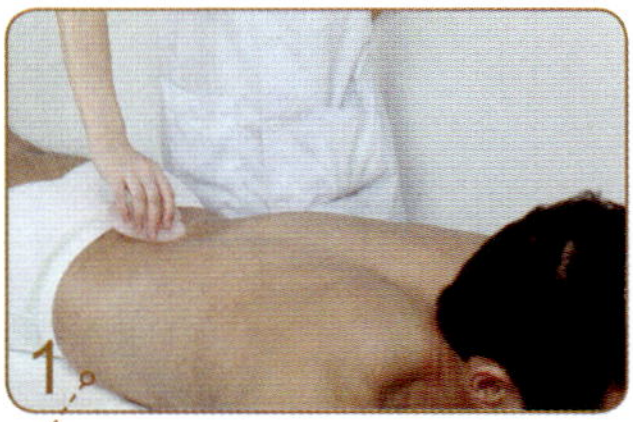

用面刮法刮拭命门穴30次，力度适中，以皮肤潮红为度。

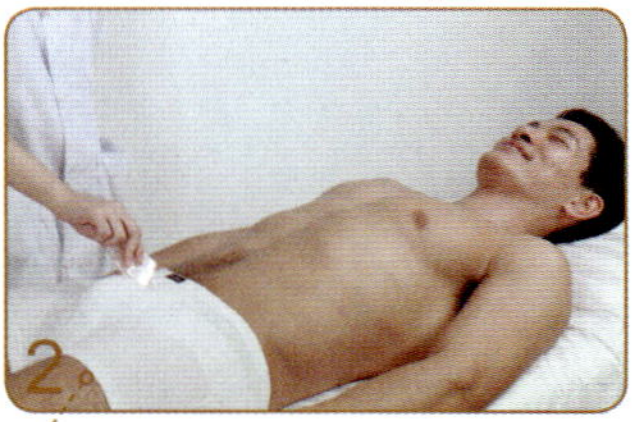

用面刮法刮拭中极穴30次，由上至下，力度适中，以皮肤潮红为度。

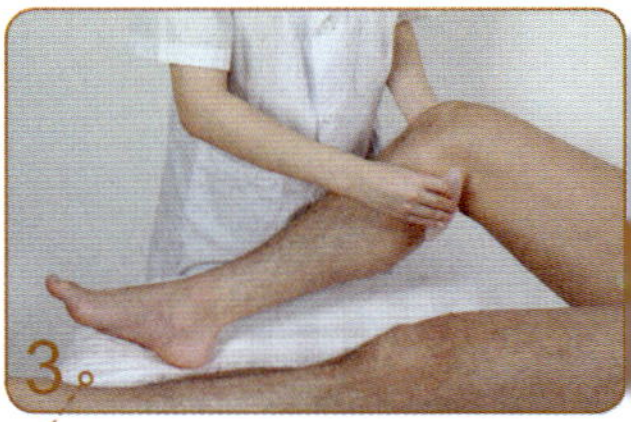

用面刮法刮拭曲泉穴至三阴交穴10~15次，力度稍重，以出痧为度。

拔罐疗法

准备工具　火罐、气罐、拔罐器、止血钳、酒精棉球、打火机、热毛巾

【穴位定位】

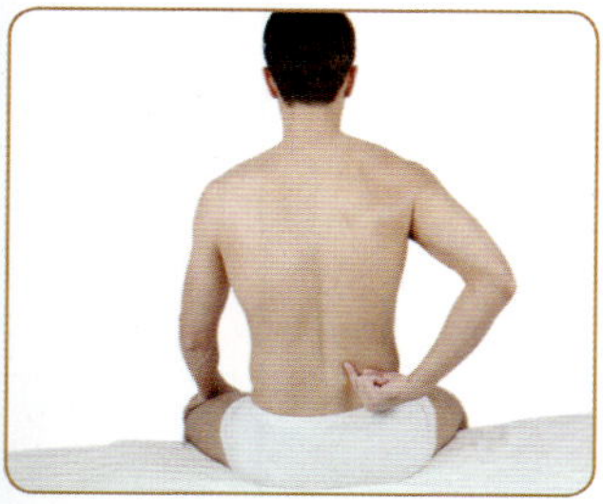

●**肾俞** 位于腰部，第二腰椎棘突下，旁开1.5寸。

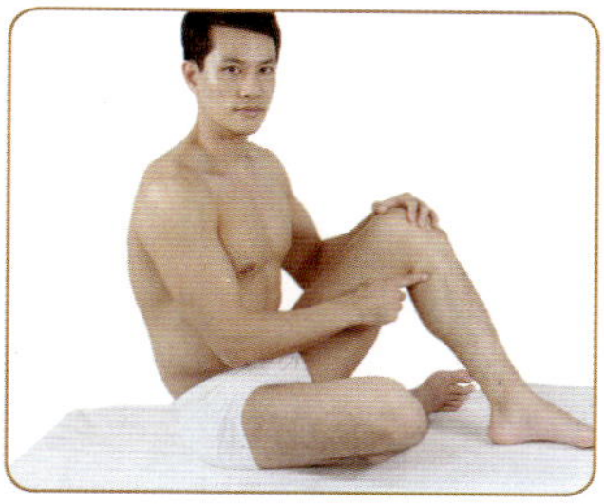

●**阴陵泉** 位于小腿内侧，胫骨内侧髁后下方凹陷处。

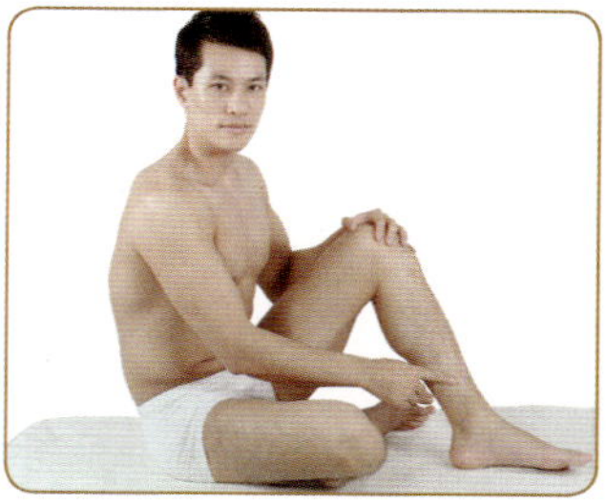

●**三阴交** 位于小腿内侧，足内踝尖上3寸，胫骨内侧缘后方。

【操作方法】

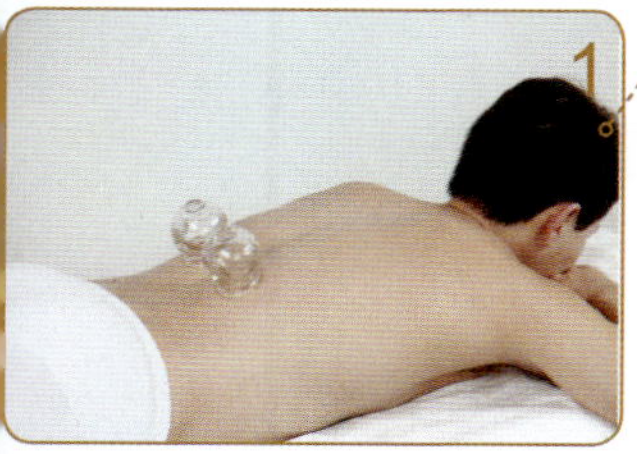

迅速将火罐扣在肾俞穴上，留罐15分钟。

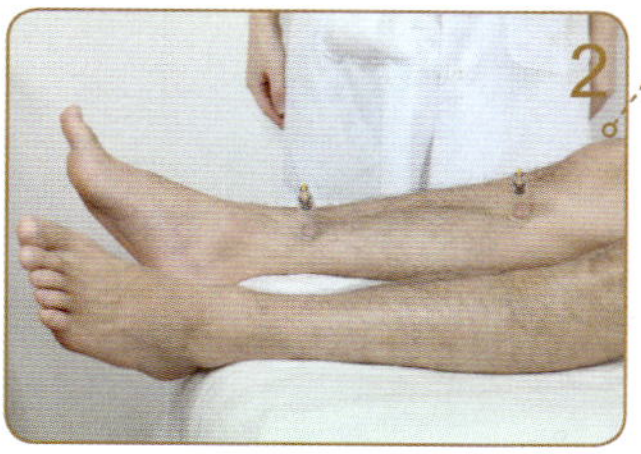

用拔罐器将气罐吸附在阴陵泉穴、三阴交穴上，留罐15分钟。

对症食疗方

莲花甘草清腺茶

【材料】绿茶2～3克，莲花15～25克，甘草5克

【制作】

①将莲花与甘草洗净备用。

②将莲花、甘草放入锅中，加水煮沸。

③在煮好的药汁中加入绿茶，冷却后分3次服用，每日1剂。

【功效】莲花可清心凉血、清热解毒。甘草用于脾胃虚弱、倦怠乏力。以上食材配伍泡茶饮用，能及时排解身体的不适，抗菌消炎。对初起的排尿不适，或有烧灼感、尿频、尿急、尿痛等症状有良效。

车前草糖水

【材料】车前草100克（鲜品400克），竹叶心10克（鲜品30克），生甘草10克，黄糖适量

【制作】

①将车前草、竹叶心、生甘草洗净备用。

②将材料一同放进砂锅内，加进适量清水，用中火煮40分钟左右，再放进黄糖，稍煮片刻即可，每天代茶饮用。

【功效】车前草可清热利尿、凉血解毒。竹叶心可清热除烦、生津利尿。生甘草具有缓急止痛的功效。本品可利尿通淋，缓解前列腺炎引起的排尿不适感。

不育症

穴位治病享幸福

生育的基本条件是要具有正常的性功能和足量的能与卵子结合的正常精子。不育症指正常育龄夫妇婚后有正常性生活，长期不避孕，却未生育。男性不育症多由于男性内分泌疾病、生殖道感染、男性性功能障碍等引起。

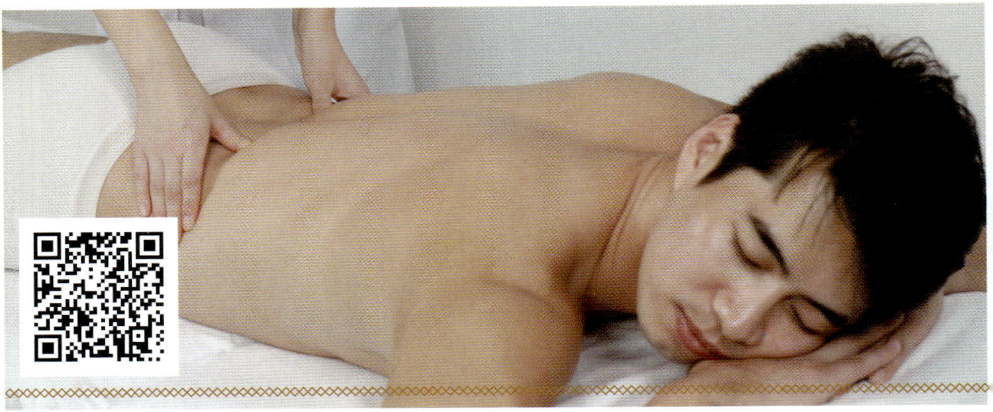

按摩疗法

【穴位定位】

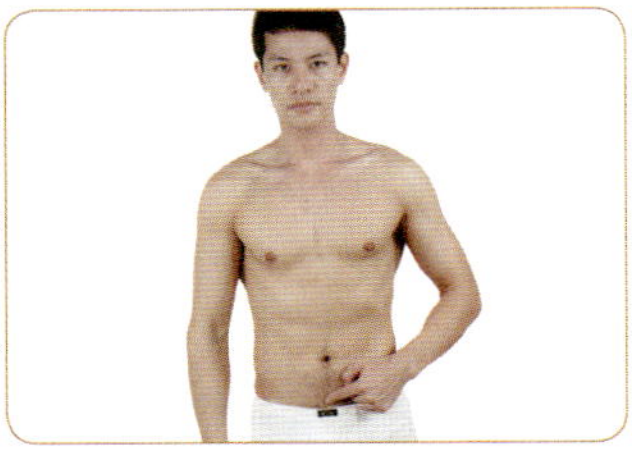

●**关元** 位于下腹部，前正中线上，脐下3寸。

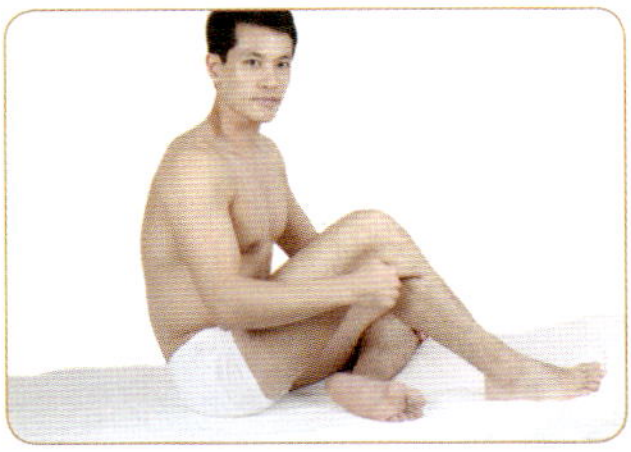

●**足三里** 位于外膝眼下3寸，距胫骨前缘一横指。

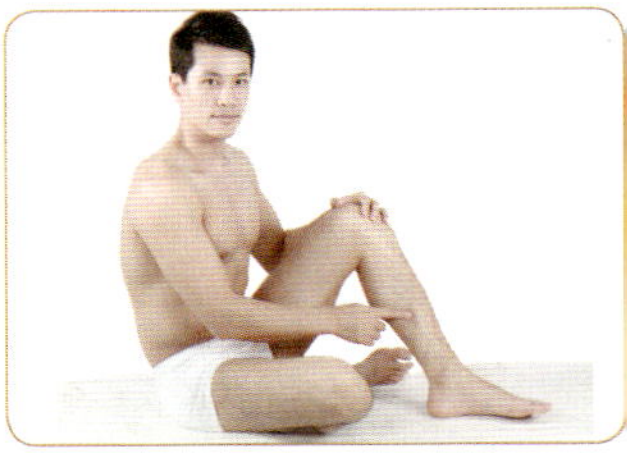

●**蠡沟** 位于小腿内侧，足内踝尖上5寸。

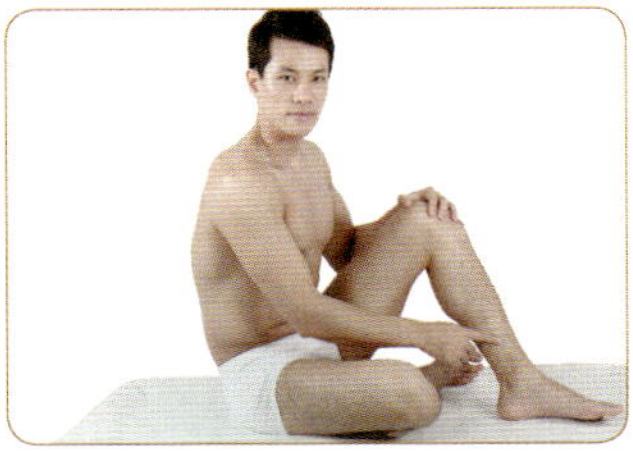

●**三阴交** 位于小腿内侧，足内踝尖上3寸，胫骨内侧缘后方。

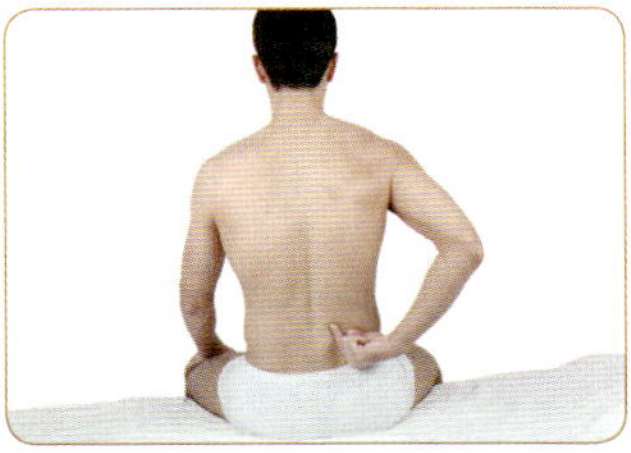

●**肾俞** 位于腰部，第二腰椎棘突下，旁开1.5寸。

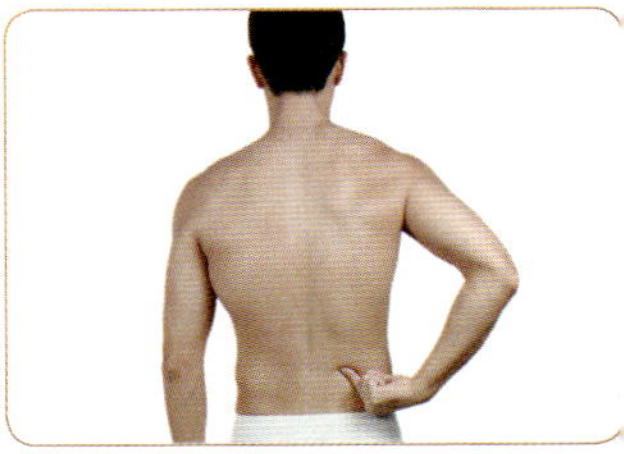

●**志室** 位于腰部，第二腰椎棘突下，旁开3寸。

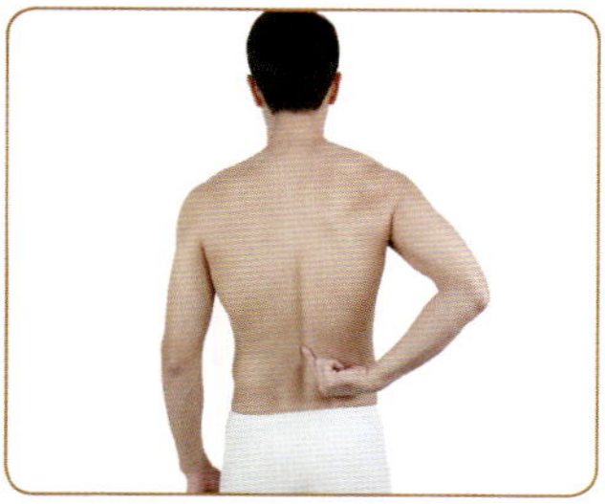

●命门 位于腰部，后正中线上，第二腰椎棘突下凹陷中。

小贴士

尽量戒除不良生活习惯，养成健康合理的饮食习惯，减少应酬，避免酗酒，充分认识到戒烟的重要性。

【操作方法】

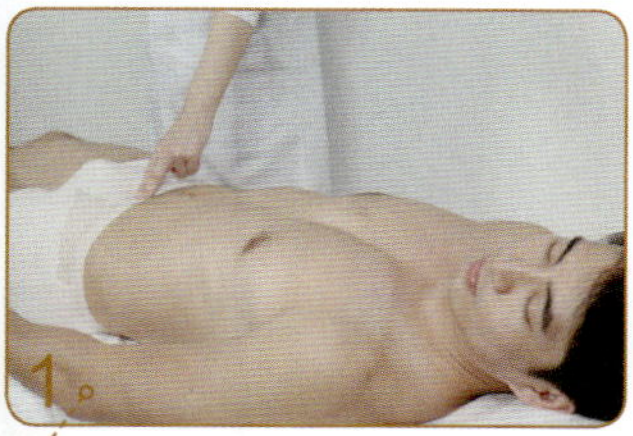

1 用食指、中指按揉关元穴，顺时针按揉约2分钟，然后逆时针按揉约2分钟。

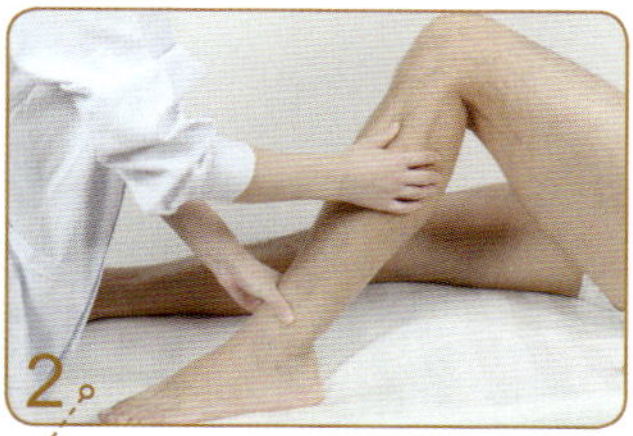

2 用拇指指腹揉按足三里穴2分钟，以潮红为度。

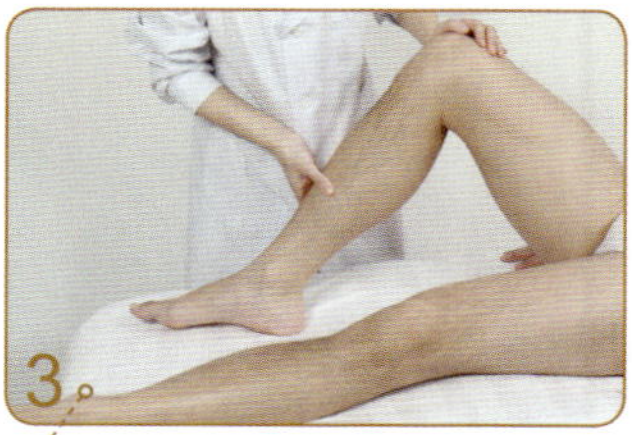

3 用拇指指腹揉按蠡沟穴、三阴交穴，各2分钟，以潮红发热为度。

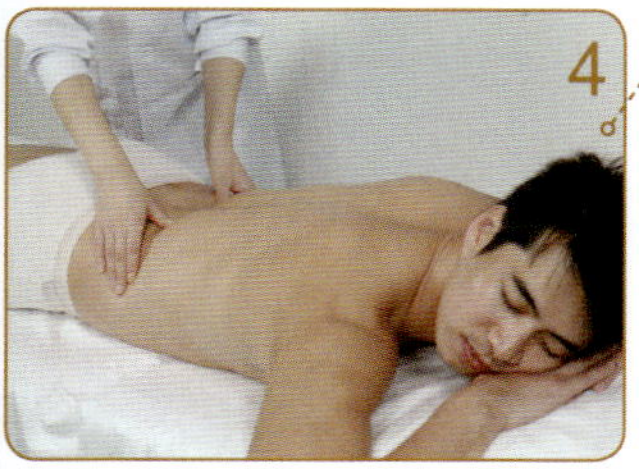

4 用拇指指腹按压肾俞穴、志室穴各1～2分钟。

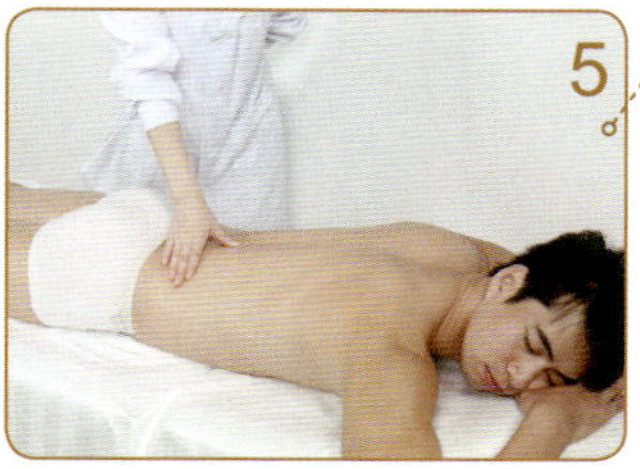

5 用右手的拇指指腹揉按命门穴2分钟，以潮红发热为度。

艾灸疗法

准备工具 | 艾条、打火机、艾灸盒

【穴位定位】

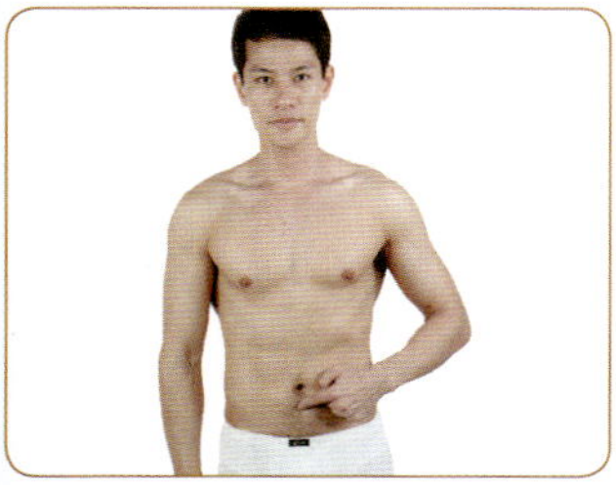

●气海 位于下腹部，正中线上，脐下1.5寸处。

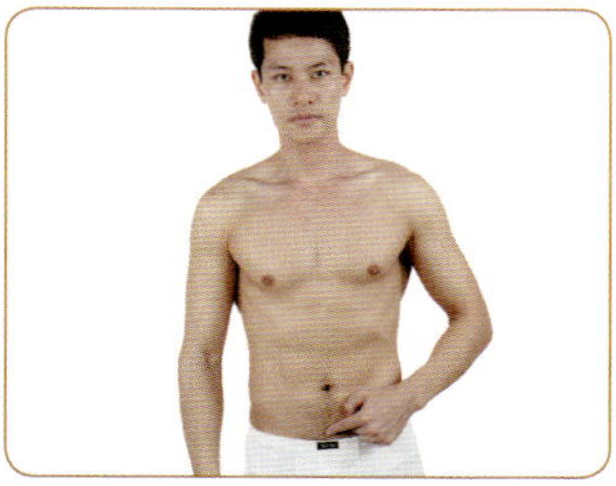

●关元 位于下腹部，前正中线上，脐下3寸。

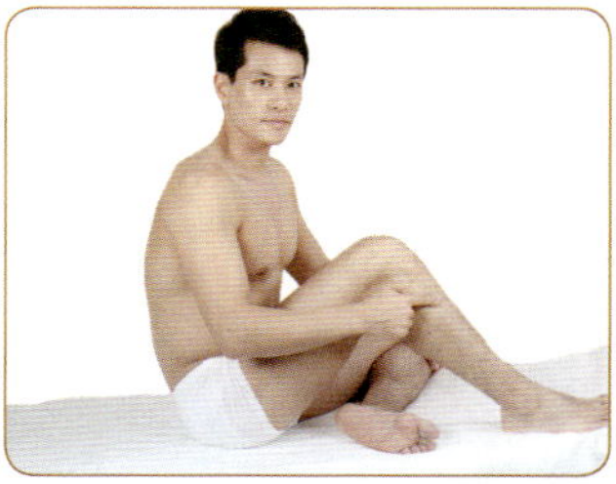

●足三里 位于外膝眼下3寸，距胫骨前嵴一横指（中指）。

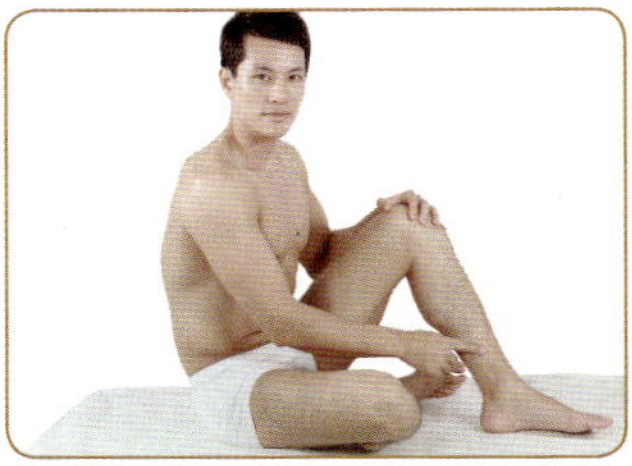

●**三阴交** 位于小腿内侧，足内踝尖上3寸，胫骨内侧缘后方。

小贴士

积极参加体育锻炼，经常坚持日常活动，培养自己广泛的兴趣爱好，做到劳逸结合，适当缓解紧张的情绪。

【操作方法】

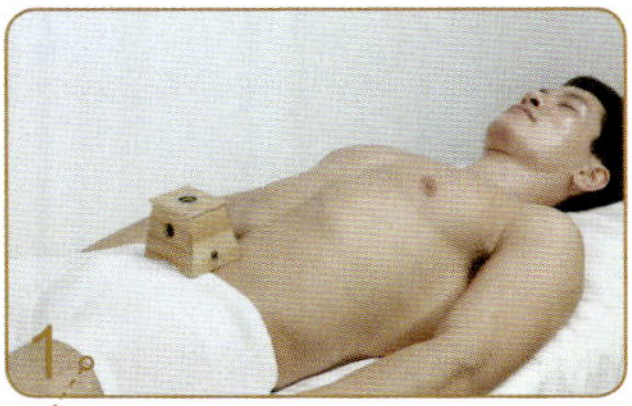

1. 将燃着的艾灸盒放于气海穴、关元穴上灸治10~15分钟。

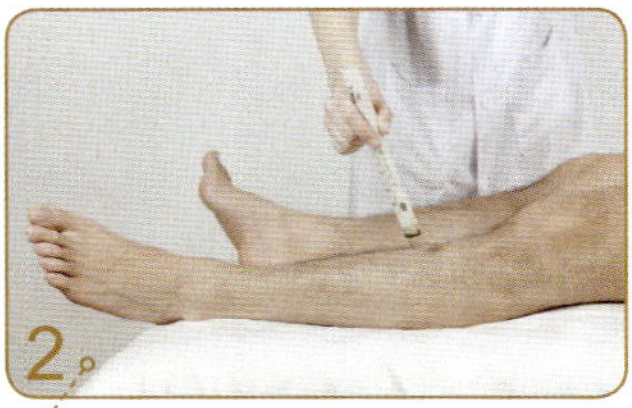

2. 用艾条温和灸法灸治足三里穴10~15分钟。对侧以同样的方法操作。

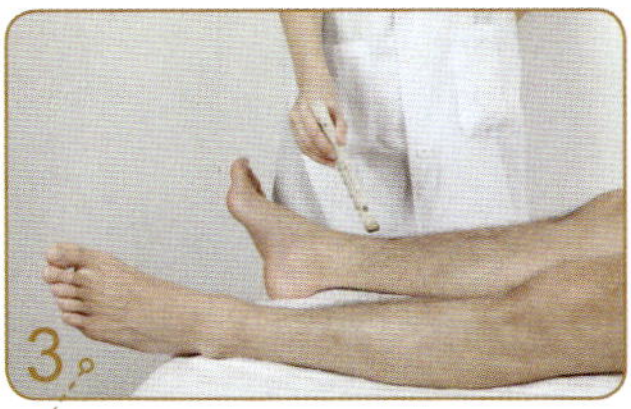

3. 用艾条温和灸法灸治三阴交穴10~15分钟，至局部皮肤潮红发热为宜。

刮痧疗法

准备工具 | 刮痧板、经络油

【穴位定位】

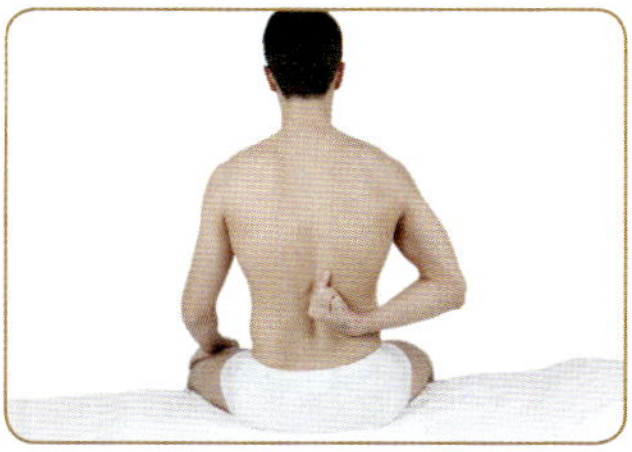

●**脾俞** 位于背部，第十一胸椎棘突下，旁开1.5寸处。

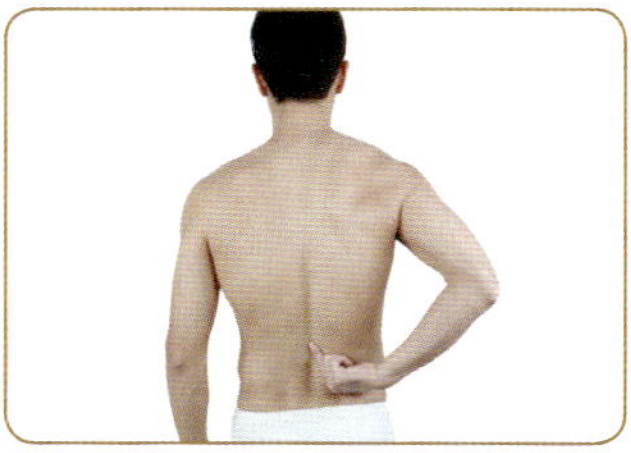

●**命门** 位于腰部，后正中线上，第二腰椎棘突下凹陷中。

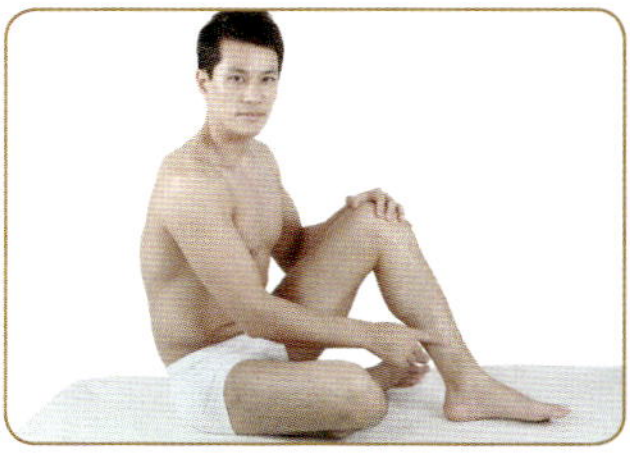

●**三阴交** 位于小腿内侧，足内踝尖上3寸，胫骨内侧缘后方。

【操作方法】

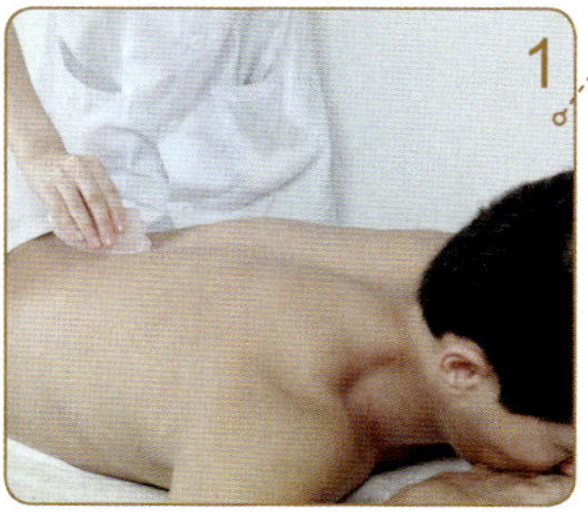

1. 用面刮法刮拭脾俞穴至命门穴10~15次，至皮肤出现痧斑、痧痕为止。

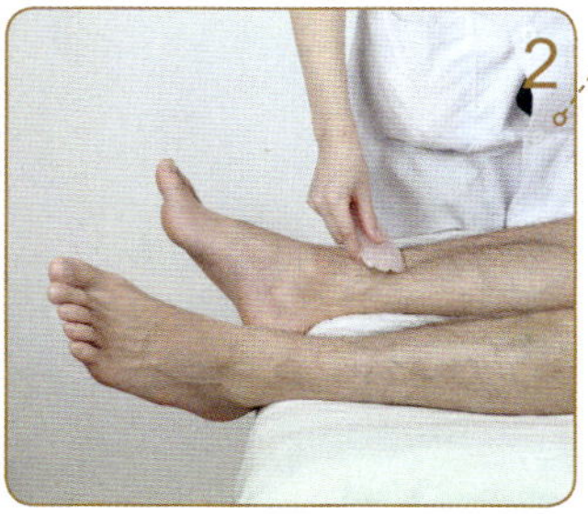

2. 用角刮法重刮三阴交穴30次，至出现痧痕为止。对侧以同样的手法操作。

拔罐疗法

准备工具　火罐、气罐、拔罐器、打火机、酒精棉球、止血钳、热毛巾

【穴位定位】

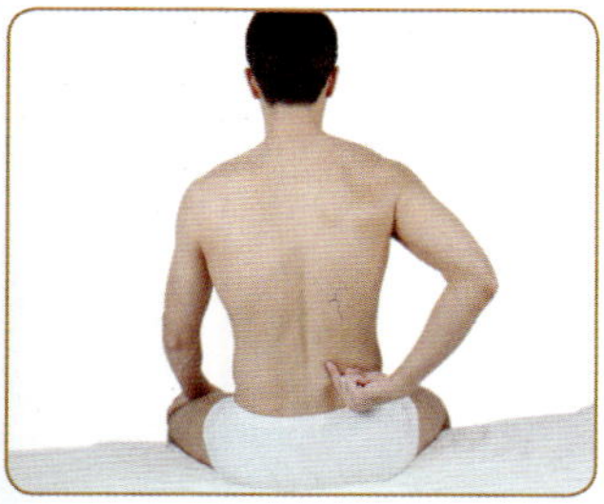

●**肾俞** 位于腰部，第二腰椎棘突下，旁开1.5寸处。

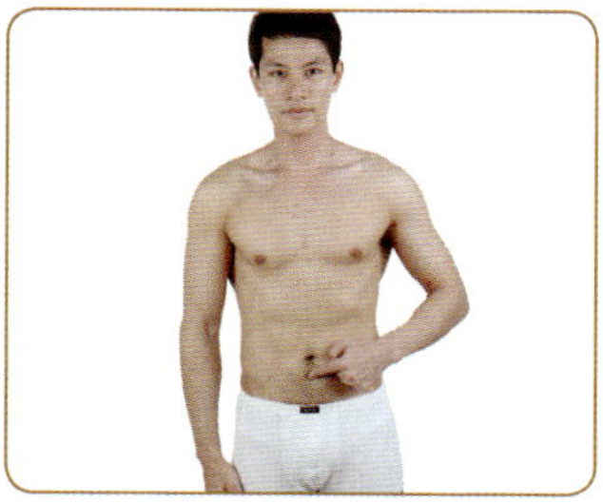

●**气海** 位于下腹部，前正中线上，脐下1.5寸处。

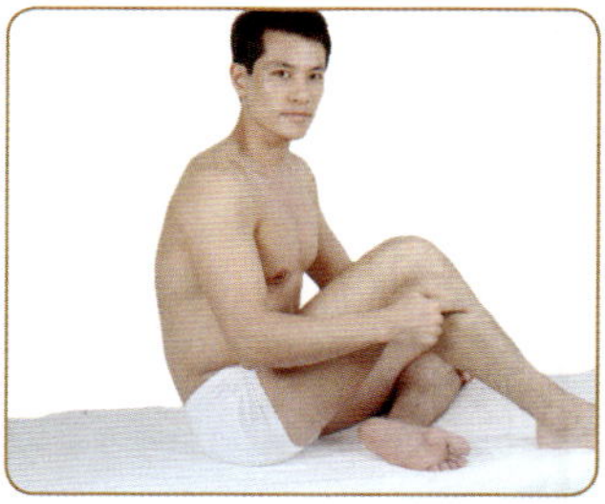

●**足三里** 位于外膝眼下3寸，距胫骨前缘一横指。

【操作方法】

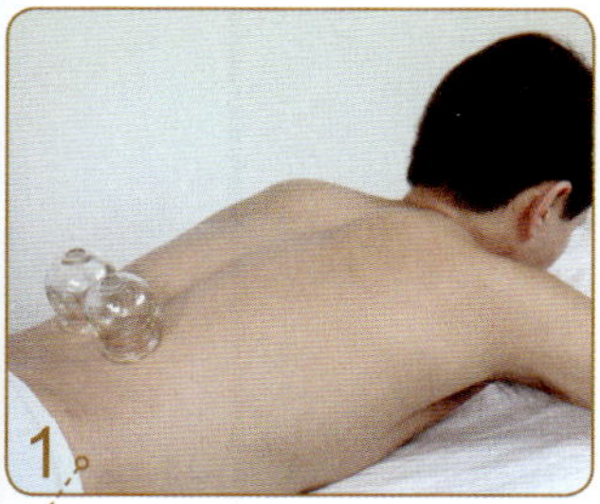

1 迅速将火罐扣在肾俞穴上，留罐15分钟。

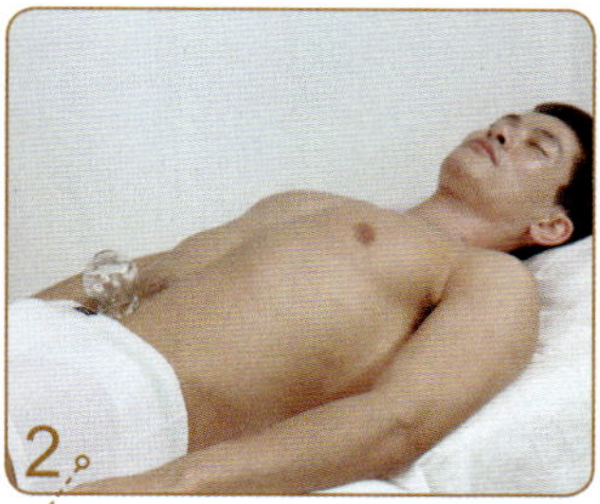

2 用同样的方法将火罐扣在气海穴上，留罐15分钟。

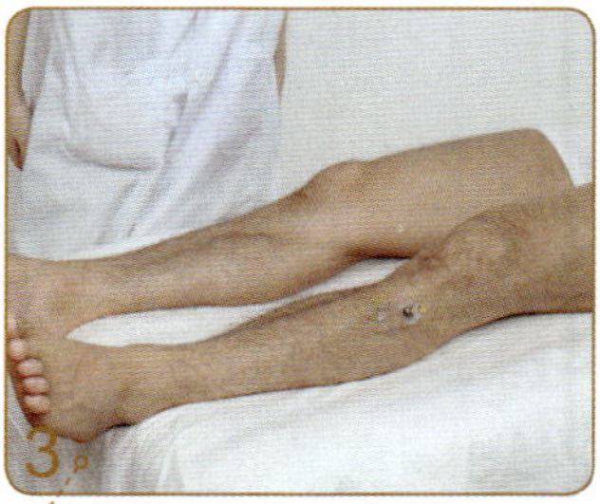

3 用拔罐器将气罐吸附在足三里穴上，留罐15分钟。

对症食疗方

龟肉鱼鳔汤

【材料】肉桂15克，龟肉150克，鱼鳔30克，盐、味精各适量

【制作】

①将龟肉洗干净，切成小块；鱼鳔洗去腥味，切碎；肉桂洗净备用。

②将龟肉、鱼鳔、肉桂一同放入砂锅，加入适量水，置于火上。

③武火烧沸后，用文火慢炖，待肉熟后，加入盐、味精调味即成。

【功效】肉桂可补火助阳、引火归源。龟肉具有强肾补心、壮阳的功效。鱼鳔可补肾益精、滋养筋脉。此汤具有补益肾阳、滋阴养血的作用，可辅助治疗阴阳两虚型不孕、不育症。

阳痿

祛除此病振雄风

阳痿即勃起功能障碍，是指在企图性交时，阴茎勃起硬度不足于插入阴道，或阴茎勃起维持时间不足以完成性交。阴茎的勃起是一个复杂的过程，与大脑、激素、情感、神经、肌肉和血管等都有关联。

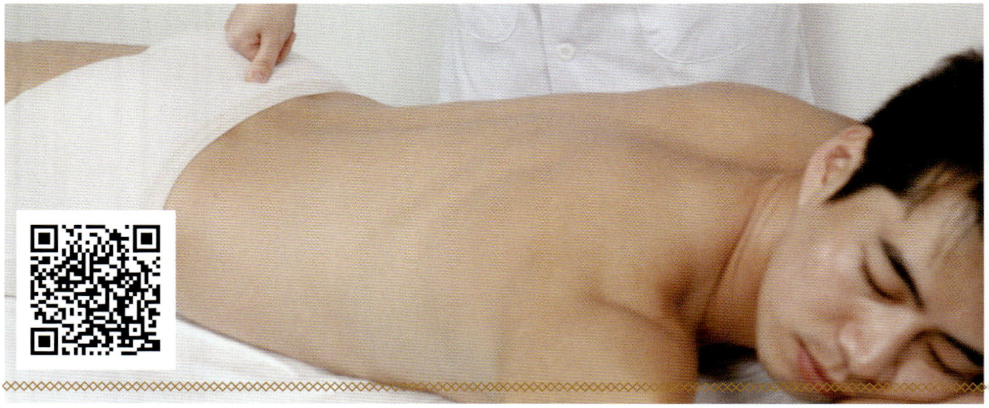

按摩疗法

【穴位定位】

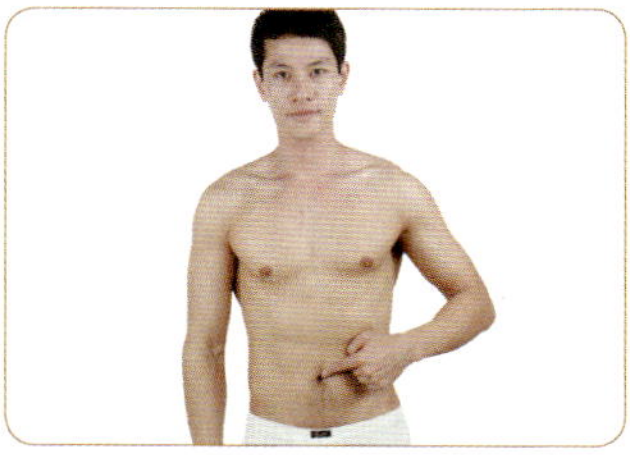

●**神阙** 位于脐窝正中。

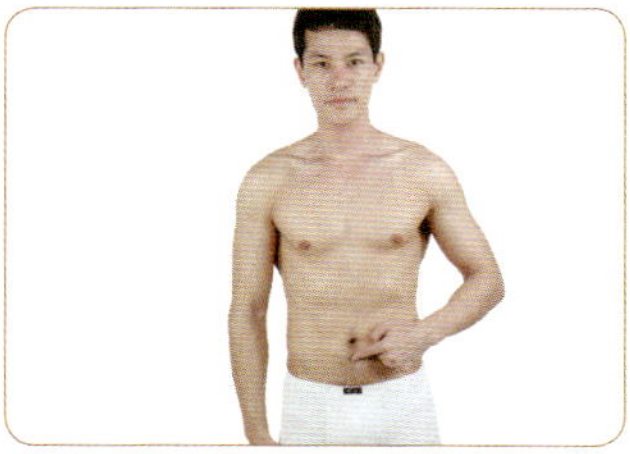

●**气海** 位于下腹部，前正中线上，脐下1.5寸。

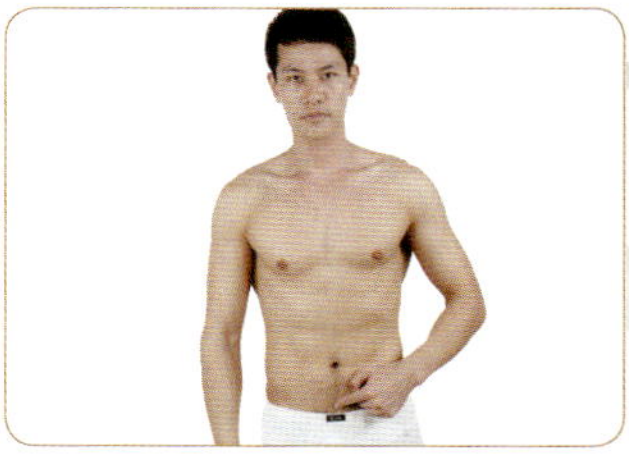

●**关元** 位于下腹部，前正中线上，脐下3寸。

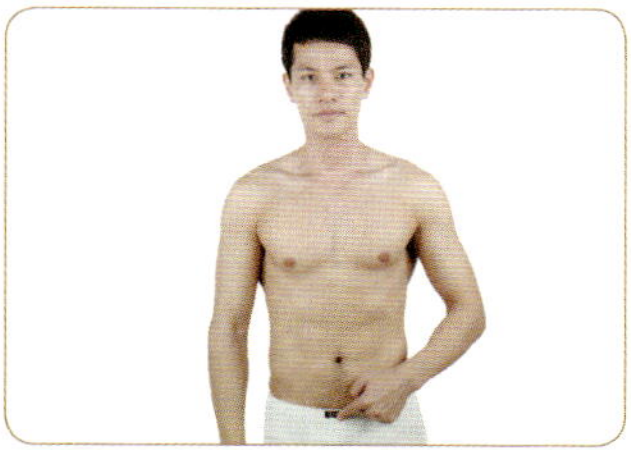

●**中极** 位于下腹部，前正中线上，脐下4寸。

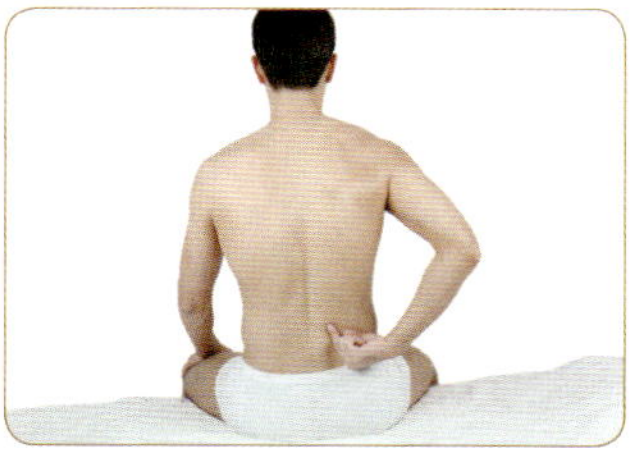

●**肾俞** 位于腰部，第二腰椎棘突下，旁开1.5寸。

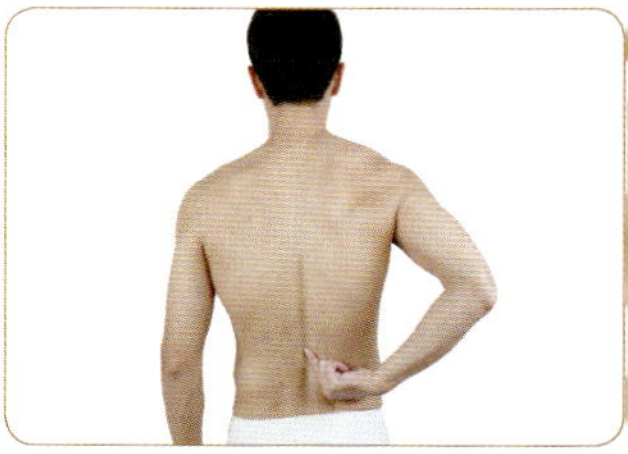

●**命门** 位于腰部，第二腰椎棘突下凹陷中。

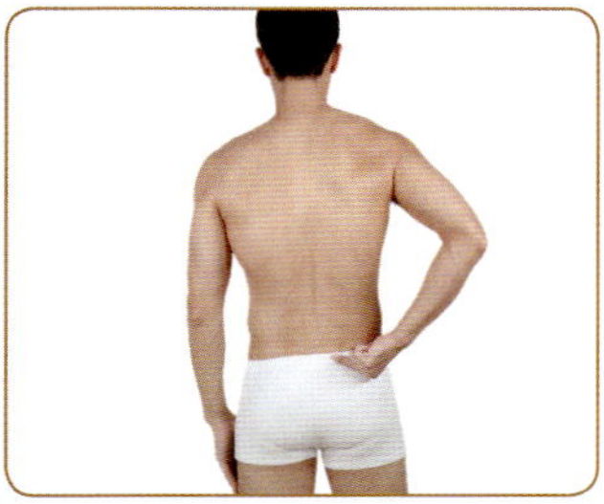

●**次髎** 位于骶部，第二骶后孔中。

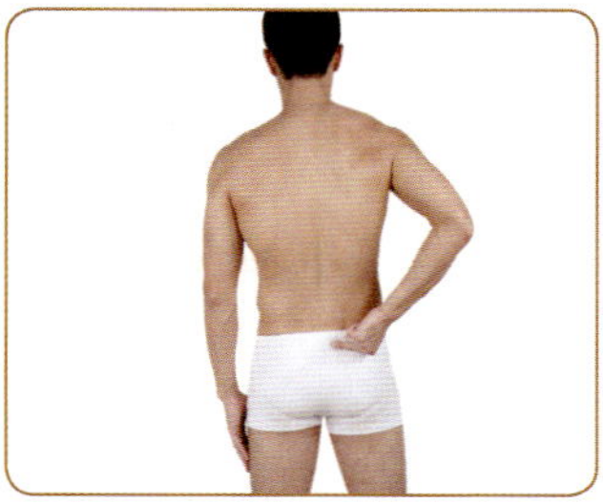

●**中髎** 位于骶部，第三骶后孔中。

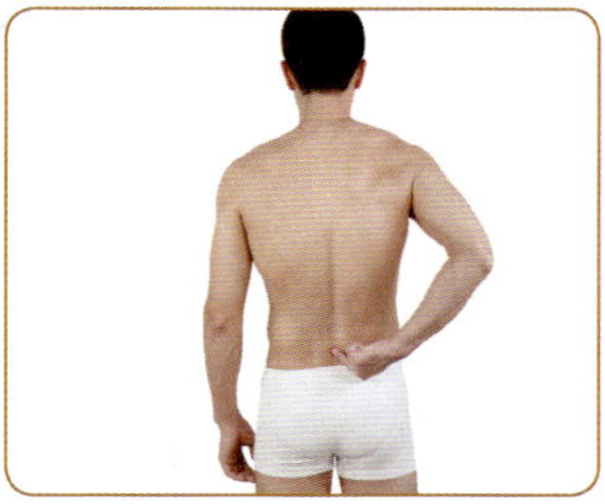

●**腰阳关** 位于第四腰椎棘突下凹陷中，后正中线上，约与髂脊相平。

【操作方法】

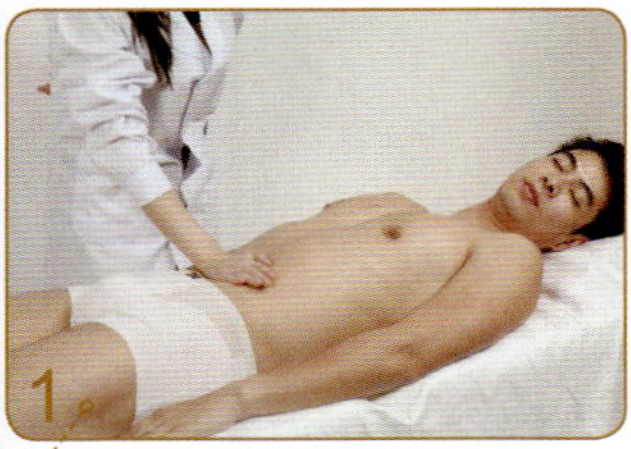

用掌根按神阙穴，以脐下有温热感为度，手法宜柔和，时间约为5分钟。

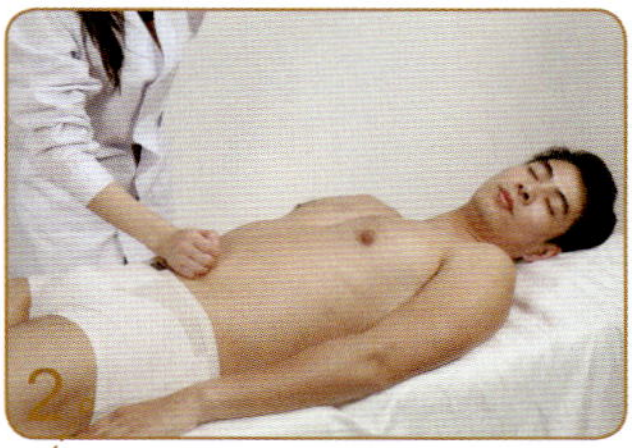

用鱼际按揉气海穴、关元穴、中极穴，每穴各2分钟。

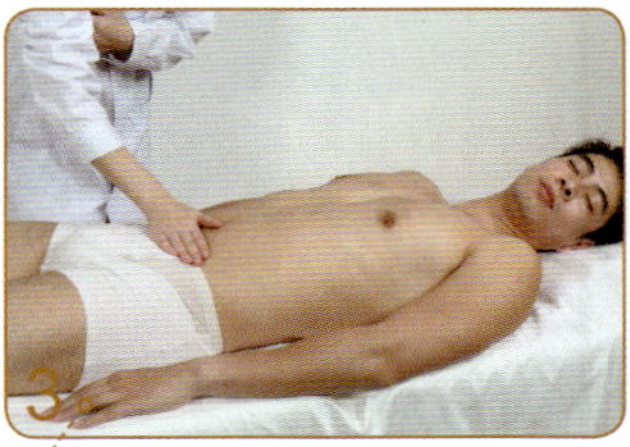

在气海穴、关元穴处用掌摩法治疗约3分钟，以小腹部有温热感为度。

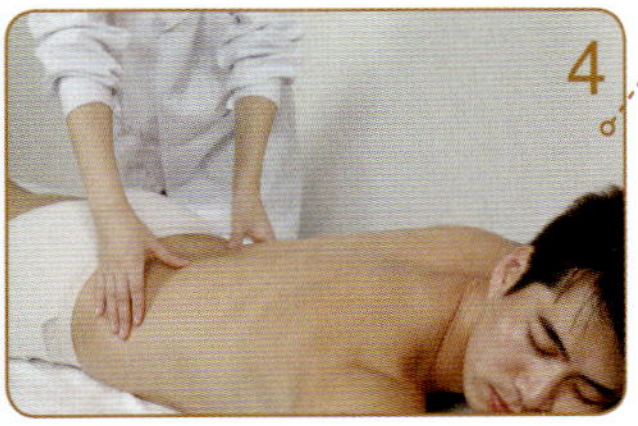

指拇同时按揉肾俞穴，在微感酸胀后，每穴持续按揉2分钟。

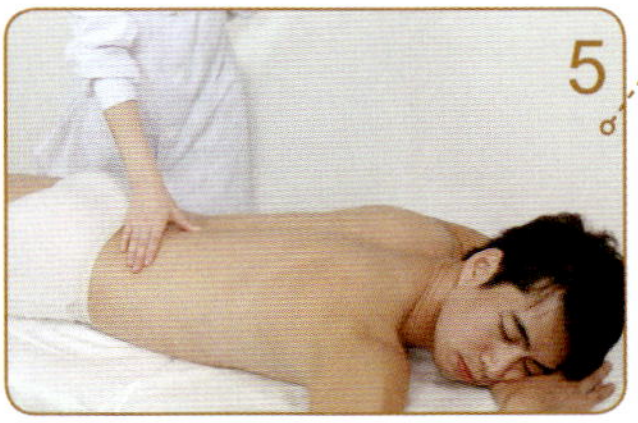

用右手的拇指指腹揉按命门穴2分钟，以皮肤潮红发热为度。

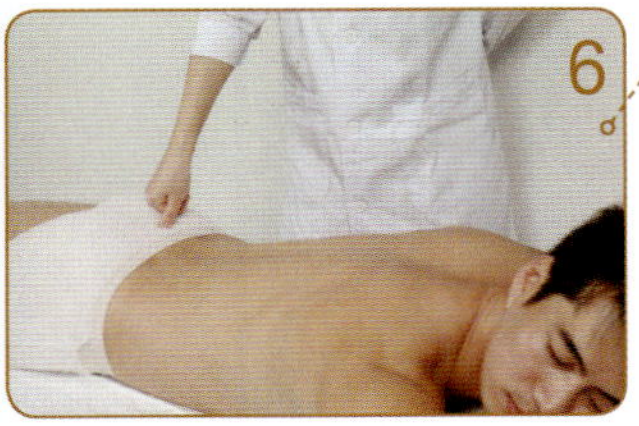

用一指禅推次髎穴、中髎穴6分钟，再改用点法刺激，约1分钟。

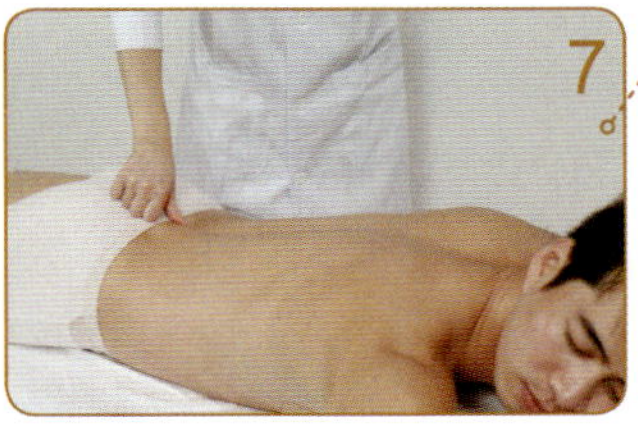

用拇指指腹按揉腰阳关穴，以小腹部透热为度。

小贴士

自我心理调节，及时放松与调整紧张心态，缓和与消除焦虑不安的情绪。做一些可以抒发自我感情的事情。比如：阅读喜欢的书籍、参加集体活动等。家庭和睦，有利于消除紧张情绪。夫妻之间极力配合，迎合自己的需要。

艾灸疗法

准备工具 | 艾条、打火机、艾灸盒

【穴位定位】

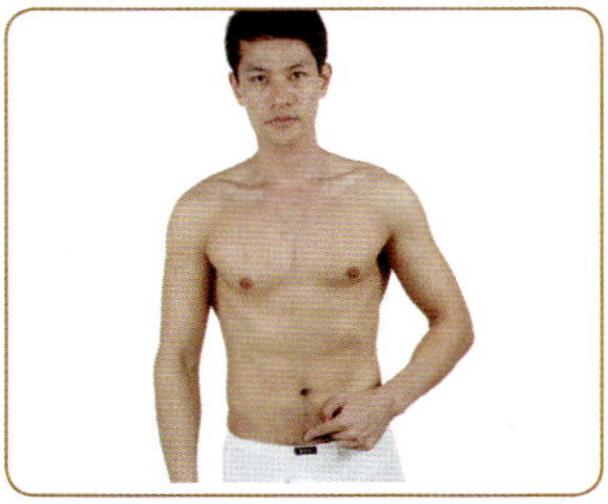

●**关元** 位于下腹部，前正中线上，脐下3寸。

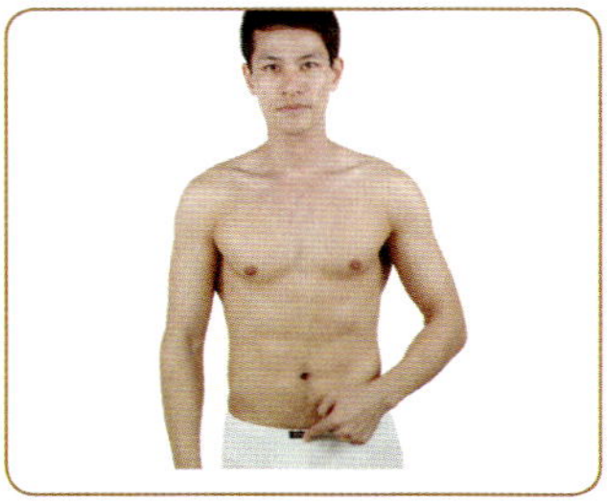

●**中极** 位于下腹部，前正中线上，脐下4寸。

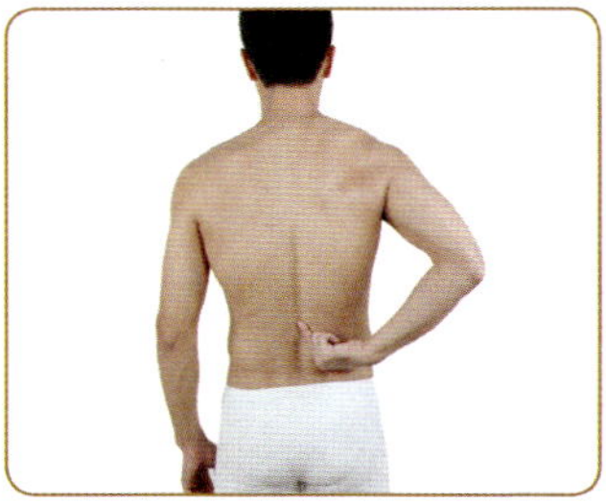

●**命门** 位于腰部，后正中线上，第二腰椎棘突下凹陷中。

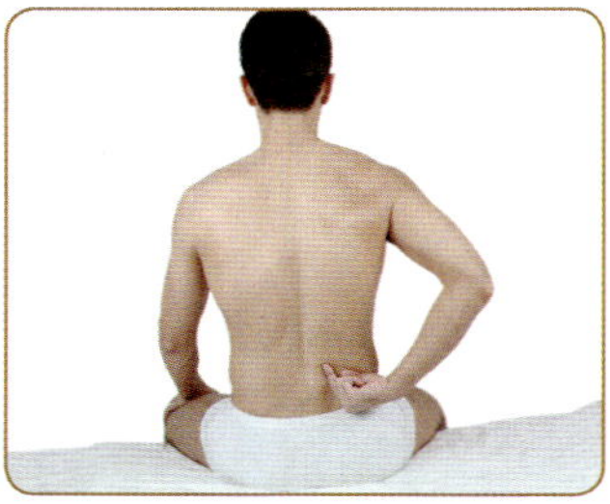

●**肾俞** 位于腰部，第二腰椎棘突下，旁开1.5寸处。

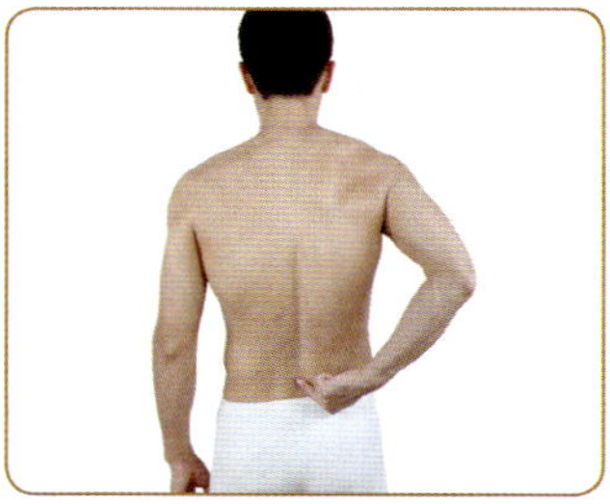

●**腰阳关** 位于腰部，第四腰椎棘突下凹陷中，后正中线上，约与髂脊相平。

【操作方法】

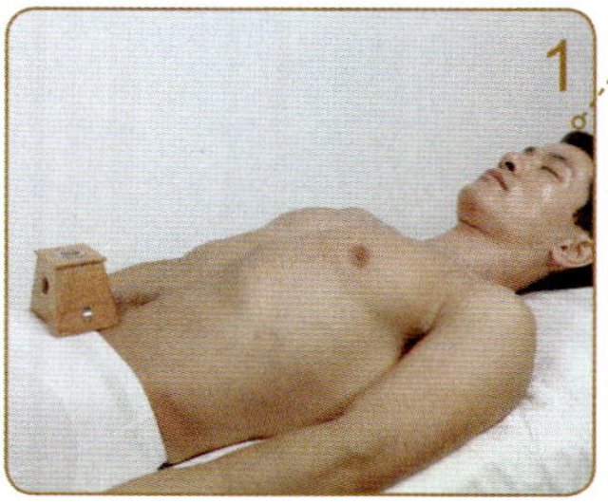

将燃着的艾灸盒放于关元穴、中极穴上灸治10~15分钟。

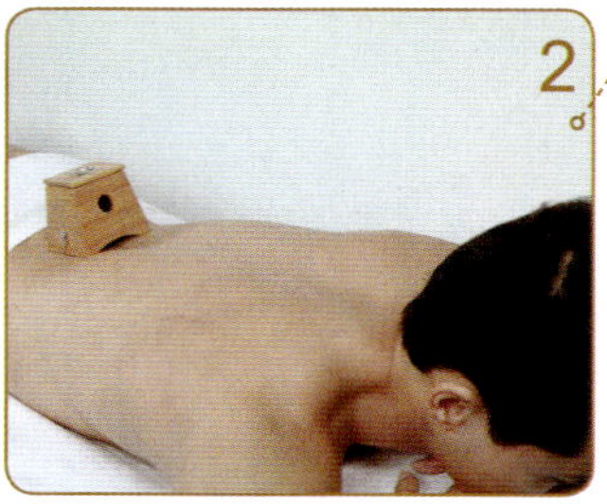

将燃着的艾灸盒放于肾俞穴、命门穴、腰阳关穴上灸治10~15分钟。

小贴士

优质蛋白质，主要是指各种动物性食物，如鸡、鸭、鱼、瘦肉、蛋类。多食优质蛋白质，可提供人体产生精子所需要的各种氨基酸。适当的进食壮阳食物，如狗肉、羊肾、鸡肉、韭菜、生姜等，可以减少阳痿的发生。不要酗酒，宜多吃动物内脏，不宜吃辛辣、肥腻、过甜、过咸的食物。

刮痧疗法

准备工具 | 刮痧板、经络油

【穴位定位】

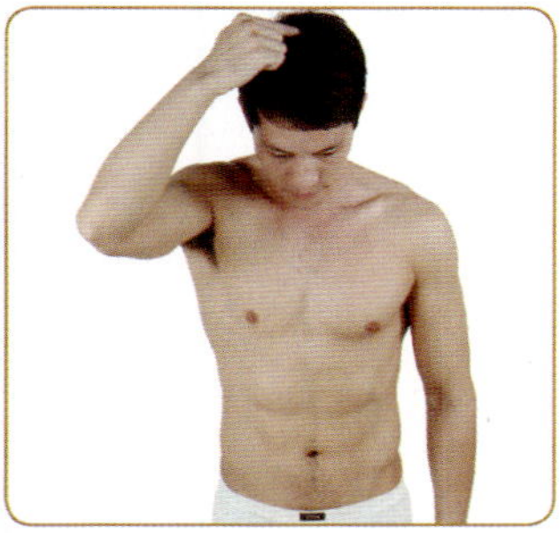

●**百会** 位于头顶正中线与两耳尖连线的交点处。

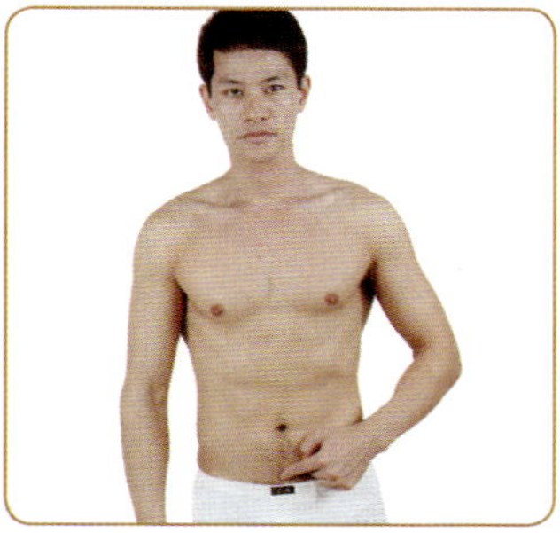

●**关元** 位于下腹部，前正中线上，脐下3寸处。

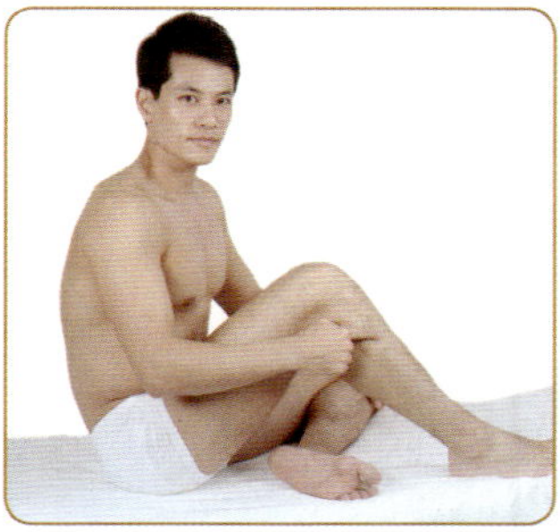

●**足三里** 位于外膝眼下3寸，距胫骨前缘一横指（中指）。

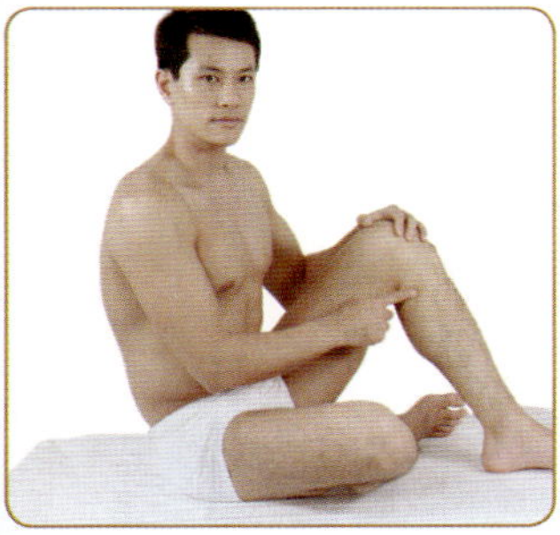

●**阴陵泉** 位于小腿内侧，胫骨内侧髁后下方凹陷处。

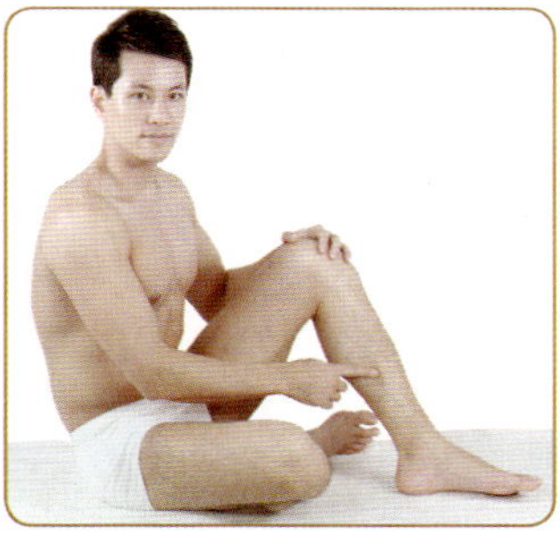

●**蠡沟** 位于小腿内侧，足内踝尖上5寸，胫骨内侧面的中央。

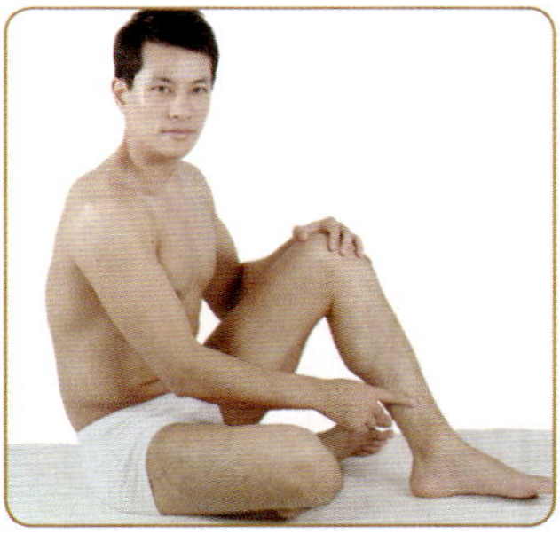

●**三阴交** 位于小腿内侧，足内踝尖上3寸，胫骨内侧缘后方。

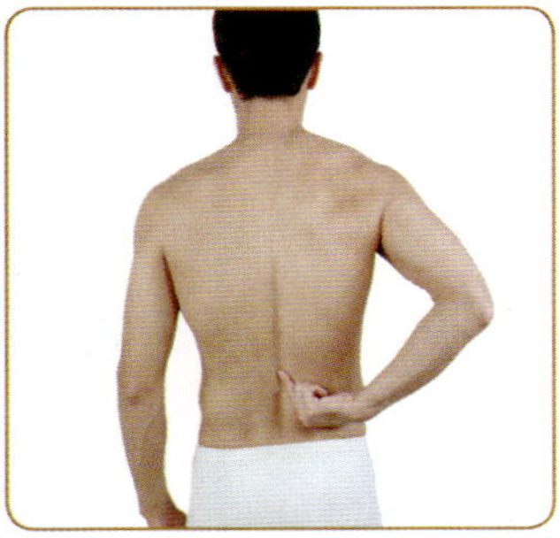

●**命门** 位于腰部，后正中线上，第二腰椎棘突下凹陷中。

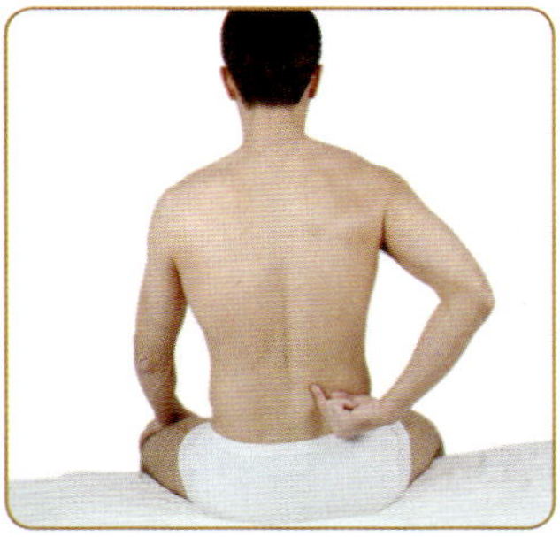

●**肾俞** 位于腰部，第二腰椎棘突下，旁开1.5寸处。

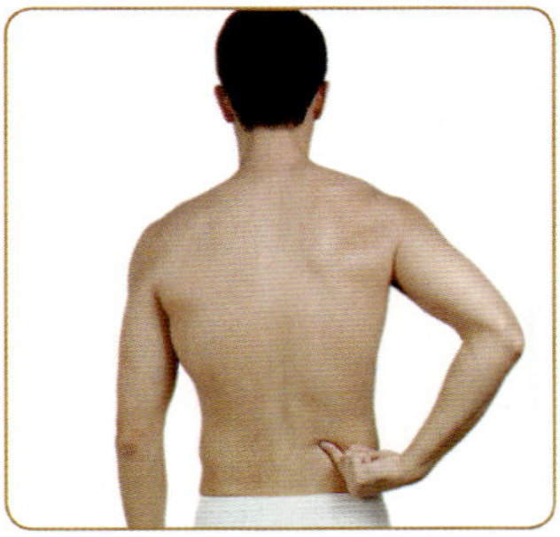

●**志室** 位于腰部，第二腰椎棘突下，旁开3寸。

【操作方法】

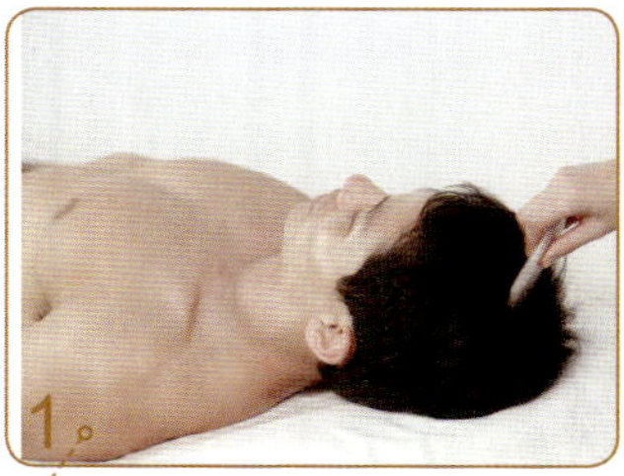

以刮痧板厚棱角侧面为着力点，刮拭百会穴20次，力度适中。

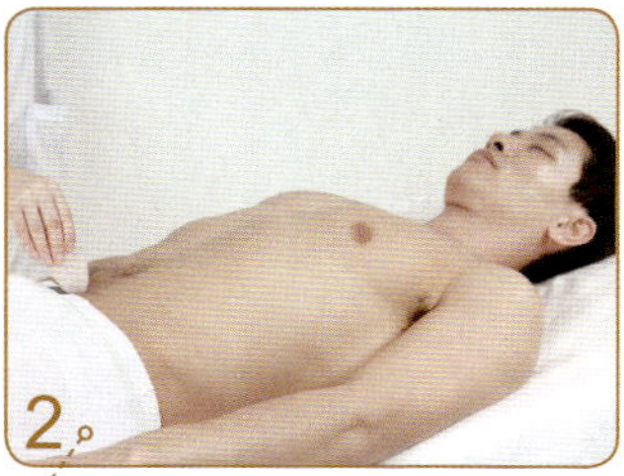

用角刮法刮拭关元穴，做回旋揉动30次，力度适中，以出痧为度。

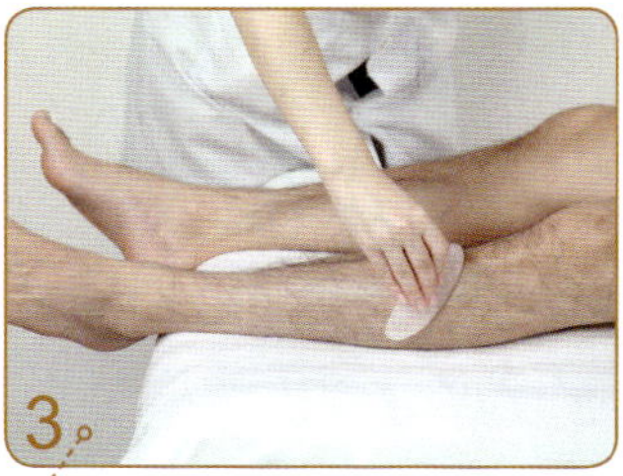

用刮痧板重刮足三里穴30次，至皮下紫色痧斑、痧痕形成为度。

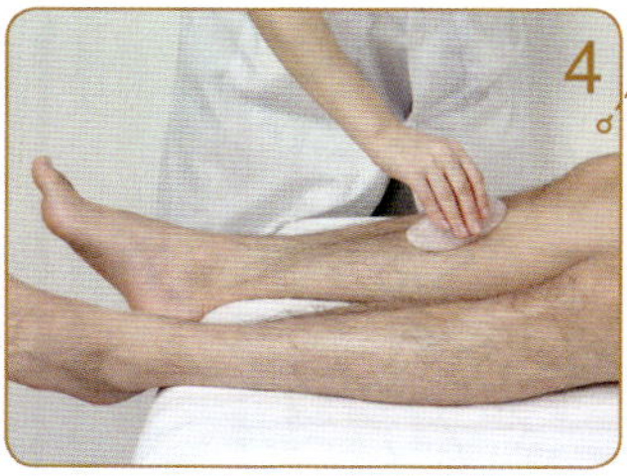

用面刮法刮阴陵泉穴至蠡沟穴到三阴交穴10～15次，力度适中。

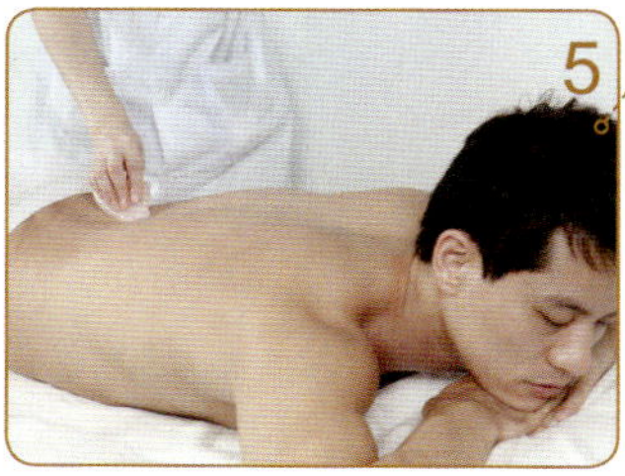

用角刮法刮拭命门穴至志室穴10～15次，途经肾俞穴重刮。

拔罐疗法

准备工具 火罐、气罐、拔罐器、止血钳、打火机、酒精棉球、热毛巾

【穴位定位】

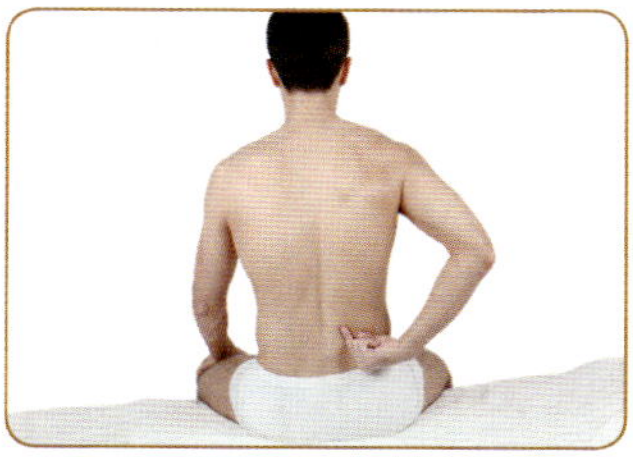

●肾俞 位于腰部，第二腰椎棘突下，旁开1.5寸处。

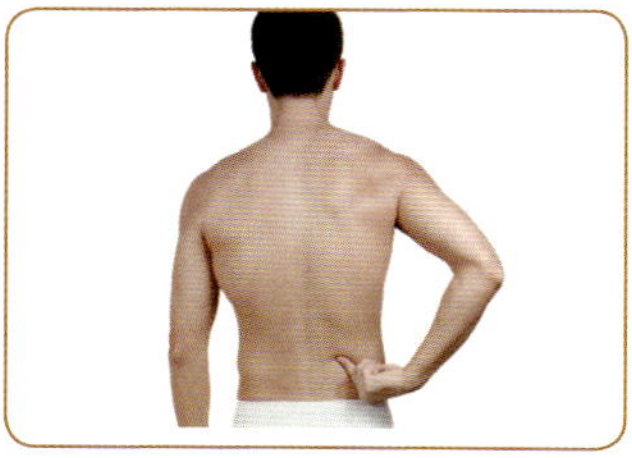

●志室 位于腰部，第二腰椎棘突下旁开3寸（命门旁开3寸）。

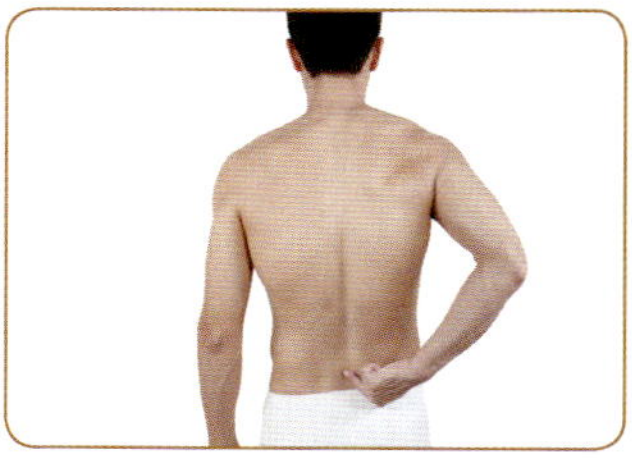

●腰阳关 位于腰部，第四腰椎棘突下凹陷中，后正中线上，约与髂脊相平。

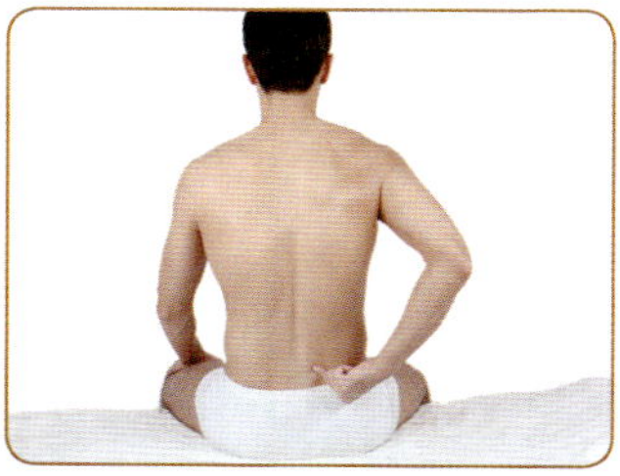

●关元俞 位于腰部，第五腰椎棘突下，旁开1.5寸处。

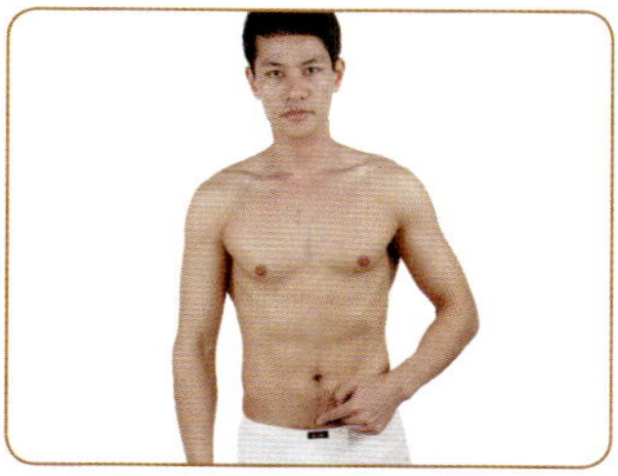

●关元 位于下腹部，前正中线上，脐下3寸处。

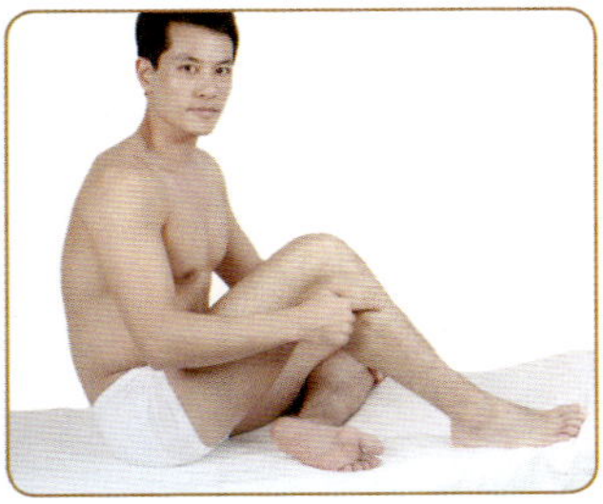

●足三里

位于外膝眼下3寸，距胫骨前缘一横指（中指）。

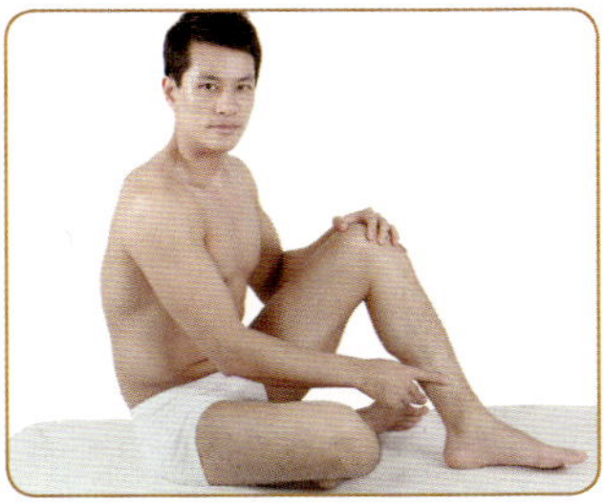

●三阴交

位于小腿内侧，足内踝尖上3寸，胫骨内侧缘后方。

【操作方法】

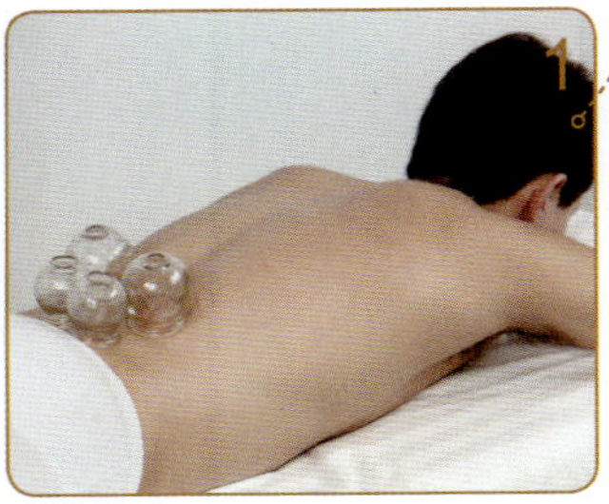

将火罐扣在肾俞穴、志室穴、腰阳关穴和关元俞穴上，留罐10分钟。

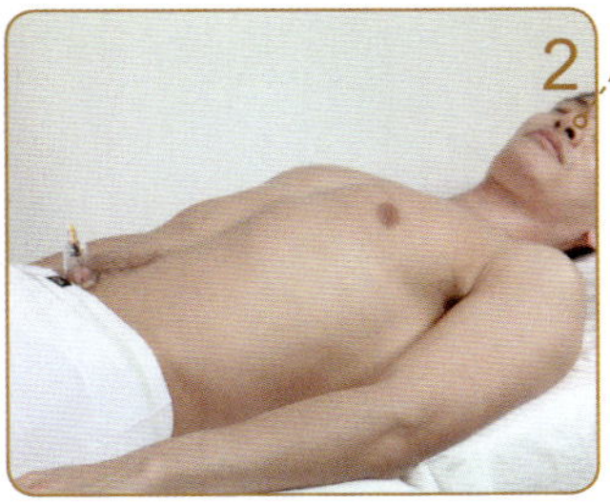

用拔罐器将气罐吸附在关元穴上，留罐10分钟。

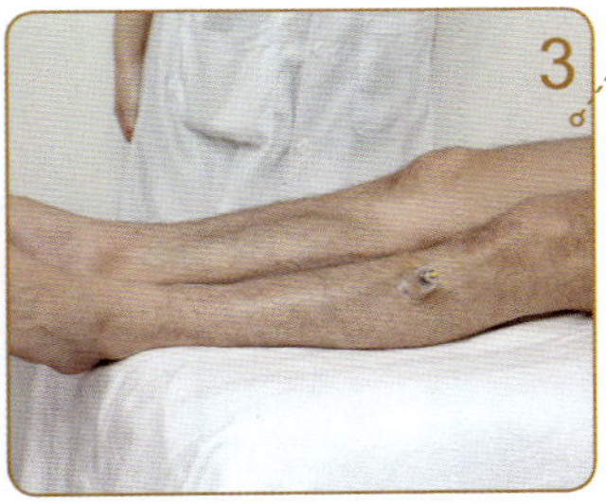

用拔罐器将气罐吸附在足三里穴上，留罐10分钟。对侧以同样方法操作。

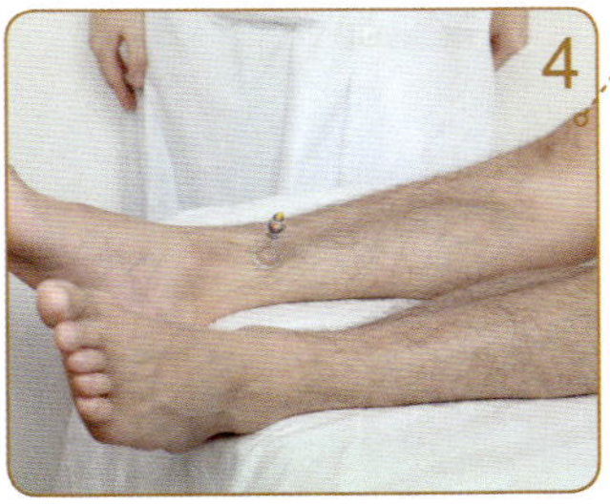

用拔罐器将气罐吸拔在三阴交穴上，留罐10分钟。对侧以同样方法操作。

对症食疗方

红枣鹿茸羊肉汤

【材料】鹿茸5克，红枣5枚，羊肉300克，盐、生姜片、食用油各适量

【制作】

①将羊肉洗净，切块；鹿茸、红枣（去核）洗净备用。

②净锅上火倒入适量水，调入油、生姜片、盐，下入羊肉、鹿茸、红枣，煲至熟透即成。

【功效】红枣具有补虚益气、养血安神、健脾和胃等功效。鹿茸可治疗肾阳不足、精血虚亏。羊肉可治疗肾虚阳衰、腰膝酸软。此汤具有补肾壮阳、益精生血的功效，对肾阳虚引起的阳痿、腰膝酸软等病症都有很好的疗效。

当归牛尾虫草汤

【材料】当归30克，虫草3克，牛尾1条，瘦肉100克，盐适量

【制作】

①瘦肉洗净，切大块；当归用水略冲；虫草洗净；牛尾去毛，洗净，切成段。

②将所有材料一起放入砂锅内，加适量清水，煮至肉熟即成。

【功效】当归可活血补血。牛尾能补气养血、强筋骨。此汤具有添精补髓、补肾壮阳的功效，适合肾虚阳痿的患者食用。

早泄

祛除此病拾尊严

早泄是指性交时间极短，或阴茎插入阴道就射精，随后阴茎即疲软，不能正常进行性交的一种病症，是一种最常见的男性性功能障碍。中医认为此病多由于房劳过度或频繁手淫，导致肾精亏耗，或体虚羸弱，虚损遗精日久，肾气不固引起。

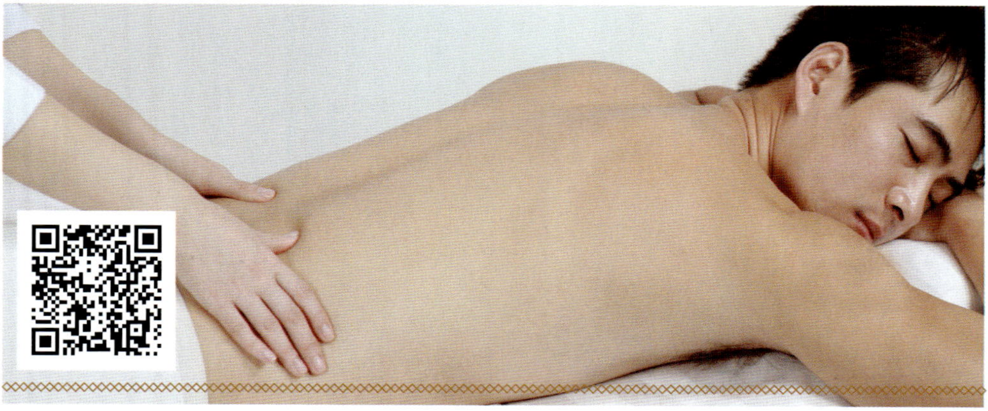

按摩疗法

【穴位定位】

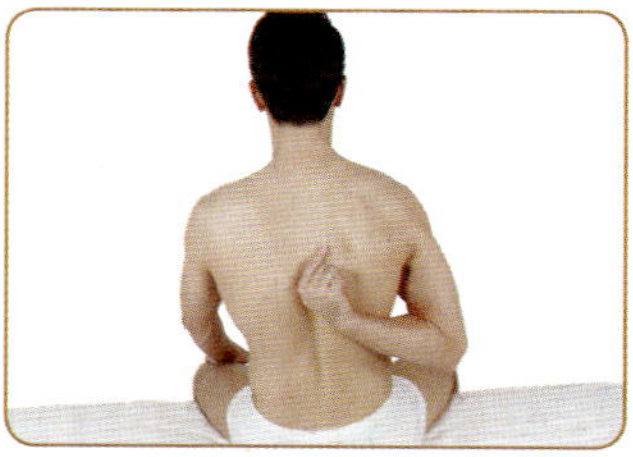

●**心俞** 位于背部，第五胸椎棘突下，旁开1.5寸。

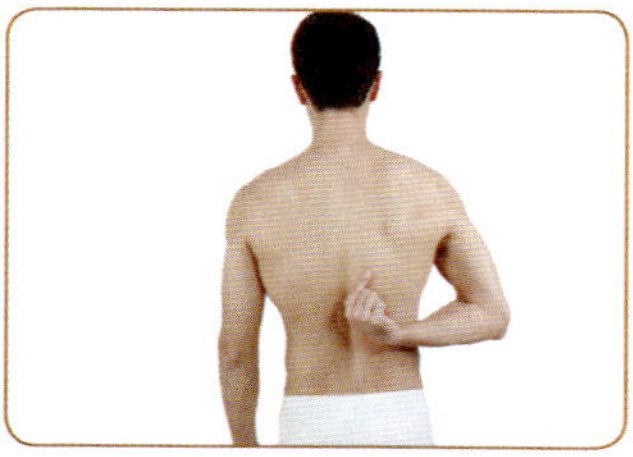

●**肝俞** 位于背部，第九胸椎棘突下，旁开1.5寸。

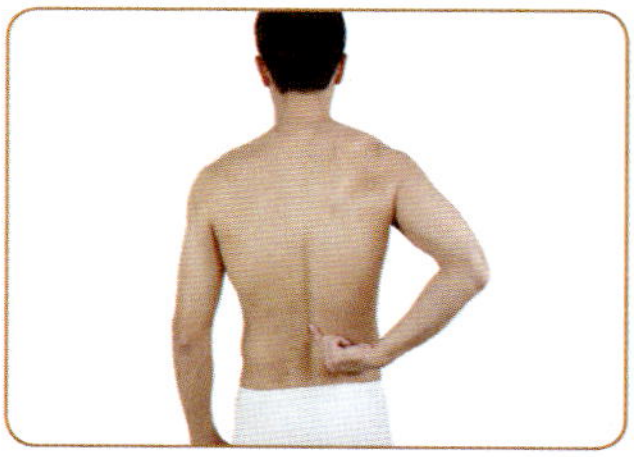

●**命门** 位于腰部，第二腰椎棘突下凹陷中。

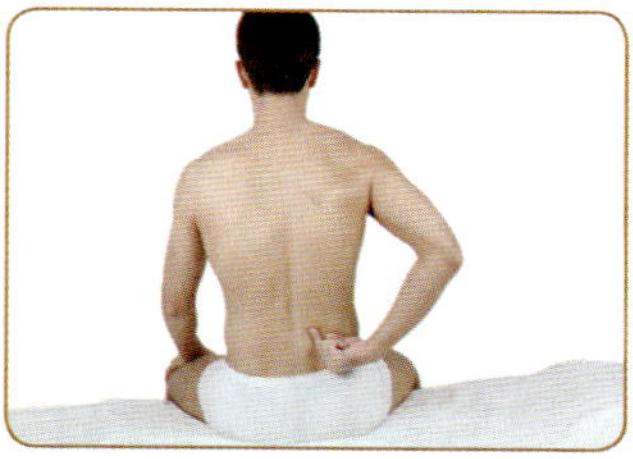

●**肾俞** 位于腰部，第二腰椎棘突下，旁开1.5寸。

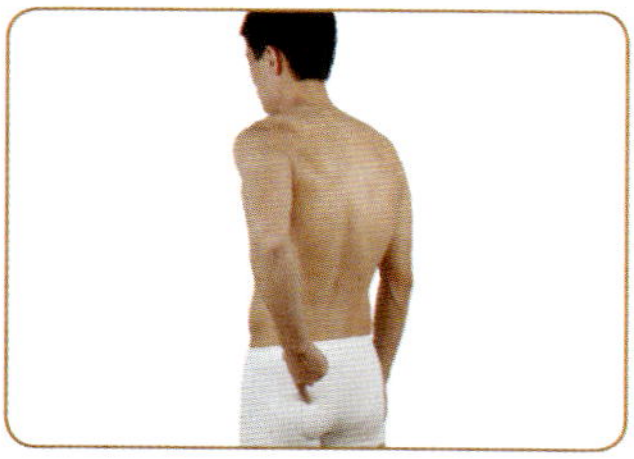

●**环跳** 位于股骨大转子与骶管裂孔连线外中1/3交点。

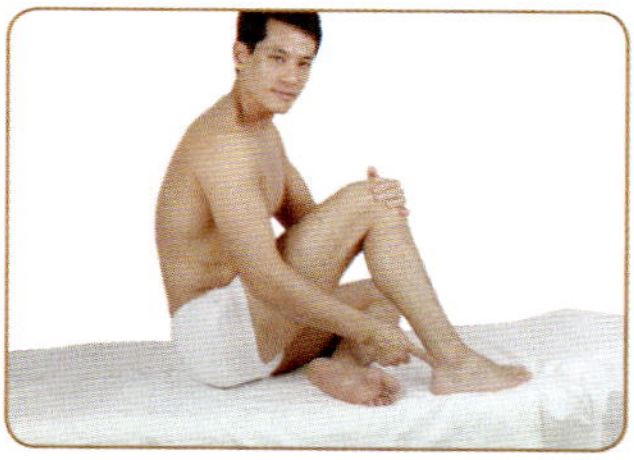

●**昆仑** 位于足外踝后方，外踝尖与跟腱间凹陷处。

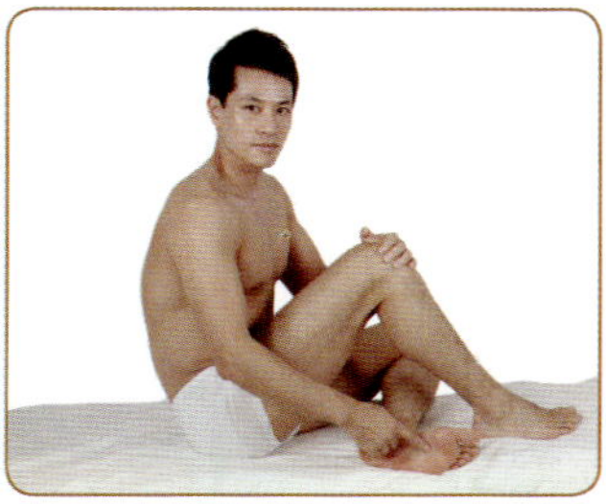

●涌泉

位于足底足第二、第三趾趾缝纹头端与足跟连线的前中1/3交点。

小贴士

平时多运动，强健的身体才是男性的坚强后盾。多做有氧运动，如：进行慢跑、游泳、仰卧起坐、俯卧撑等。

【操作方法】

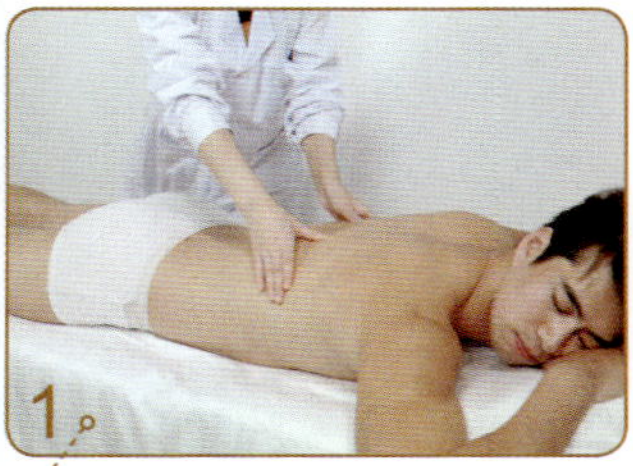

双手拇指指腹放于心俞穴上，推至肝俞穴，推按15分钟。

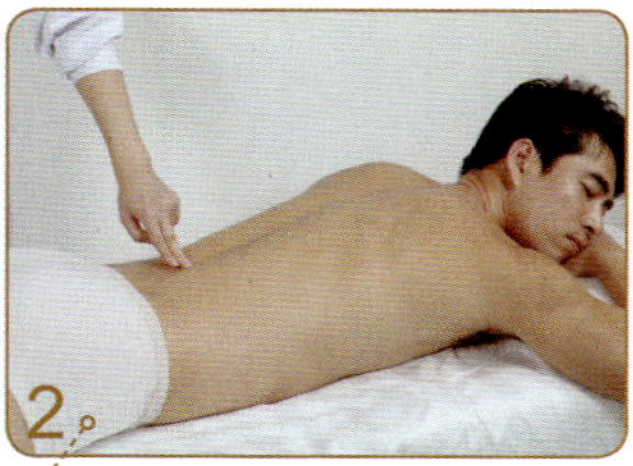

将食指、中指放于命门穴上，微用力压揉，以局部有酸胀感为宜。

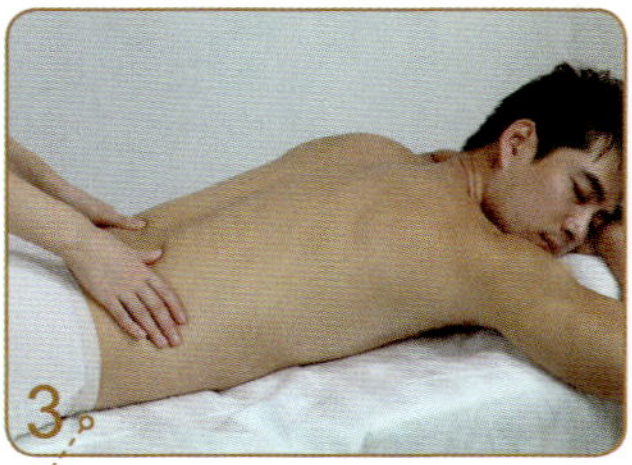

拇指指腹放于肾俞穴上，微用力压揉，以局部有酸胀感为宜。

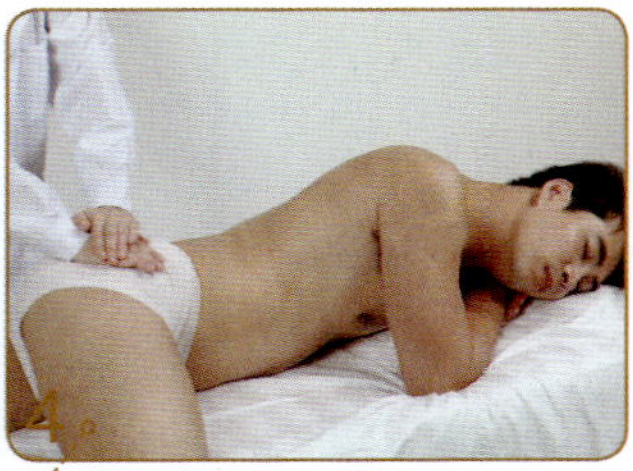

用右手掌根揉按环跳穴，用力揉按，以局部有酸胀感为宜。

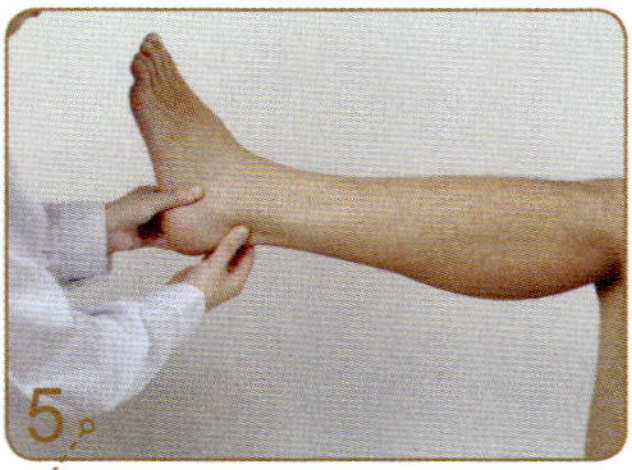

用拇指与食指、中指相对成钳形，掐按昆仑穴15分钟。

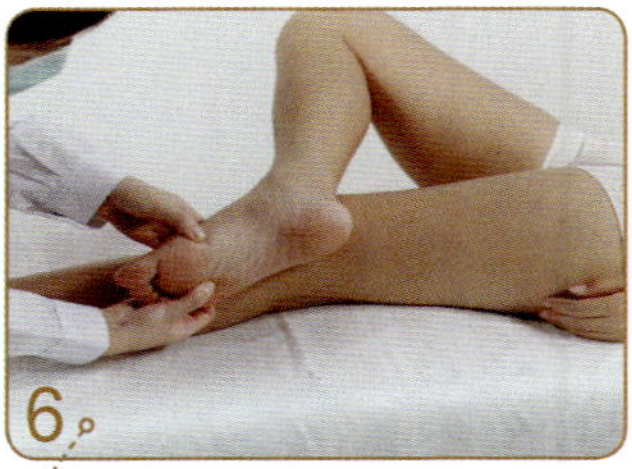

用拇指指腹点按涌泉穴10分钟。

艾灸疗法

准备工具 | 艾条、打火机、艾灸盒

【穴位定位】

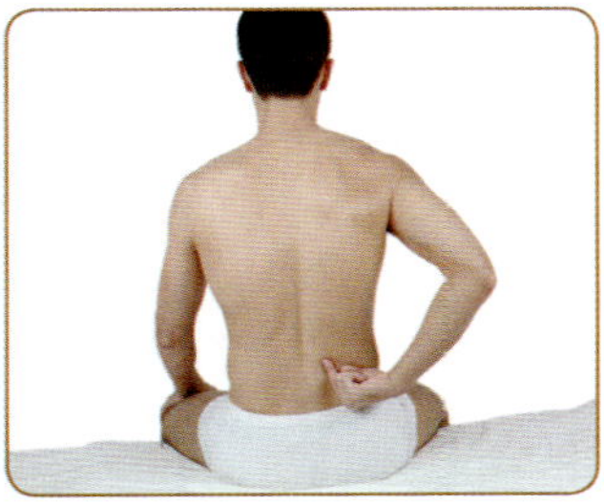

●肾俞

位于腰部，第二腰椎棘突下，旁开1.5寸处。

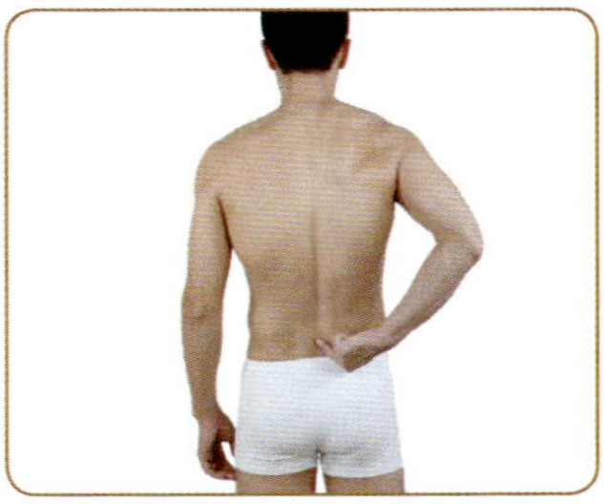

●腰阳关

位于脊柱区，第四腰椎棘突下凹陷中，后正中线上，约与髂脊相平。

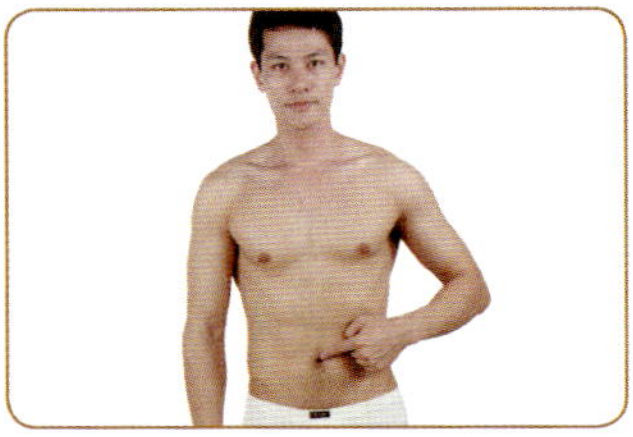

●**神阙**
位于脐窝正中。

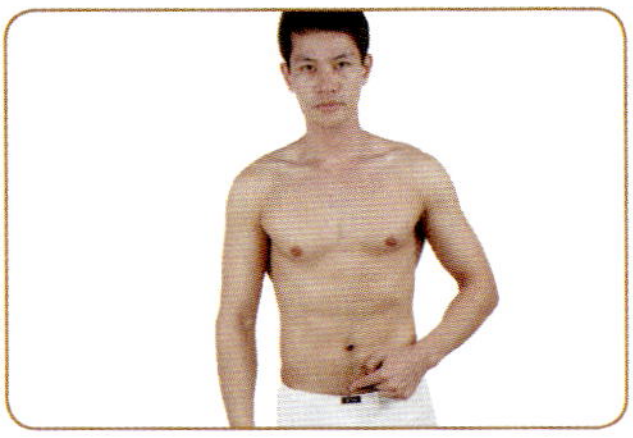

●**关元**
位于下腹部，前正中线上，脐下3寸。

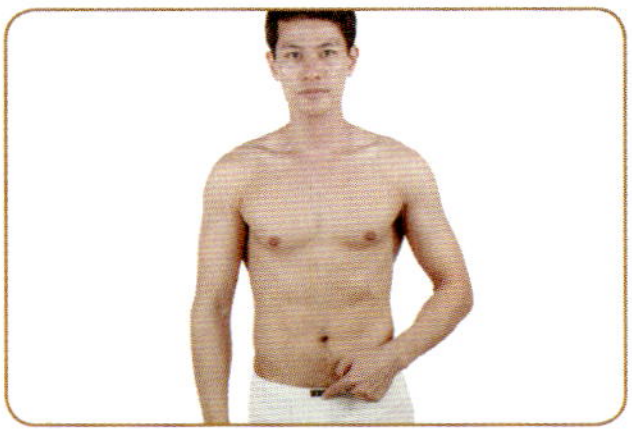

●**中极**
位于下腹部，前正中线上，脐下4寸。

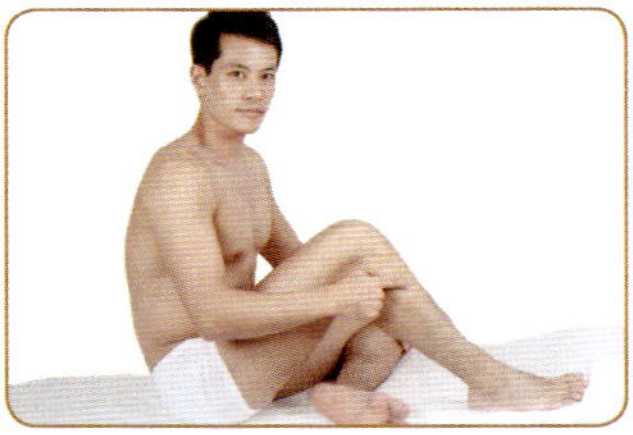

●**足三里**
位于外膝眼下3寸，距胫骨前缘一横指（中指）。

【操作方法】

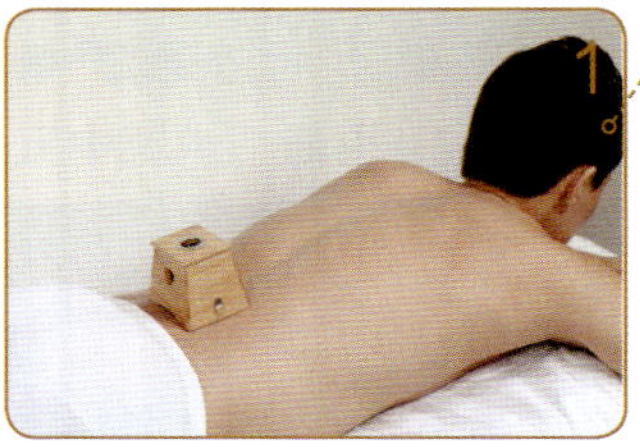

将燃着的艾灸盒放于肾俞穴、腰阳关穴上灸治10～15分钟。

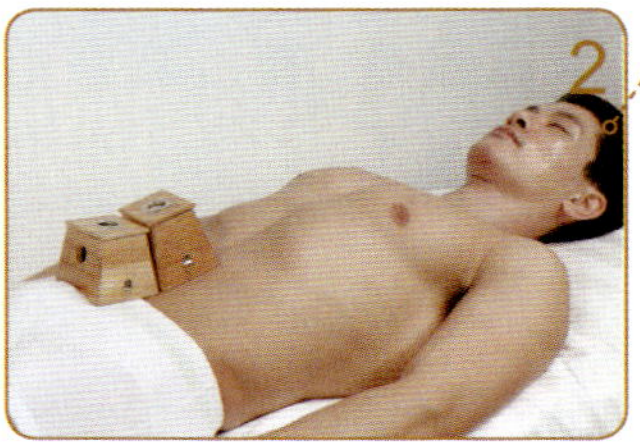

将艾灸盒放于神阙穴、关元穴、中极穴上，一同灸治10～15分钟。

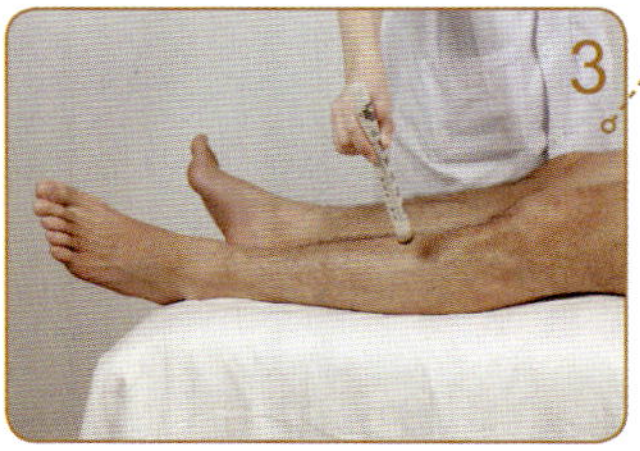

用艾条温和灸法灸治足三里穴10～15分钟，至局部潮红发热为宜。

小贴士

调理早泄首先要有一个平稳的心态，消除负面的心理情绪，树立健康的性心理，保持乐观的态度。

刮痧疗法

准备工具 | 刮痧板、经络油

【穴位定位】

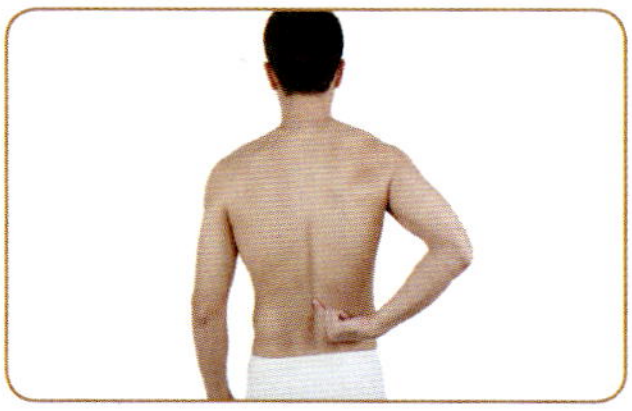

●**命门** 位于腰部，后正中线上，第二腰椎棘突下凹陷中。

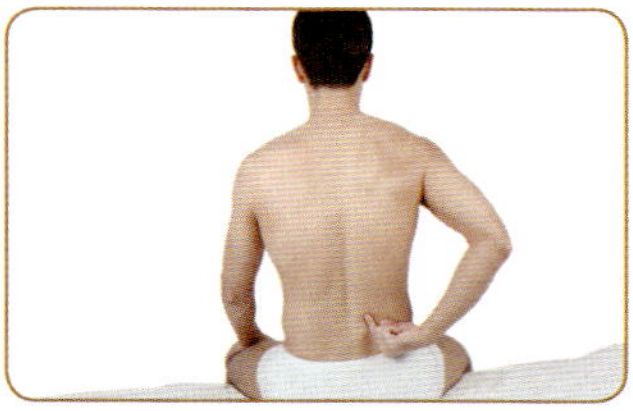

●**肾俞** 位于腰部，第二腰椎棘突下，旁开1.5寸。

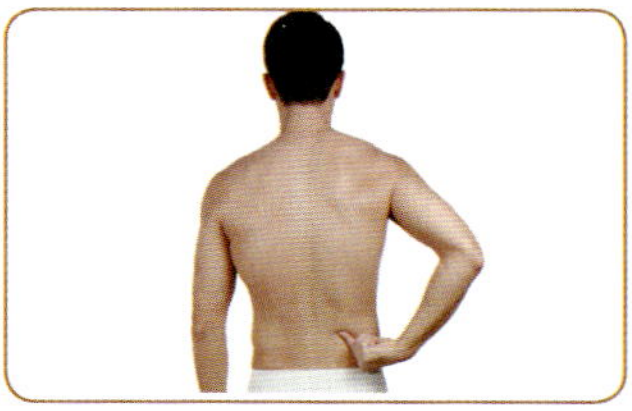

●**志室** 位于腰部，第二腰椎棘突下，旁开3寸。

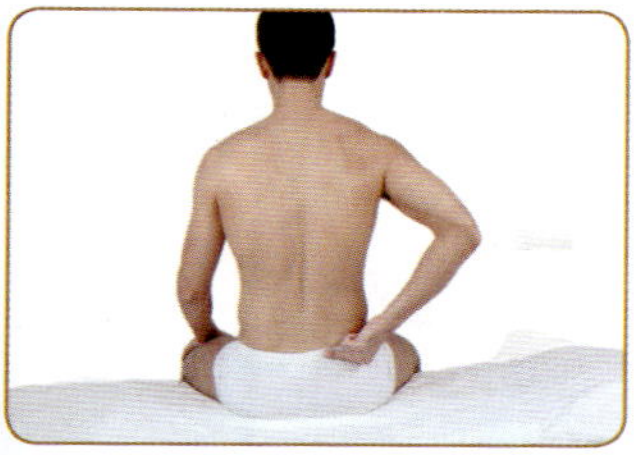

●**膀胱俞** 位于骶部，骶正中嵴旁1.5寸，平第二骶后孔。

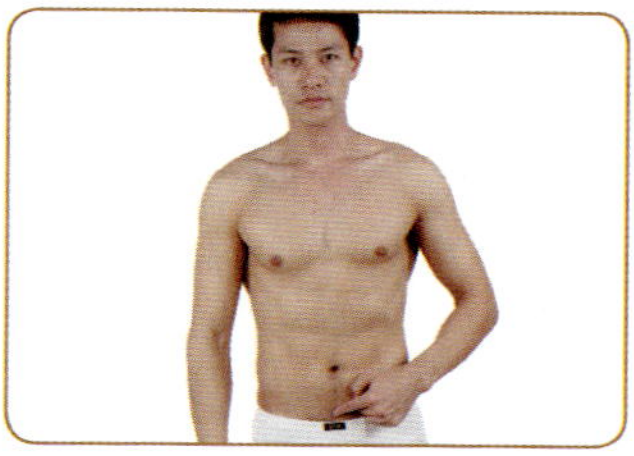

●**关元** 位于下腹部，前正中线上，脐下3寸。

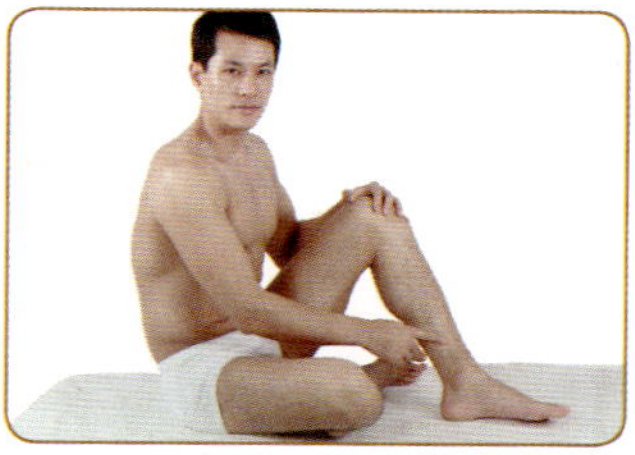

●**三阴交** 位于小腿内侧，当足内踝尖上3寸，胫骨内侧缘后方。

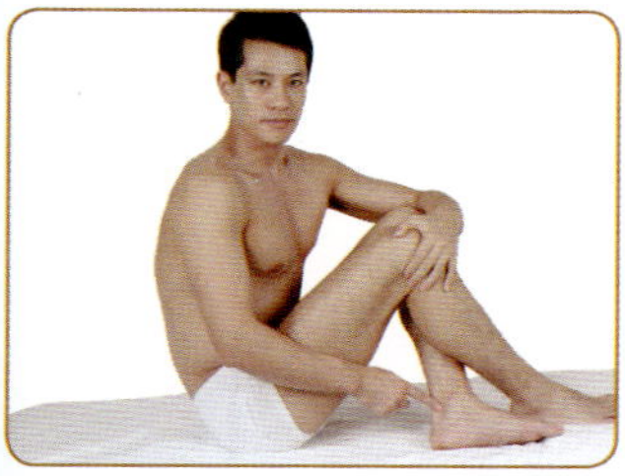

●**太溪**
位于足内侧，内踝后方，内踝尖与跟腱之间的凹陷处。

小贴士

注重饮食调理，控制体重，少烟酒，多吃黑色食物、蜂蜜、海藻、松果体素、麦芽油、果仁和种子。

【操作方法】

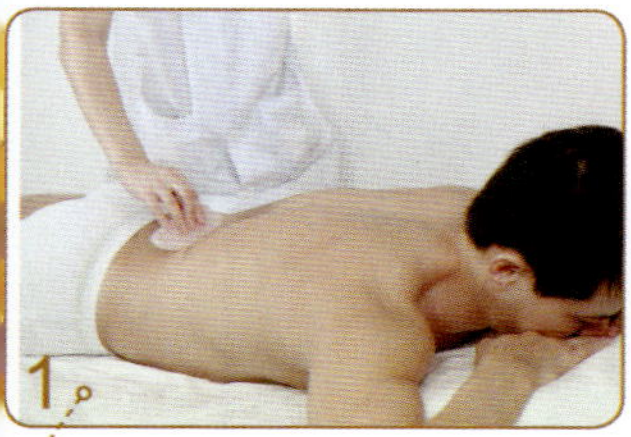

1 用面刮法刮拭命门穴、志室穴，途经肾俞穴，刮至膀胱俞穴10~15次。

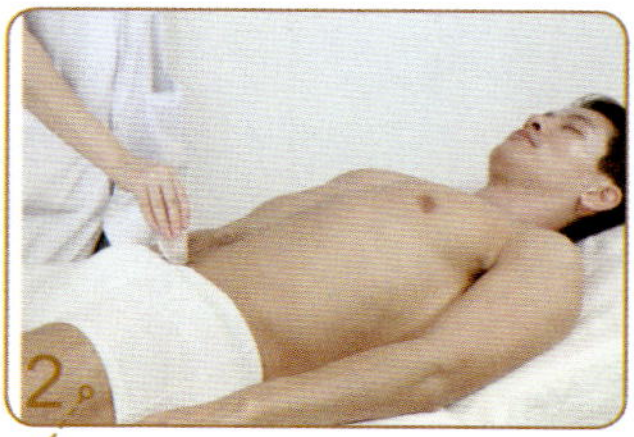

2 用刮痧板刮拭关元穴，做回旋揉动30次，力度适中，以出痧为度。

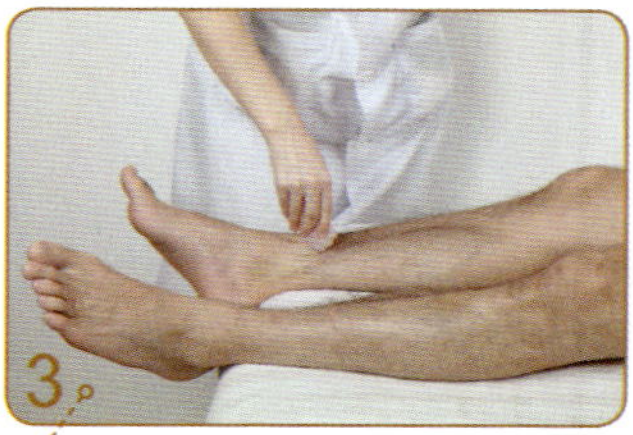

3 用角刮法重刮三阴交穴至太溪穴，以出痧为度，对侧以同样手法操作。

拔罐疗法

准备工具 火罐、气罐、拔罐器、热毛巾、止血钳、酒精棉球、打火机

【穴位定位】

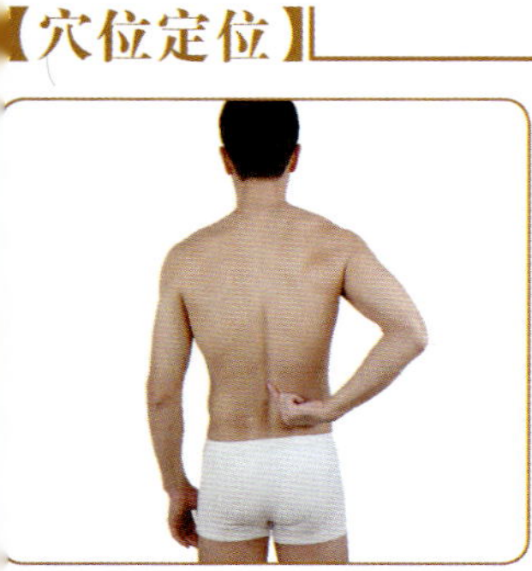

●**命门**
位于腰部，后正中线上，第二腰椎棘突下凹陷中。

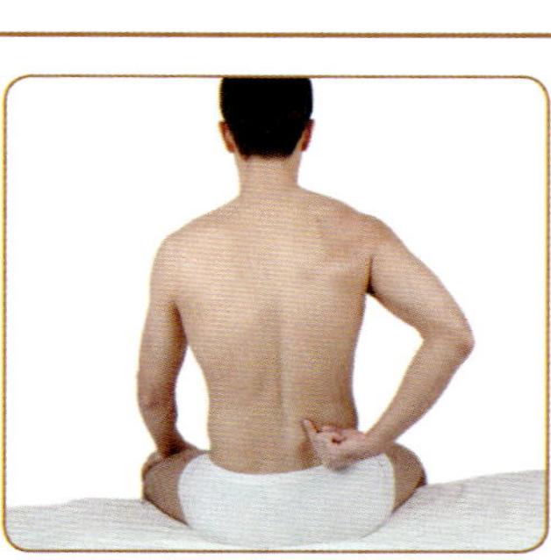

●**肾俞**
位于腰部，第二腰椎棘突下，旁开1.5寸处。

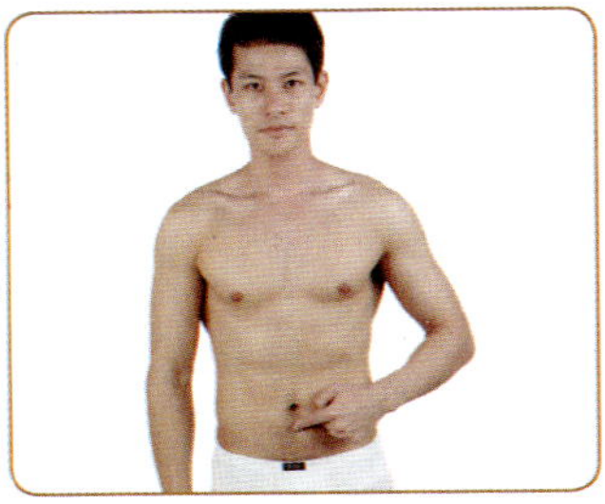

●**气海** 位于下腹部，前正中线上，脐下1.5寸。

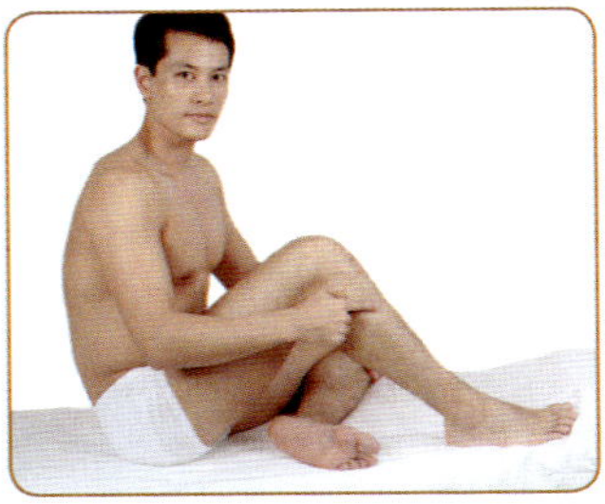

●**足三里** 位于外膝眼下3寸，距胫骨前缘一横指（中指）。

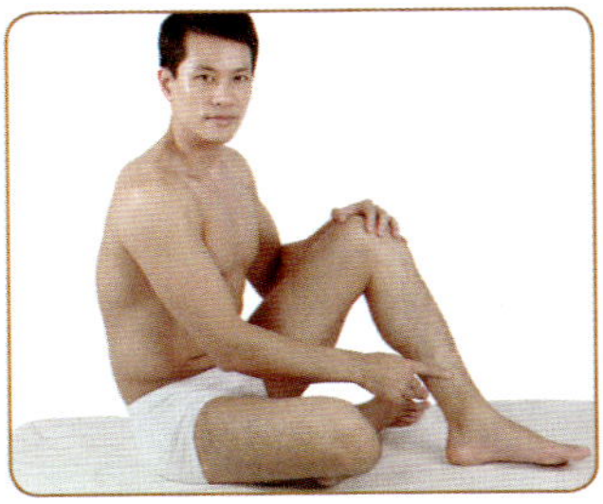

●**三阴交** 位于小腿内侧，足内踝尖上3寸，胫骨内侧缘后方。

【操作方法】

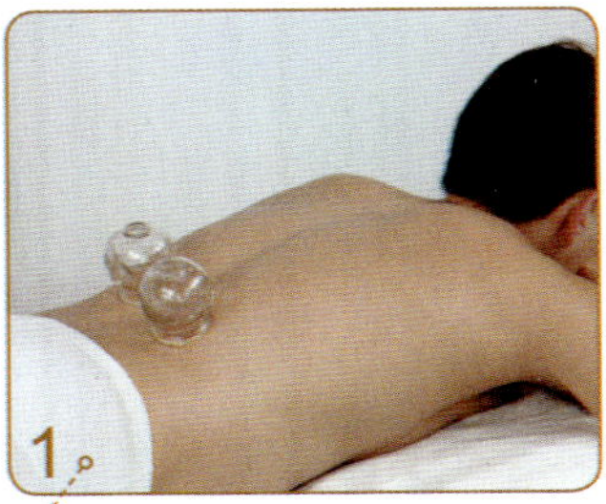

1. 迅速将火罐扣在命门穴和肾俞穴上，留罐10分钟。

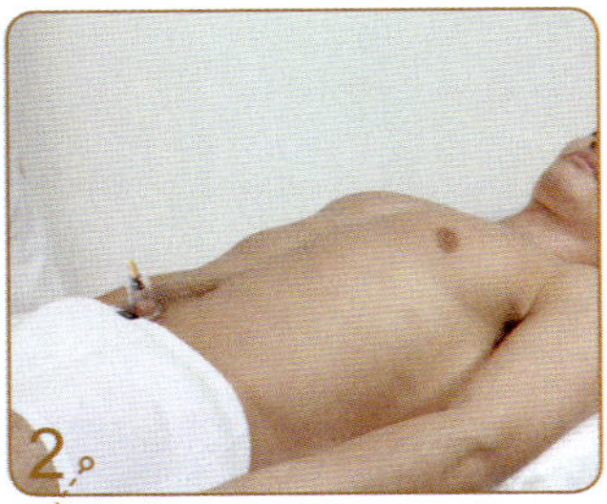

2. 用拔罐器将气罐吸拔在气海穴上，留罐10分钟。

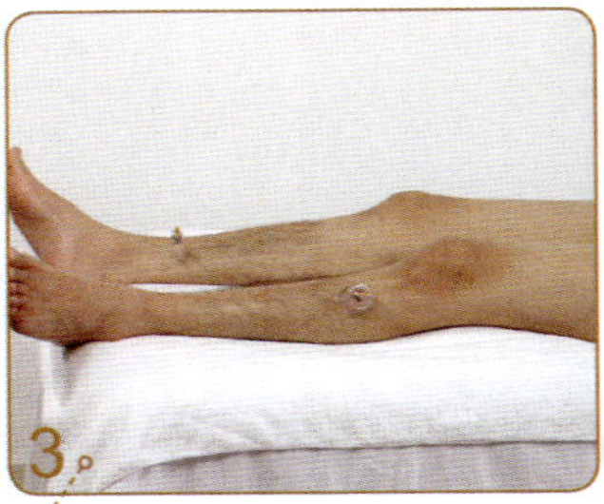

3. 用同样的方法将气罐吸拔在足三里穴、三阴交穴上，留罐10分钟。

对症食疗方

牛鞭汤

【材料】生姜1块，牛鞭1条，盐适量

【制作】

①牛鞭切段，放入沸水中焯，捞出后洗净，切片；姜洗净，切片。

②将牛鞭、生姜片放入锅中，加水至盖过材料。

③以大火煮开后转小火慢炖约30分钟，起锅前加盐调味即成。

【功效】牛鞭温补肾阳。此汤有改善心理性性功能障碍的功效，对肾阳虚引起的阳痿、早泄等病症有较好的作用。

火爆腰花

【材料】猪腰500克，蒜薹50克，甜椒20克，盐、姜片、葱末适量

【制作】

①将猪腰片去腰臊，切麦穗花刀，加少许盐腌入味；将蒜薹洗净，切段备用。

②锅底留油，下姜、葱炝锅，蒜薹、腰花入油锅中滑散，加盐炒至入味即成。

【功效】猪腰具有补肾强腰、固精益气的功效，经常食用对肾虚早泄患者具有一定的食疗效果。

遗精

补心养肾除隐疾

遗精是指无性交而精液自行外泄的一种男性疾病。睡眠时精液外泄者为梦遗，清醒时精液外泄者为滑精，梦遗和滑精统称为遗精。一般成人男性遗精一周不超过1次属正常的生理现象；如果一周数次或一日数次，并伴有精神萎靡等则属于病理性疾病。

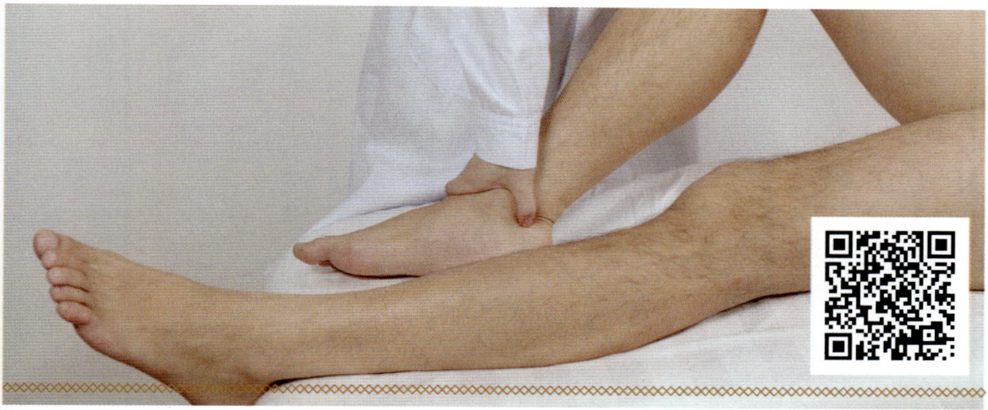

按摩疗法

【穴位定位】

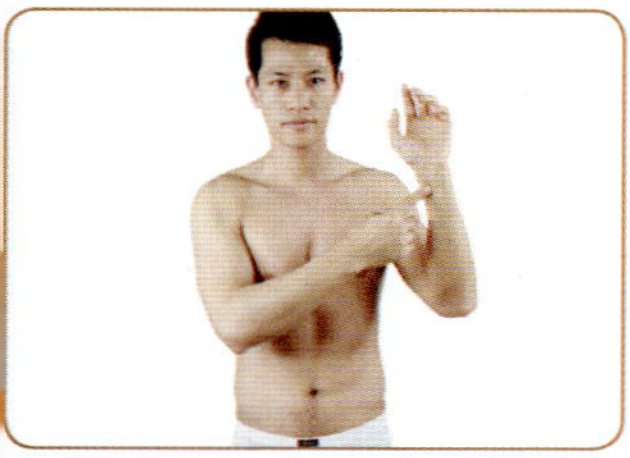

●**内关** 位于前臂正中，腕横纹上2寸。

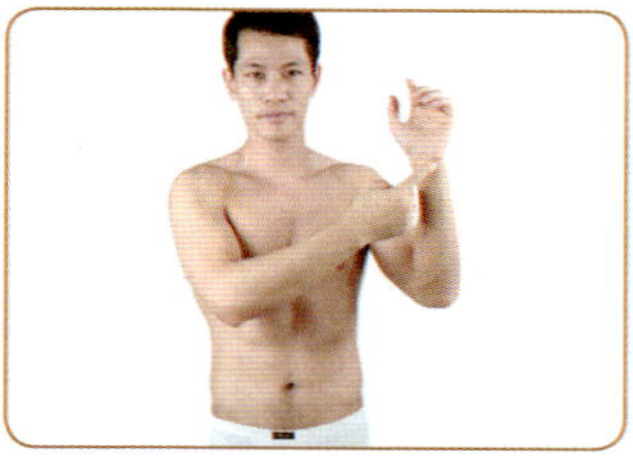

●**神门** 位于腕掌侧横纹尺侧端屈肌腱桡侧凹陷处。

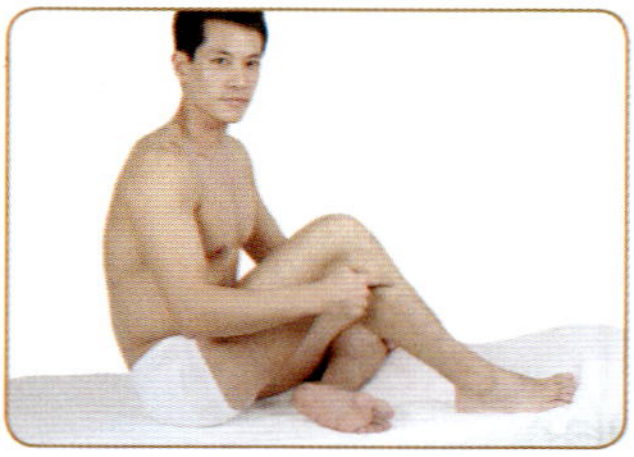

●**足三里** 位于外膝眼下3寸，距胫骨前缘一横指。

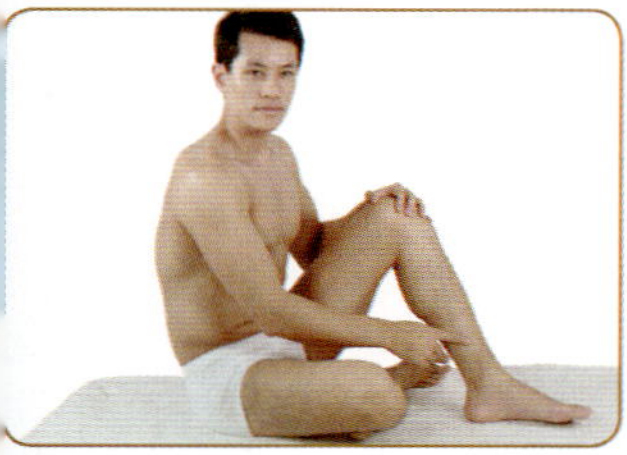

●**三阴交** 位于小腿内侧，足内踝尖上3寸，胫骨内侧缘后方。

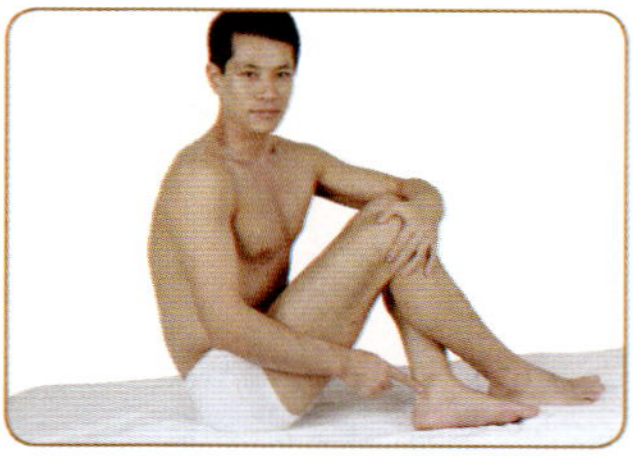

●**太溪** 位于足内侧，内踝尖与跟腱之间的凹陷处。

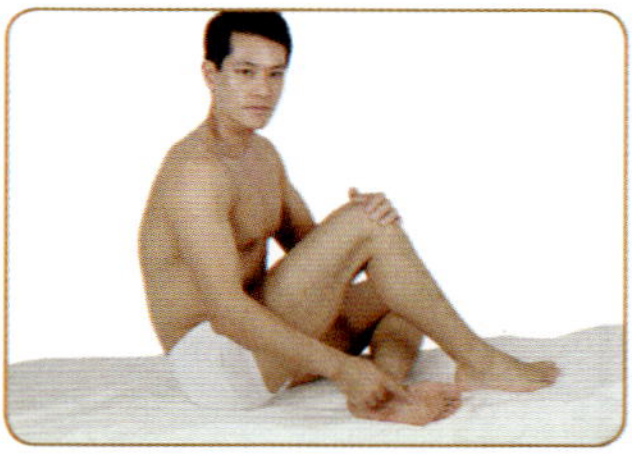

●**涌泉** 位于足第二、第三趾趾缝纹头与足跟前中1/3交点。

【操作方法】

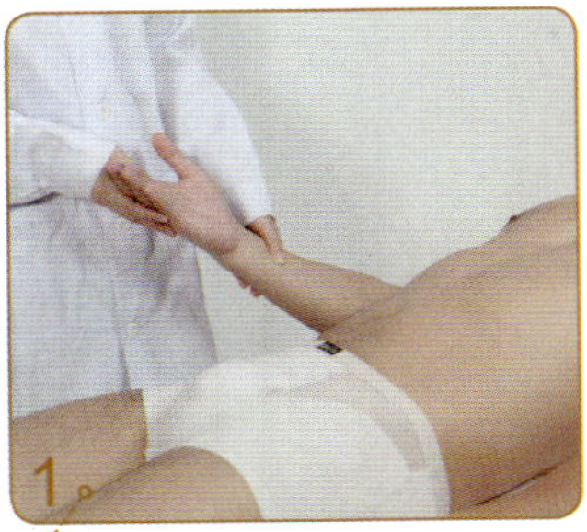

拇指指腹放于内关穴上，力度由轻渐重揉按2～3分钟。

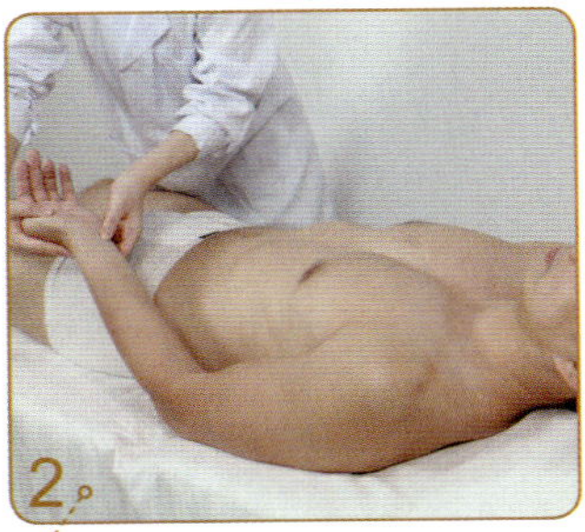

拇指指腹放于神门穴上，其余四指附于腕关节处，揉按3分钟。

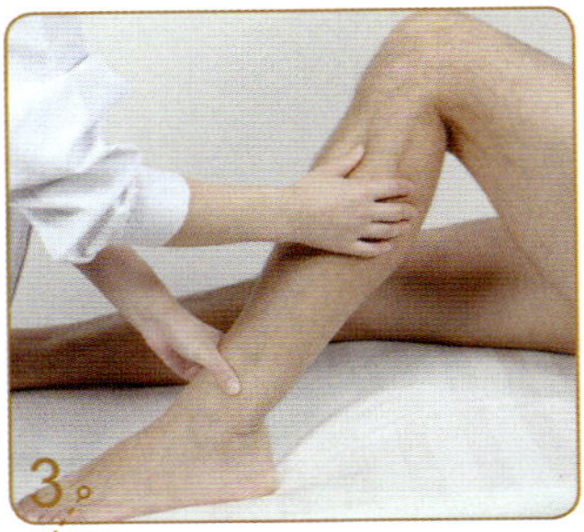

拇指指尖放于足三里穴上，微用力压揉，以局部有酸胀感为宜。

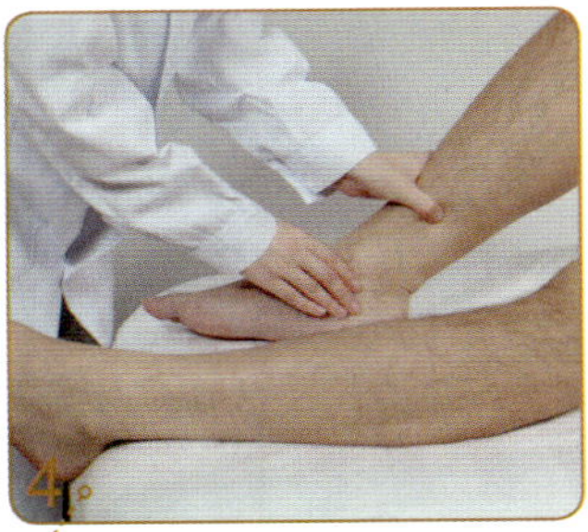

拇指指尖放于三阴交穴上，微用力压揉3～5分钟。

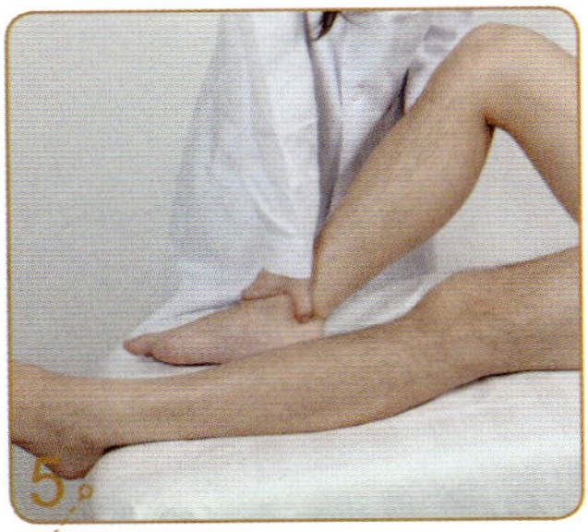

拇指指腹放于太溪穴上，微用力按压，以局部有酸胀感为宜。

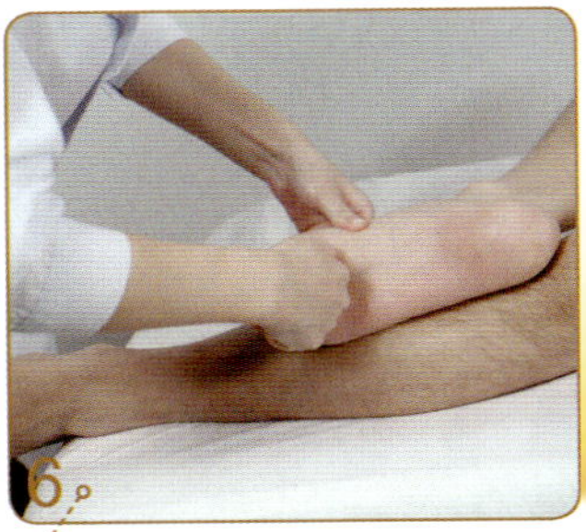

用拇指揉按涌泉穴3～5分钟。

艾灸疗法

准备工具 | 艾条、打火机、艾灸盒

【穴位定位】

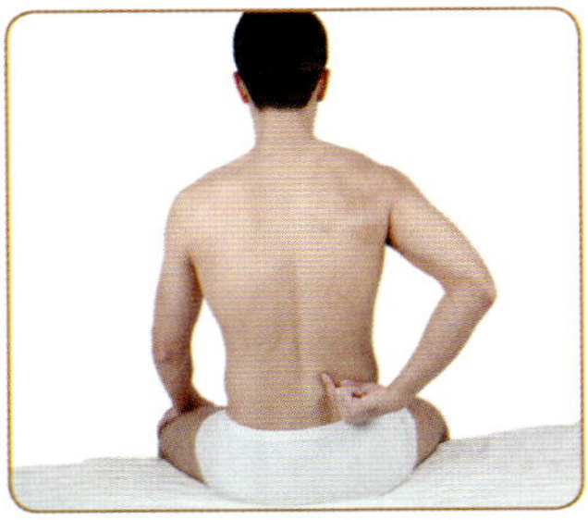

●**肾俞** 位于腰部，第二腰椎棘突下，旁开1.5寸。

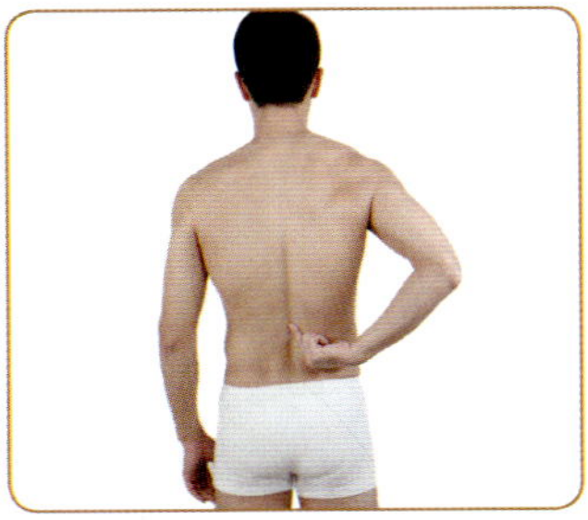

●**命门** 位于腰部，后正中线上，第二腰椎棘突下凹陷中。

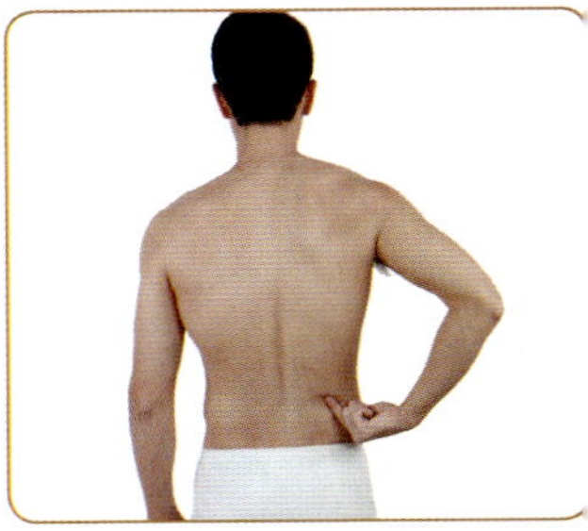

●**腰眼** 位于腰部，第四腰椎棘突下，旁开约3.5寸凹陷中。

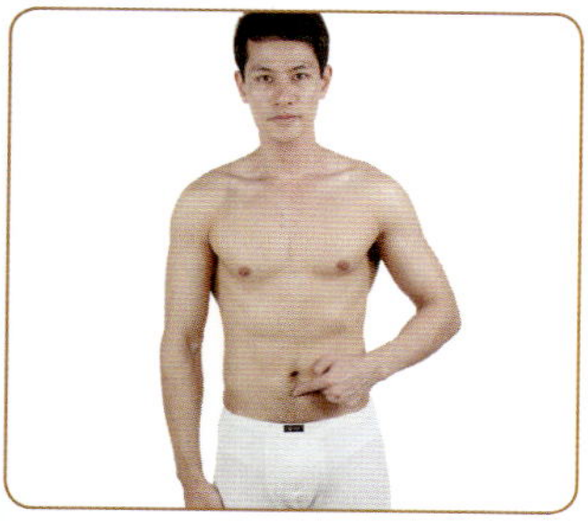

●**气海** 位于下腹部正中线上，脐下1.5寸处。

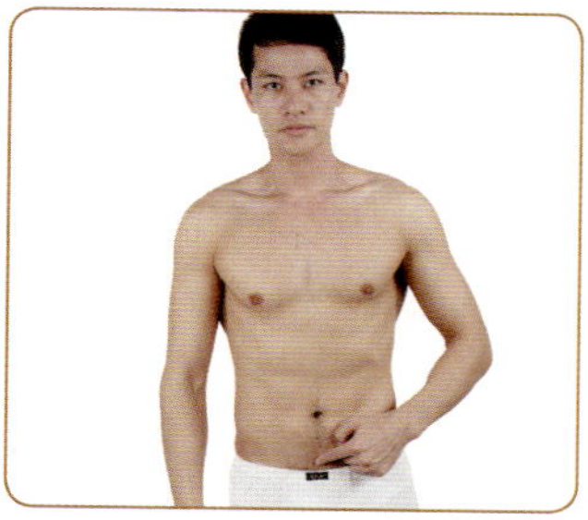

●**关元** 位于下腹部，前正中线上，脐下3寸。

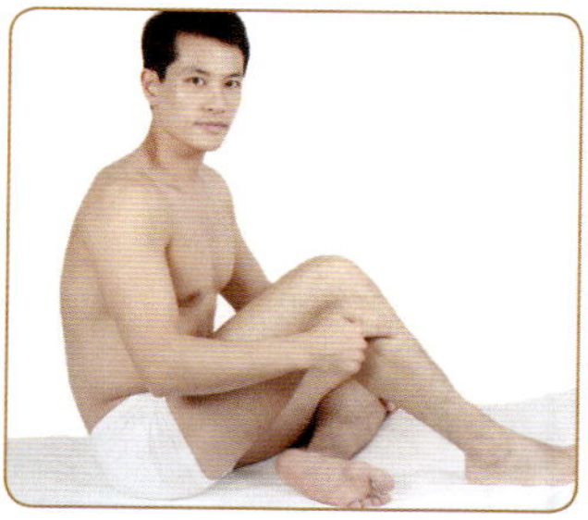

●**足三里** 位于外膝眼下3寸，距胫骨前缘一横指（中指）。

【操作方法】

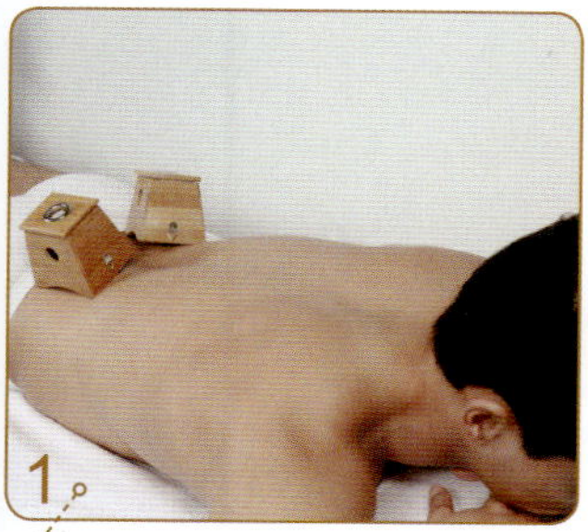

1. 将燃着的艾灸盒置放在肾俞穴、腰眼穴、命门穴上灸治10～15分钟。

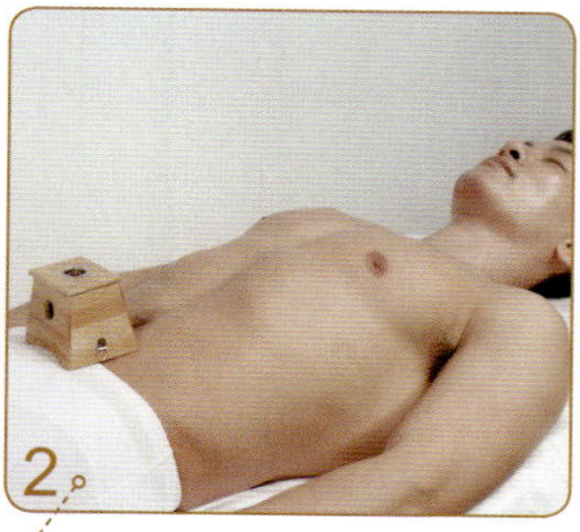

2. 将燃着的艾灸盒放在气海穴、关元穴上灸治10～15分钟。

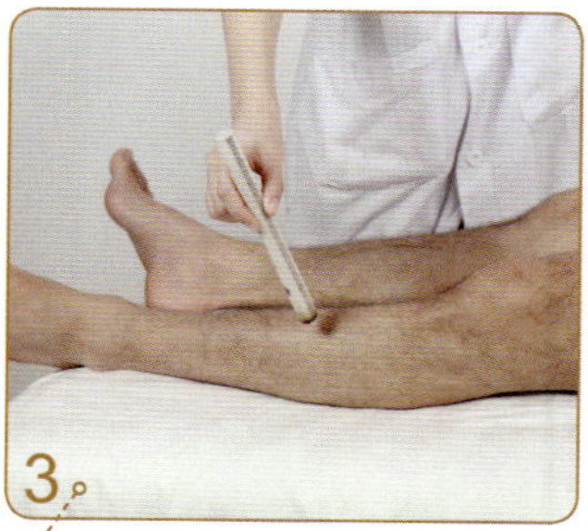

3. 用艾条雀啄灸法灸治足三里穴10～15分钟。对侧以同样的方法操作。

刮痧疗法

准备工具 | 刮痧板、经络油

【穴位定位】

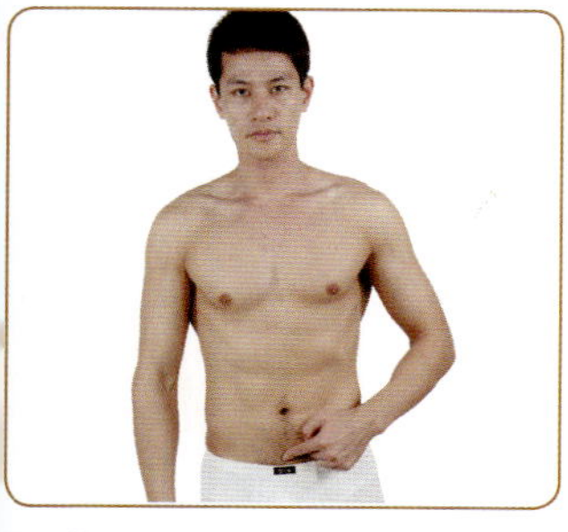

●**关元** 位于下腹部，前正中线上，脐下3寸。

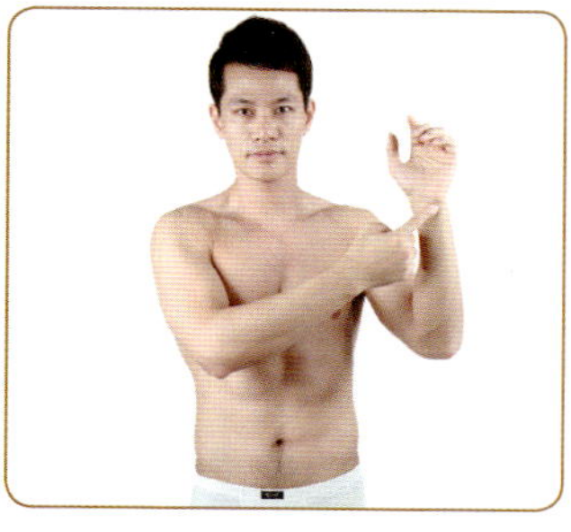

●**神门** 位于腕部，腕掌侧横纹尺侧端，尺侧腕屈肌腱的桡侧凹陷处。

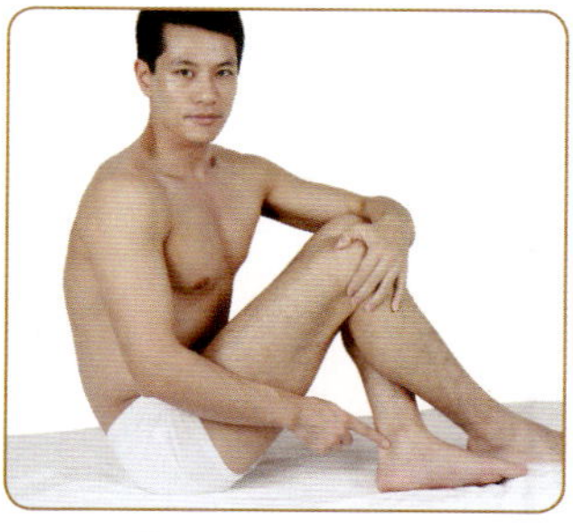

●**太溪** 位于足内侧，内踝后方，内踝尖与跟腱之间的凹陷处。

【操作方法】

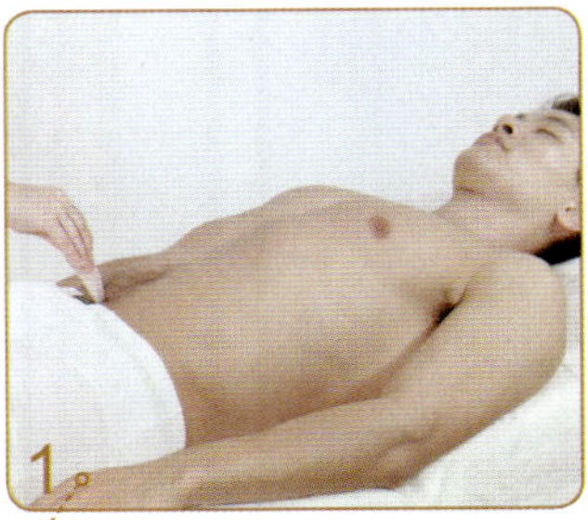

用角刮法刮拭关元穴，角部做回旋揉动30次，力度适中，以出痧为度。

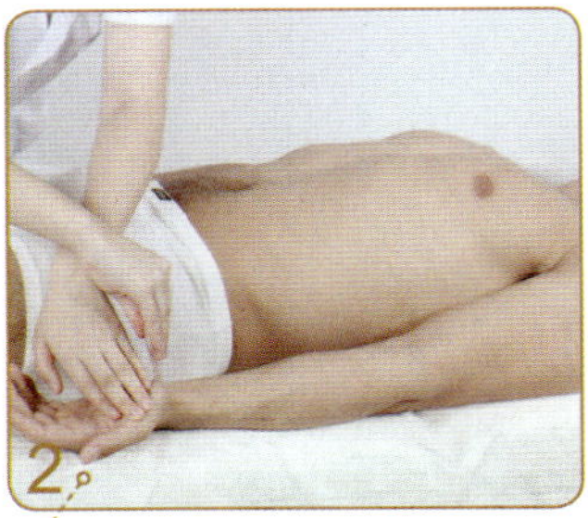

用角刮法刮拭神门穴30次，力度适中，以皮肤潮红为度。

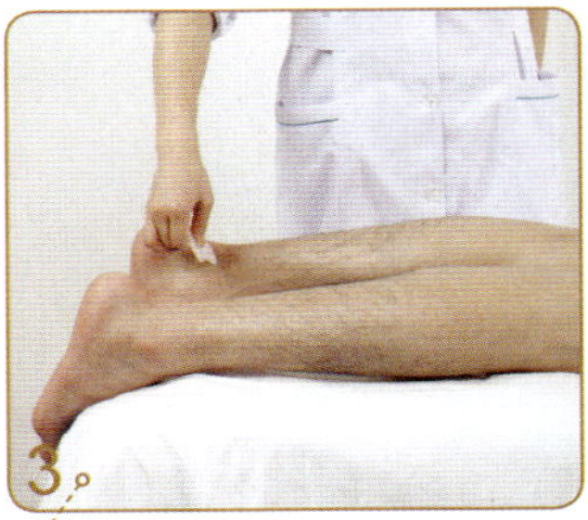

用角刮法重刮太溪穴30次，力度重，以出痧为度。

拔罐疗法

准备工具 火罐、气罐、拔罐器、热毛巾、止血钳、酒精棉球、打火机

【穴位定位】

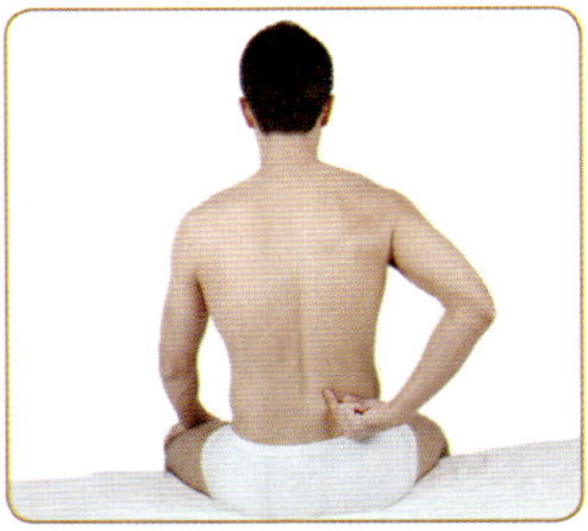

●肾俞 位于腰部，第二腰椎棘突下，旁开1.5寸处。

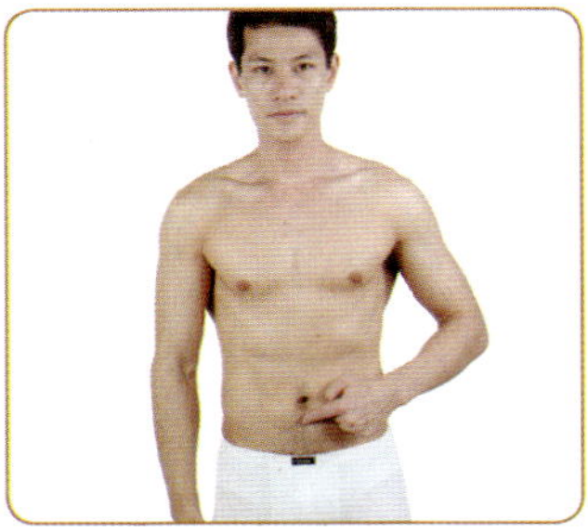

●气海 位于下腹部前正中线上，脐下1.5寸处。

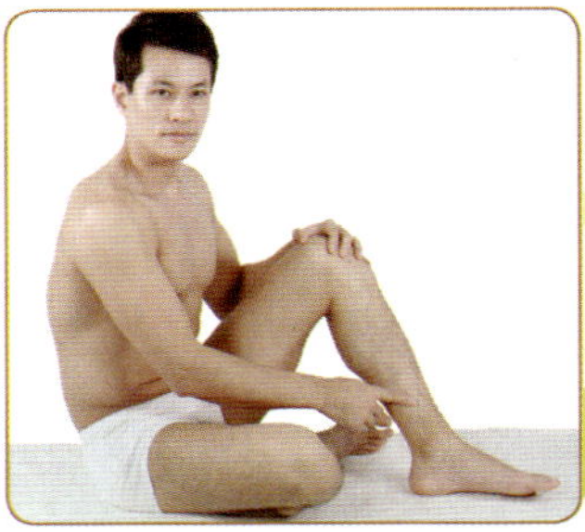

●三阴交 位于小腿内侧，足内踝尖上3寸，胫骨内侧缘后方。

【操作方法】

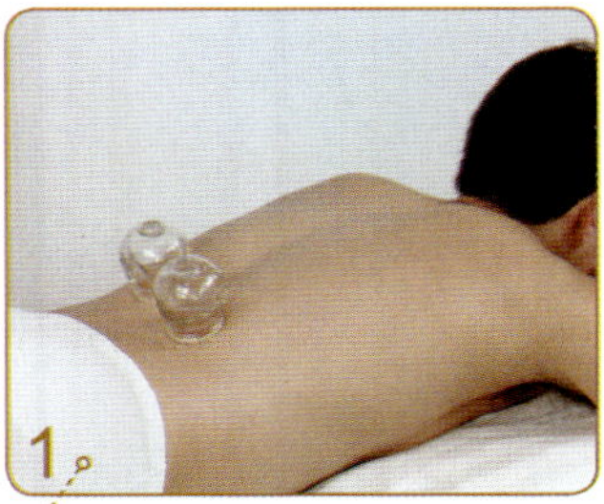

迅速将火罐扣在肾俞穴上，留罐15分钟。

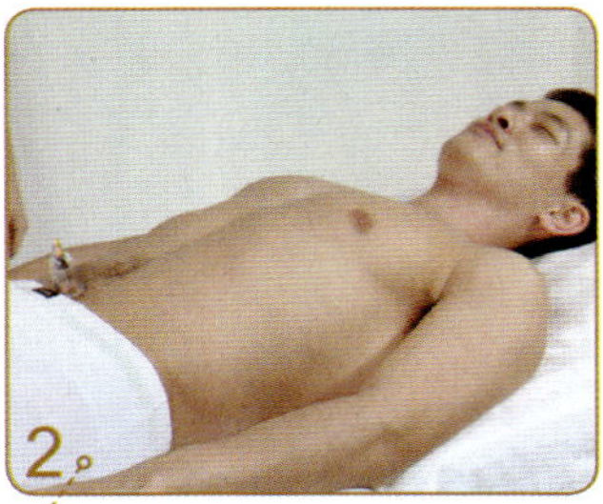

用拔罐器将气罐吸拔在气海穴上，留罐15分钟。

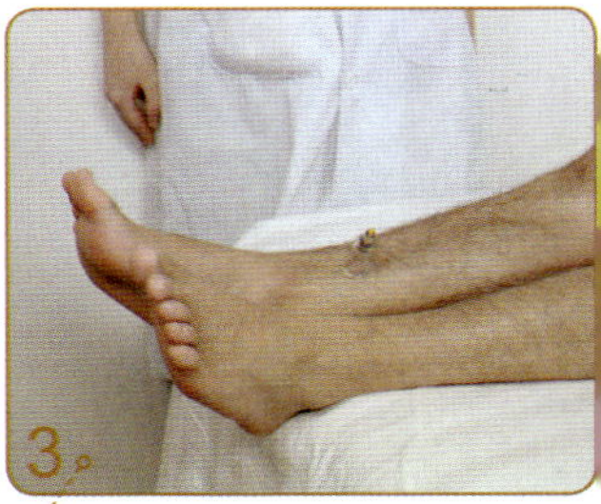

用拔罐器将气罐吸拔在三阴交穴上，留罐15分钟。

尿道炎

祛除病痛助排便

尿道炎是由于尿道损伤、尿道内异物、尿道梗阻、邻近器官出现炎症或性生活不洁等原因引起的尿道细菌感染。因女性尿道短、直，所以多见于女性患者。患有尿道炎的人常会有尿频、尿急、排尿时有烧灼感以至排尿困难的症状。

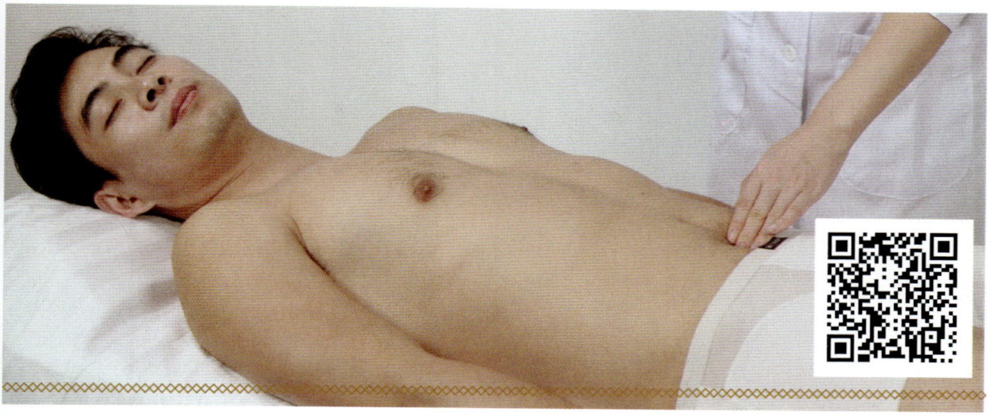

按摩疗法

【穴位定位】

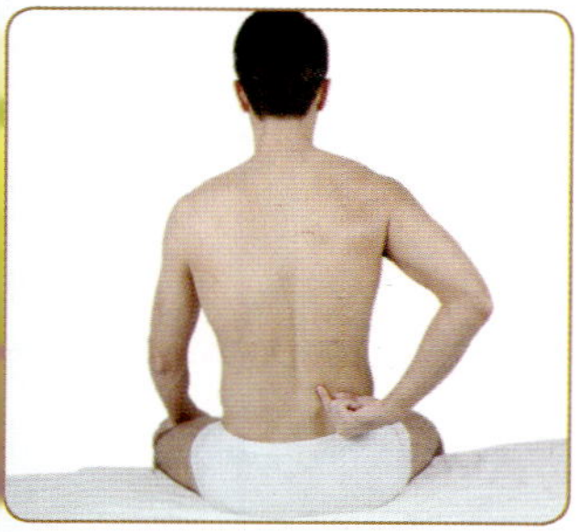

●肾俞 位于腰部，第二腰椎棘突下，旁开1.5寸。

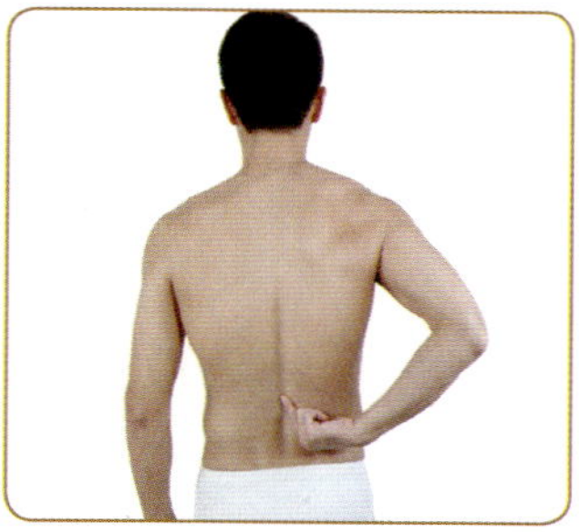

●命门 位于腰部，第二腰椎棘突下凹陷中。

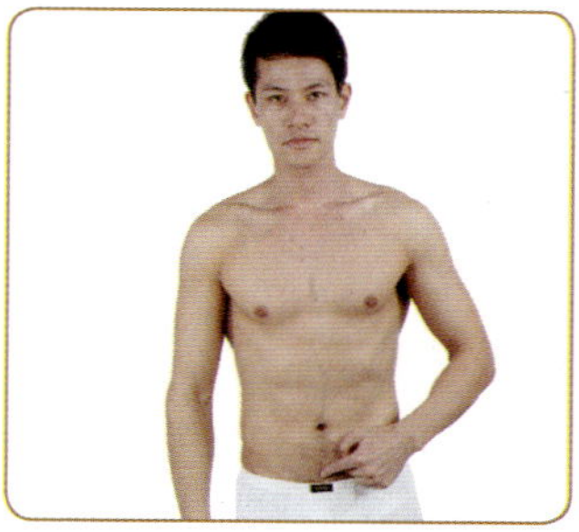

●关元 位于下腹部，前正中线上，脐下3寸。

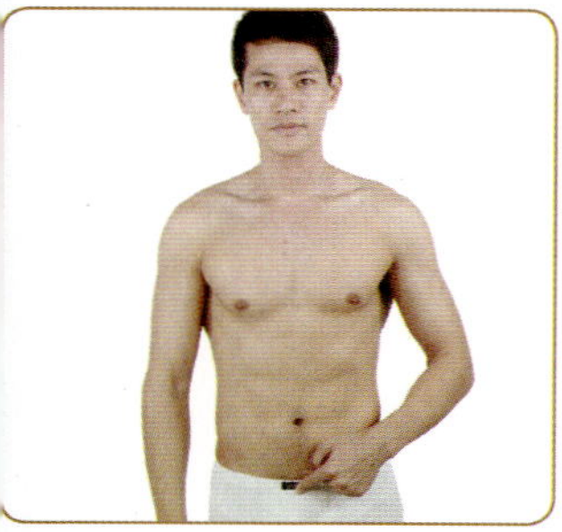

●中极
位于下腹部，前正中线上，脐下4寸。

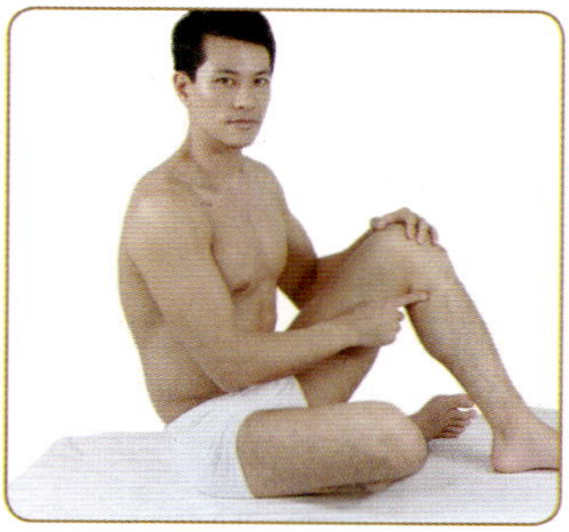

●阴陵泉
位于小腿内侧，胫骨内侧髁后下方凹陷处。

【操作方法】

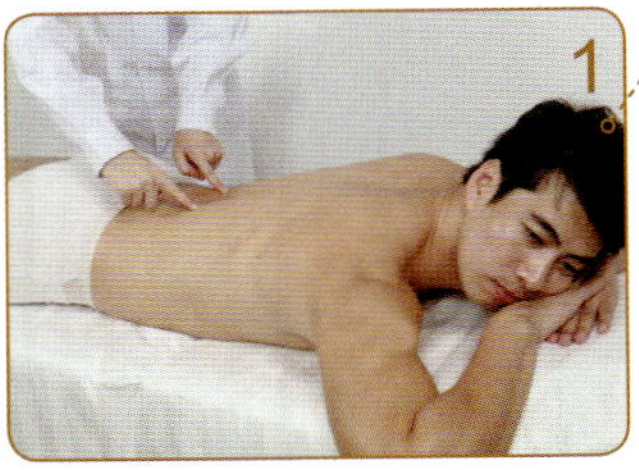

1 用双手手指指腹，揉搓肾俞穴，直至患者感到有酸胀感为宜。

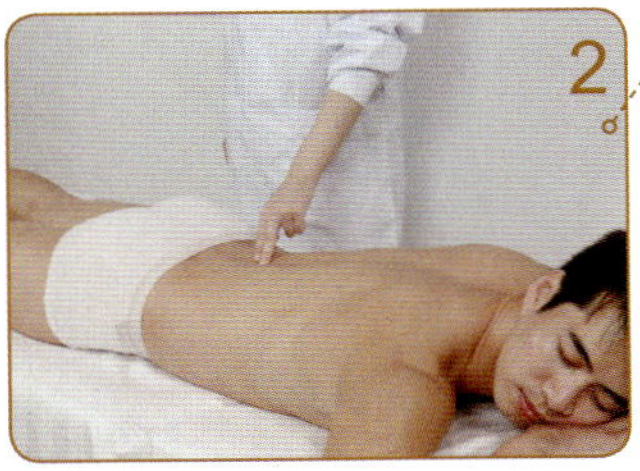

2 食指、中指紧并，用两指指腹点按命门穴，以3～5分钟为宜。

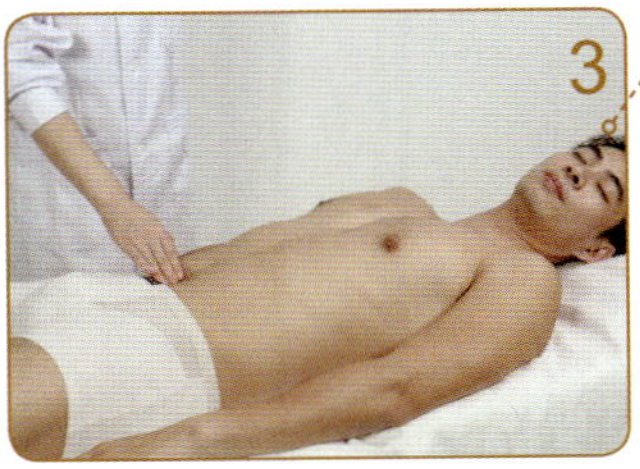

3 食指、中指、无名指指腹按揉关元穴至中极穴15次。

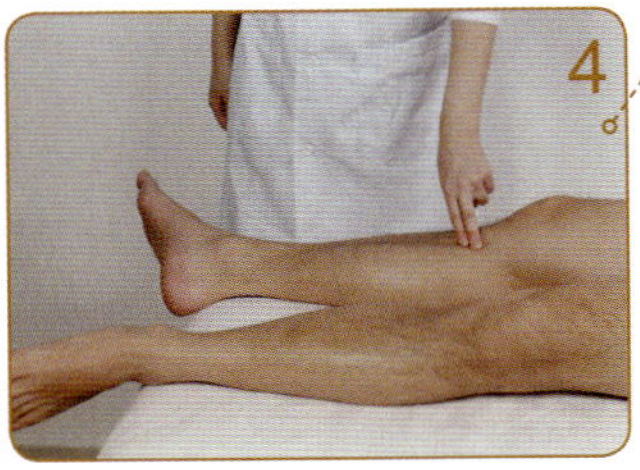

4 中指、食指推揉阴陵泉穴3分钟，推按过程中以酸麻胀痛感为佳。

艾灸疗法

准备工具 | 艾条、打火机、艾灸盒

【穴位定位】

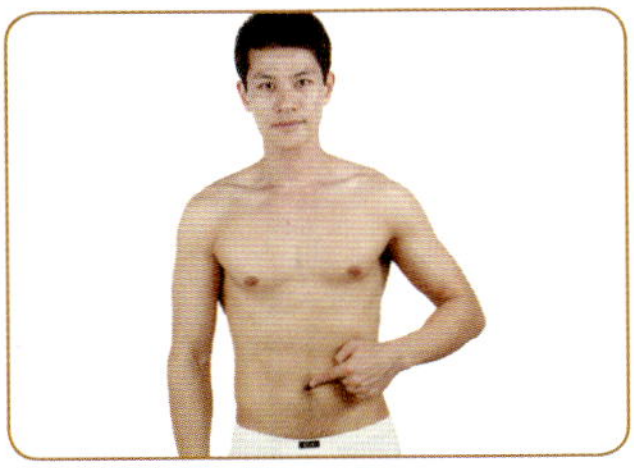

●神阙

位于脐窝正中。

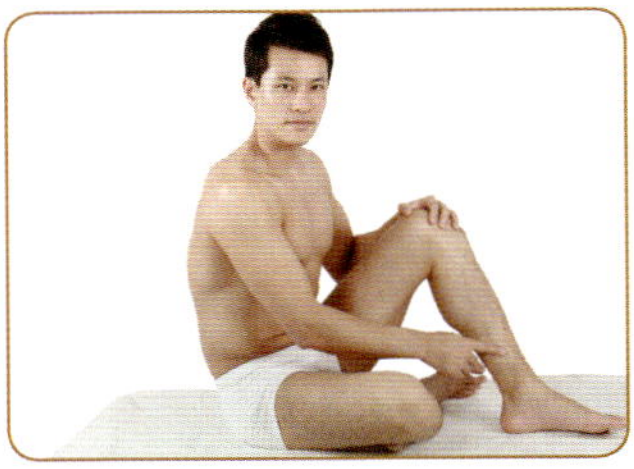

●三阴交

位于小腿内侧，足内踝尖上3寸，胫骨内侧缘后方。

【操作方法】

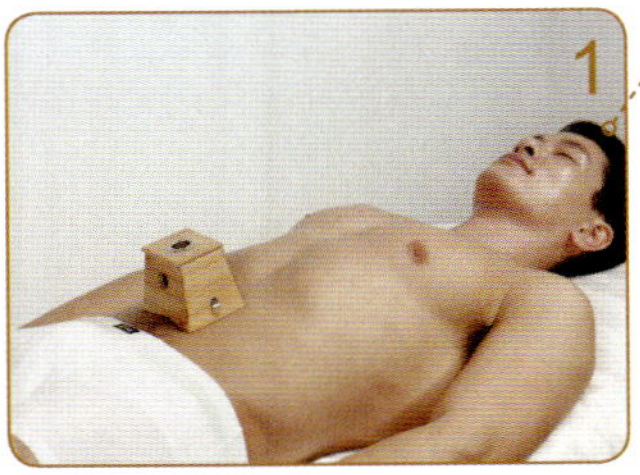

1 将燃着的艾灸盒放于神阙穴上灸治10～15分钟。

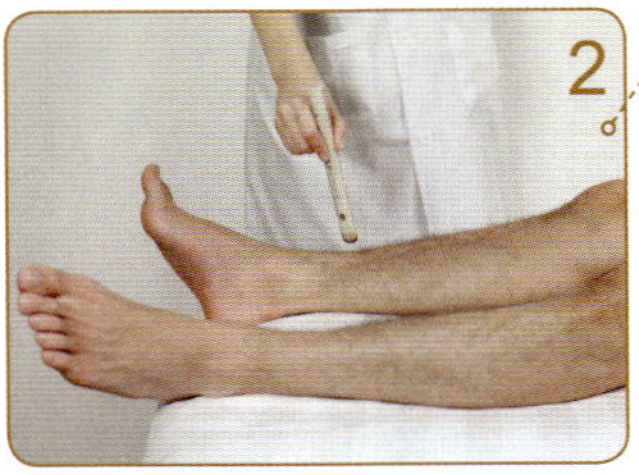

2 用艾条温和灸法灸治三阴交穴10～15分钟。对侧以同样方法操作。

小贴士

平时注意个人卫生。内裤不宜过小或过紧，不应采用化纤织品，质料应选吸湿性、透气性较佳的棉、麻织品。要勤清洗及更换内裤。

刮痧疗法

准备工具 | 刮痧板、经络油

【穴位定位】

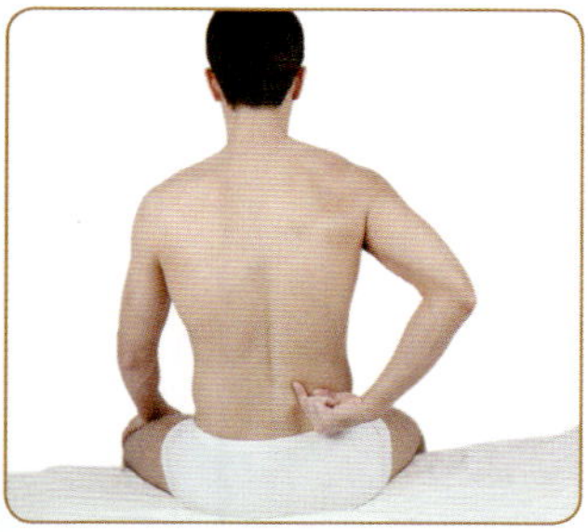

●**肾俞** 位于腰部，第二腰椎棘突下，旁开1.5寸。

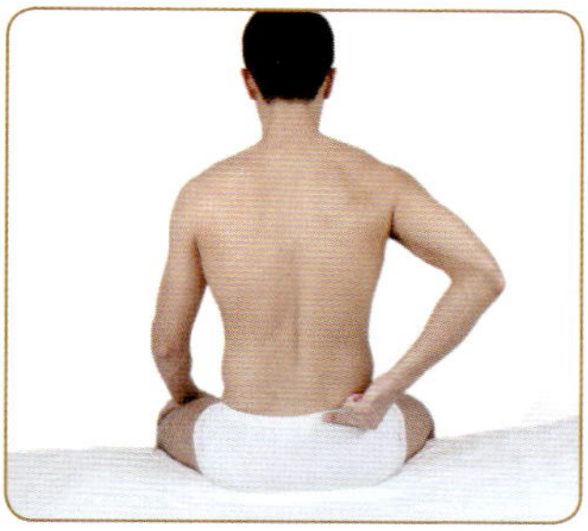

●**膀胱俞** 位于骶部，骶正中嵴旁开1.5寸，平第二骶后孔。

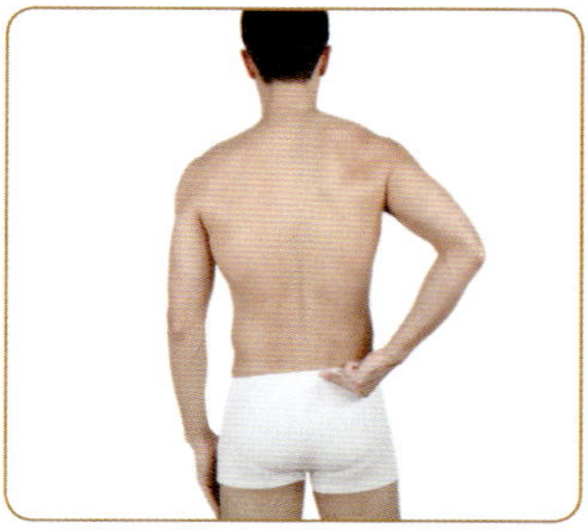

●**次髎** 位于骶部，髂后上棘内下方，第二骶后孔处。

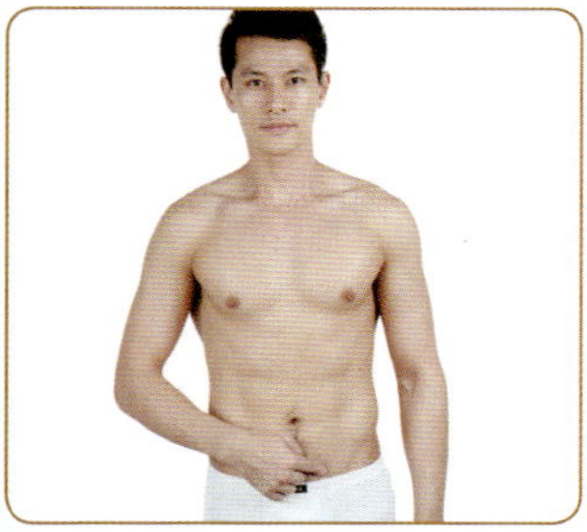

●**水道** 位于下腹部，脐下3寸，距前正中线2寸处。

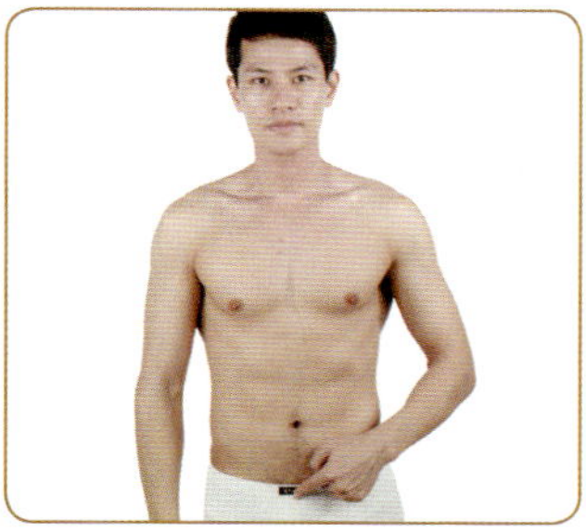

●**中极** 位于下腹部，前正中线上，脐下4寸。

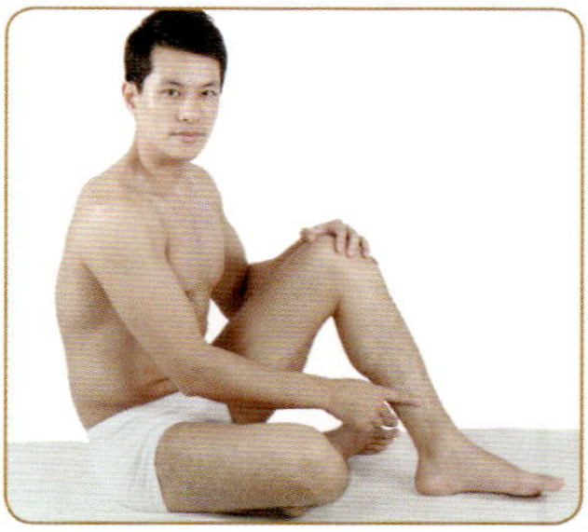

●**三阴交** 位于小腿内侧，足内踝尖上3寸，胫骨内侧缘后方。

【操作方法】

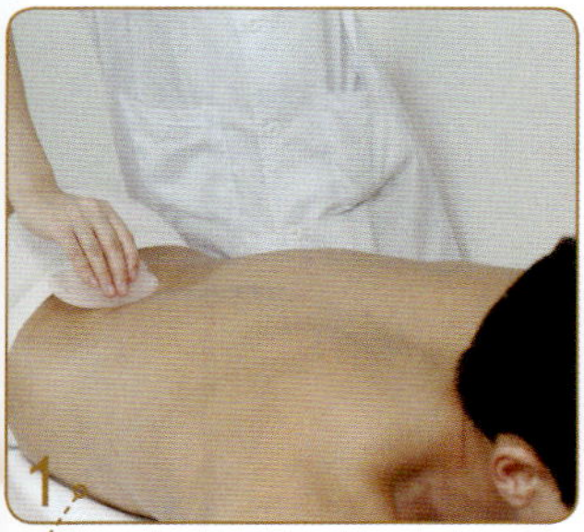

1. 用面刮法刮拭肾俞穴，再经膀胱俞穴至次髎穴10～15次，以出痧为度。

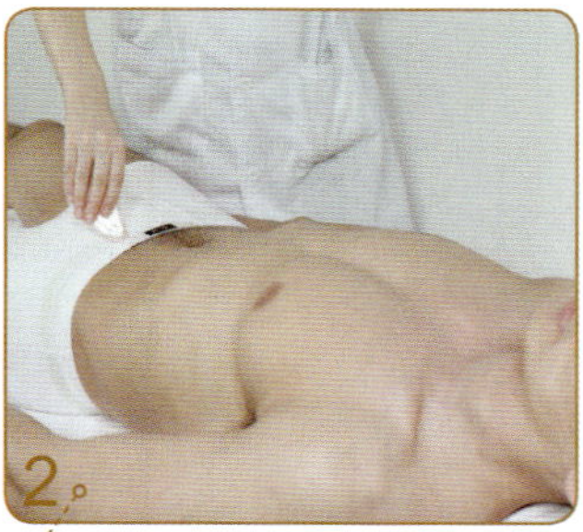

2. 以刮痧板厚棱角为着力点，刮拭水道穴至中级穴，由上至下刮30次。

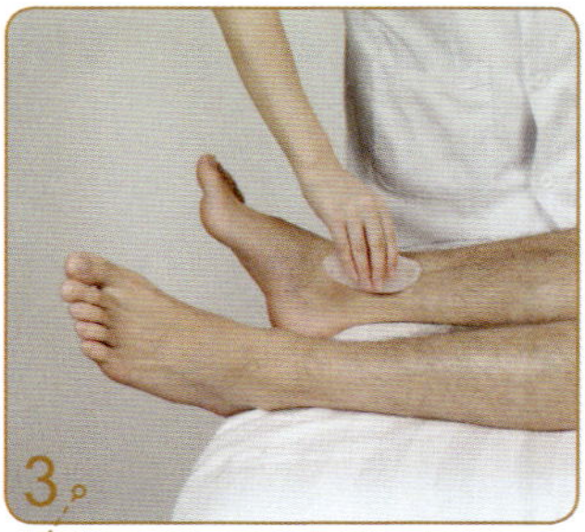

3. 用角刮法重刮双侧三阴交穴30次，以出痧为度。

拔罐疗法

准备工具 火罐、气罐、拔罐器、酒精棉球、止血钳、打火机、热毛巾

【穴位定位】

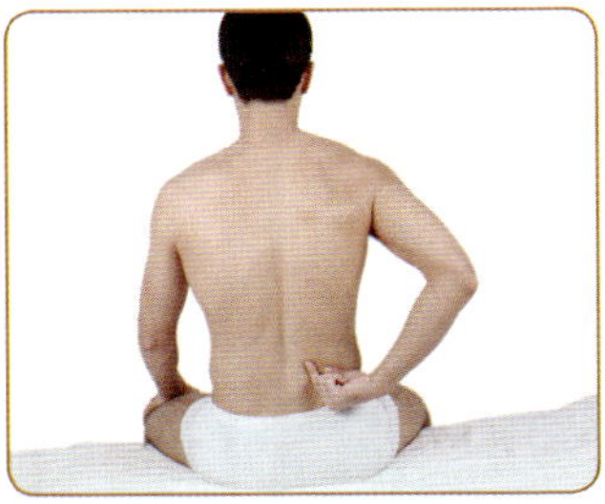

●**肾俞** 位于腰部，第二腰椎棘突下，旁开1.5寸。

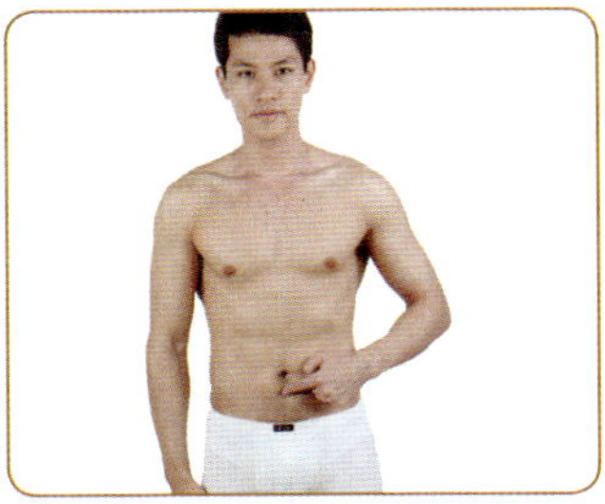

●**气海** 位于下腹部，前正中线上，脐下1.5寸。

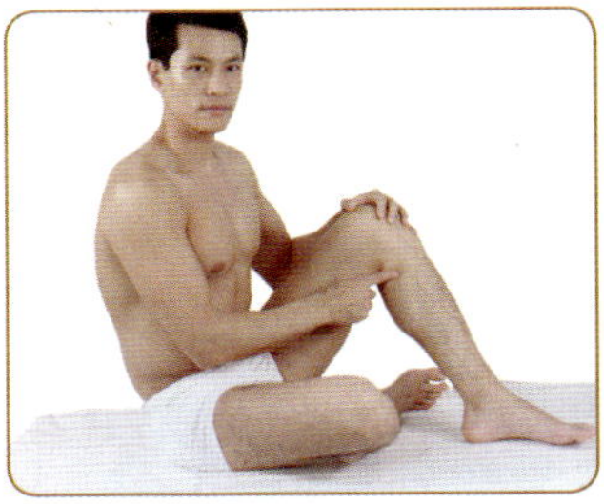

●**阴陵泉** 位于小腿内侧，胫骨内侧髁后下方凹陷处。

【操作方法】

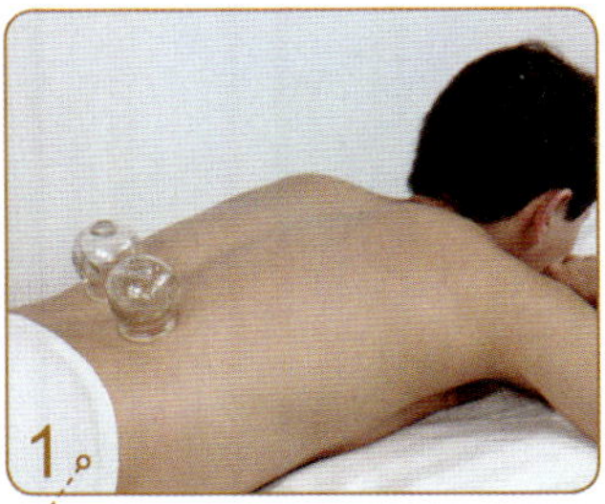

迅速将火罐扣在肾俞穴上，留罐10分钟。

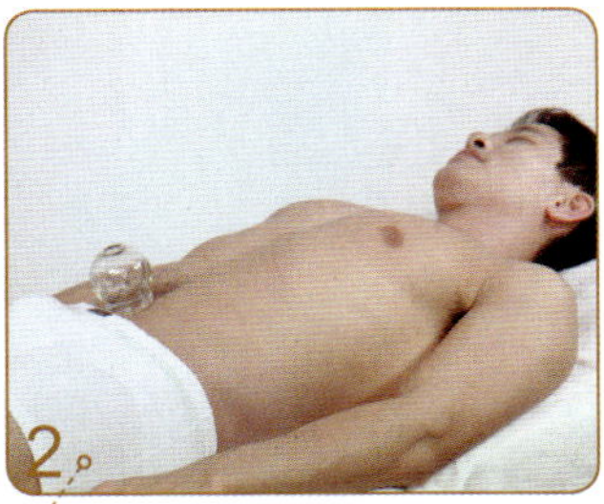

用同样的方法将火罐扣在气海穴上，留罐10分钟。

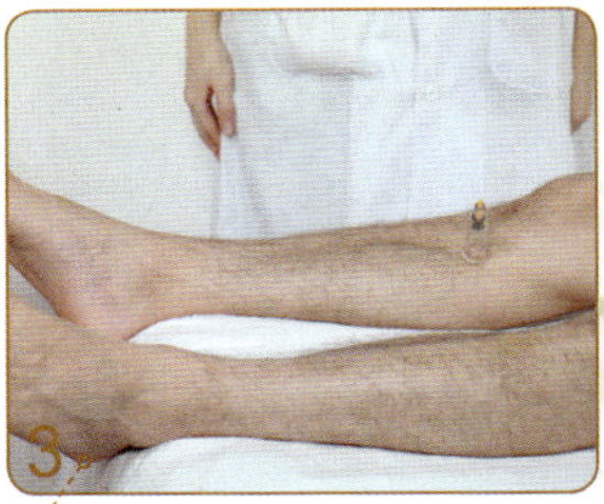

用拔罐器将气罐吸拔在阴陵泉穴上，留罐10分钟。

对症食疗方

茯苓枸杞茶

【材料】茯苓20克，枸杞子20克，红茶6克

【制作】

①将枸杞子、茯苓洗净备用。

②将枸杞、茯苓放入锅内，加入红茶，加入适量水。

③将锅置于火上，武火煮沸，转文火煮10分钟，去渣取汁即成。

【功效】枸杞子能补肾益精。茯苓能健脾利尿。红茶能利尿提神，是治疗小便不利的理想饮料。三者配伍煮茶，经常饮用，有助于治疗尿道炎。

血精

疏通经络炎症消

血精是泌尿外科及男科领域一种常见的症状，指在性生活射精和遗精时排出红色的精液。正常精液呈乳白色或淡黄色，出现血精后则呈粉红色、棕红色或带有血丝，在光学显微镜下观察，可见精液中混有红细胞。

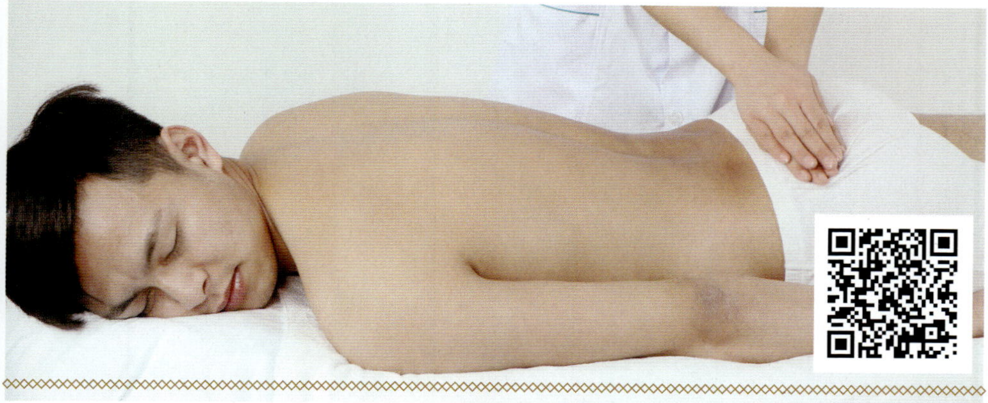

按摩疗法

【穴位定位】

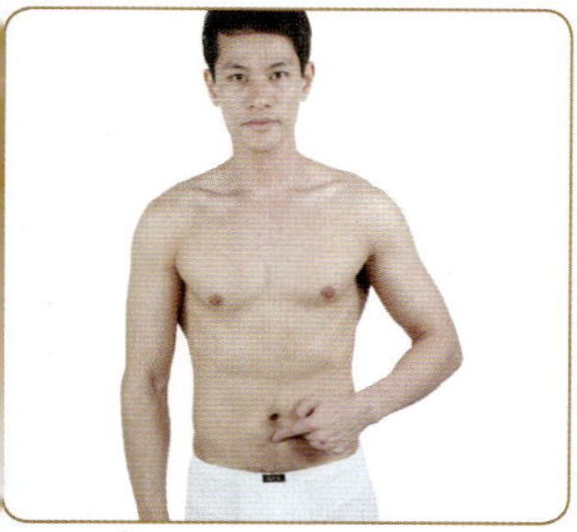

●**气海** 位于下腹部，前正中线上，脐下1.5寸。

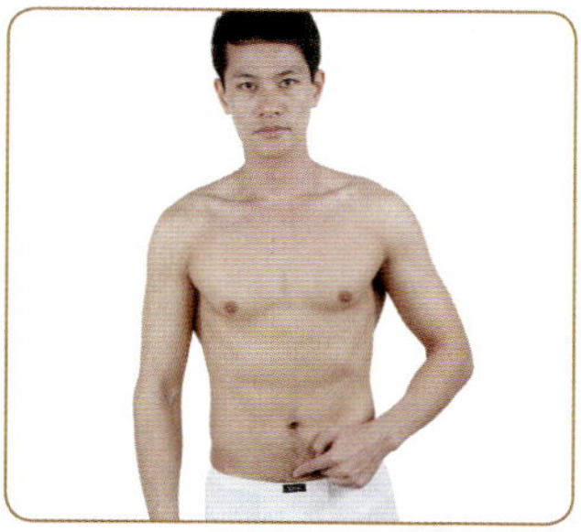

●**关元** 位于下腹部，前正中线上，脐下3寸。

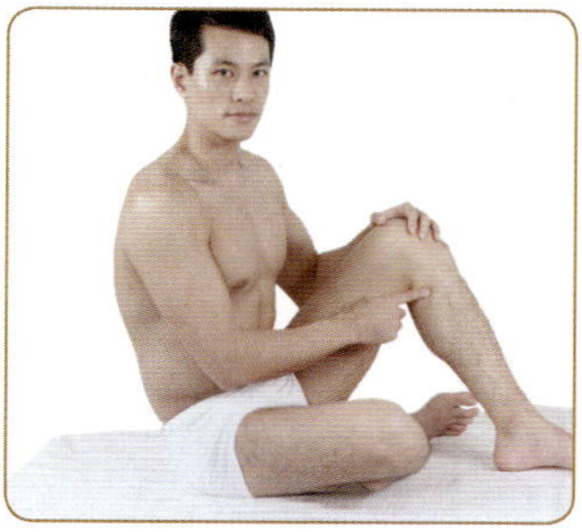

●**阴陵泉** 位于小腿内侧，胫骨内侧髁后下方凹陷处。

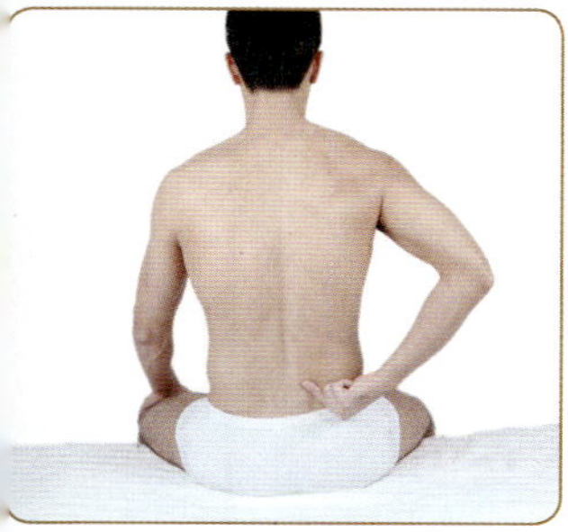

●**膀胱俞** 位于骶部，骶正中嵴旁开1.5寸，平第二骶后孔。

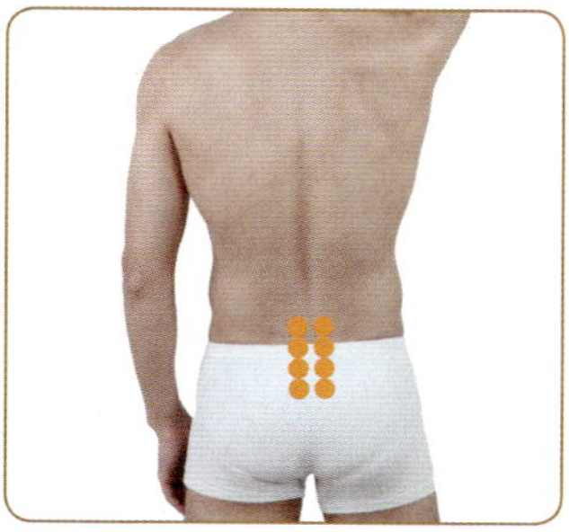

●**八髎** 位于骶椎，分别在第一、第二、第三、第四骶后孔中，称“八髎”。

【操作方法】

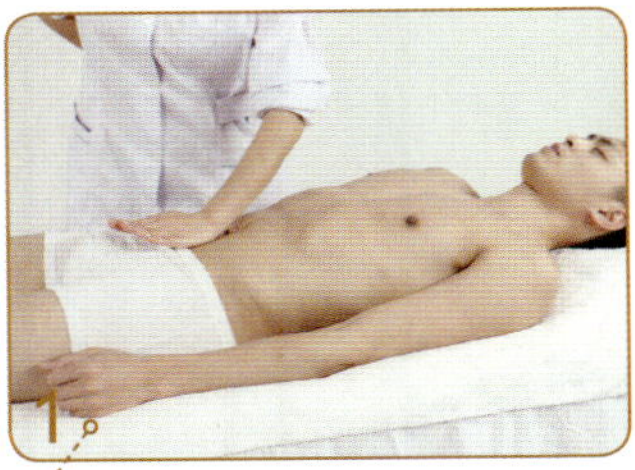
1

用手掌根部推按气海穴和关元穴，力度适中，推按30次。

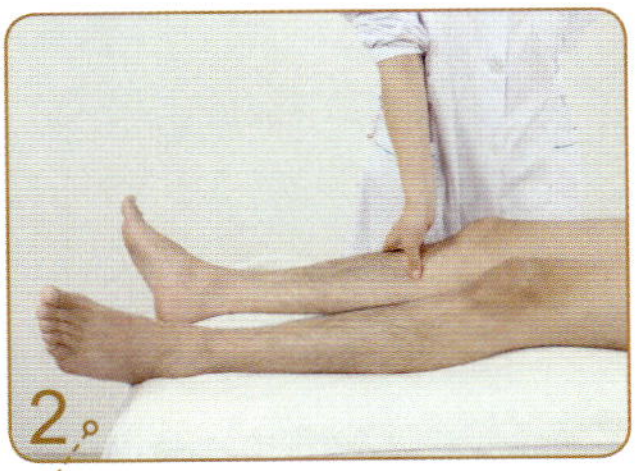
2

用拇指掐按阴陵泉穴，力度由轻渐重，掐按1～2分钟。

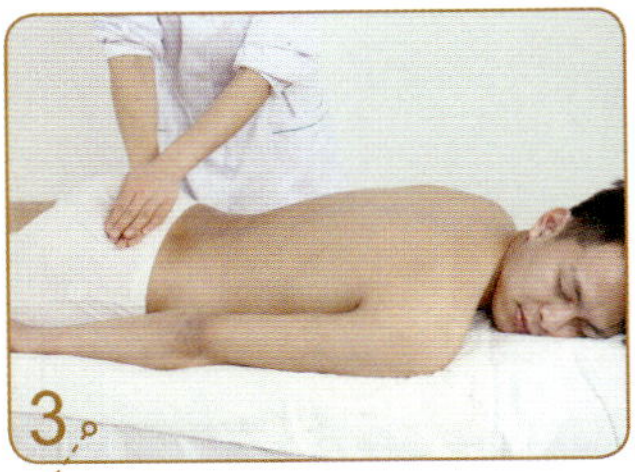
3

用双手掌心横擦膀胱俞穴和八髎穴1～2分钟，以皮肤透热为度。

艾灸疗法

准备工具 | 艾条、打火机、艾灸盒

【穴位定位】

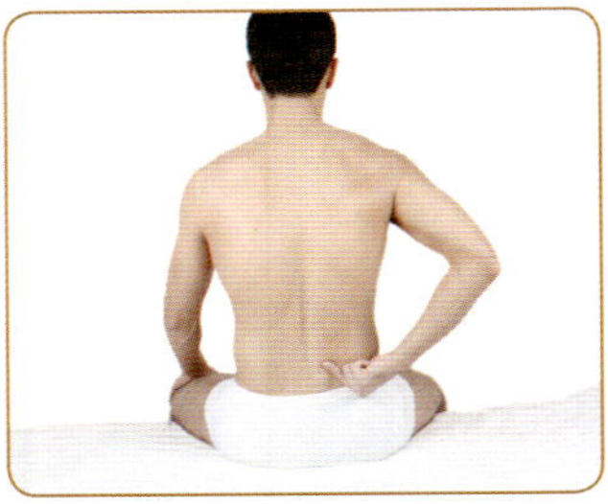

●大肠俞 位于腰部，第四腰椎棘突下，旁开1.5寸处。

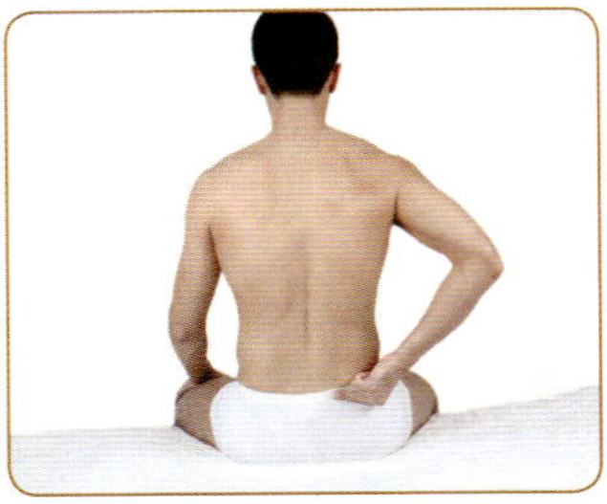

●膀胱俞 位于骶部，骶正中嵴旁开1.5寸，平第二骶后孔。

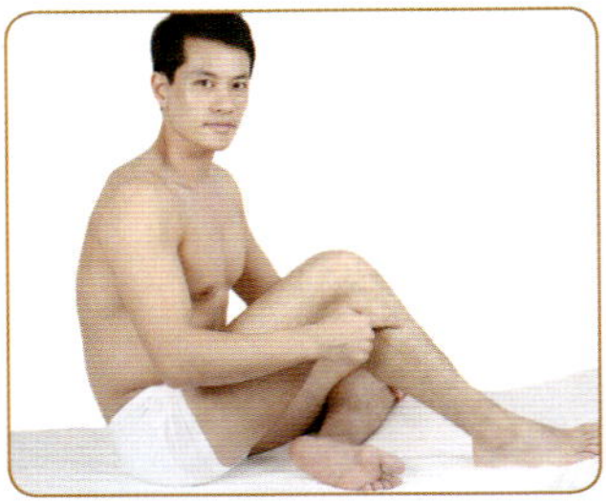

●足三里 位于小腿犊鼻下3寸，距胫骨前缘一横指（中指）。

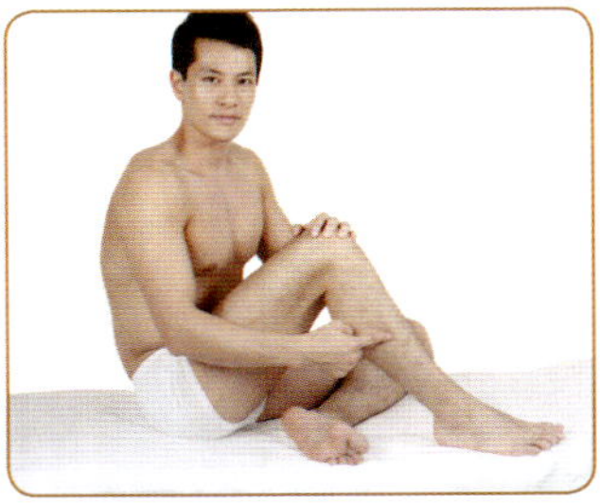

●丰隆 位于小腿前外侧，外踝尖上8寸，条口外，距胫骨前缘二横指。

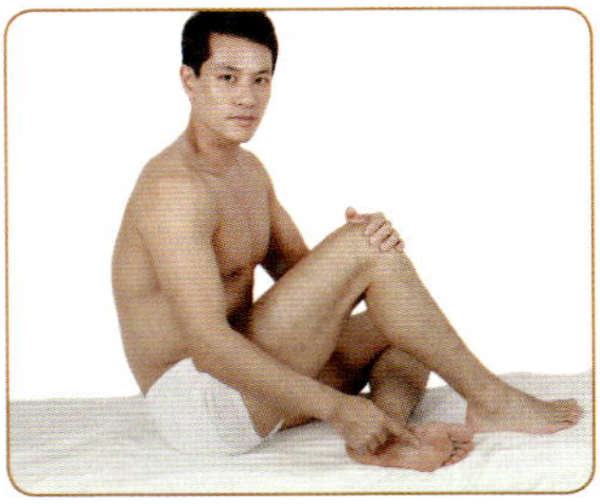

●涌泉 位于足第二、第三趾趾缝纹头端与足跟连线的前中1/3交点。

小贴士

日常生活中要注意个人卫生，尤其男性外生殖器卫生。以免因为细菌侵入后使男性患上前列腺炎、精囊炎等疾病，从而诱发血精。

【操作方法】

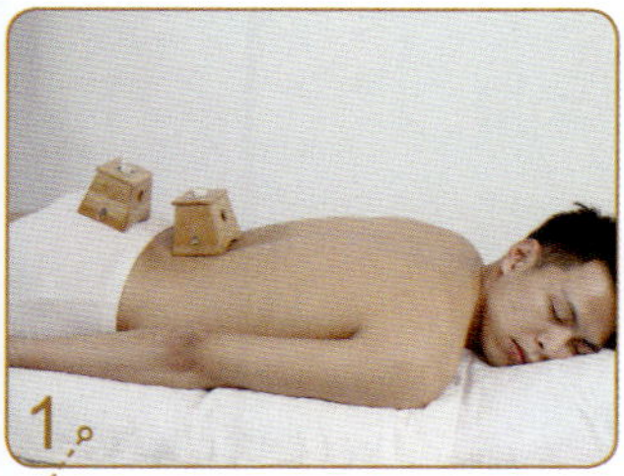

1. 将燃着的艾灸盒放在大肠俞穴和膀胱俞穴上灸治10～15分钟。

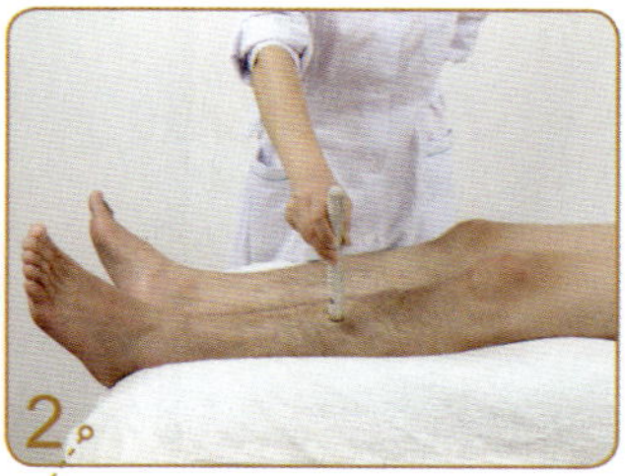

2. 用艾条回旋灸法来回灸治足三里穴和丰隆穴10～15分钟。

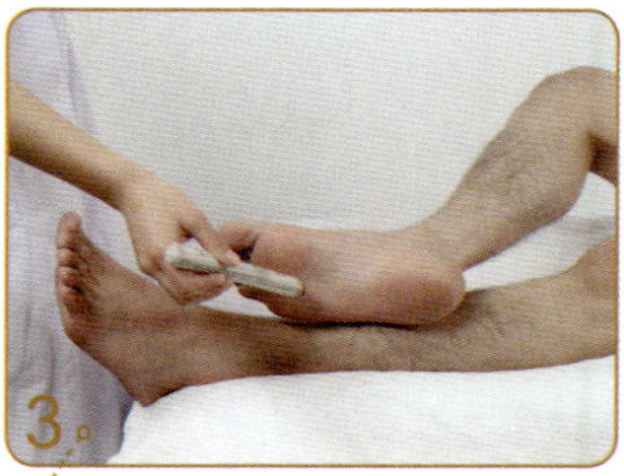

3. 用艾条温和灸法灸治涌泉穴10～15分钟。对侧以同样的方法操作。

刮痧疗法

准备工具　刮痧板、经络油

【穴位定位】

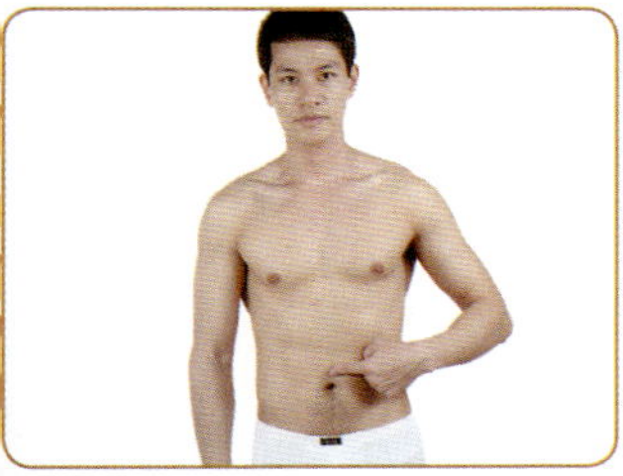

●**水分**　位于上腹部，前正中线上，脐上1寸。

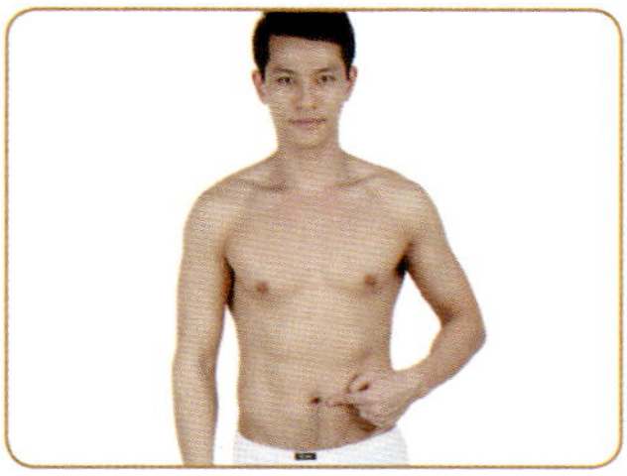

●**肓俞**　位于腹中部，脐旁0.5寸。

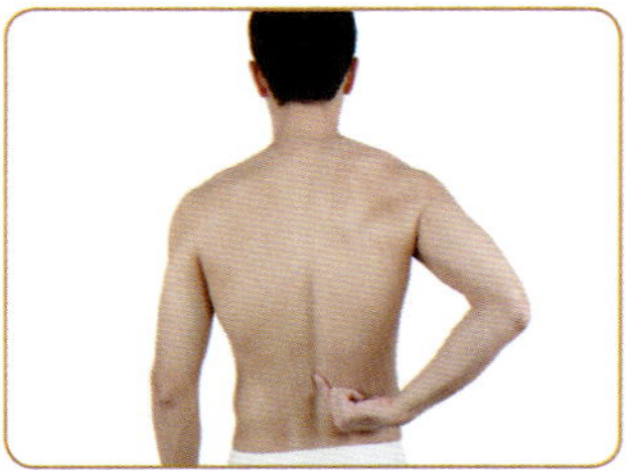

●**命门**　位于腰部，后正中线上，第二腰椎棘突下凹陷中。

【操作方法】

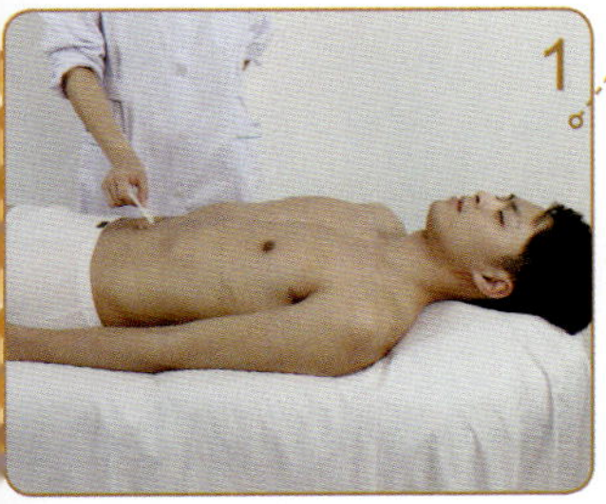

1. 用角刮法从水分穴刮拭至肓俞穴30次，力度适中，稍出痧即可。

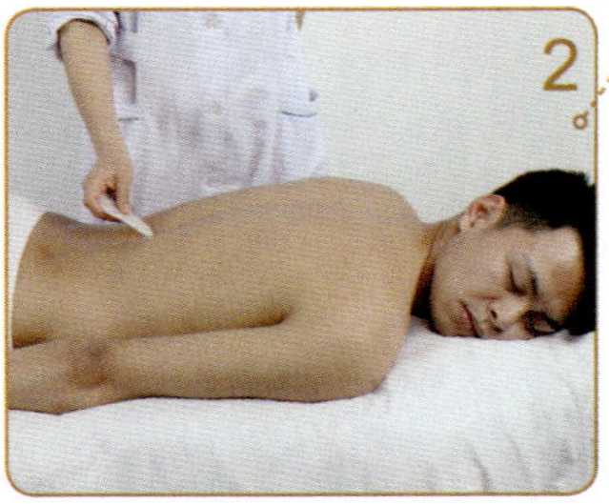

2. 用角刮法刮拭命门穴30次，力度适中，以皮肤潮红为度。

小贴士

饮食上，注意不要进食辛辣助火的食品，如大蒜、大葱、生姜、辣椒等。

拔罐疗法

准备工具 火罐、气罐、拔罐器、止血钳、酒精棉球、打火机、热毛巾

【穴位定位】

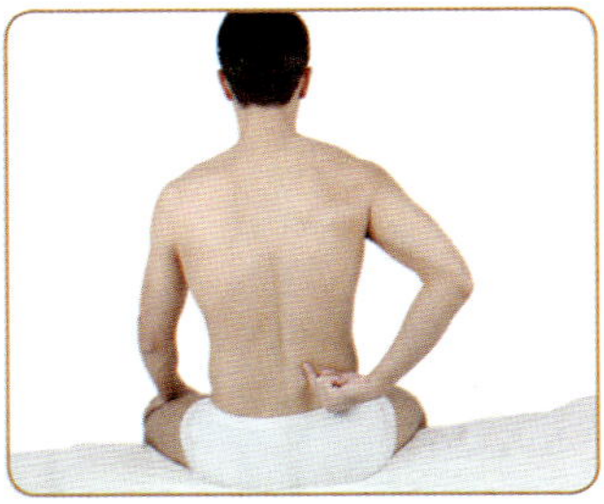

●肾俞

位于腰部，第二腰椎棘突下，旁开1.5寸处。

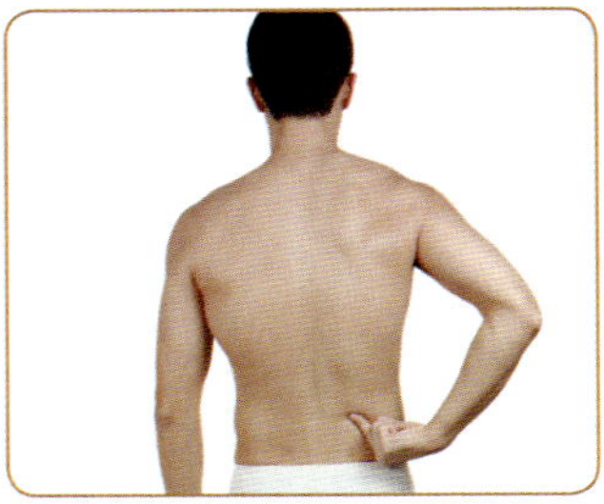

●志室

位于腰部，第二腰椎棘突下，旁开3寸。

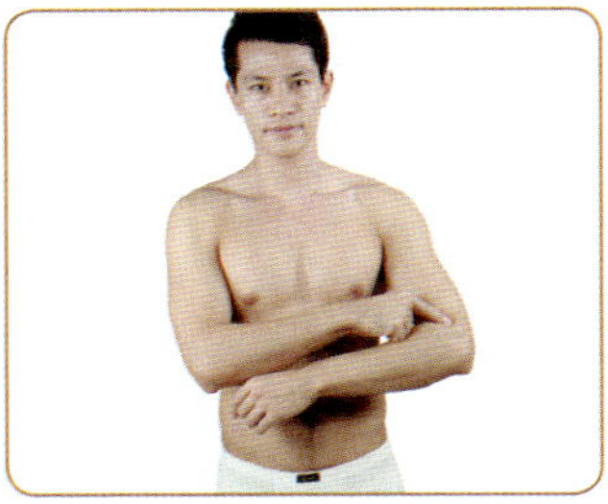

●曲池

位于肘横纹外侧端，屈肘，尺泽穴与肱骨外上髁连线的中点。

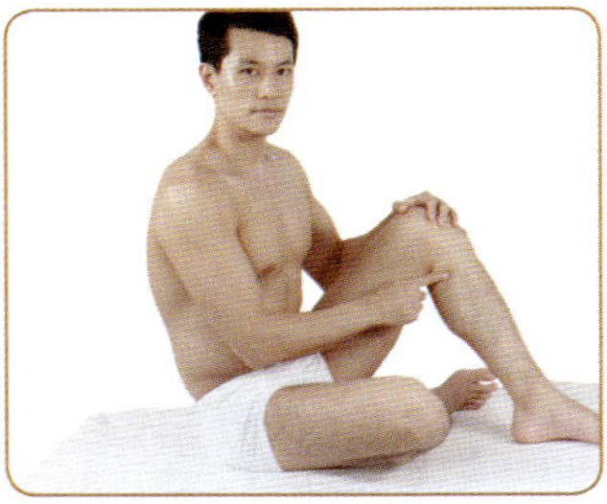

●阴陵泉

位于小腿内侧，胫骨内侧髁后下方凹陷处。

【操作方法】

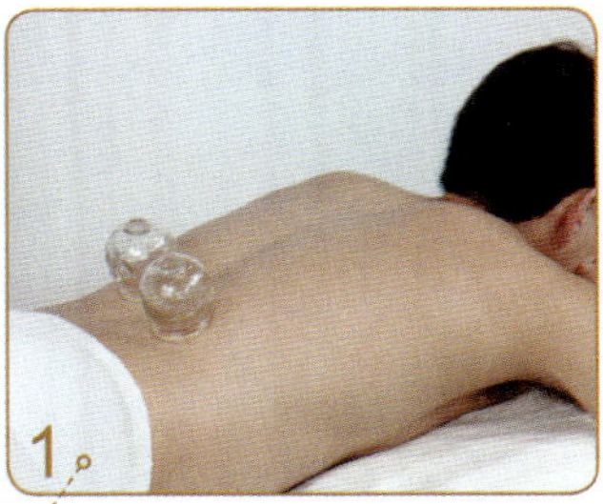

1. 将火罐扣在肾俞穴和志室穴上，每穴留罐10分钟。

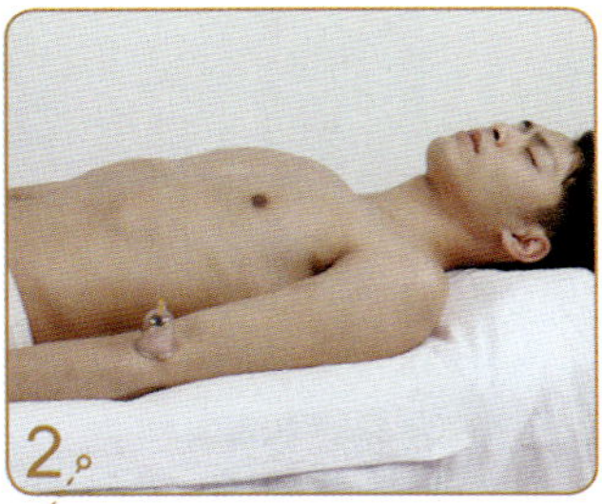

2. 用拔罐器将气罐吸拔在曲池穴上，留罐10分钟。

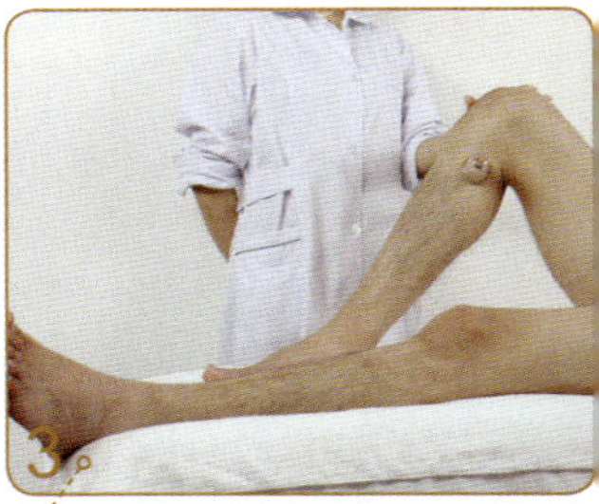

3. 用拔罐器将气罐吸拔在阴陵泉穴上，留罐10分钟。

对症食疗方

鲤鱼汤

【材料】鲤鱼1条（200～500克），盐、姜片各适量

【制作】

将鱼去鳞、鳃、内脏，洗净备用。把鱼放入锅中，加水适量煮汤，熟后加入盐、姜片，汤煮至淡白色即成。

【功效】鲤鱼有补脾健胃、利水消肿、清热解毒的作用。本品有清利湿热之功，用于湿热下注引起的血精。

性冷淡

祛除此症有奇效

性冷淡是指由于疾病、精神、年龄等因素导致的性欲缺乏，即对性生活缺乏兴趣。性冷淡的生理症状主要体现在：性爱抚无反应或快感反应不足；无性爱快感或快感不足，迟钝，缺乏性高潮等。心理症状主要是对性爱恐惧、厌恶等。

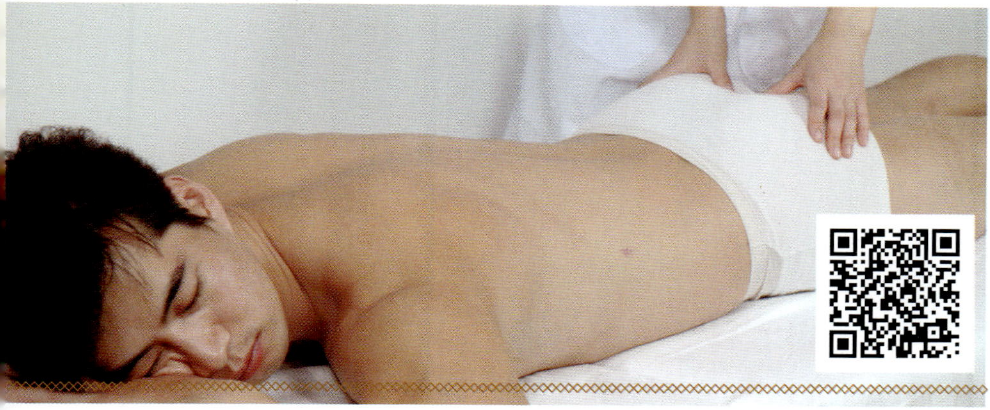

按摩疗法

【穴位定位】

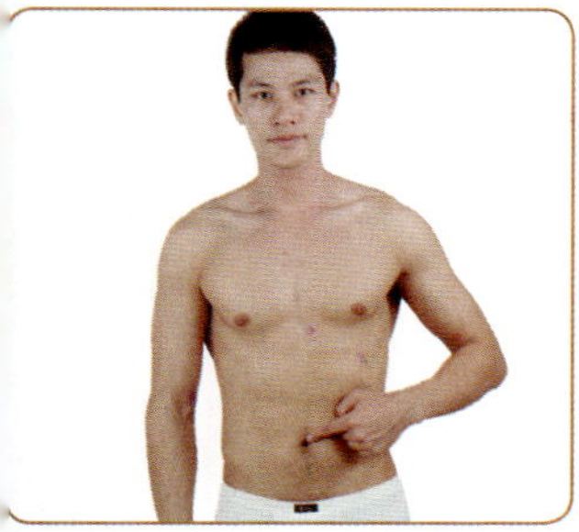

●**神阙** 位于脐窝正中。

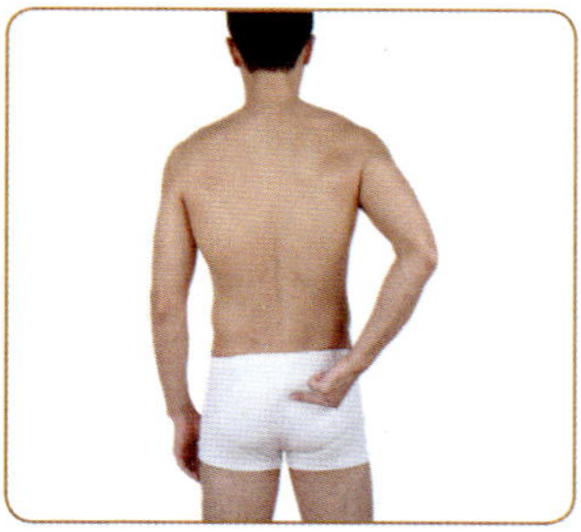

●**会阳** 位于骶部，尾骨端旁开0.5寸。

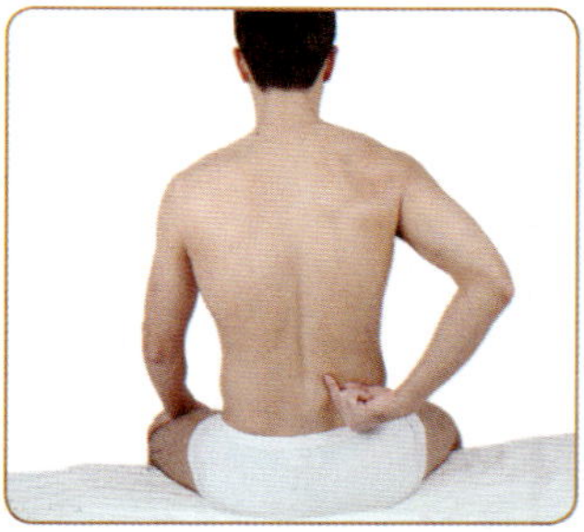

●**肾俞** 位于人体的腰部，第二腰椎棘突下，旁开1.5寸。

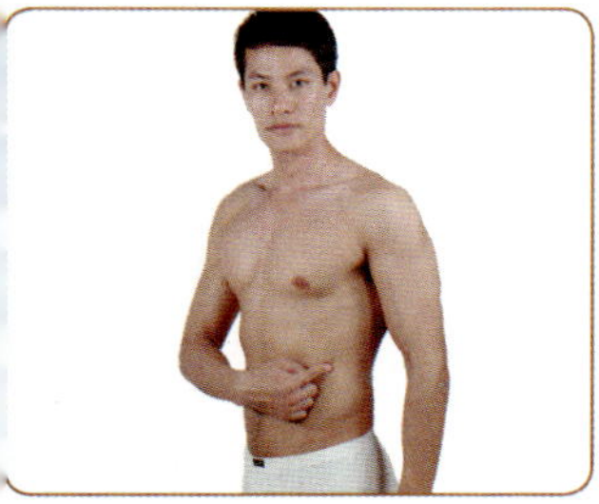

●**京门** 位于侧腰部，章门后1.8寸，第十二肋骨游离端的下方。

小贴士

夫妻双方应相互体谅关心，共同学习有关性生活的知识。改变性意识，消除性交恐惧感和羞怯感。

【操作方法】

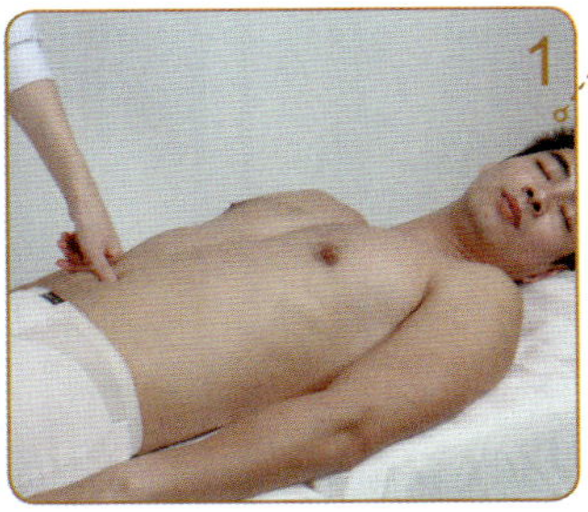

用手指指腹按揉神阙穴；按摩时，宜缓慢轻揉，使之有一种舒坦的感觉。

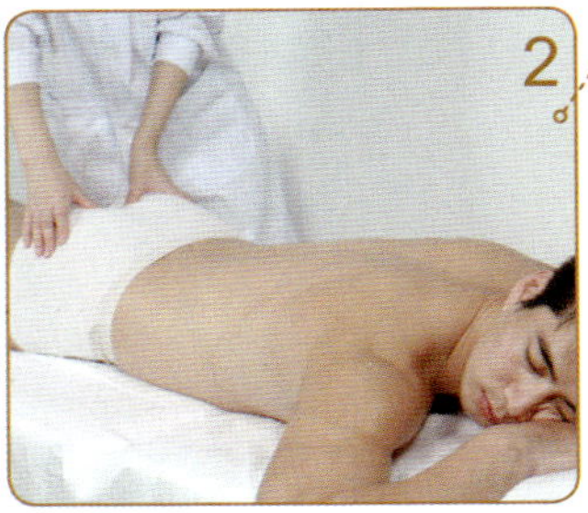

用拇指指腹紧按肾俞穴、会阳穴各1~2分钟。

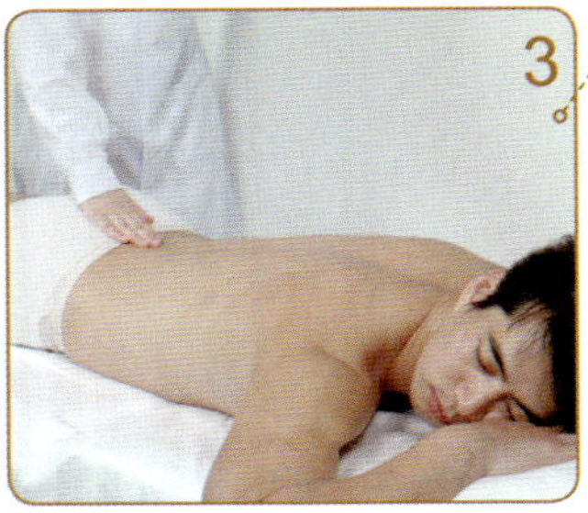

用手掌从会阳穴至肾俞穴来回摩擦2～3分钟。

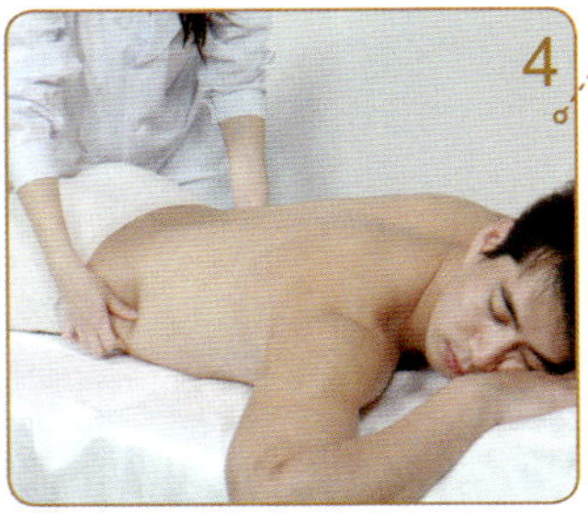

双手指腹同时揉按京门穴1~3分钟，以皮肤潮红发热为度。

艾灸疗法

准备工具 | 艾条、打火机、艾灸盒

【穴位定位】

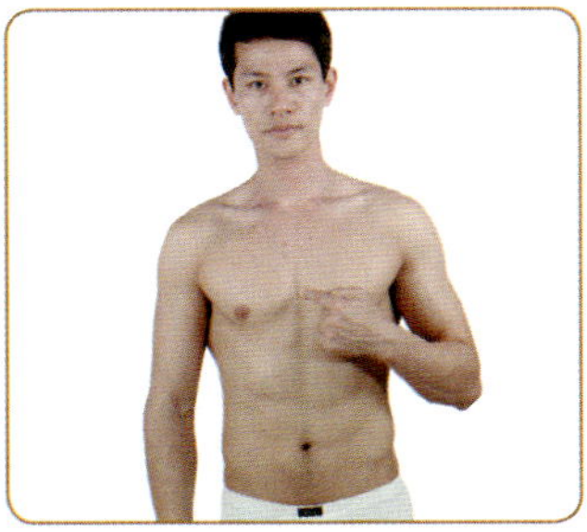

●**膻中** 位于胸部前正中线上，两乳头中间，平第四肋间隙。

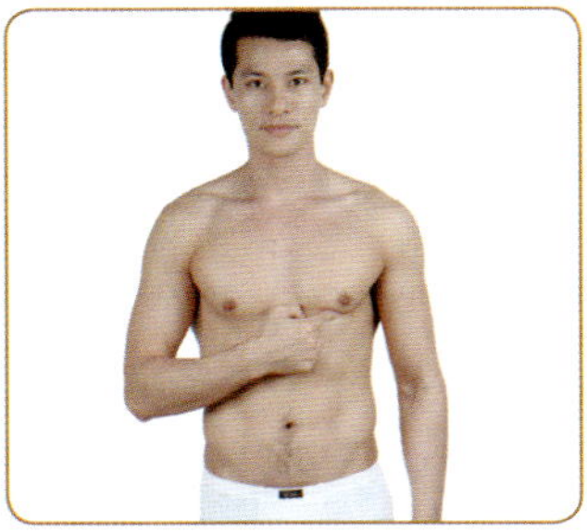

●**乳根** 位于胸部，乳头直下，乳房根部，第五肋间隙，距前正中线4寸。

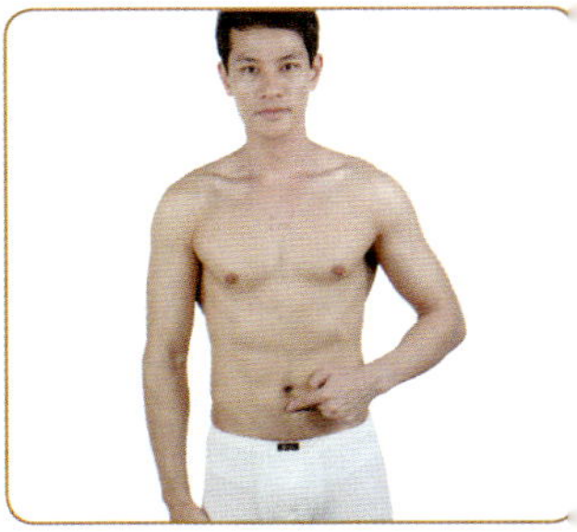

●**气海** 位于下腹部正中线上，脐下1.5寸处。

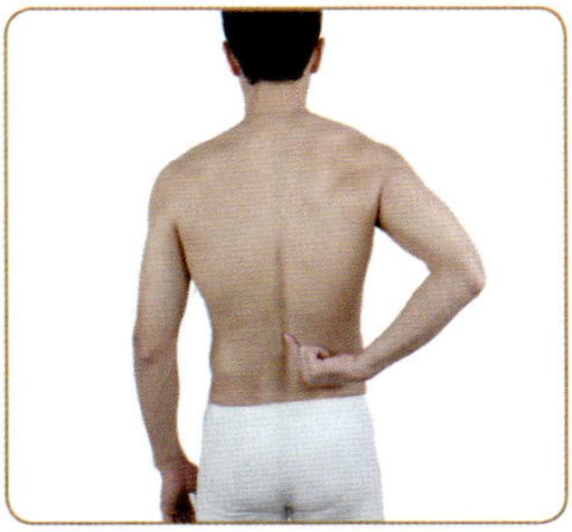

●**命门**

位于腰部，后正中线上，第二腰椎棘突下凹陷中。

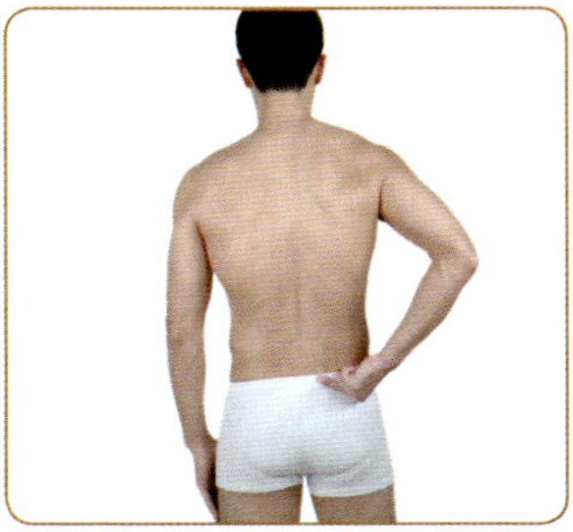

●**次髎**

位于骶部，第二骶后孔中。

【操作方法】

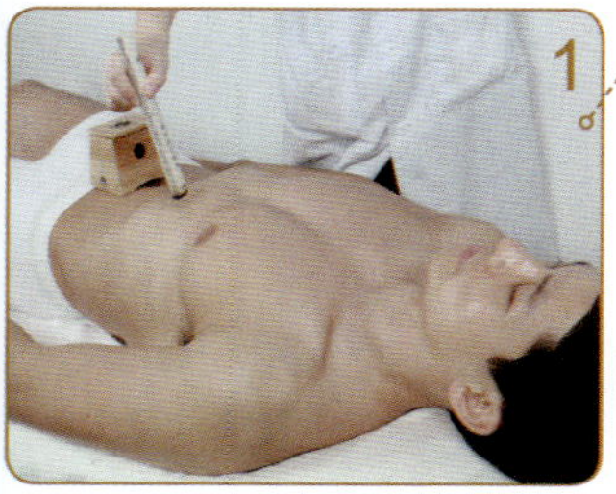

将艾灸盒放于气海穴上灸治10~15分钟；同时用艾条回旋灸法灸治膻中穴和乳根穴。

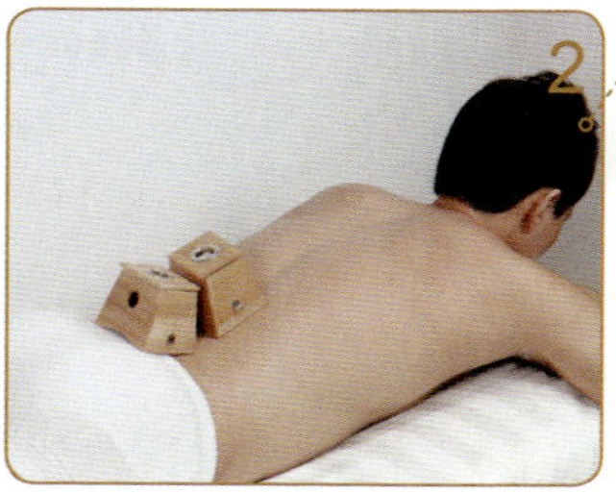

将燃着的两个艾灸盒一个放于命门穴，一个放于次髎穴，一同灸治10~15分钟。

刮痧疗法

准备工具 | 刮痧板、经络油

【穴位定位】

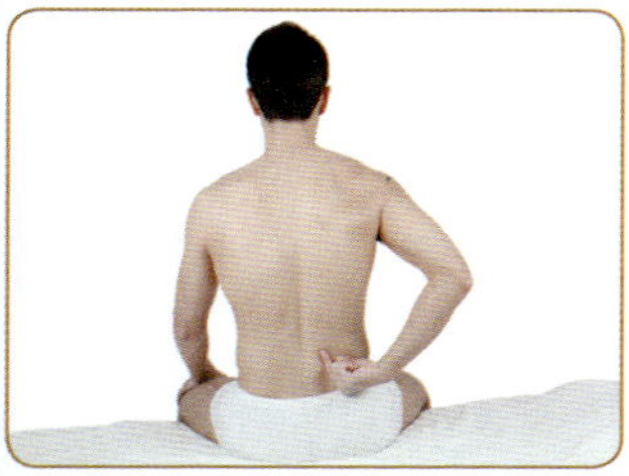

●**肾俞** 位于腰部，第二腰椎棘突下，旁开1.5寸处。

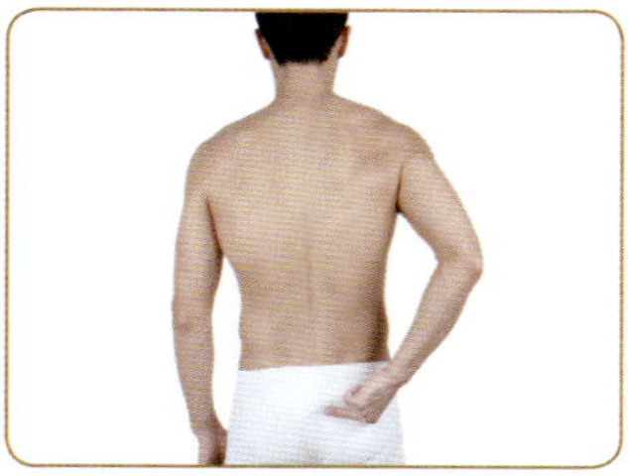

●**会阳** 位于骶部，尾骨端旁开0.5寸。

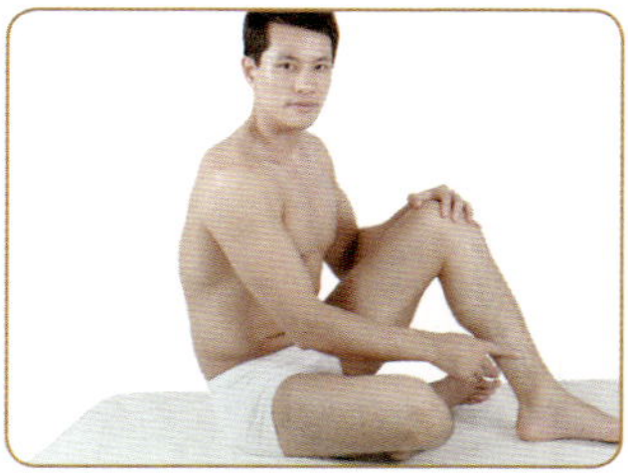

●**三阴交** 位于小腿内侧，足内踝尖上3寸，胫骨内侧缘后方。

【操作方法】

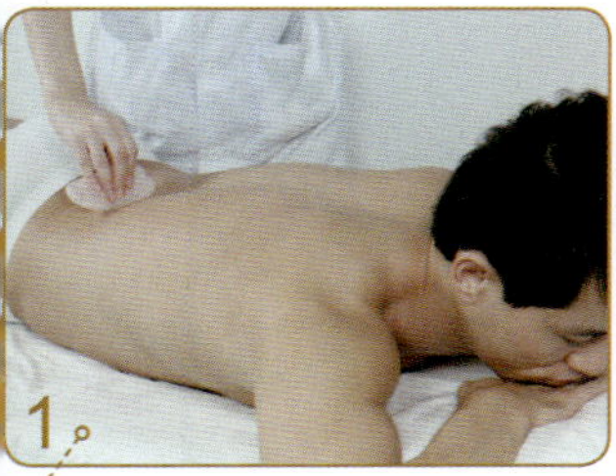

以刮痧板厚棱角面侧为着力点，刮拭肾俞穴2~3分钟。

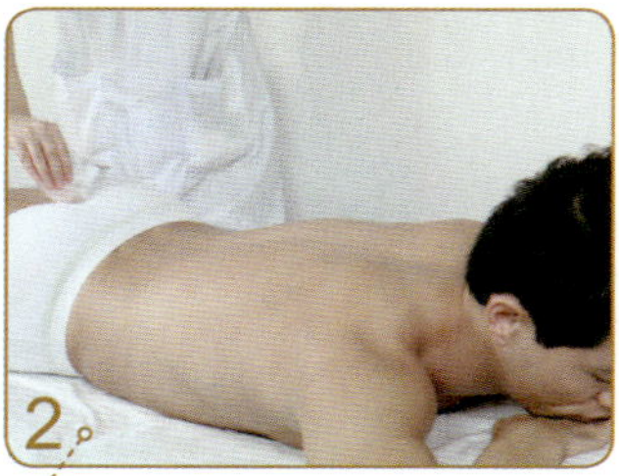

用角刮法刮拭会阳穴2~3分钟，力度适中，至皮下痧痕形成为度。

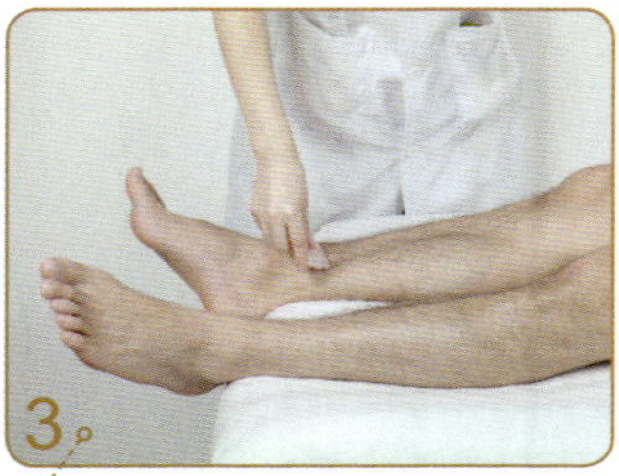

以刮痧板厚棱角面侧为着力点，刮拭三阴交穴30次，以出痧为度。

小贴士

改善性生活的环境，力求温馨、舒适、安宁。

拔罐疗法

准备工具 火罐、打火机、酒精棉球、止血钳、热毛巾

【穴位定位】

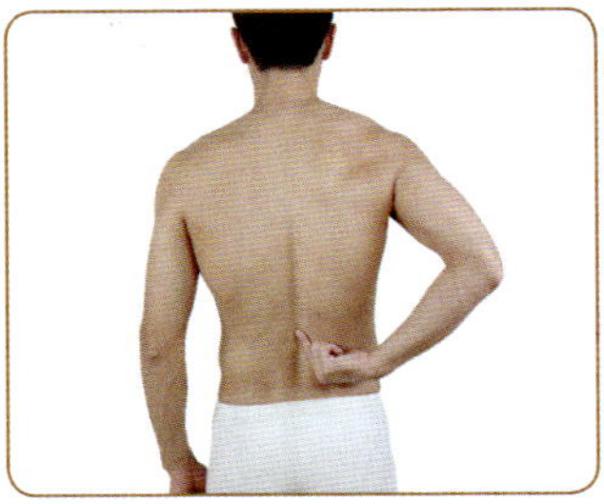

●命门 位于腰部，后正中线上，第二腰椎棘突下凹陷中。

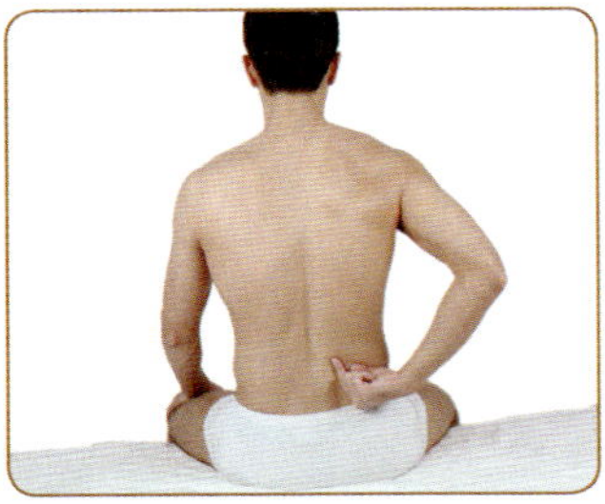

●肾俞 位于腰部，第二腰椎棘突下，旁开1.5寸处。

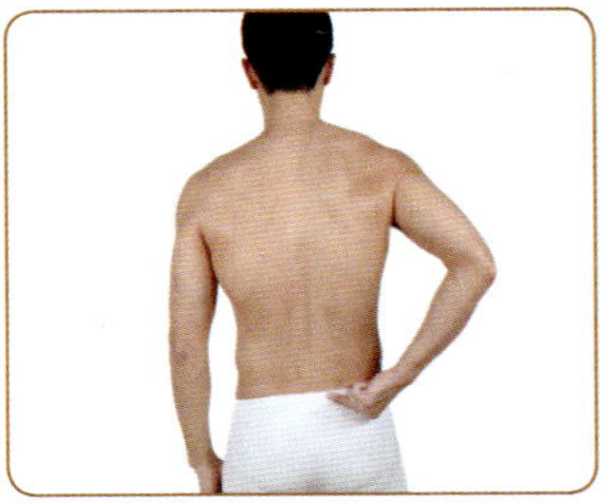

●次髎 位于骶部，髂后上棘内下方，第二骶骨后孔处。

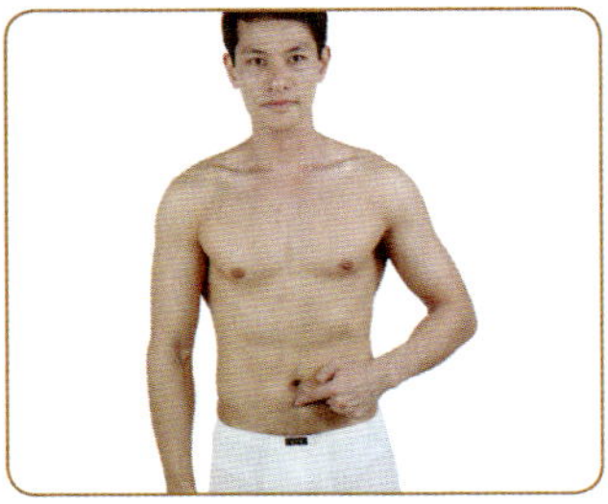

●气海 位于下腹部，前正中线上，脐下1.5寸处。

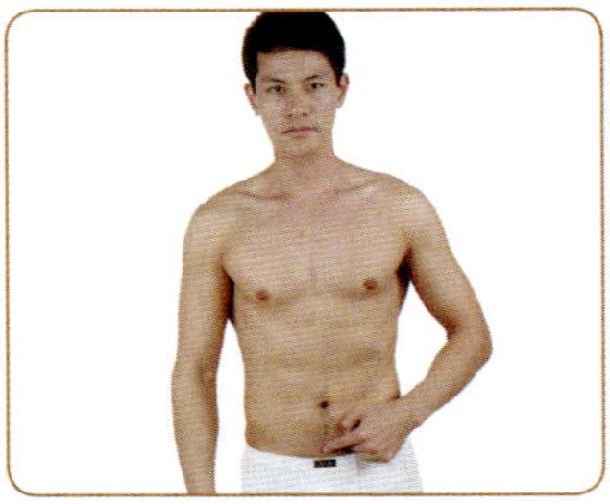

●关元 位于下腹部，前正中线上，脐下3寸。

【操作方法】

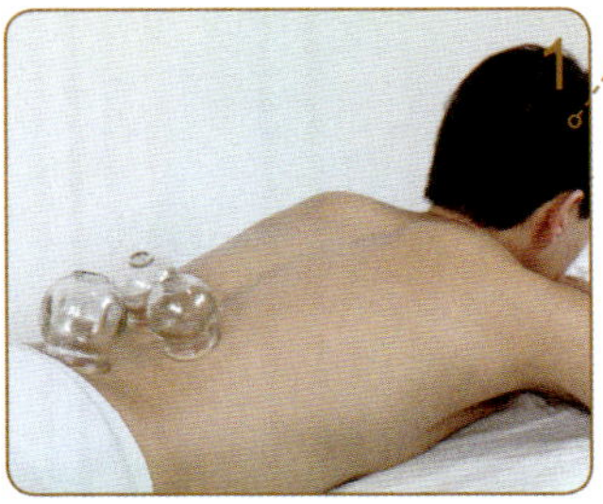

1 迅速将火罐扣在命门穴、肾俞穴、次髎穴上，留罐15分钟。

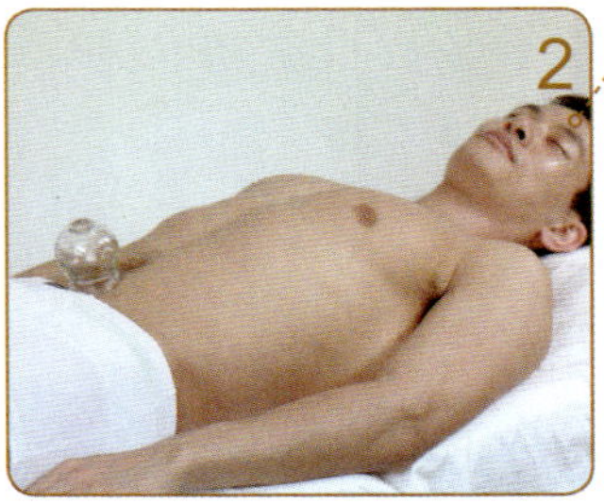

2 用同样的操作方法将火罐扣于气海穴和关元穴上，留罐15分钟。

对症食疗方

公鸡糯米酒

【材料】公鸡1只，糯米酒500毫升，油、盐各适量

【制作】

①将公鸡去毛去内脏，洗净剁块。

②将鸡块加油及盐炒熟，盛大碗内加米酒，隔水蒸熟。即可食用。

【功效】本品可补肾益精。用于肾虚精亏型性欲低下。

性欲亢进

缓解此症有妙法

性欲亢进是指性欲过旺，超过正常性交欲望，出现频繁的性兴奋现象，对性行为迫切要求、性交频度增加、性交时间延长。性欲亢进的原因，主要是性中枢兴奋过程增强所致。性欲亢进的表现是成天沉湎于性欲冲动之中，无休止地要求性交。

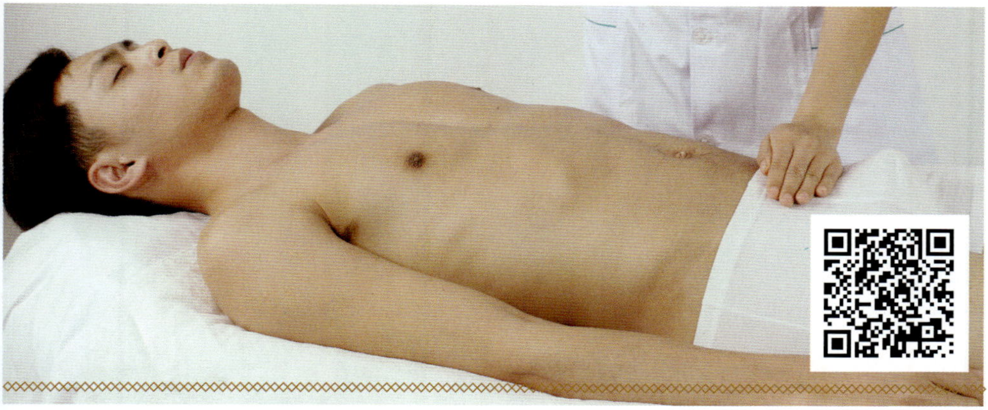

按摩方法

【穴位定位】

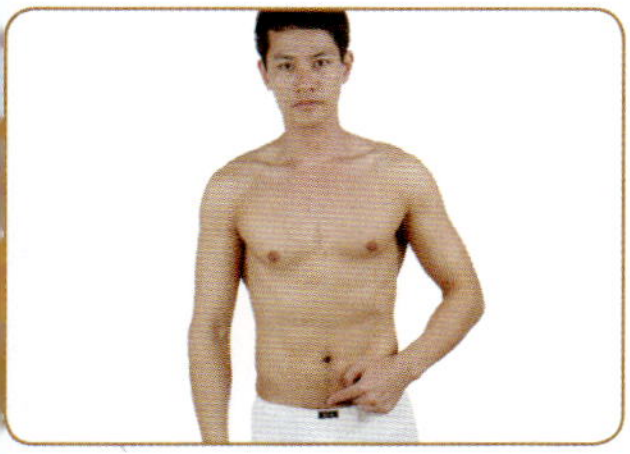

●**关元** 位于下腹部，前正中线上，脐下3寸。

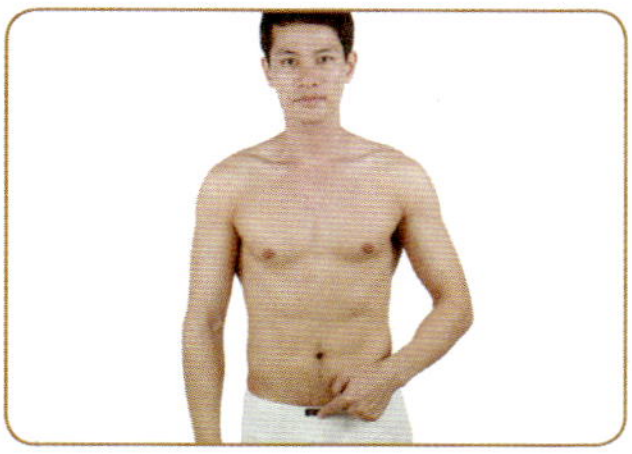

●**中极** 位于下腹部，前正中线上，脐下4寸。

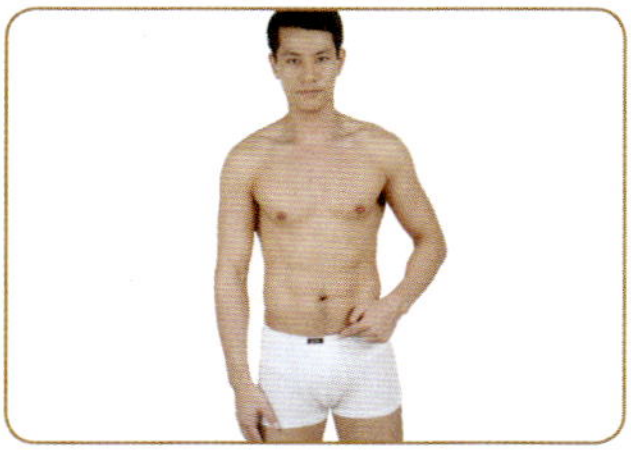

●**大赫** 在下腹部，脐下4寸，前正中线旁开0.5寸。

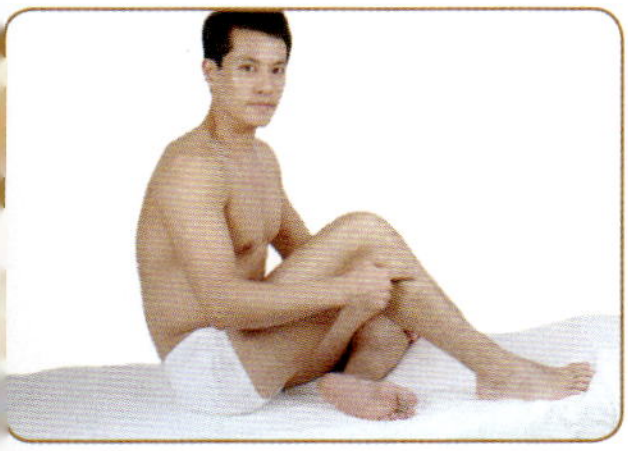

●**足三里** 位于小腿犊鼻下3寸，距胫骨前缘一横指（中指）。

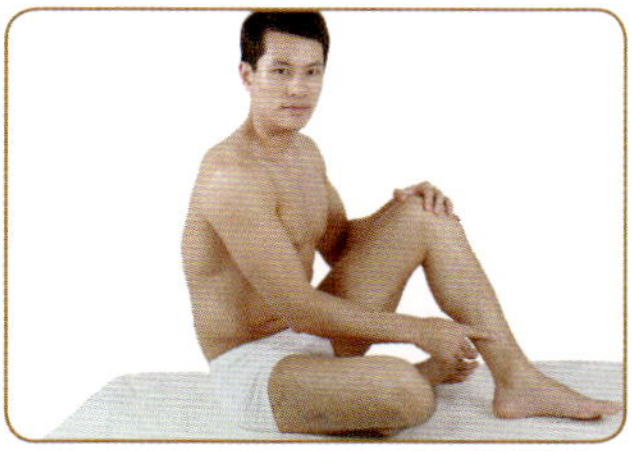

●**三阴交** 位于小腿内侧，足内踝尖上3寸。

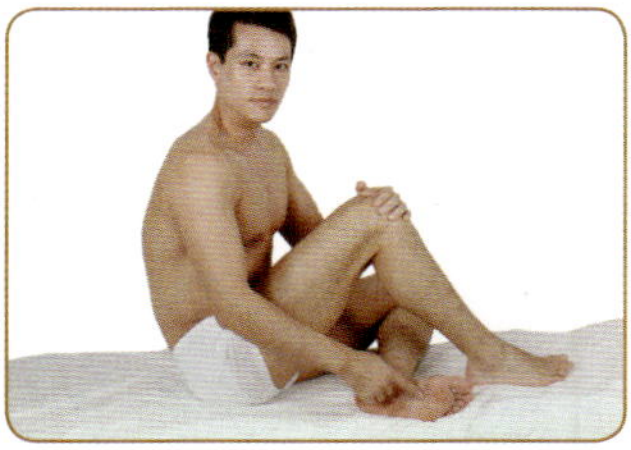

●**涌泉** 位于足第二、第三趾趾缝纹头与足跟前中1/3交点。

【操作方法】

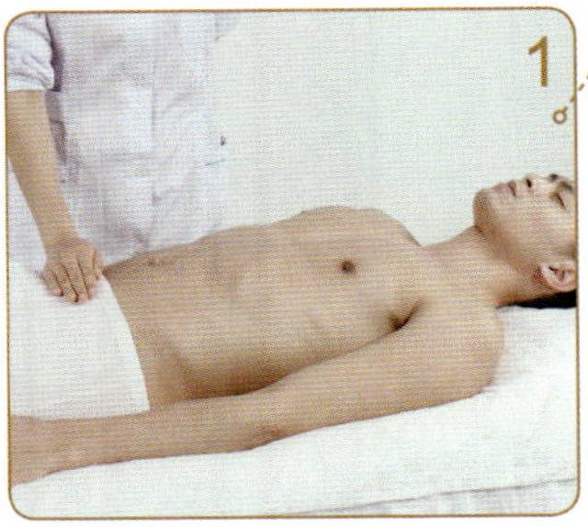

双手搓热掌心，用右手掌心按揉关元穴、中极穴和大赫穴，按揉2～3分钟。

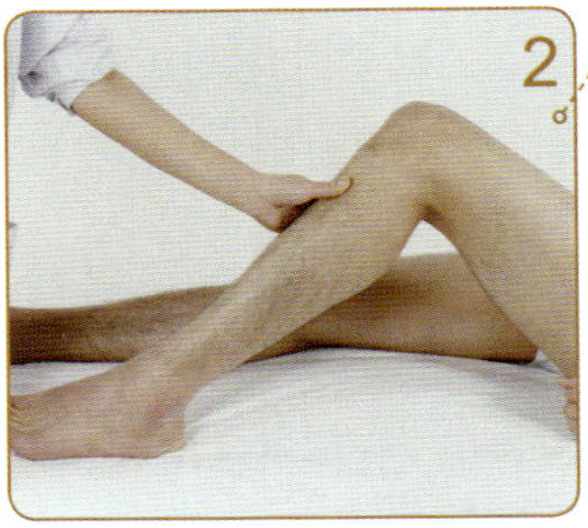

用拇指指腹按揉足三里穴1～2分钟，以有酸胀感为度。对侧以同样方法操作。

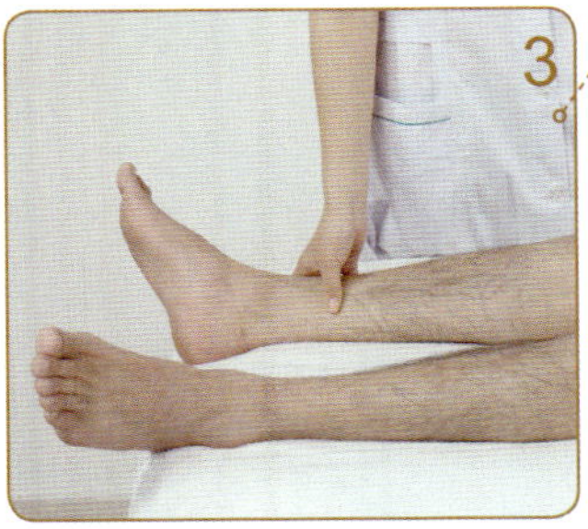

用拇指按揉三阴交穴1～2分钟，力度适中，以患者能够承受为度。

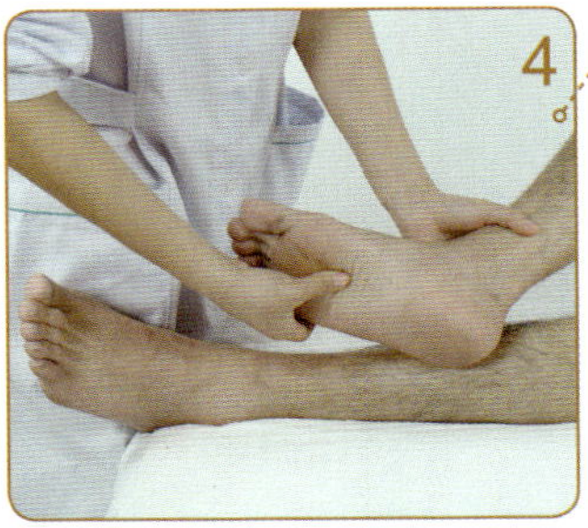

用拇指指腹用力推按涌泉穴，至潮红发热为佳，推按1～3分钟。

艾灸疗法

准备工具 | 艾条、打火机、艾灸盒

【穴位定位】

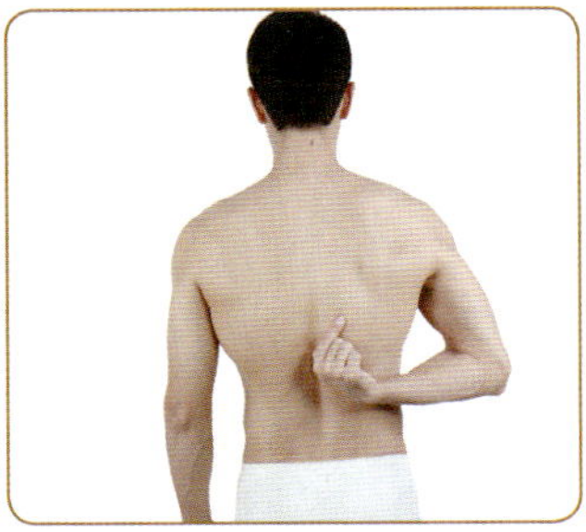

●**肝俞** 位于背部，第九胸椎棘突下，旁开1.5寸处。

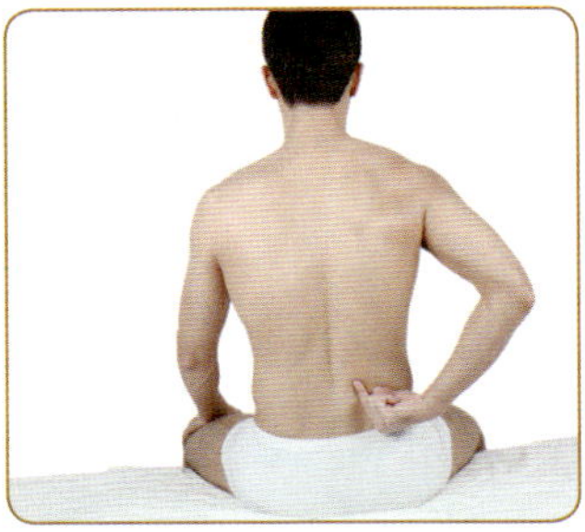

●**肾俞** 位于腰部，第二腰椎棘突下，旁开1.5寸处。

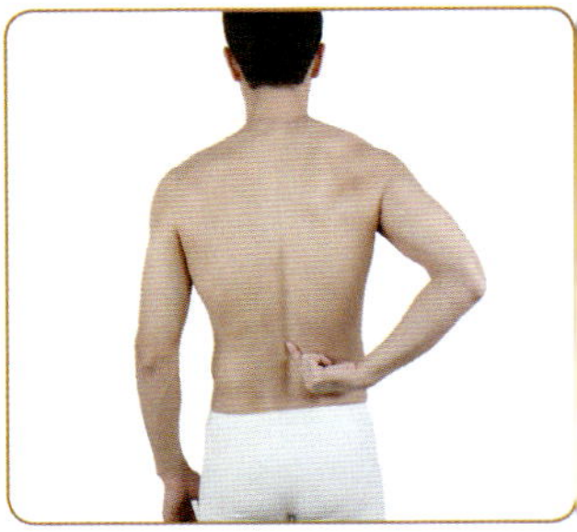

●**命门** 位于腰部，后正中线上，第二腰椎棘突下凹陷中。

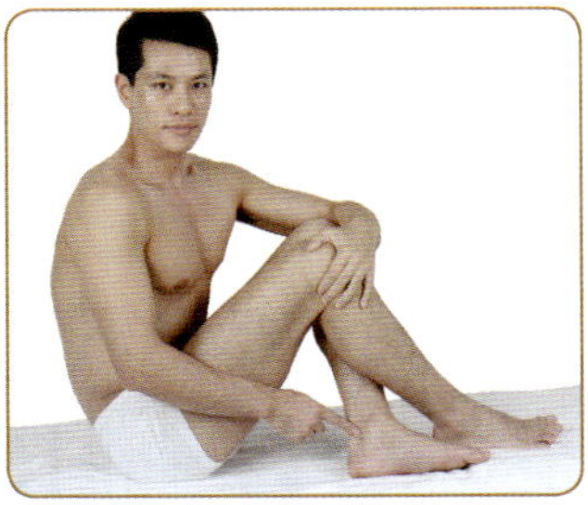

●**太溪**
位于足内侧，内踝后方与脚跟筋腱之间的凹陷处。

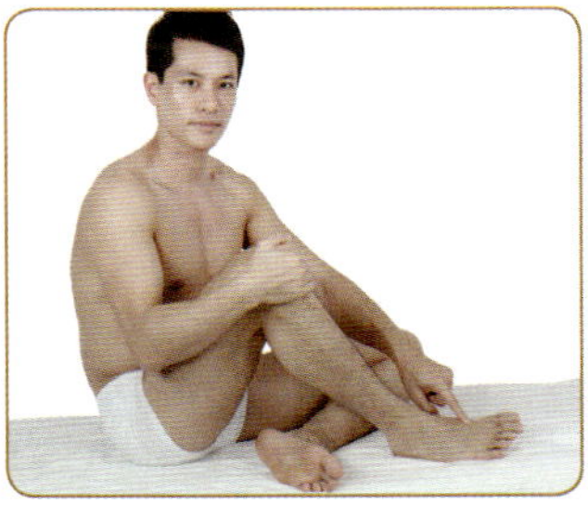

●**太冲**
位于足背侧，第一、第二跖骨基底部前方凹陷处。

【操作方法】

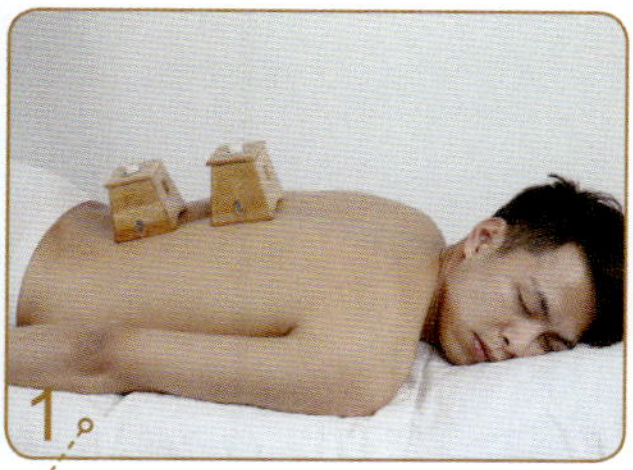

将燃着的艾灸盒放于肝俞穴、肾俞穴和命门穴上一同灸治10～15分钟。

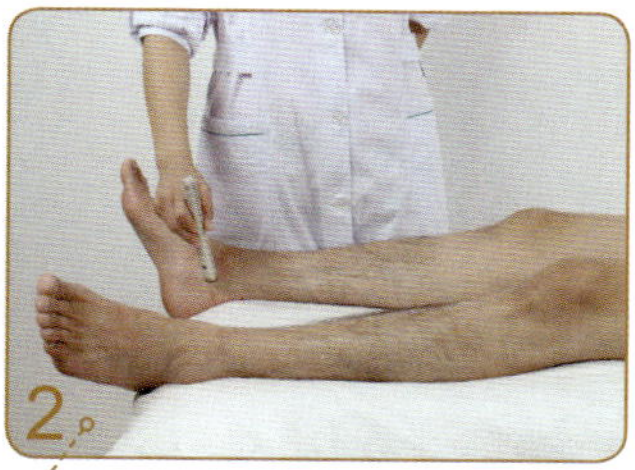

用艾条温和灸法灸治太溪穴10～15分钟。对侧以同样的方法操作。

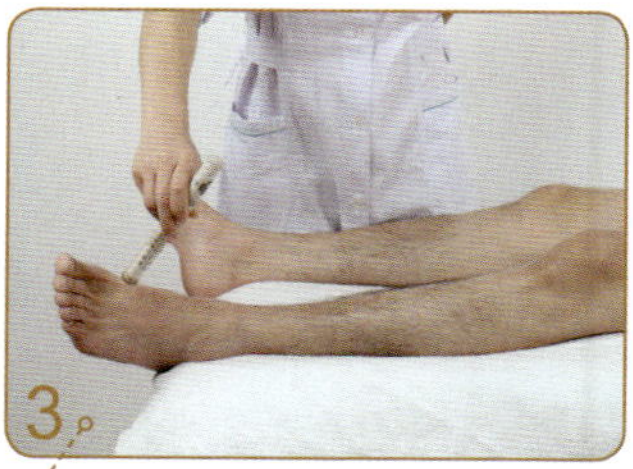

用艾条温和灸法灸治太冲穴10～15分钟。对侧以同样的方法操作。

刮痧疗法

准备工具 | 刮痧板、经络油

【穴位定位】

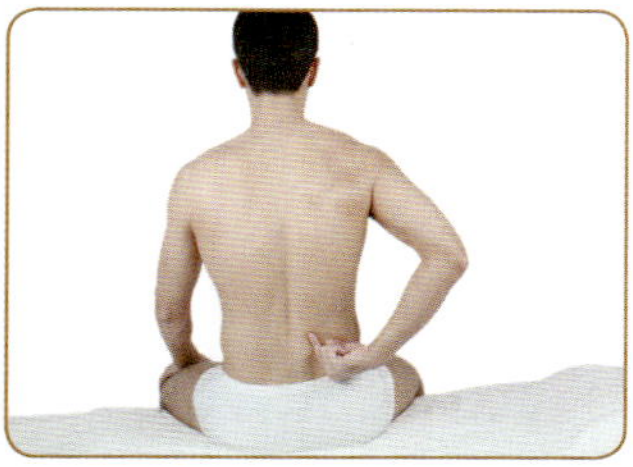

●肾俞
位于腰部，第二腰椎棘突下，旁开1.5寸处。

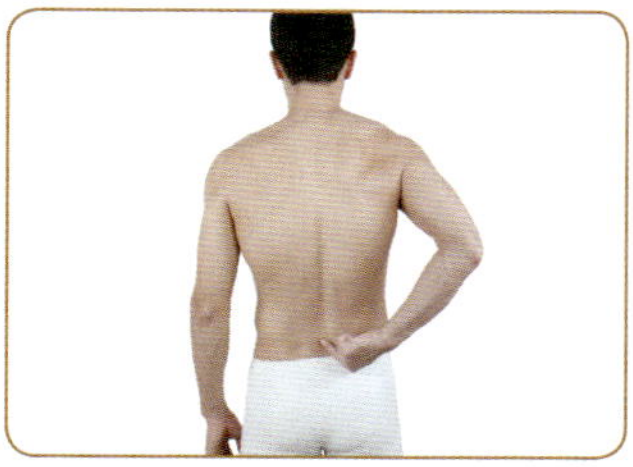

●腰阳关
位于腰部，后正中线上，第四腰椎棘突下凹陷中。

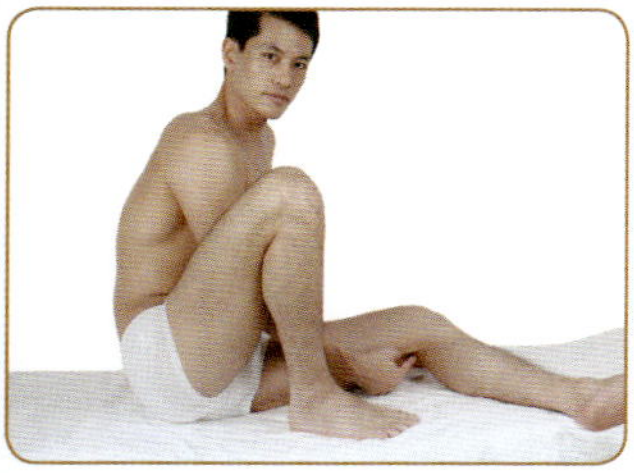

●委中
位于腘横纹中点，当股二头肌腱与半腱肌肌腱的中间。

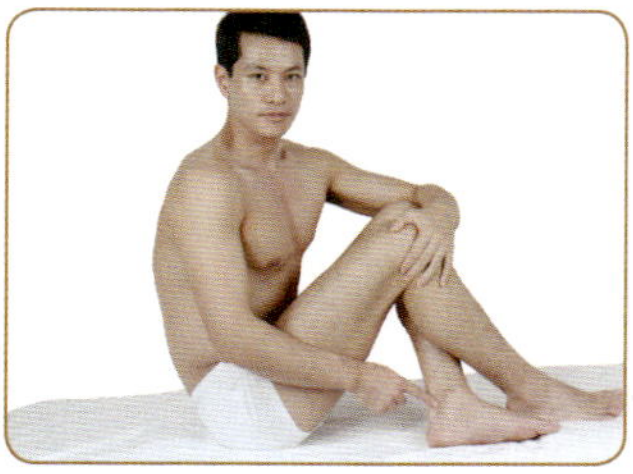

●太溪
位于足内侧，内踝后方，内踝尖与跟腱之间的凹陷处。

【操作方法】

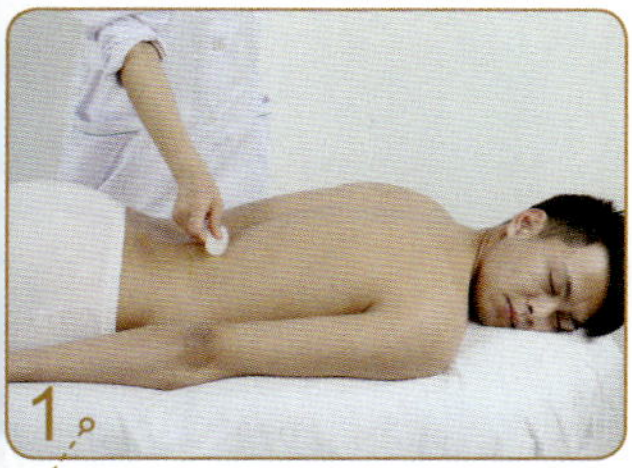

用面刮法刮拭肾俞穴至腰阳关穴10～15次，刮拭至皮肤有热感即可。

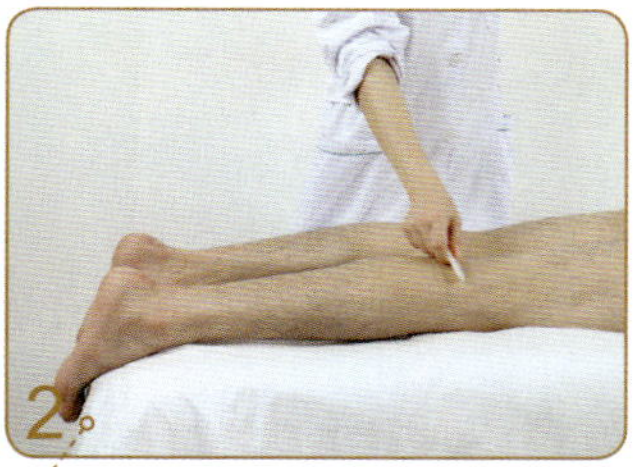

用面刮法从上至下刮拭委中穴30次，力度略重，以出痧为度。

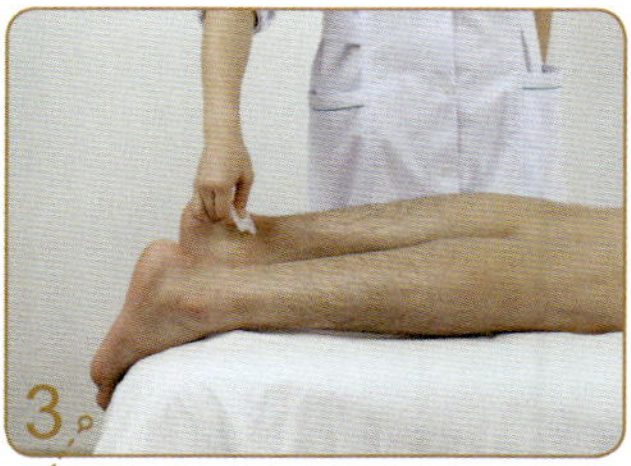

用角刮法刮拭太溪穴30次，力度略重，以皮肤出痧为度。

拔罐疗法

准备工具 火罐、气罐、拔罐器、止血钳、酒精棉球、打火机、热毛巾

【穴位定位】

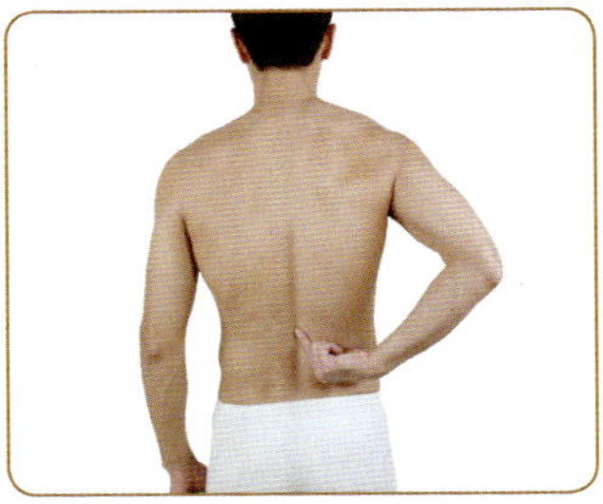

●**命门** 位于腰部，后正中线上，第二腰椎棘突下凹陷中。

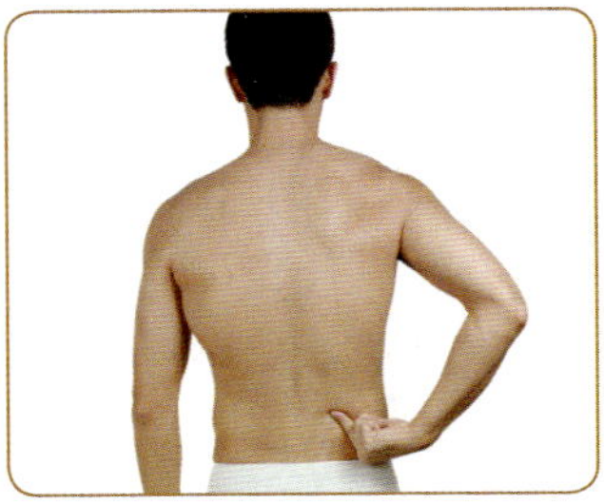

●**志室** 位于腰部，第二腰椎棘突下，旁开3寸。

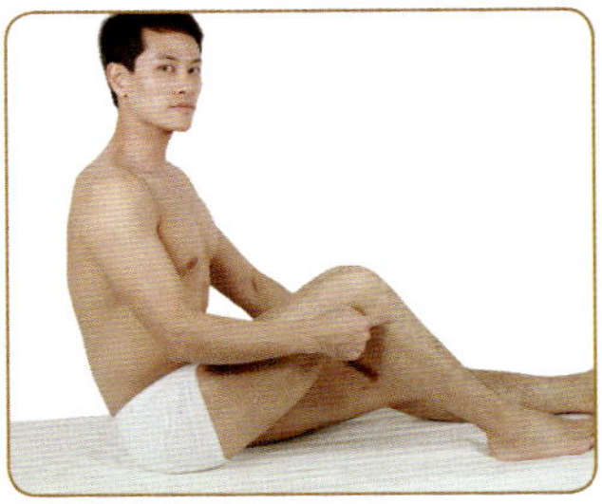

●**阳陵泉** 位于小腿外侧，腓骨头前下方凹陷处。

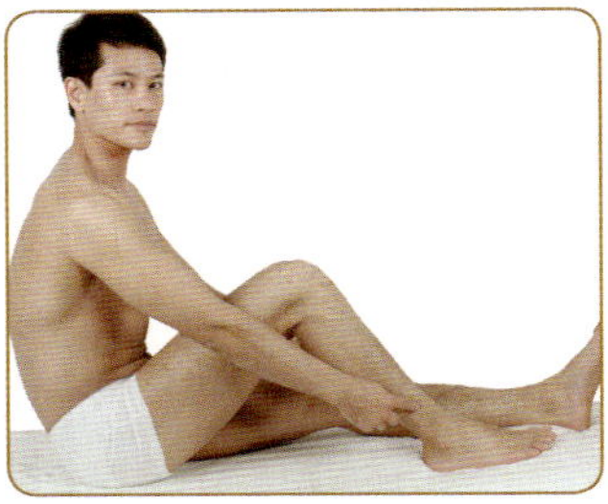

●**悬钟** 位于小腿外侧，外踝尖上3寸，腓骨前缘。

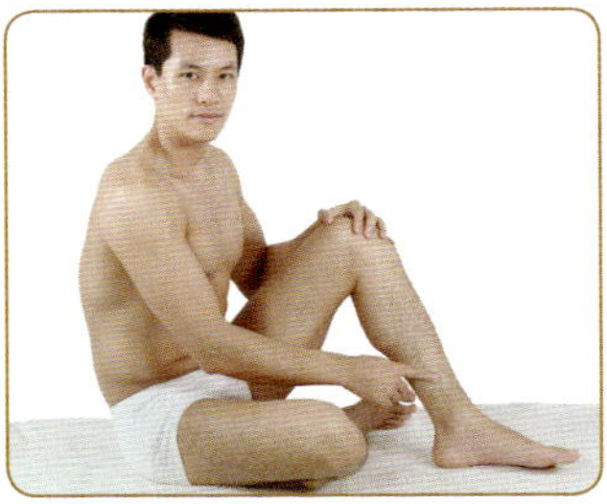

●**三阴交** 位于小腿内侧，足内踝尖上3寸，胫骨内侧缘后方。

【操作方法】

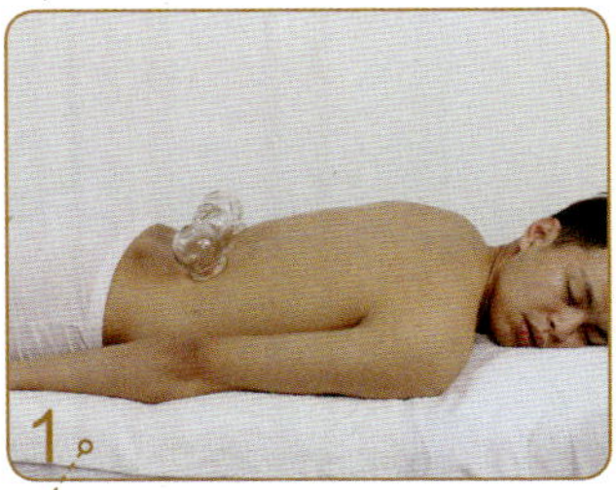

迅速将火罐扣在命门穴和志室穴上，每穴留罐10分钟。

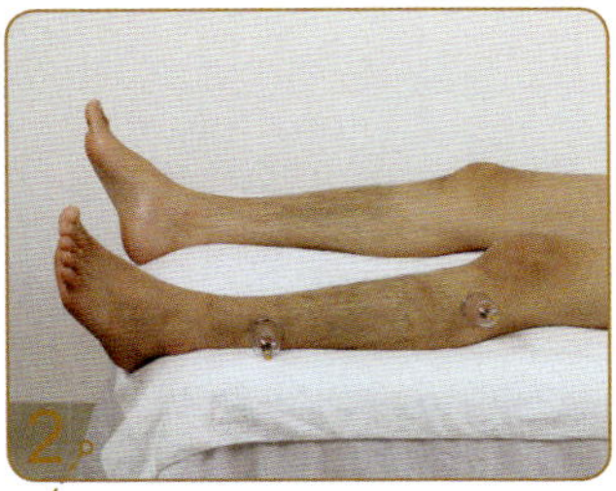

用拔罐器将气罐吸拔在阳陵泉穴和悬钟穴上，留罐10分钟。

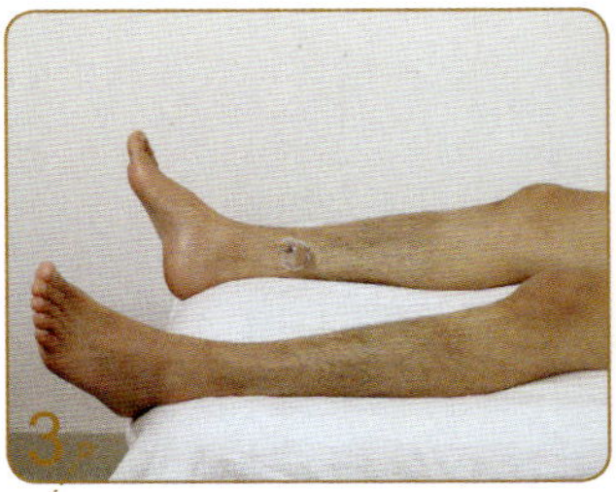

用同样的方法将气罐吸拔在三阴交穴上，留罐10分钟。

小贴士

要查明引起性欲亢进的原因，并减少性刺激，同时进行心理治疗和性教育。

慢性肾炎

祛除炎症疗效好

慢性肾炎是一种以慢性肾小球病变为主的肾小球疾病，也是一种常见的慢性肾脏疾病。此病潜伏时间长，病情发展缓慢，它可发生于任何年龄，但以青年、中年男性为主。慢性肾炎的症状各异，大部分患者有明显血尿、水肿、高血压、贫血等症状。

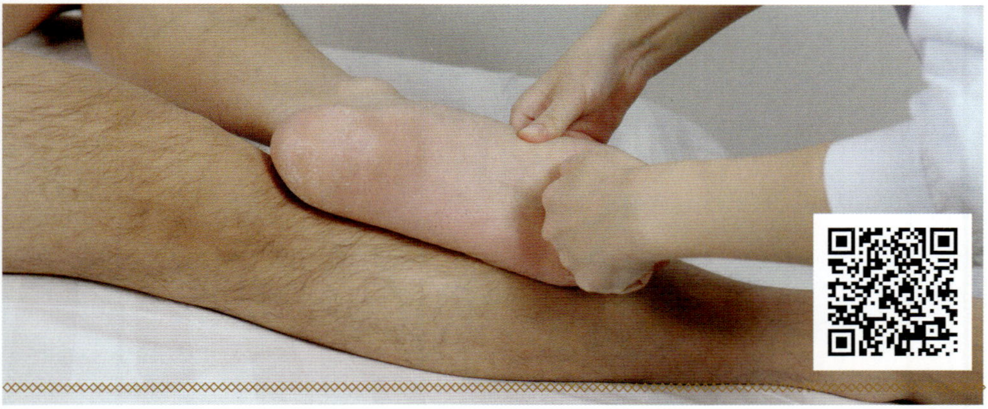

按摩疗法

【穴位定位】

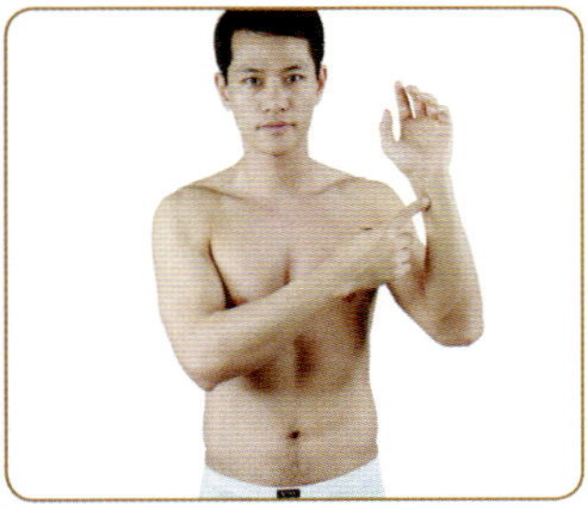

●**内关** 位于前臂正中，腕横纹上2寸，在桡侧腕屈肌腱同掌长肌腱之间。

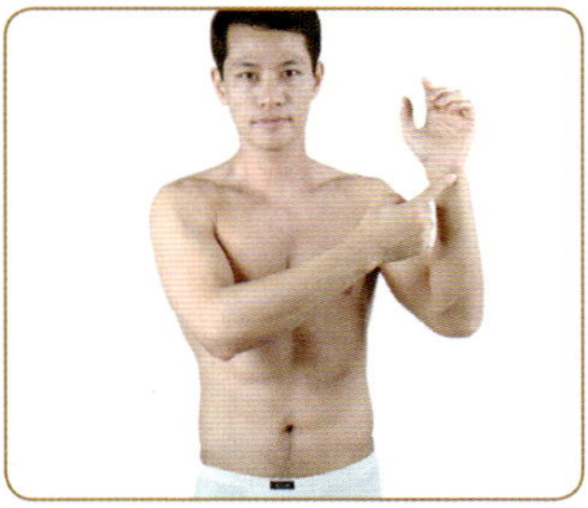

●**神门** 位于腕部，腕掌侧横纹尺侧端，尺侧腕屈肌腱的桡侧凹陷处。

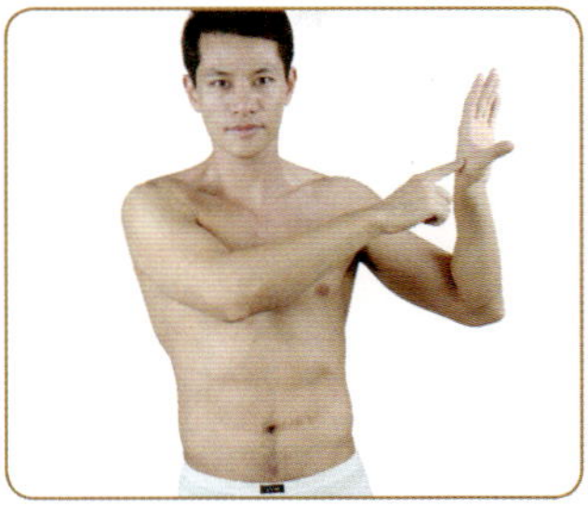

●**合谷** 位于手背第一、第二掌骨之间，约第二掌骨之中点。

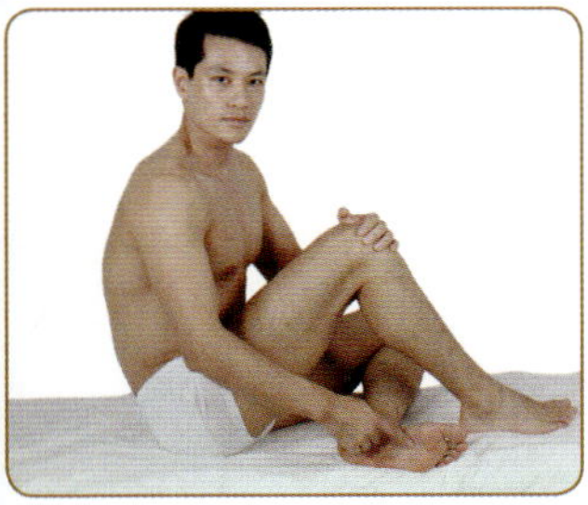

●**涌泉** 位于足第二、第三趾趾缝纹头端与足跟连线的前中1/3交点处。

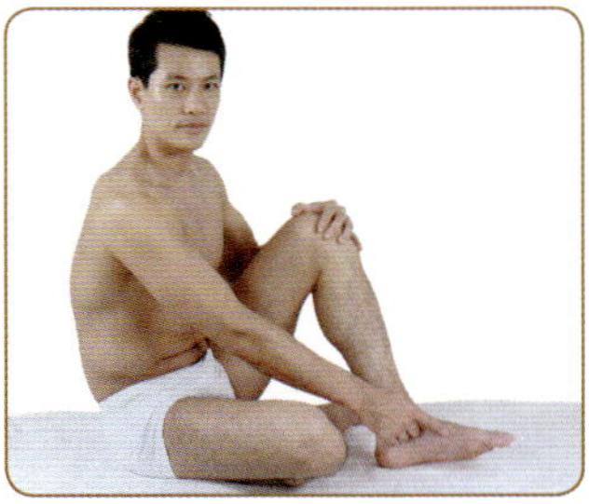

●**公孙** 位于人体的足内侧缘，第一跖骨基底部的前下方。

【操作方法】

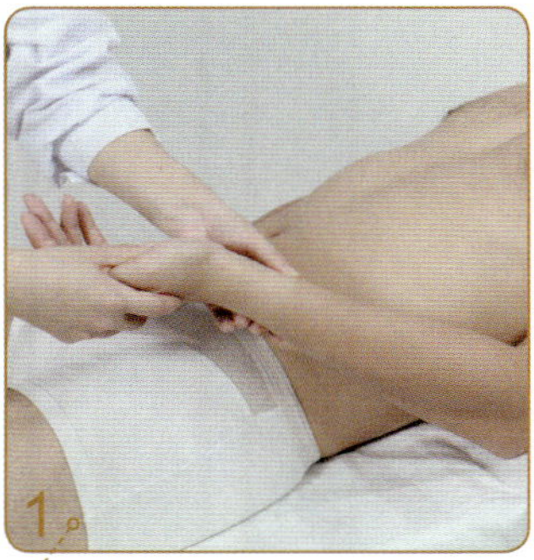

拇指指腹放于内关穴上，力度由轻渐重揉按1～2分钟。

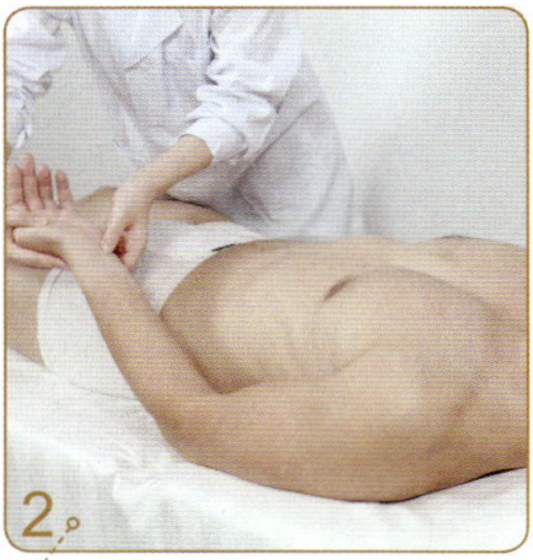

将拇指指腹放于神门穴上，其余四指附于腕关节处，揉按3分钟。

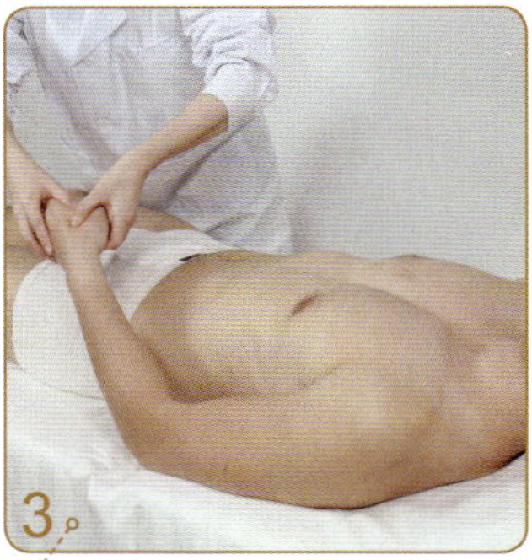

拇指与食指相对成钳形，掐按合谷穴，以局部有酸胀感为宜。

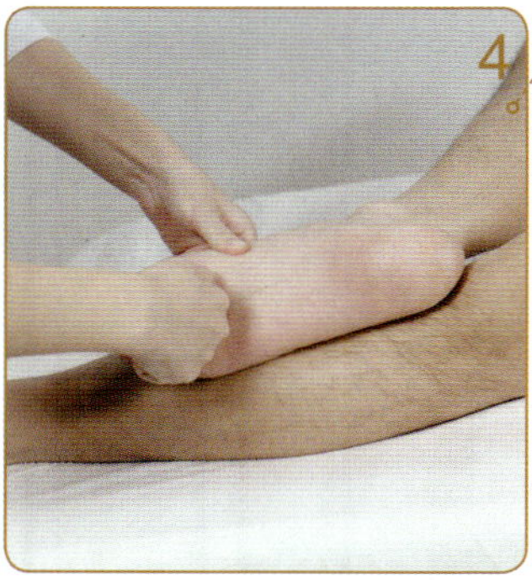

用食指第二关节点按涌泉穴3～5分钟。

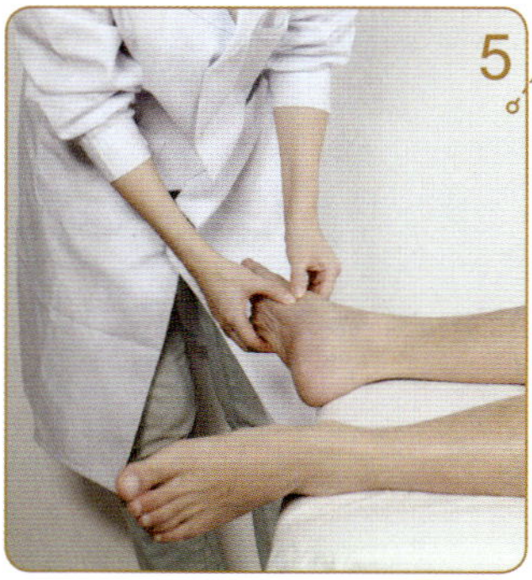

用拇指关节按压公孙穴，用力压揉，以局部有酸胀感为宜。

艾灸疗法

准备工具 | 艾条、打火机、艾灸盒

【穴位定位】

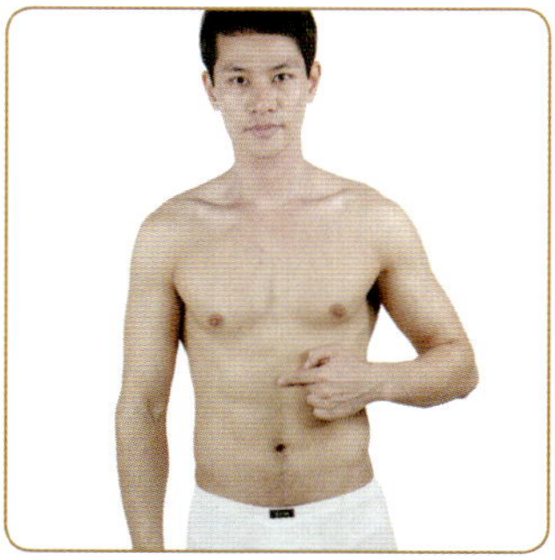

●中脘 位于上腹部，前正中线上，脐上4寸。

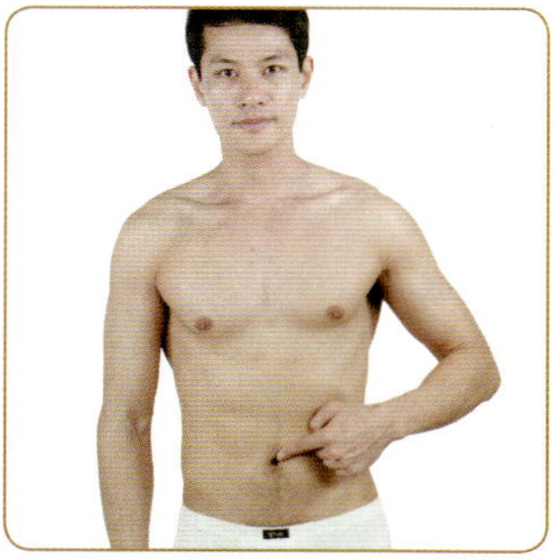

●神阙 位于脐窝正中。

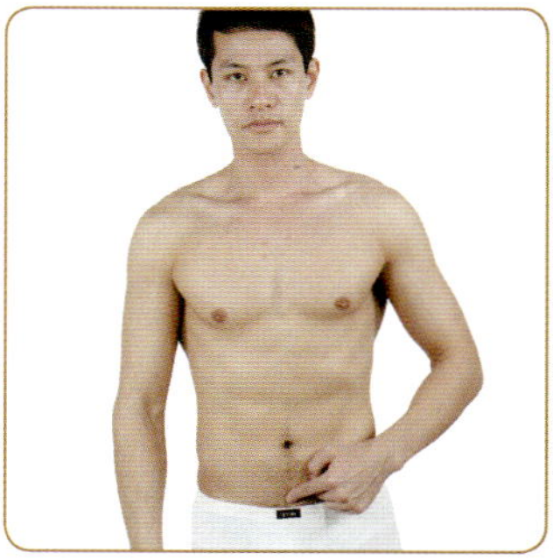

●关元 位于下腹部，前正中线上，脐下3寸。

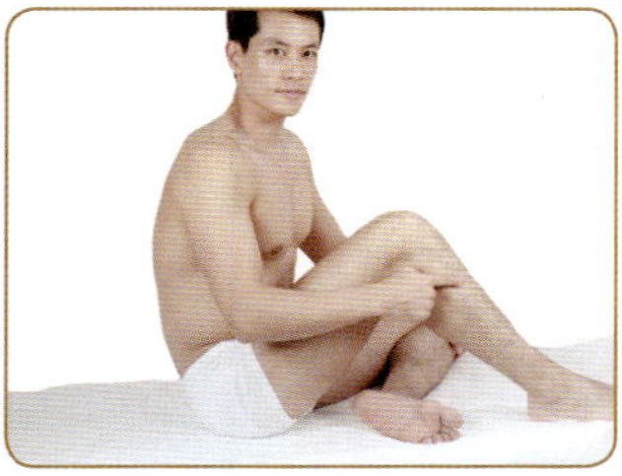

●**足三里** 位于小腿犊鼻下3寸，距胫骨前缘一横指（中指）。

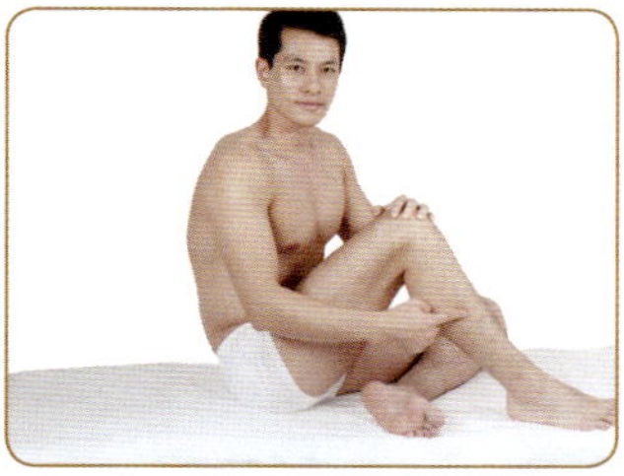

●**丰隆** 位于小腿前外侧，外踝尖上8寸。

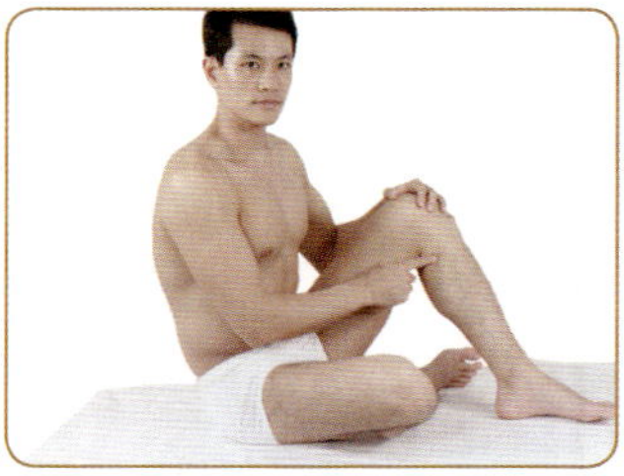

●**阴陵泉** 位于小腿内侧，胫骨内侧髁后下方凹陷处。

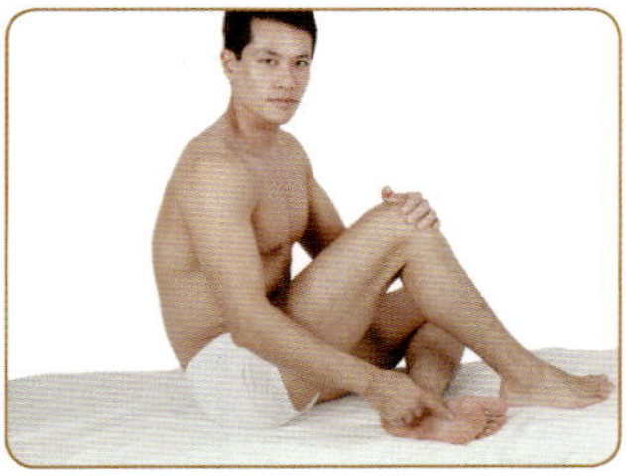

●**涌泉**
位于足第二、第三趾趾缝纹头与足跟前中1/3交点。

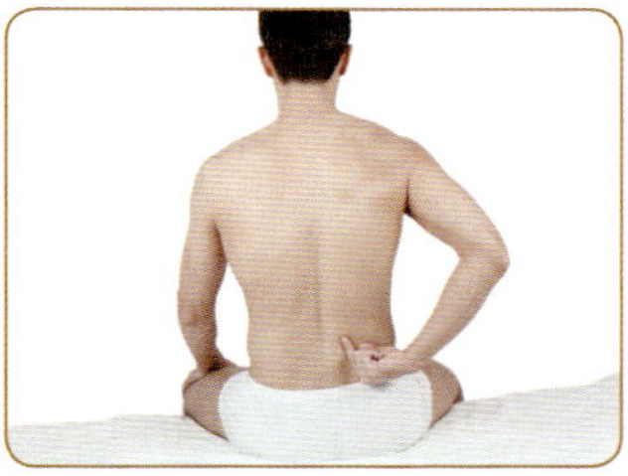

●**肾俞**
位于腰部，第二腰椎棘突下，旁开1.5寸处。

【操作方法】

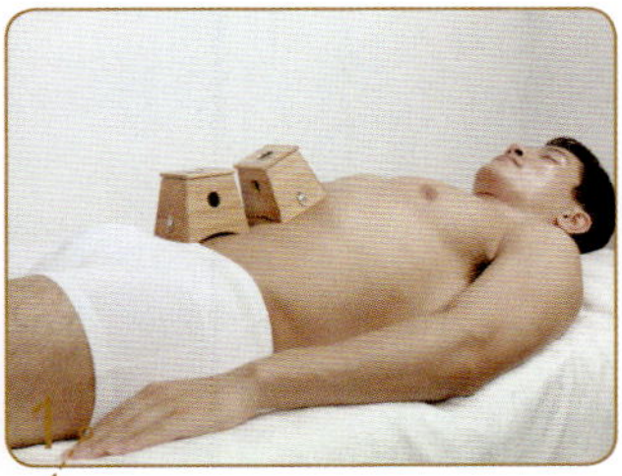

1 将艾灸盒放于中脘穴、神阙穴、关元穴上，一同灸治10～15分钟。

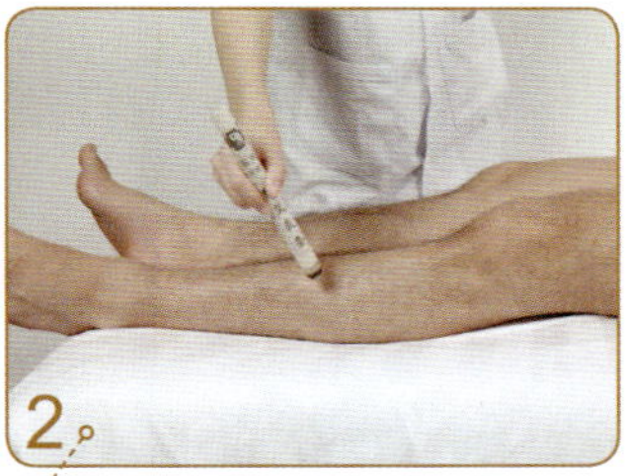

2 用艾条回旋灸法来回灸治足三里穴、丰隆穴10～15分钟。

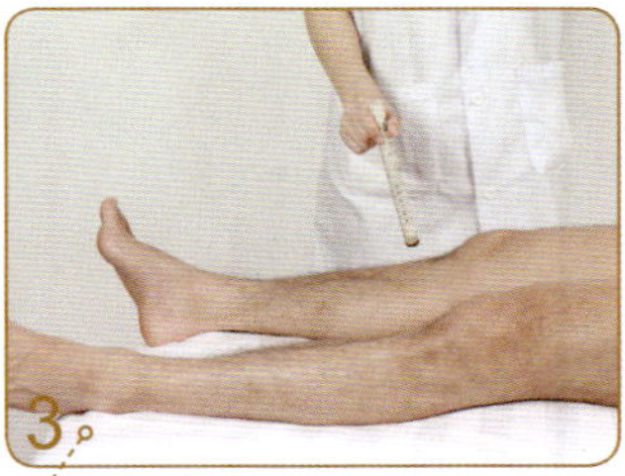

3 用艾条温和灸法灸治阴陵泉穴10～15分钟。对侧以同样的方法操作。

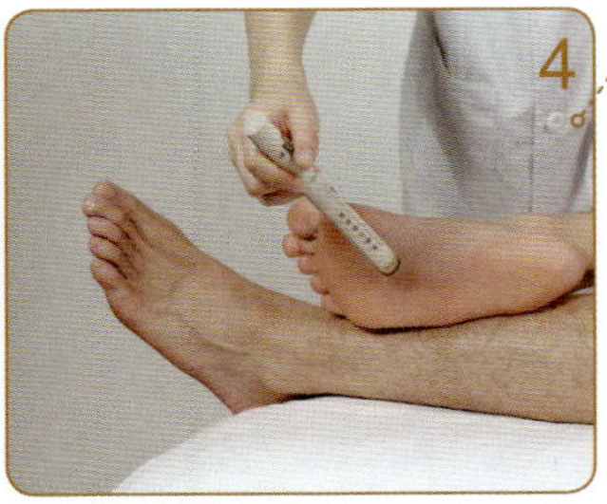

4 用艾条温和灸法灸治涌泉穴10～15分钟。对侧以同样方法操作。

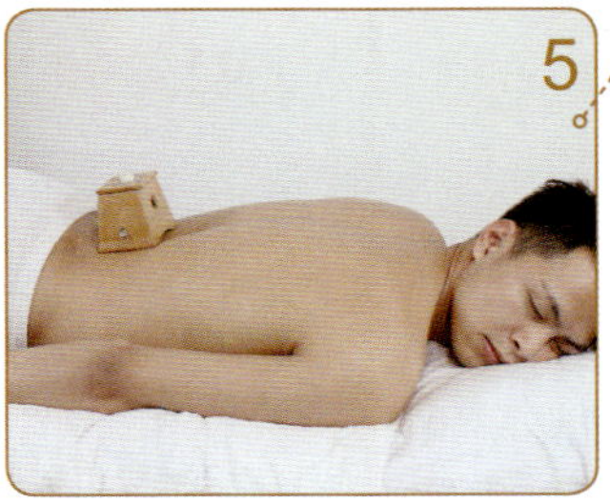

5 将燃着的艾灸盒放于肾俞穴上灸治10～15分钟，至感觉温热舒适为宜。

小贴士

日常工作中，不管是体力还是脑力劳动，肾炎患者都不要过度疲劳。

刮痧疗法

准备工具 | 刮痧板、经络油

【穴位定位】

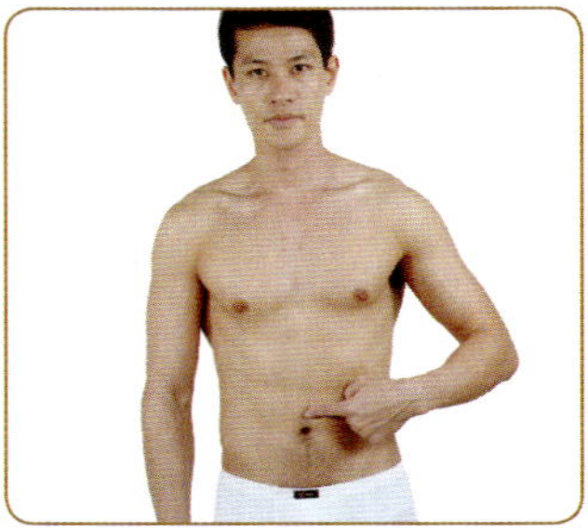

●**水分** 位于上腹部，前正中线上，脐上1寸。

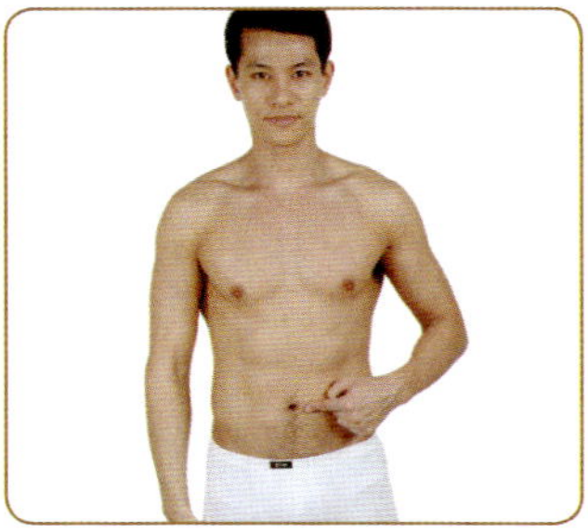

●**肓俞** 位于腹中部，脐旁开0.5寸。

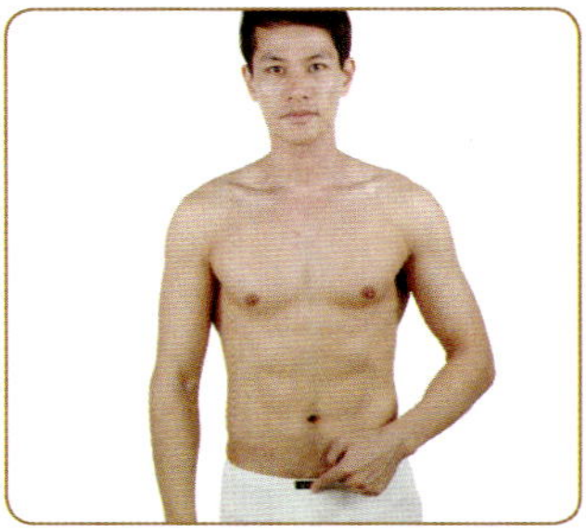

●**中极** 位于下腹部，前正中线上，脐下4寸。

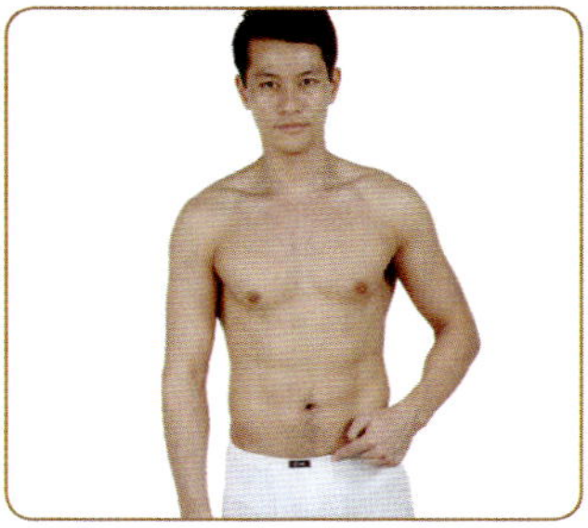

●**大赫**
位于下腹部，脐下4寸，前正中线旁开0.5寸。

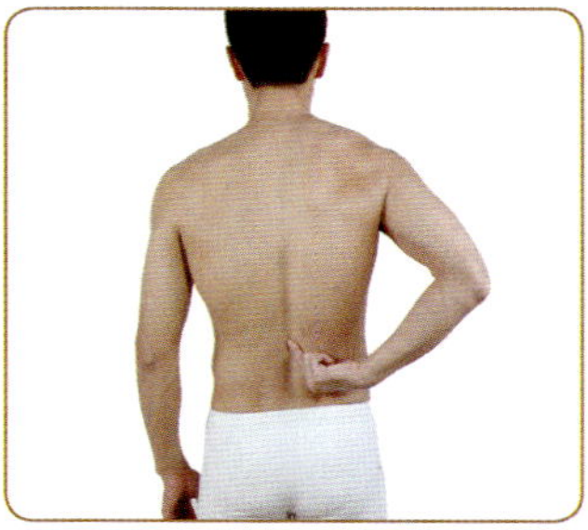

●**命门**
位于腰部，后正中线上，第二腰椎棘突下凹陷中。

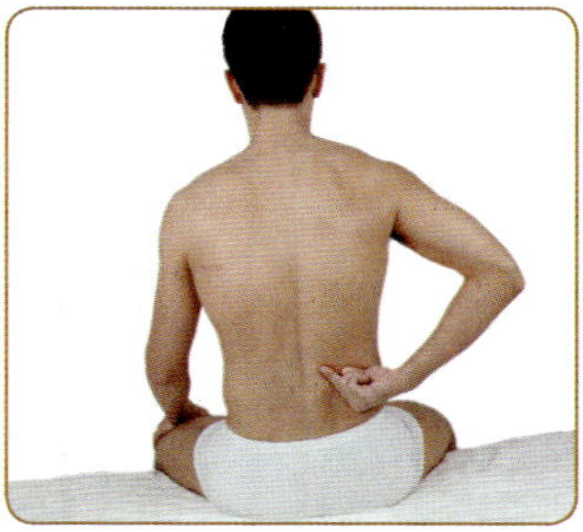

●**三焦俞**
位于腰部，第一腰椎棘突下，旁开1.5寸处。

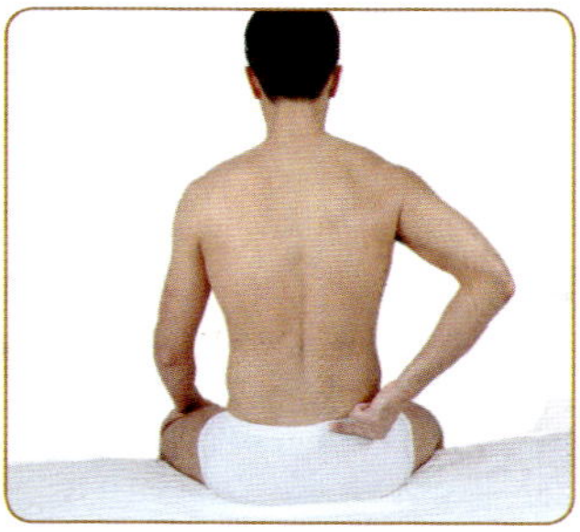

●**膀胱俞**
位于骶部，骶正中嵴旁1.5寸，平第二骶后孔。

【操作方法】

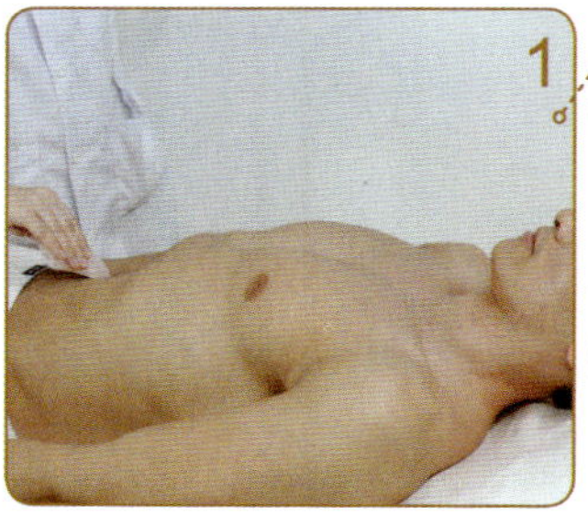

1 用角刮法刮拭水分穴至肓俞穴30次，力度适中，稍出痧即可。

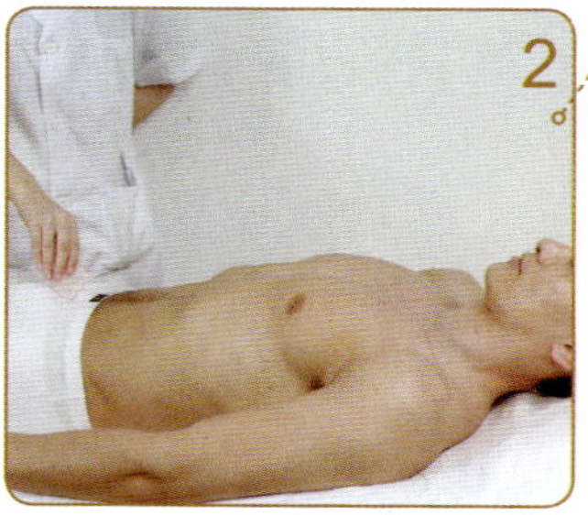

2 用角刮法刮拭中极穴至大赫穴30次，力度微重，以出痧为度。

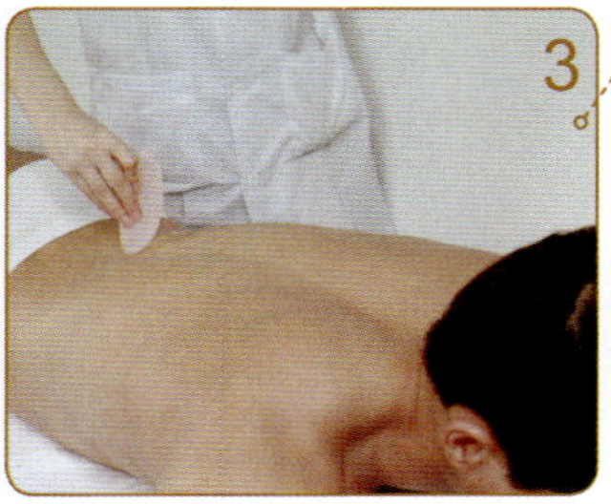

3 用角刮法刮拭命门穴30次，力度轻柔，以皮肤潮红为度。

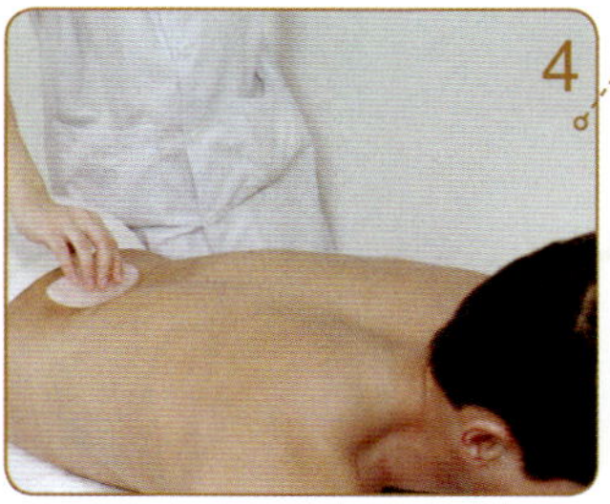

4 用面刮法刮拭三焦俞穴至膀胱俞穴30次，力度适中，以皮肤出痧为度。

拔罐疗法

准备工具　火罐、气罐、拔罐器、热毛巾、止血钳、打火机、酒精棉球

【穴位定位】

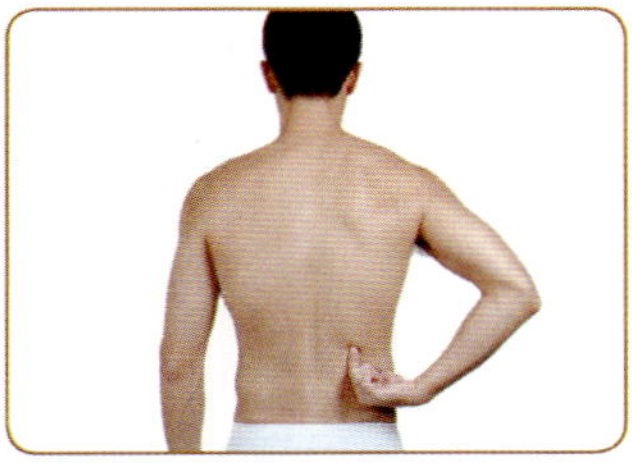

●胃仓
位于背部，第十二胸椎棘突下，旁开3寸处。

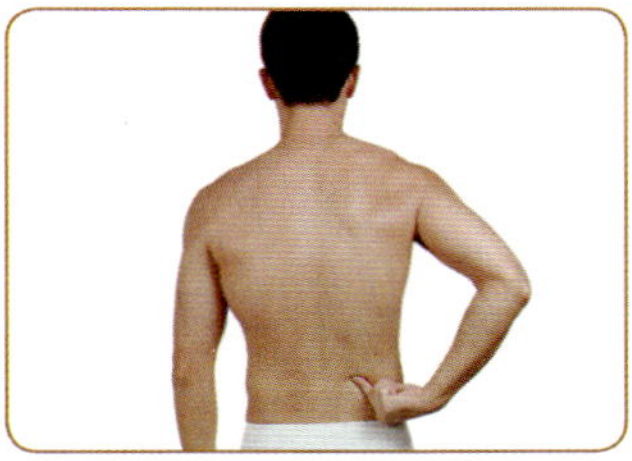

●志室
位于腰部，第二腰椎棘突下，旁开3寸处。

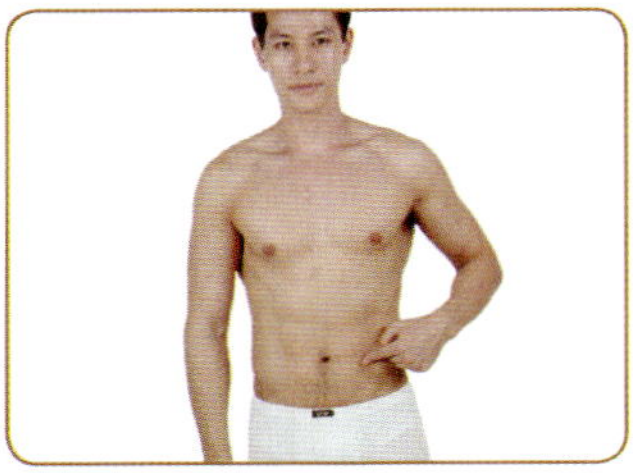

●大横
位于人体的腹中部，脐旁开4寸。

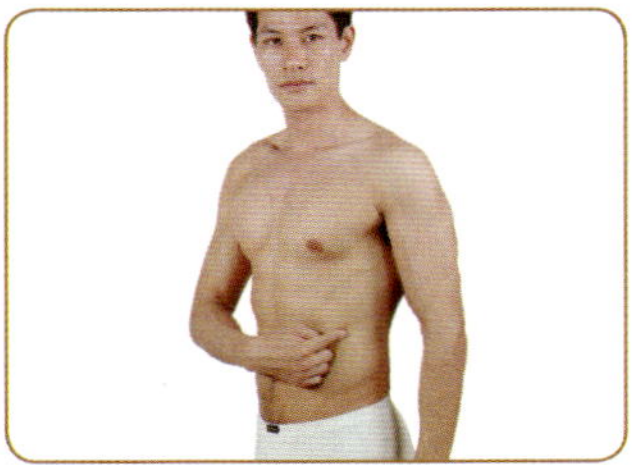

●京门
位于侧腰部，第十二肋骨游离端的下方。

【操作方法】

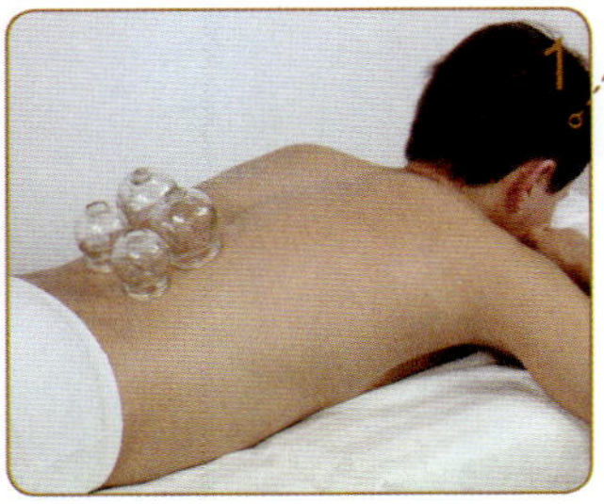

1 迅速将火罐扣在胃仓穴和志室穴上，每穴留罐10分钟。

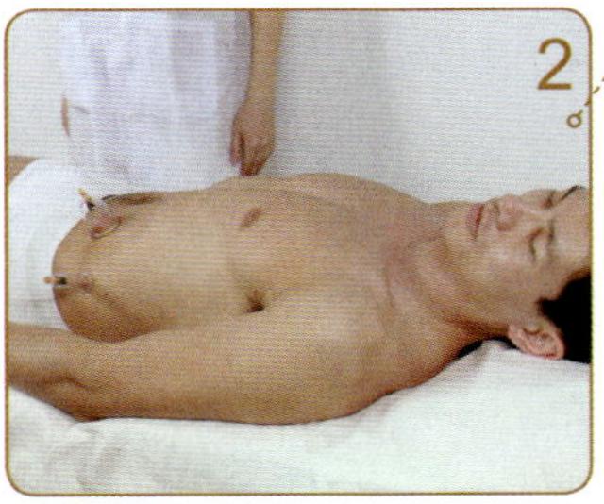

2 用拔罐器将气罐吸拔在大横穴和京门穴上，留罐10分钟。

小贴士

平常要多加休息，否则可能会引起代谢不正常，也会增加肾功能的负担，以致损害肾脏。

肾结石

养肾护肾祛结石

肾结石是指发生于肾盏、肾盂及肾盂与输尿管连接部的结石。多数位于肾盂肾盏内，肾实质结石少见。肾是泌尿系形成结石的主要部位，其他任何部位的结石都可以原发于肾脏。通常会有阵发性或持续性疼痛，绞痛发作时，尿量减少。

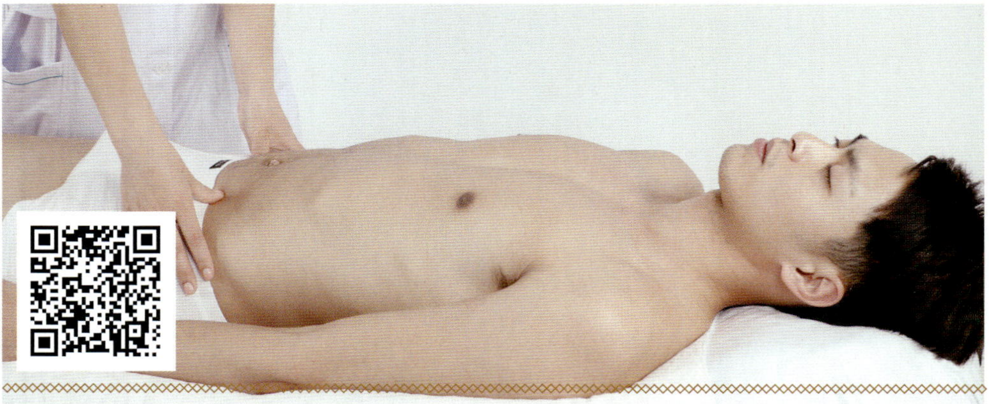

按摩方法

【穴位定位】

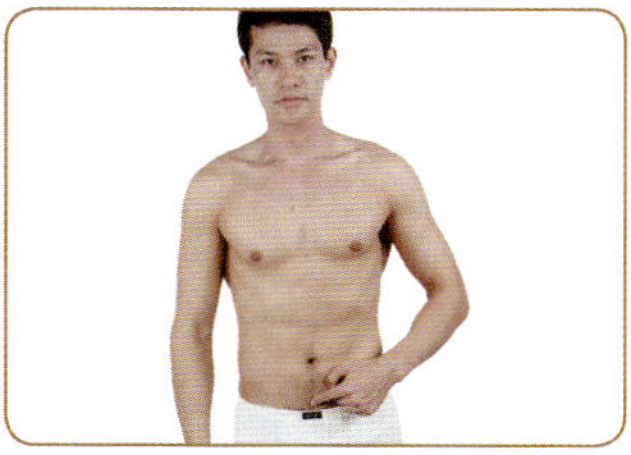

● **关元** 位于下腹部，前正中线上，脐下3寸。

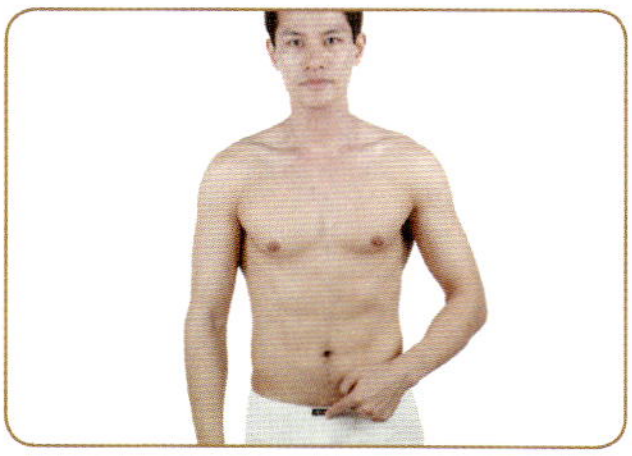

● **中极** 位于下腹部，前正中线上，脐下4寸。

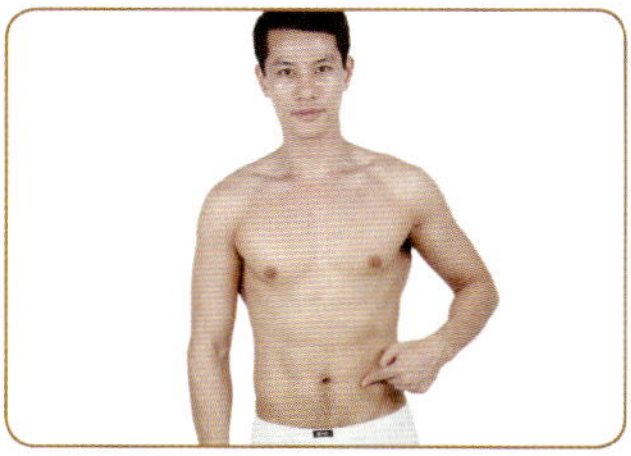

● **大横** 位于腹中部，脐旁开4寸。

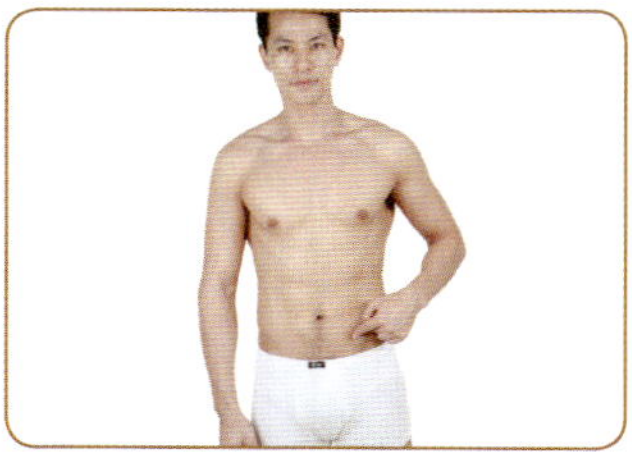

● **腹结** 位于下腹部，大横下1.3寸，距前正中线4寸。

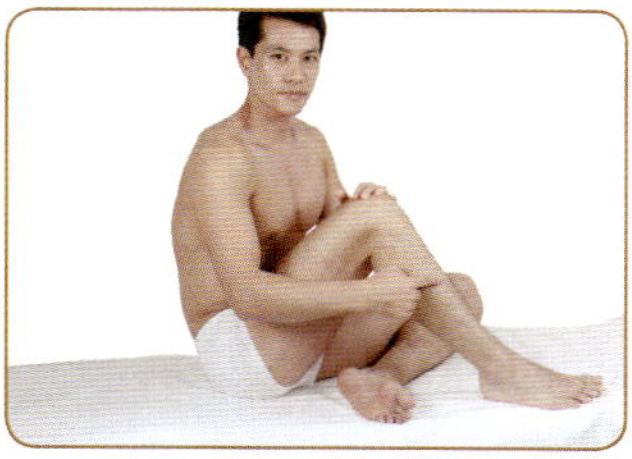

● **上巨虚** 位于小腿犊鼻下6寸，距胫骨前缘一横指。

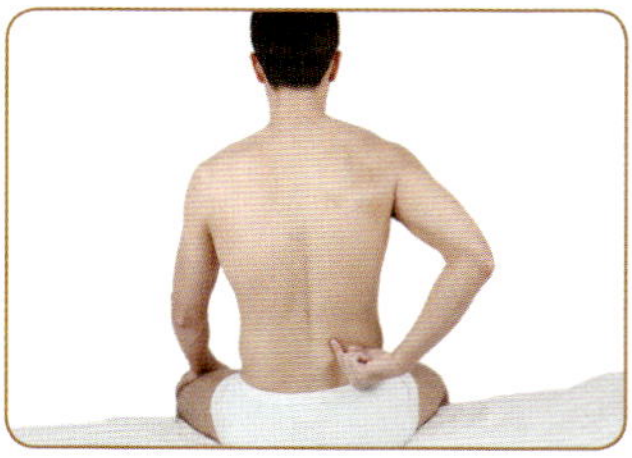

● **肾俞** 位于腰部，第二腰椎棘突下，旁开1.5寸。

【操作方法】

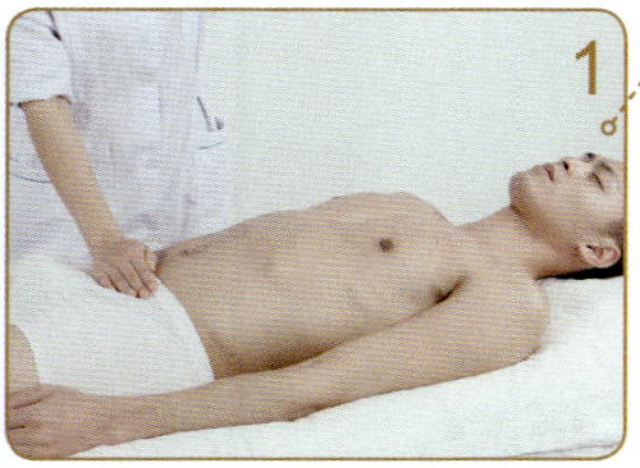

搓热双手掌心，用一手手掌按揉关元穴和中极穴，各按揉30次。

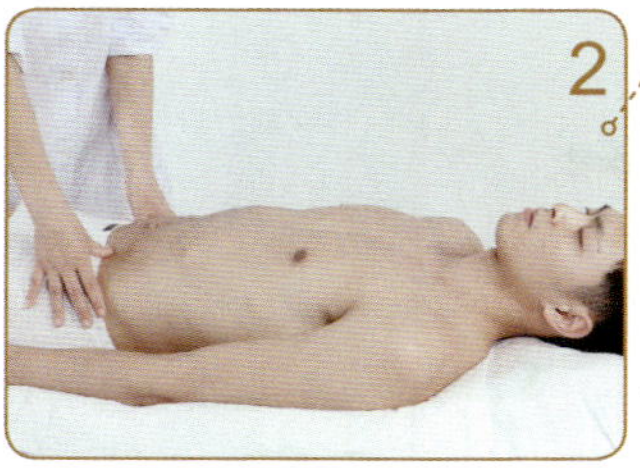

用双手拇指指腹点按大横穴和腹结穴，每穴各点按30～50次。

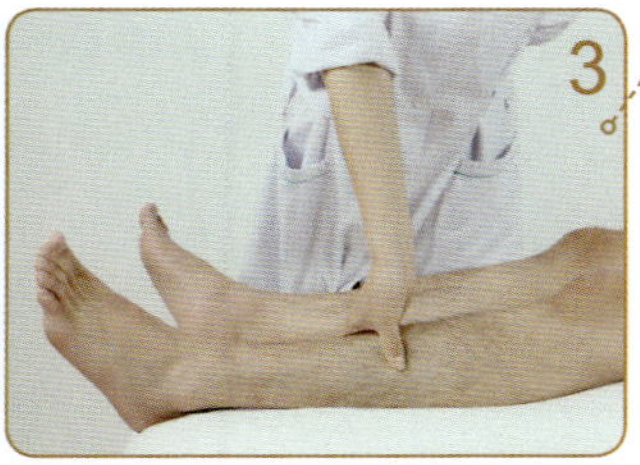

用拇指指腹点按上巨虚穴，力度由轻渐重，点按30～50次。

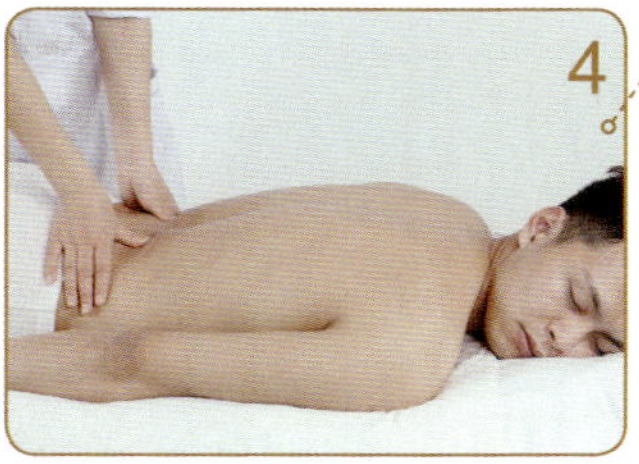

用拇指指尖先压按肾俞穴1分钟，然后再顺时针按揉肾俞穴30次。

艾灸疗法

准备工具 | 艾条、打火机、艾灸盒

【穴位定位】

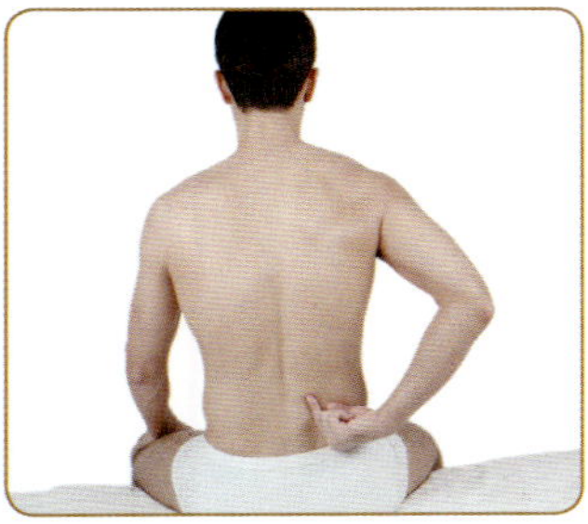

●**肾俞** 位于腰部，第二腰椎棘突下，旁开1.5寸处。

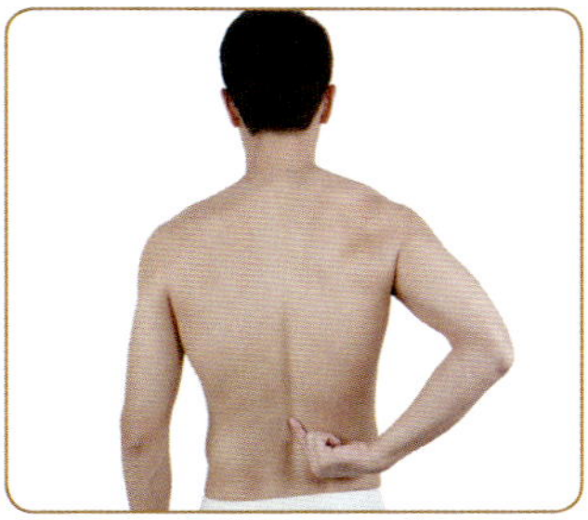

●**命门** 位于腰部，第二腰椎棘突下凹陷中。

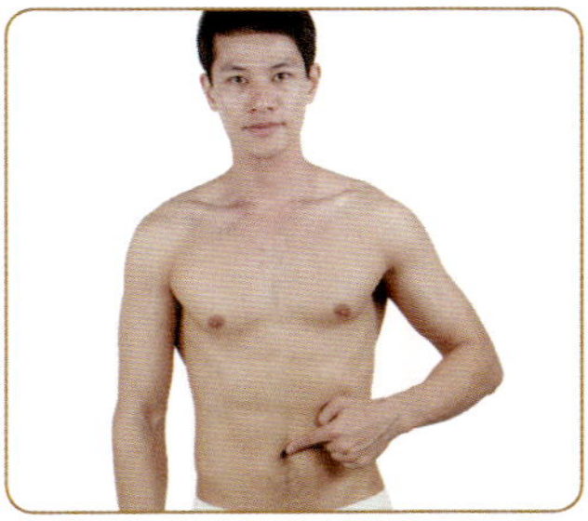

●**神阙** 位于腹中部，脐中央。

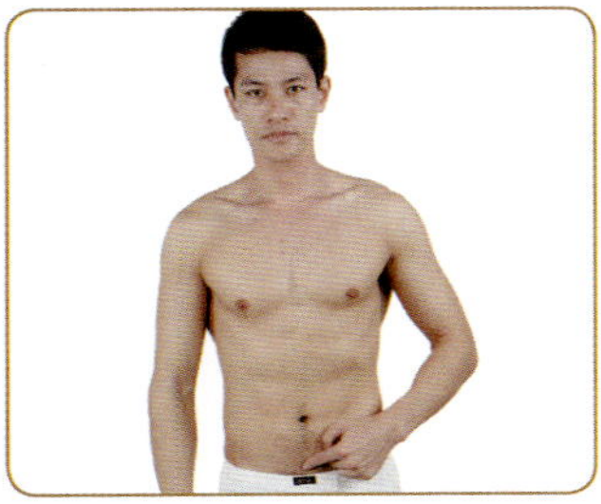

●**关元** 位于下腹部，前正中线上，脐下3寸。

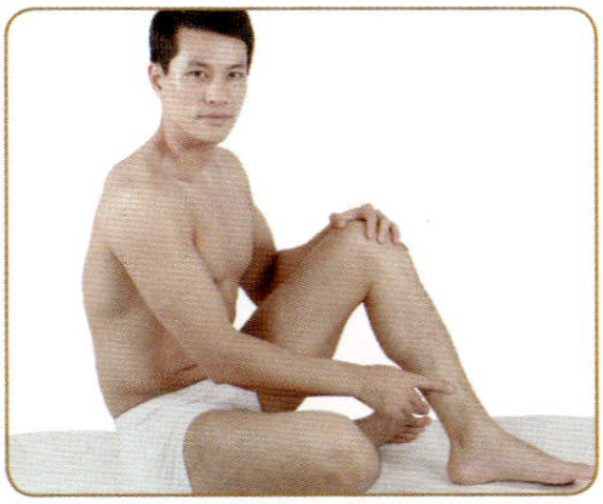

●**三阴交** 位于小腿内侧，足内踝尖上3寸，胫骨内侧缘后方。

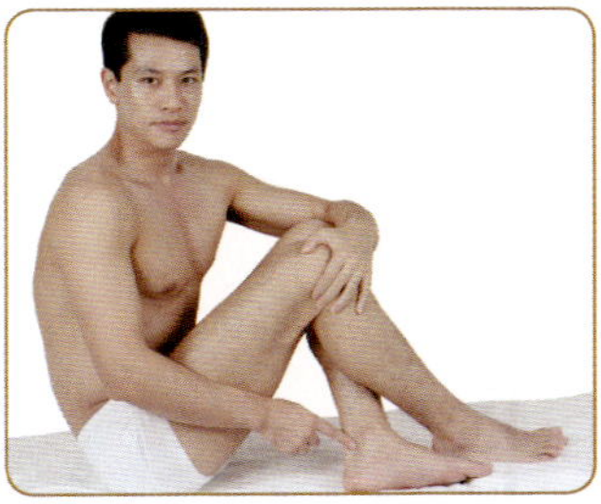

●**太溪** 位于足内侧，内踝后方，内踝尖与跟腱之间的凹陷处。

【操作方法】

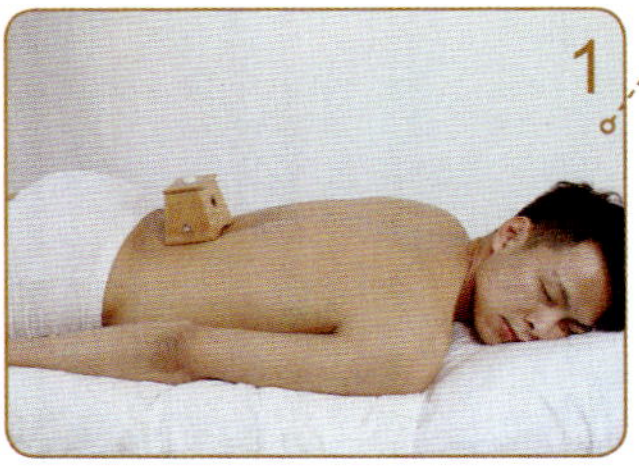

将燃着的艾灸盒放于肾俞穴、命门穴上，一同灸治10～15分钟。

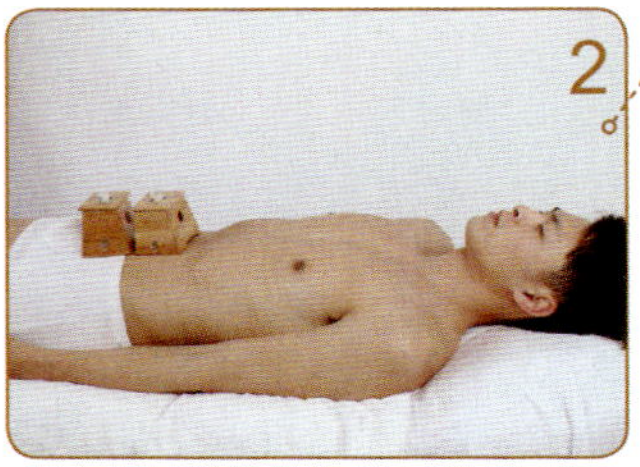

将燃着的艾灸盒放于神阙穴、关元穴上，一同灸治10～15分钟。

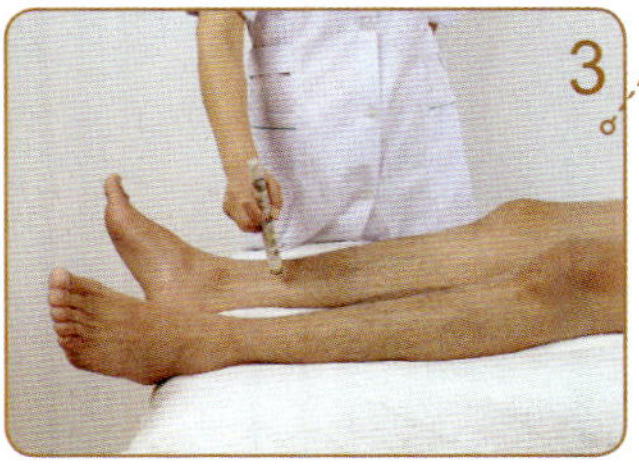

用艾条悬灸法灸治三阴交穴10～15分钟。对侧以同样方法操作。

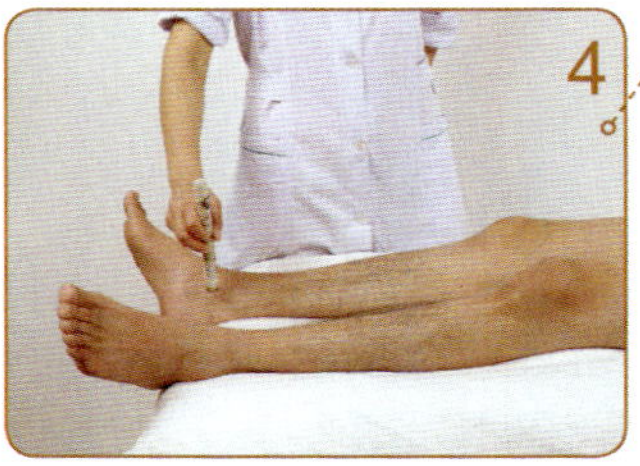

用艾条悬灸法灸治太溪穴10～15分钟。对侧以同样的方法操作。

刮痧疗法

准备工具 | 刮痧板、经络油

【穴位定位】

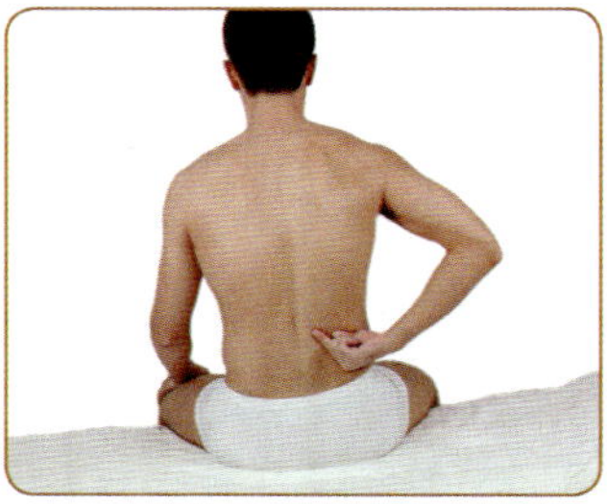

●**三焦俞** 位于背部，第一腰椎棘突下，旁开1.5寸处。

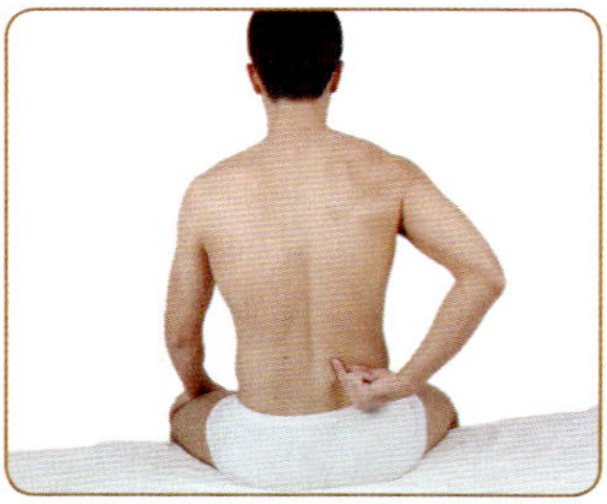

●**肾俞** 位于腰部，第二腰椎棘突下，旁开1.5寸处。

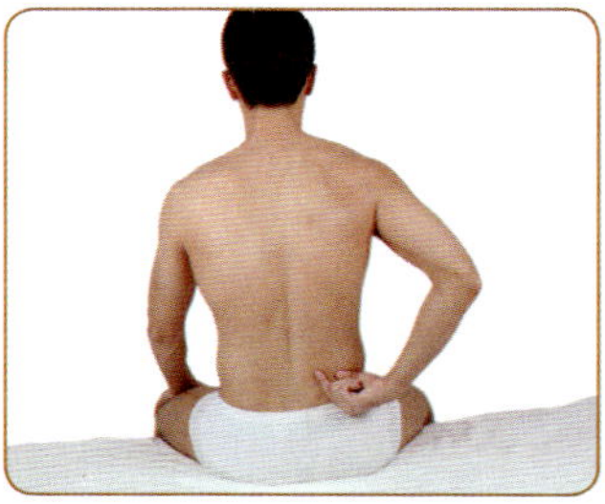

●**气海俞** 位于腰部，第三腰椎棘突下，旁开1.5寸处。

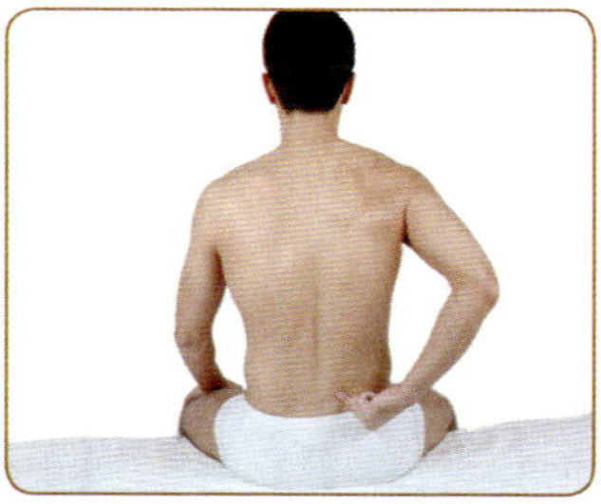

●**关元俞** 位于腰部，第五腰椎棘突下，旁开1.5寸处。

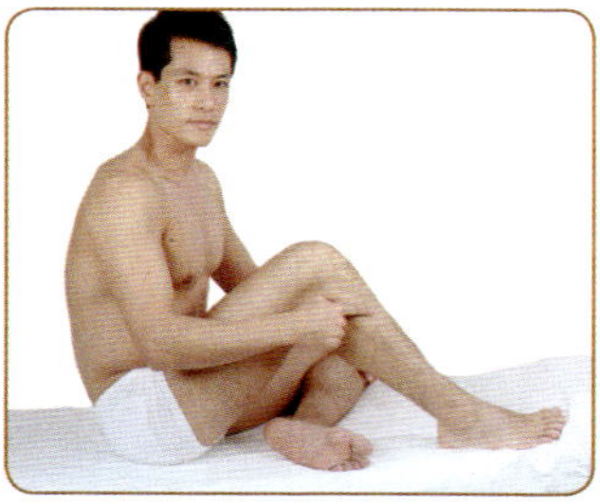

●**足三里** 位于小腿犊鼻下3寸，距胫骨前缘一横指（中指）。

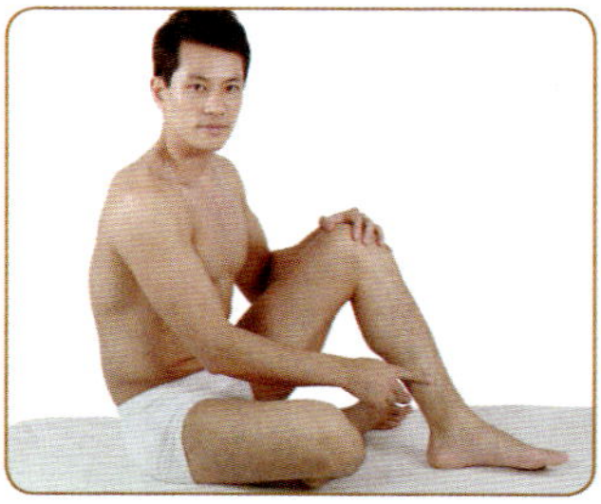

●**三阴交** 位于小腿内侧，足内踝尖上3寸，胫骨内侧缘后方。

【操作方法】

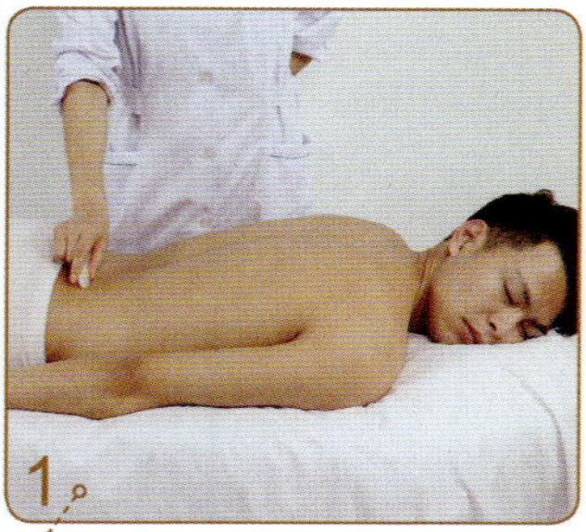

1 用面刮法从上向下刮拭三焦俞穴、肾俞穴、气海俞穴、关元俞穴。

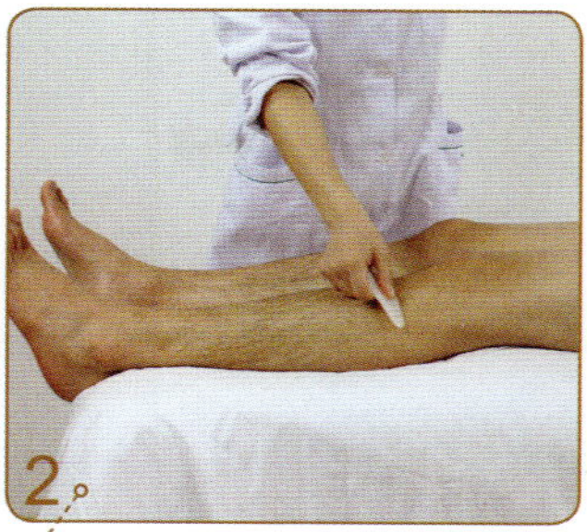

2 用面刮法从足三里穴刮拭至小腿外踝尖，中间不要停顿，刮拭30～40次。

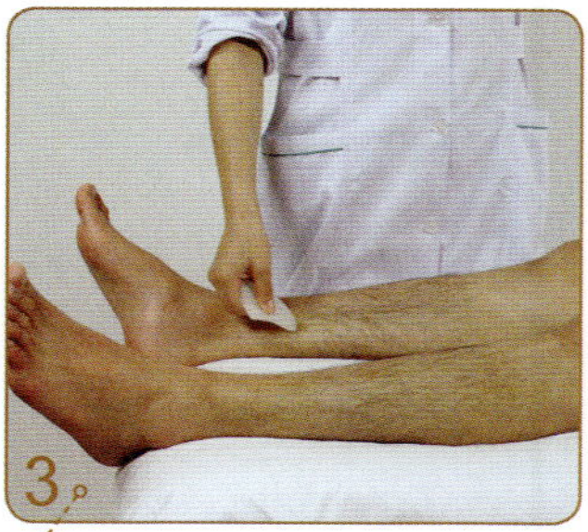

3 用角刮法刮拭三阴交穴30～40次，力度稍轻，可不出痧。

拔罐疗法

准备工具 火罐、气罐、拔罐器、止血钳、酒精棉球、打火机、热毛巾

【穴位定位】

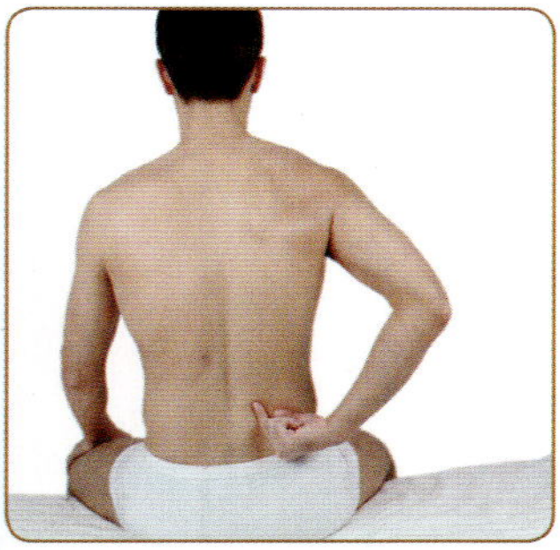

●肾俞 位于腰部，第二腰椎棘突下，旁开1.5寸处。

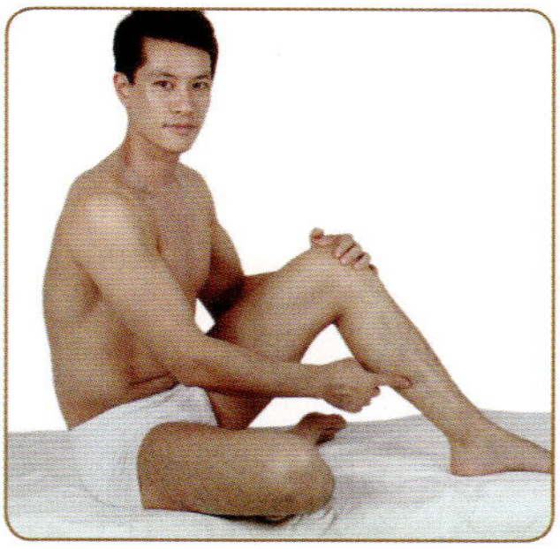

●筑宾 位于小腿内侧，太溪上5寸，腓肠肌肌腹的内下方。

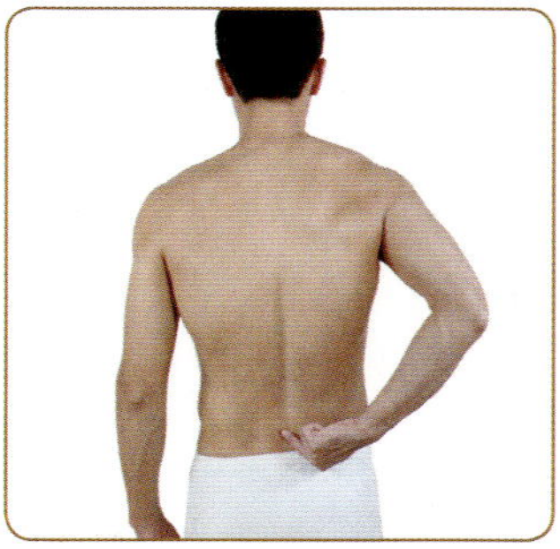

●腰阳关 位于腰部，后正中线上，第四腰椎棘突下凹陷中。

【操作方法】

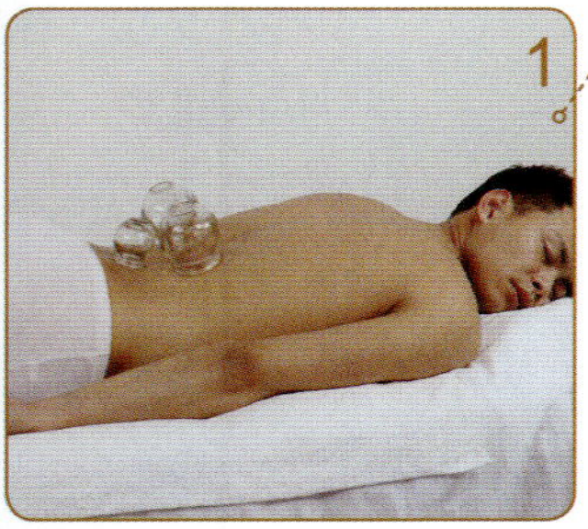

1 将火罐扣在肾俞穴、腰阳关穴上，留罐10分钟。

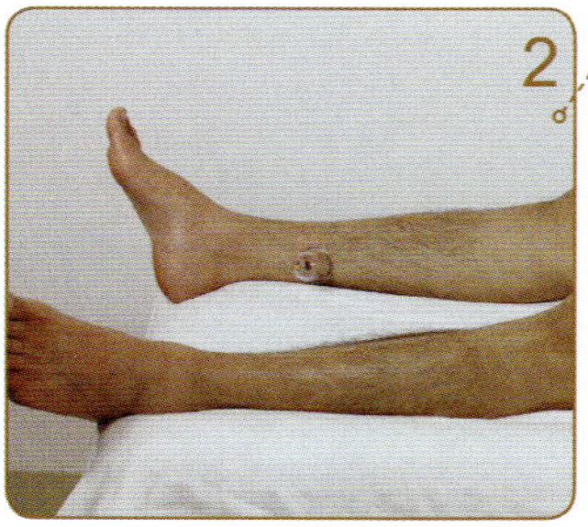

2 用拔罐器将气罐吸附在筑宾穴上，留罐15分钟。

睾丸病

清热利水消肿痛

睾丸是男人最重要的性器官，它制造精子，分泌雄激素，是男人之所以为男人的根本。现在男性睾丸病的发病率比较高，且逐年增加。睾丸病主要表现为睾丸红肿、疼痛难忍、静脉曲张等，影响排尿或性生活，给病人带来极大的痛苦。

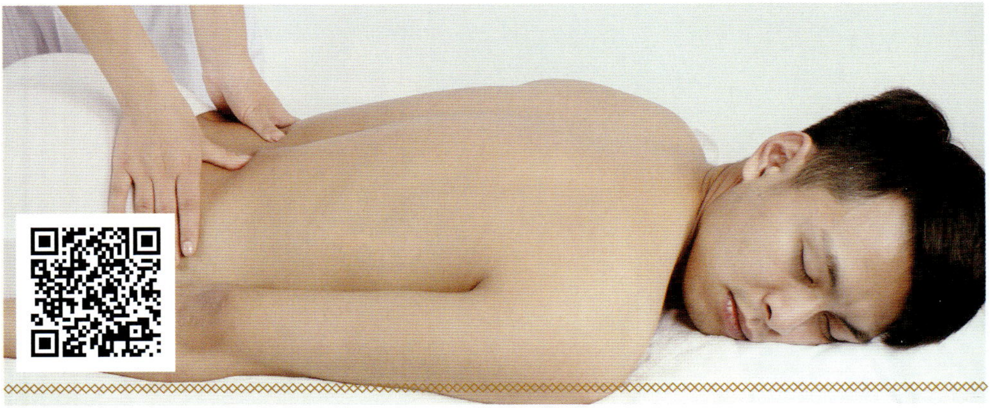

按摩疗法

【穴位定位】

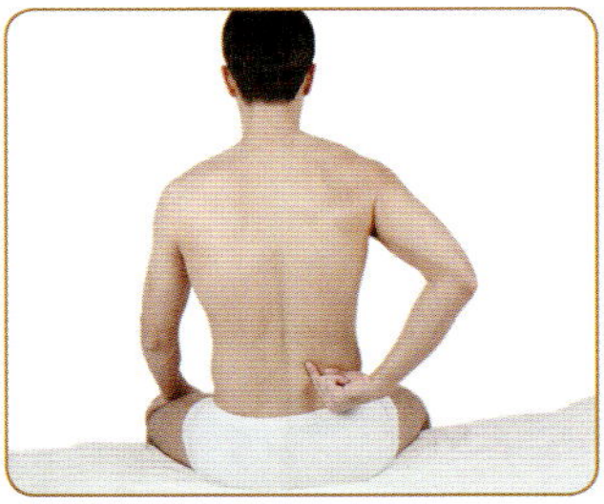

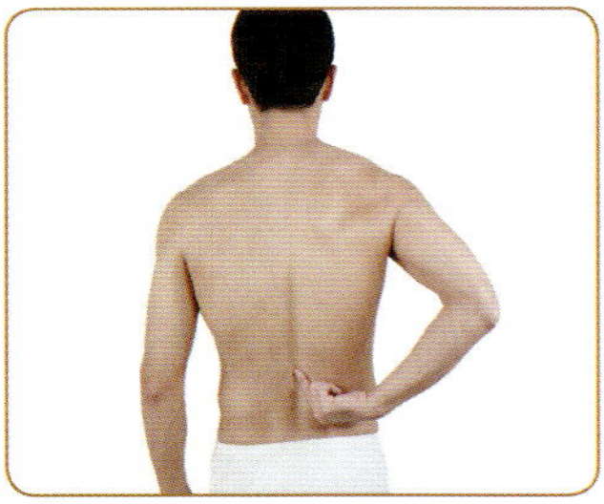

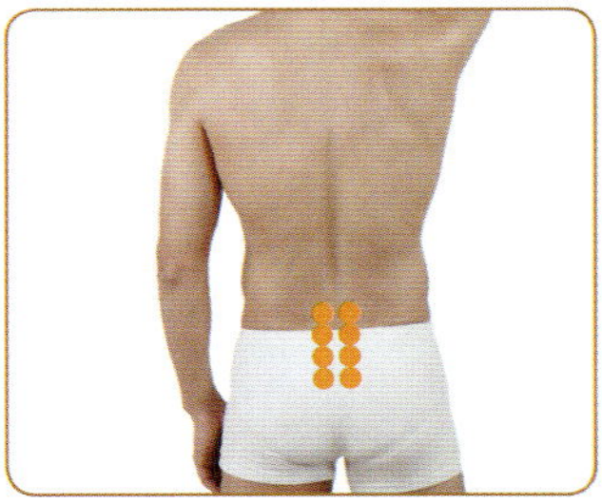

●**肾俞** 位于腰部，第二腰椎棘突下，旁开1.5寸。

●**命门** 位于腰部，第二腰椎棘突下凹陷中。

●**八髎** 位于骶椎，第一、第二、第三、第四骶后孔中。

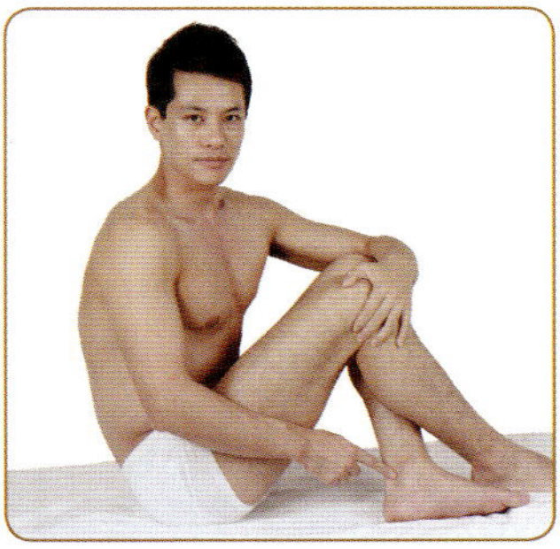

●**太溪**
位于足内侧，内踝后方，内踝尖与跟腱之间的凹陷处。

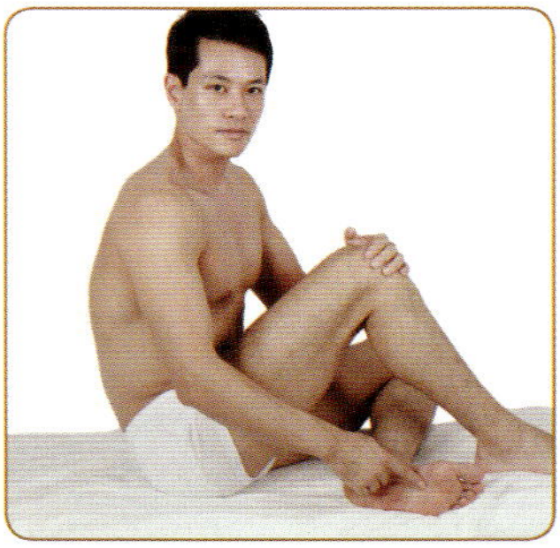

●**涌泉**
位于足底前部凹陷处，足第二、第三趾趾缝纹头端与足跟连线的前1/3处。

【操作方法】

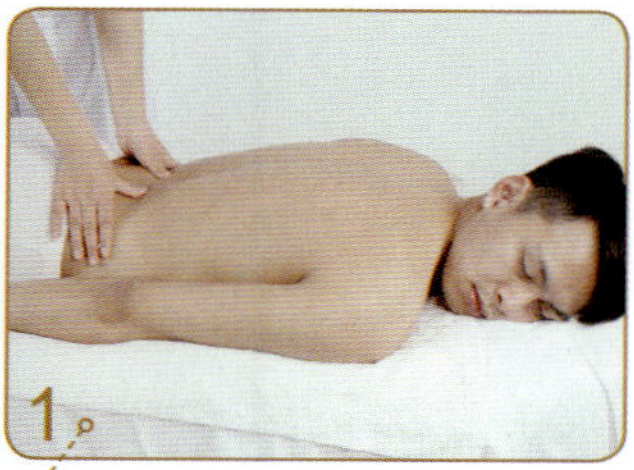

双手拇指指腹同时按揉两侧肾俞穴，在微感酸胀后，持续按揉2分钟。

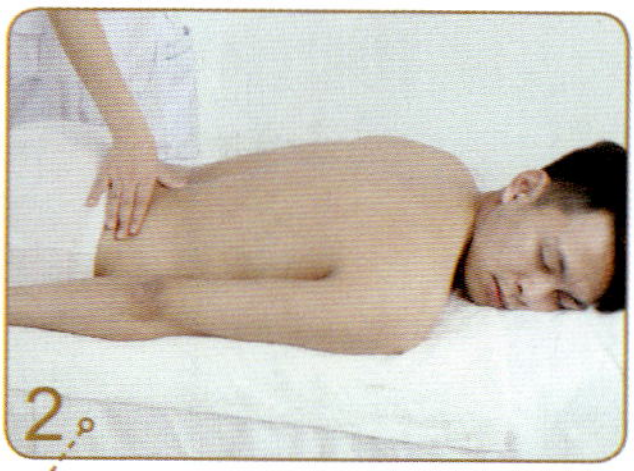

用右手的拇指指腹揉按命门穴2分钟，以潮红发热为度。

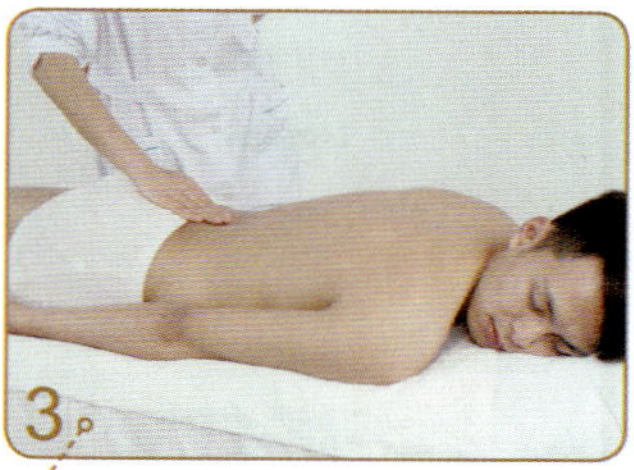

用手掌推拿八髎穴2～3分钟，以患者自觉局部皮肤有温热感为宜。

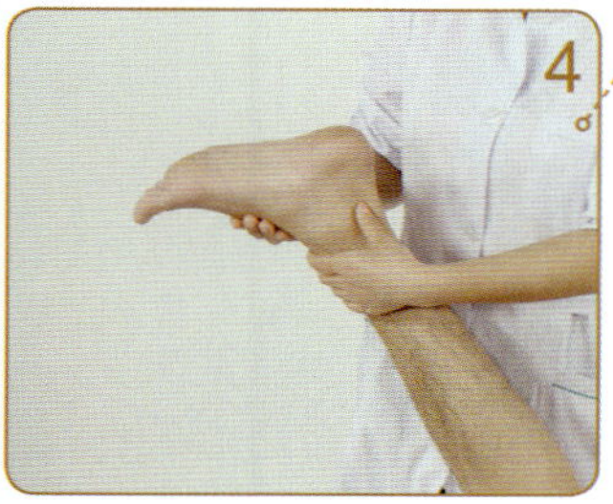

拇指指腹放于太溪穴上，微用力按压，以局部皮肤有酸胀感为宜。

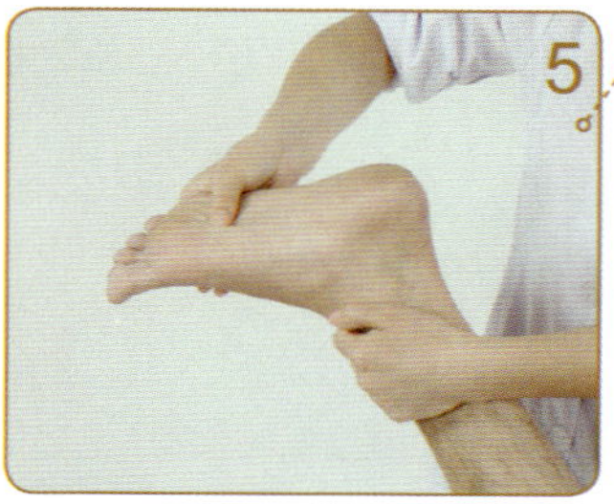

用拇指揉按涌泉穴3～5分钟。对侧以同样方法操作。

艾灸疗法

准备工具 | 艾条、打火机、艾灸盒

【穴位定位】

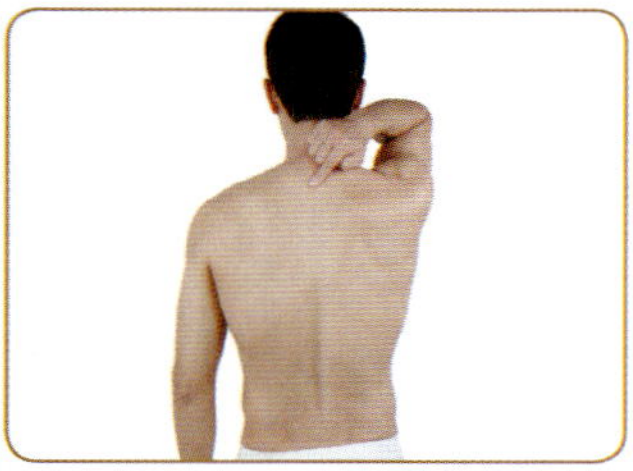

●**陶道** 位于背部，第一胸椎棘突下凹陷中。

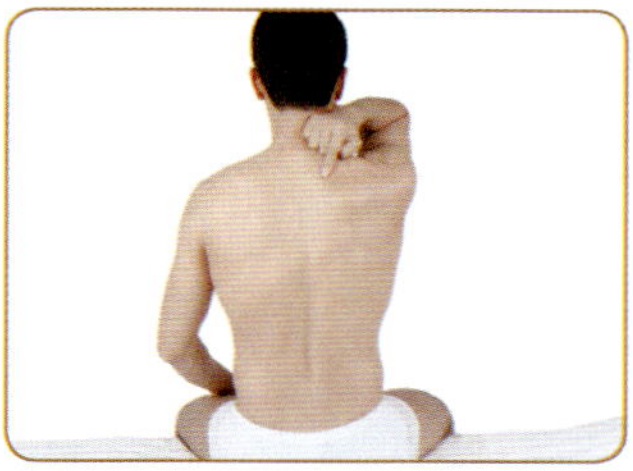

●**肺俞** 位于背部，第三胸椎棘突下，旁开1.5寸。

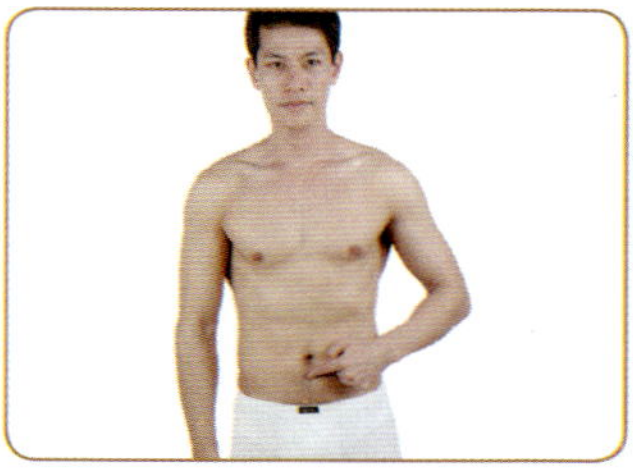

●**气海** 位于下腹部，前正中线上，脐下1.5寸。

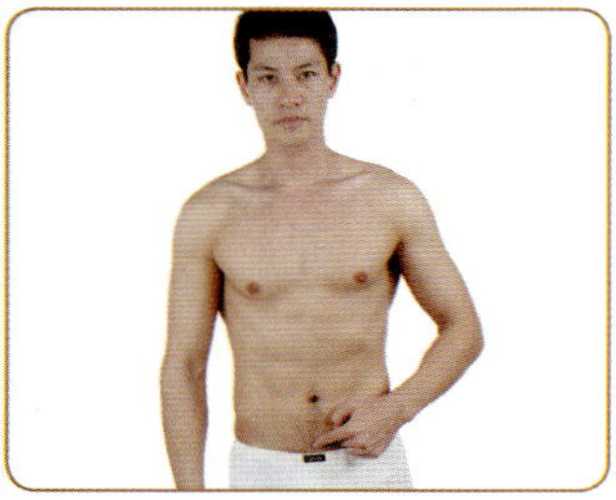

●**关元** 位于下腹部，前正中线上，脐下3寸。

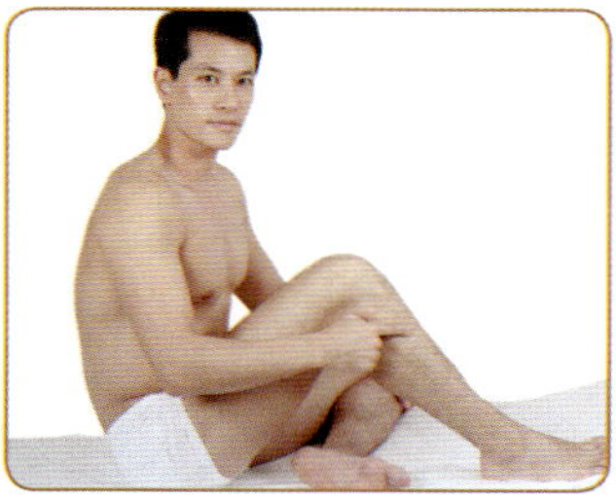

●**足三里** 位于小腿犊鼻下3寸，距胫骨前缘一横指（中指）。

【操作方法】

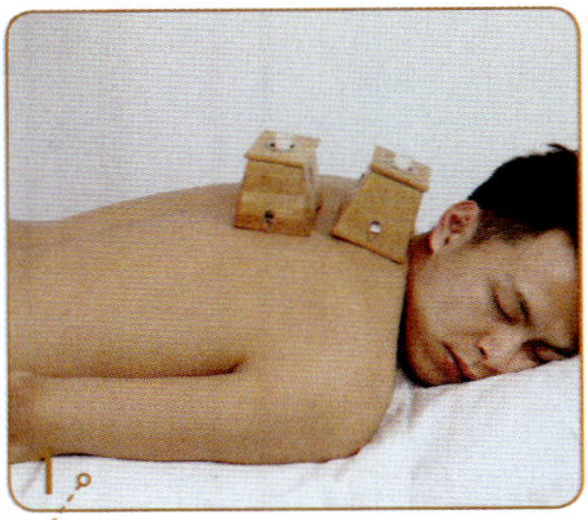

将燃着的艾灸盒放于陶道穴、肺俞穴上灸治10～15分钟。

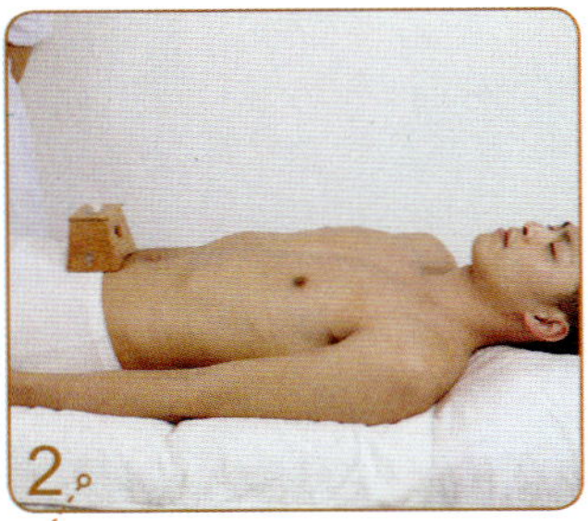

将燃着的艾灸盒放于气海穴、关元穴上灸治10～15分钟。

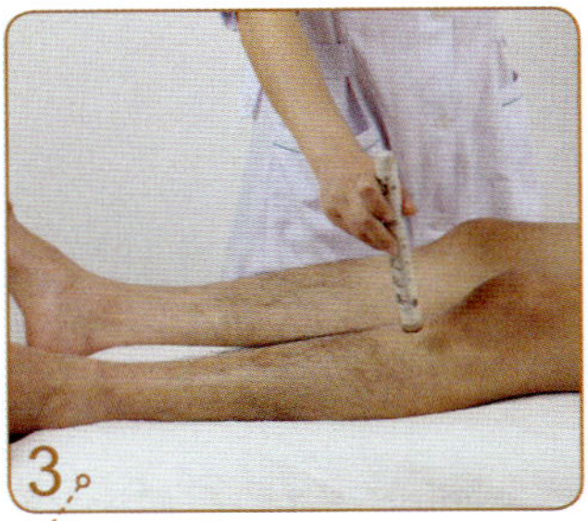

用艾条雀啄灸法灸治足三里穴10～15分钟。对侧以同样的方法操作。

刮痧疗法

准备工具 | 刮痧板、经络油

【穴位定位】

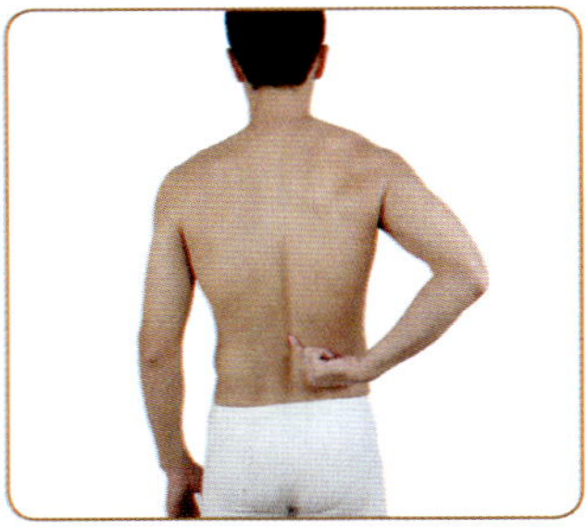
●命门 位于腰部，后正中线上，第二腰椎棘突下凹陷中。

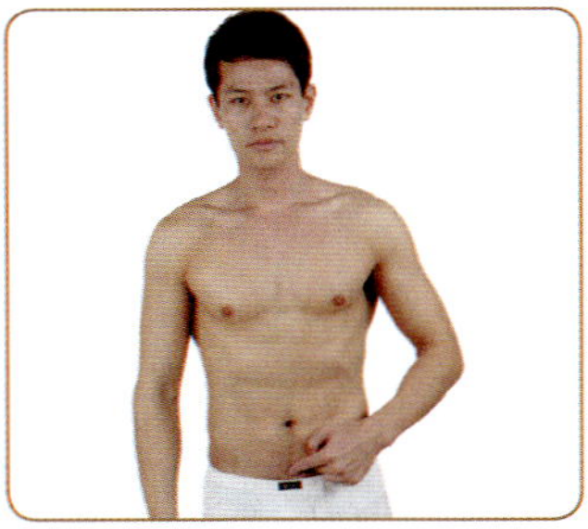
●关元 位于下腹部，前正中线上，脐下3寸。

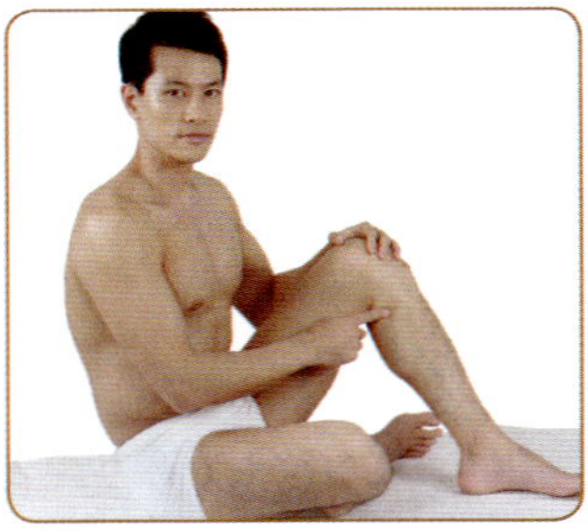
●阴陵泉 位于小腿内侧，胫骨内侧髁后下方凹陷处。

【操作方法】

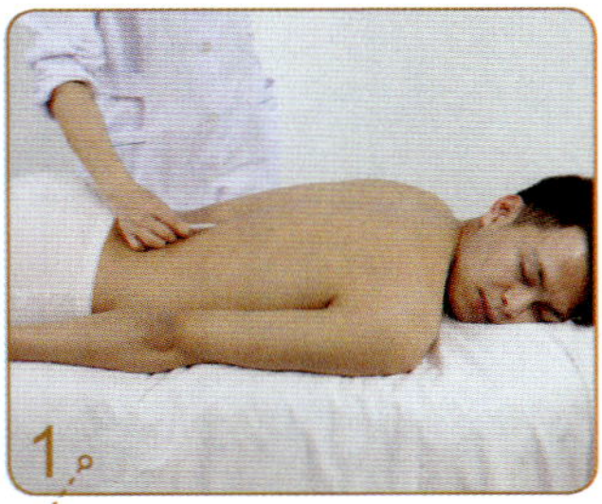

用面刮法从命门穴向两侧刮拭10～15次，力度适中。

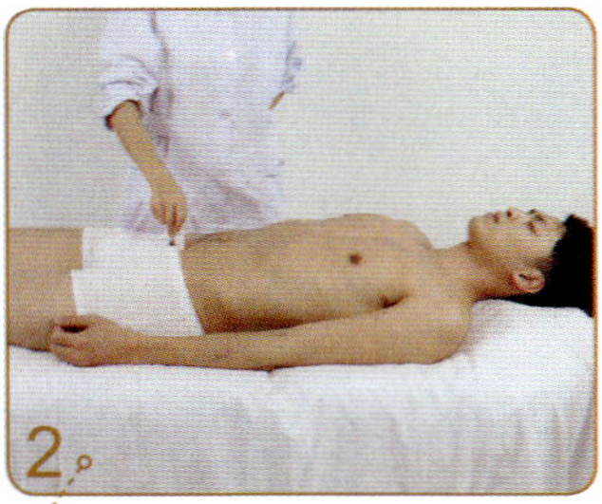

用角刮法刮拭下腹部关元穴，做回旋揉动30次，力度适中，以出痧为度。

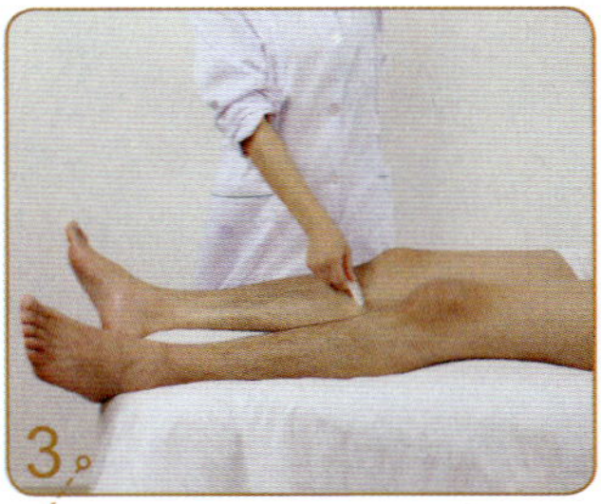

用面刮法刮拭阴陵泉穴30次，力度适中，稍出痧即可。

拔罐疗法

准备工具 火罐、气罐、拔罐器、止血钳、酒精棉球、打火机、热毛巾

【穴位定位】

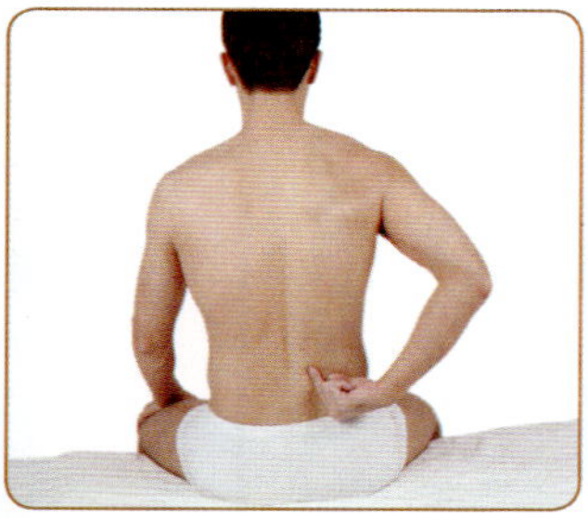

●肾俞 位于腰部，第二腰椎棘突下，旁开1.5寸处。

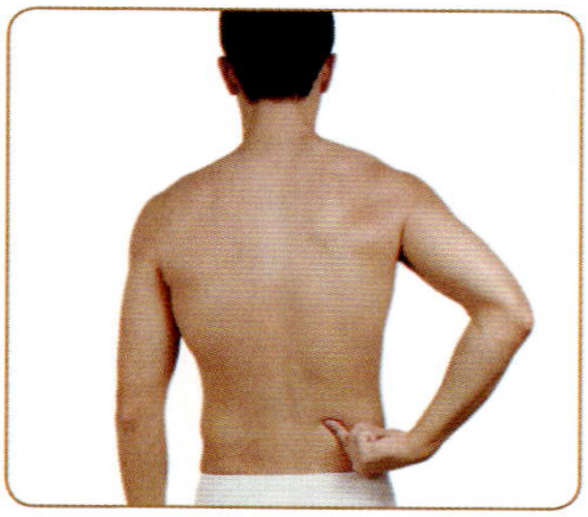

●志室 位于腰部，第二腰椎棘突下，旁开3寸。

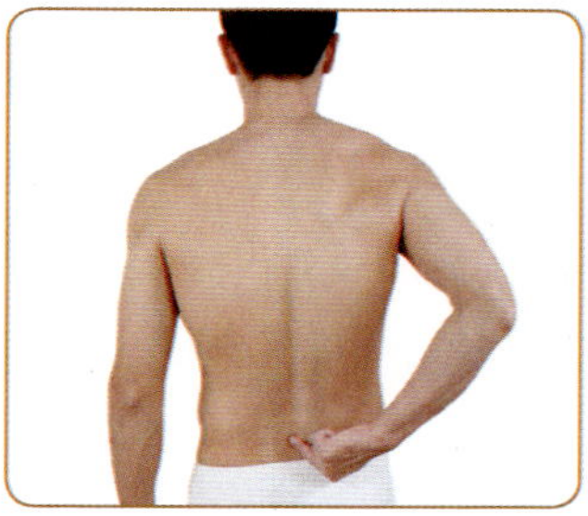

●腰阳关 位于腰部，后正中线上，第四腰椎棘突下凹陷中。

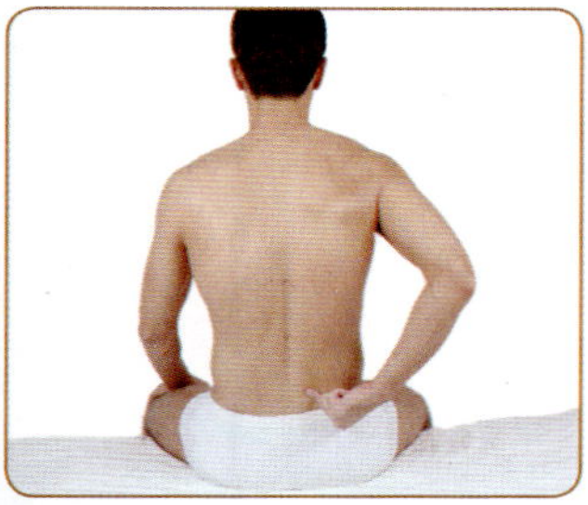

●关元俞 位于腰部，第五腰椎棘突下，旁开1.5寸处。

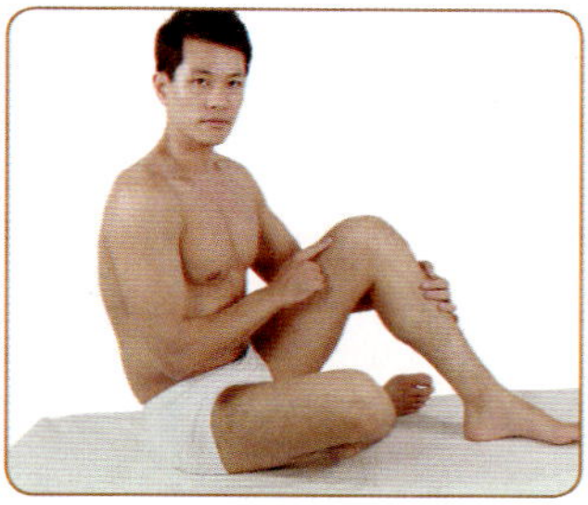

●血海 位于大腿内侧，髌底内侧端上2寸，股四头肌内侧头的隆起处。

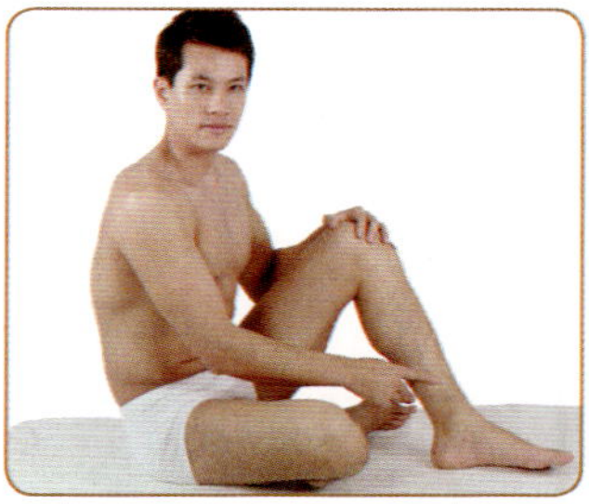

●三阴交 位于小腿内侧，足内踝尖上3寸，胫骨内侧缘后方。

【操作方法】

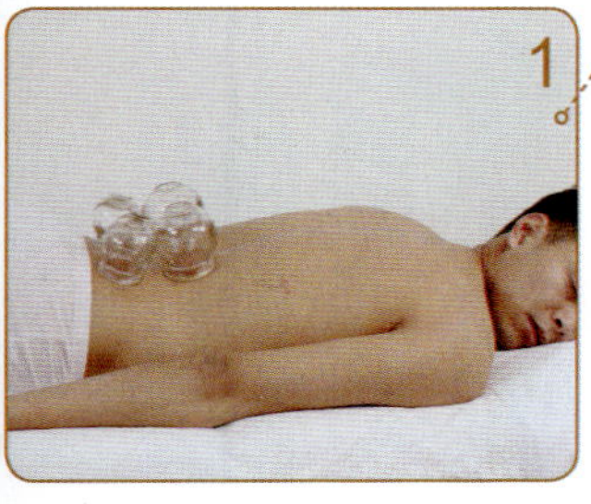

1 将火罐扣在肾俞穴、志室穴、腰阳关穴和关元俞穴上，留罐10分钟。

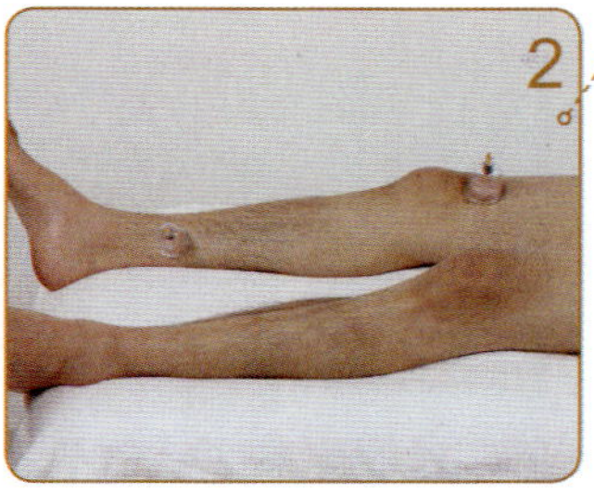

2 用拔罐器将气罐吸拔在血海穴、三阴交穴上，留罐10分钟。

小贴士

平常注意衣着宽松，尽量选用棉柔内衣和内裤。避免剧烈运动。

尿潴留

排除不适小便畅

尿潴留是指膀胱内积有大量尿液而不能排出的疾病，分为急性尿潴留和慢性尿潴留。前者表现为急性发生的膀胱胀满而无法排尿，常常是有明显尿意而不能排出引起疼痛。后者多是由于持久而严重的梗阻病变引起的排尿困难。

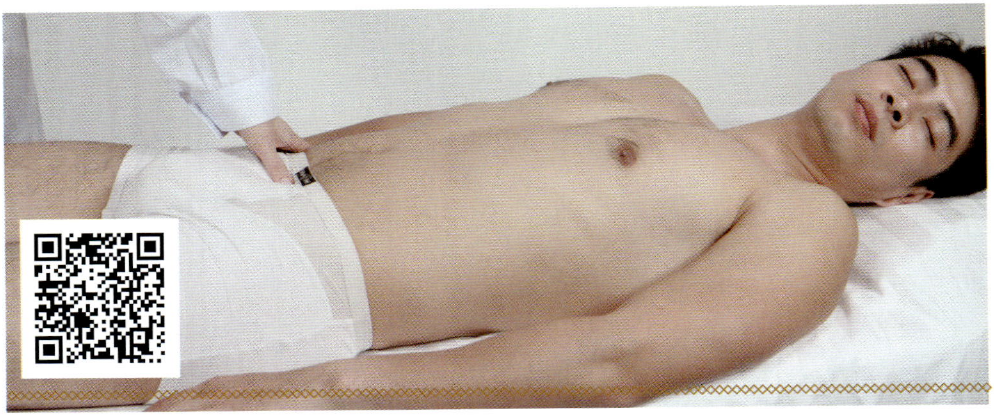

按摩疗法

【穴位定位】

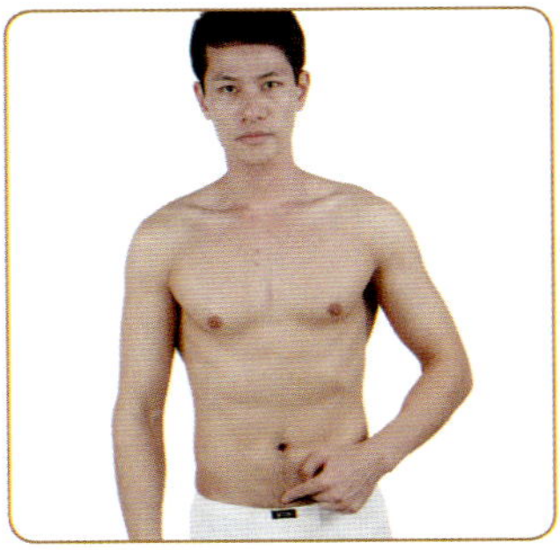

●关元

位于下腹部，前正中线上，脐下3寸。

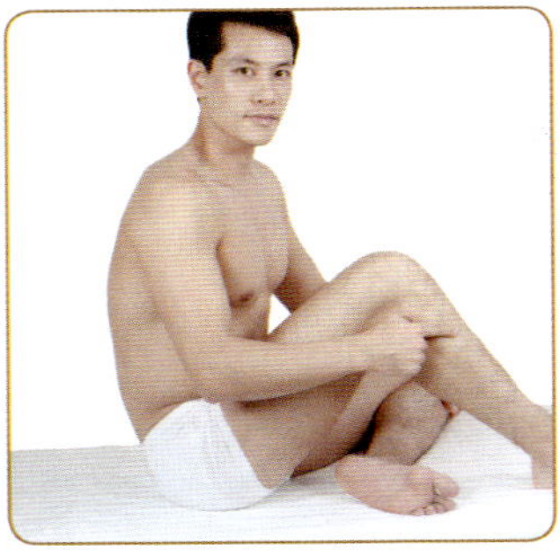

●足三里

位于小腿犊鼻下3寸，距胫骨前缘一横指（中指）。

【操作方法】

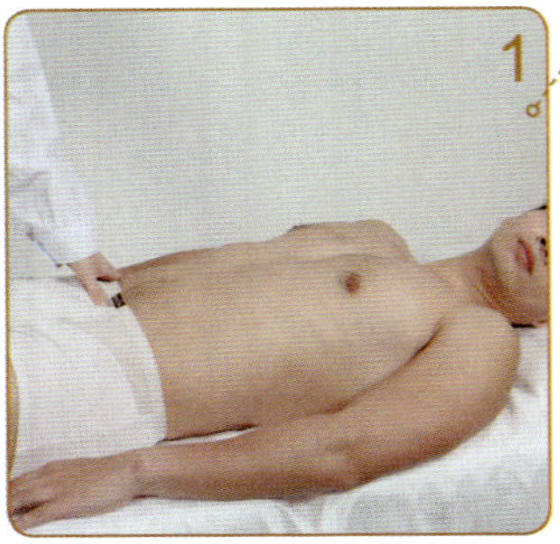

1 用拇指指腹点按关元穴，手法由轻到重，至患者有尿意感即可，并逐渐用力向下加压。

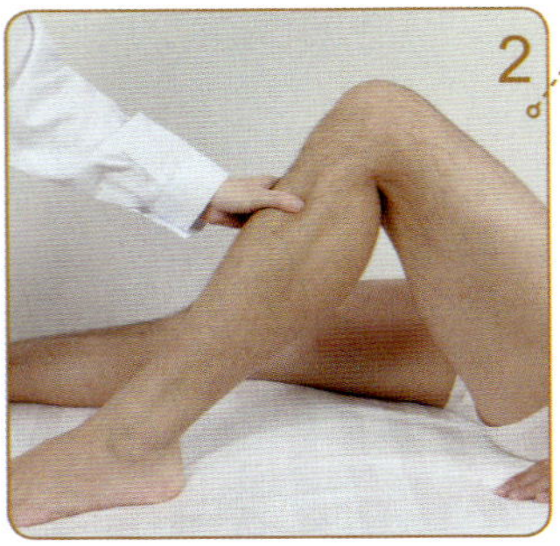

2 用两手拇指有节奏地按压患者双侧足三里穴，每分钟60次。

艾灸疗法

准备工具 艾条、打火机、艾灸盒

【穴位定位】

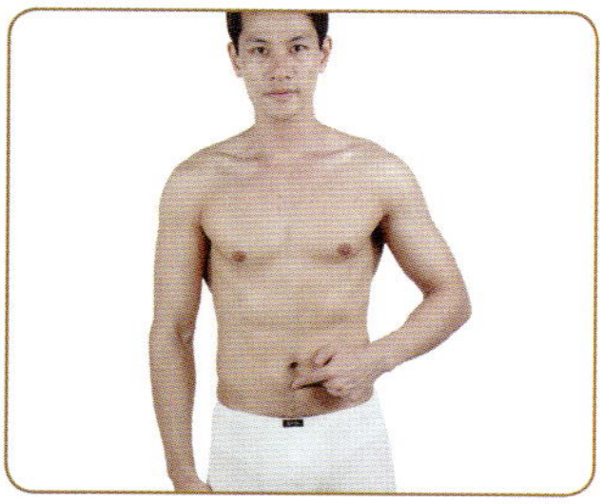

●**气海** 位于下腹部，前正中线上，脐下1.5寸。

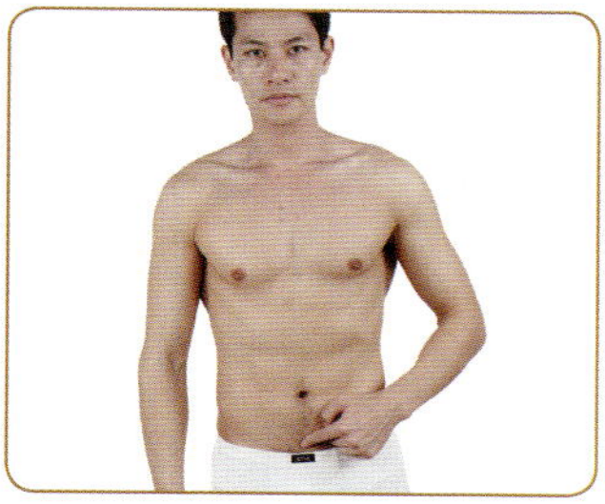

●**关元** 位于下腹部，前正中线上，脐下3寸。

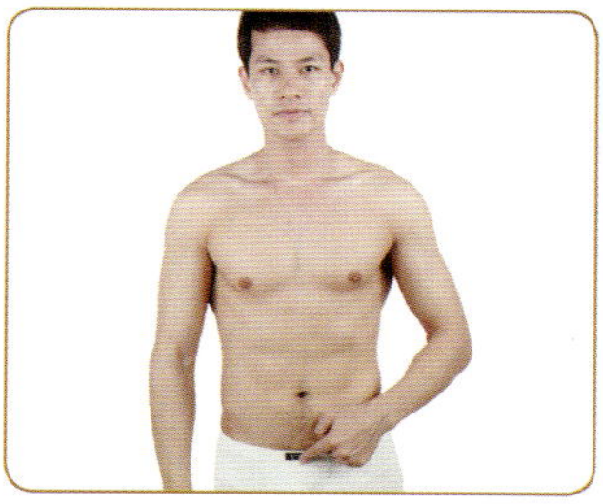

●**中极** 位于下腹部，前正中线上，脐下4寸。

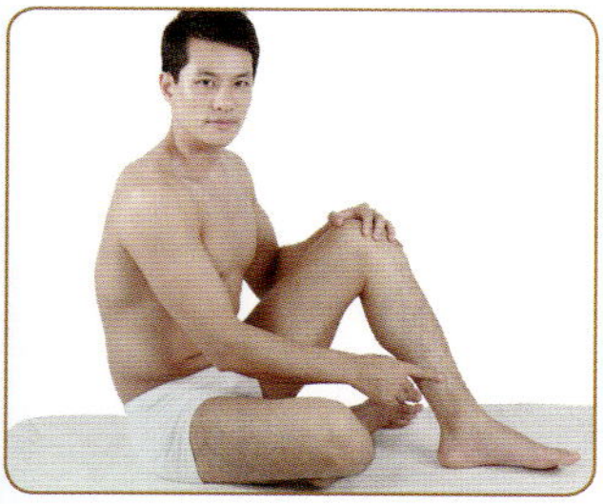

●**三阴交** 位于小腿内侧，足内踝尖上3寸，胫骨内侧缘后方。

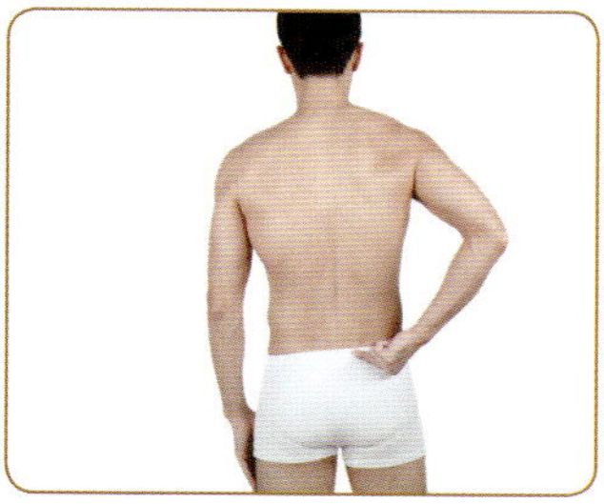

●**次髎** 位于骶部，第二骶后孔中。

【操作方法】

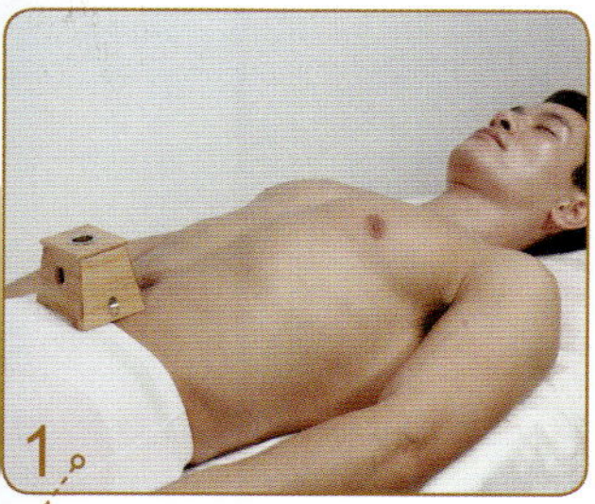

1. 将燃着的艾灸盒放于气海穴、关元穴、中极穴上灸治10～15分钟。

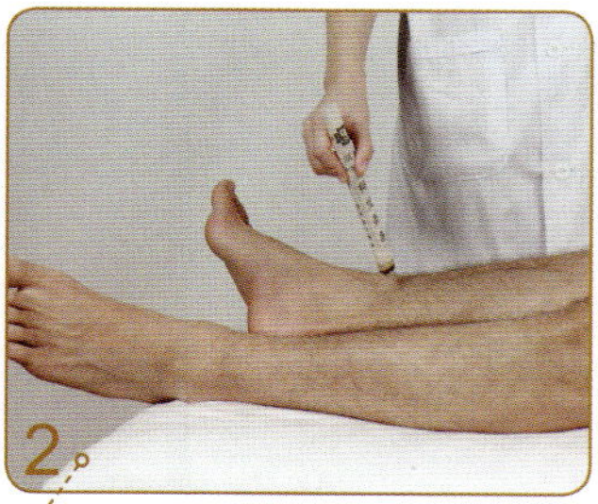

2. 用艾条温和灸法灸治三阴交穴10～15分钟。对侧以同样的方法操作。

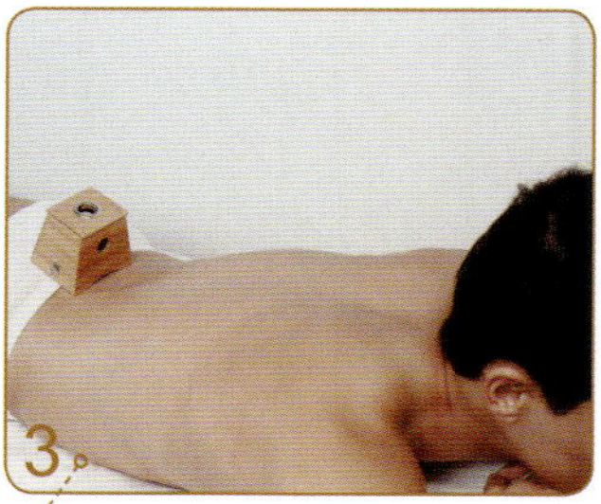

3. 将燃着的艾灸盒放于次髎穴上灸治10～15分钟，至感觉温热舒适为宜。

小贴士

消除紧张和焦虑，采取各种方法放松情绪。养成定时排尿的习惯。

刮痧疗法

准备工具 | 刮痧板、经络油

【穴位定位】

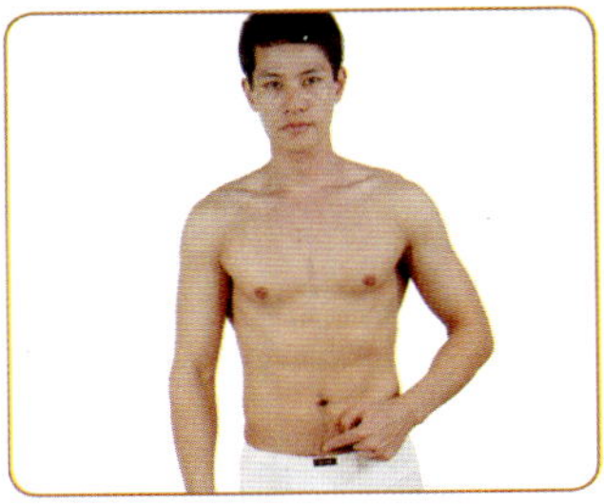

●关元
位于下腹部，前正中线上，脐下3寸。

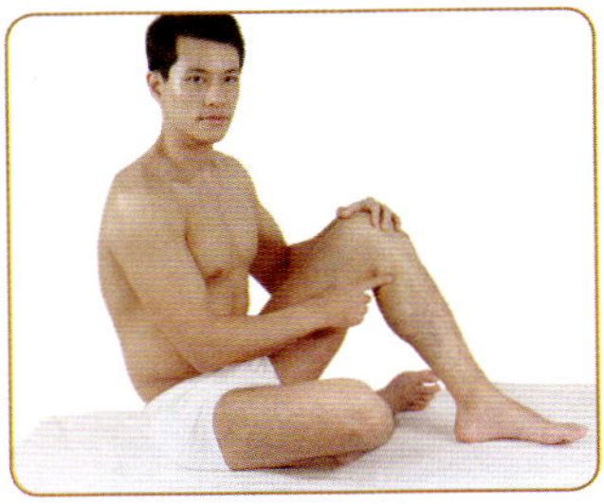

●阴陵泉
位于小腿内侧，胫骨内侧髁后下方凹陷处。

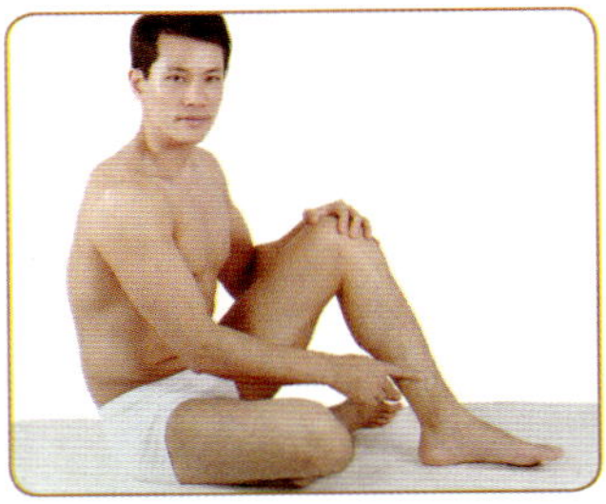

●三阴交
位于小腿内侧，足内踝尖上3寸，胫骨内侧缘后方。

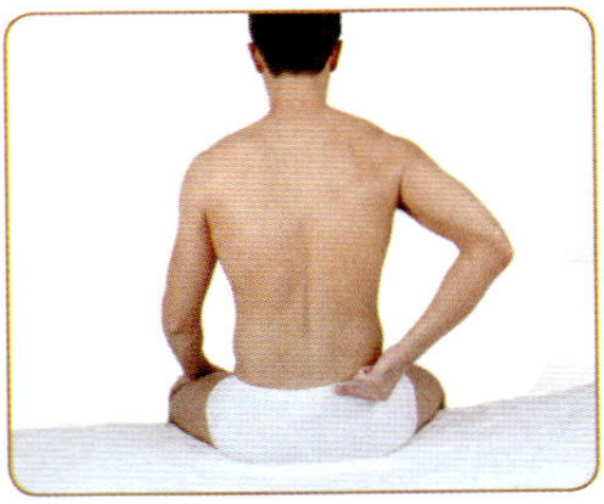

●膀胱俞
位于骶部，骶正中嵴旁1.5寸，平第二骶后孔。

【操作方法】

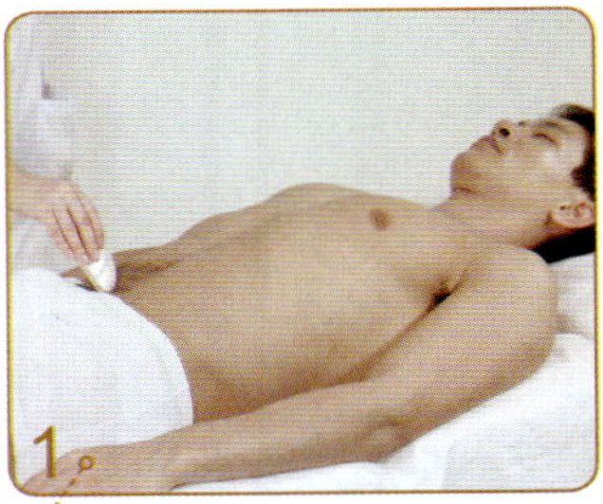

1. 用点揉刮法刮拭关元穴，做回旋刮拭30次，至皮肤发红为度。

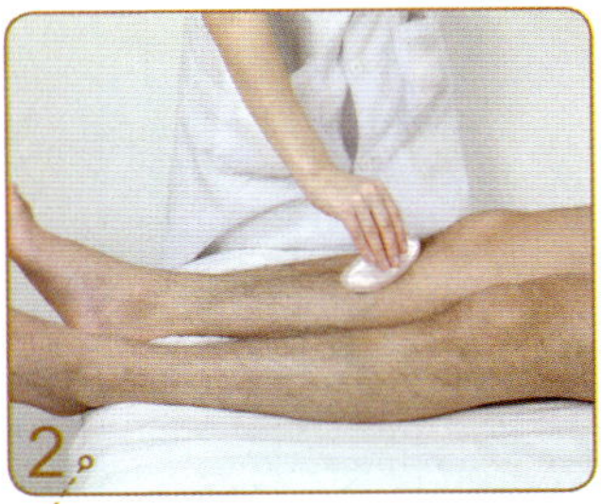

2. 用角刮法自上而下刮拭三阴交穴至阴陵泉穴，中间不宜停顿。

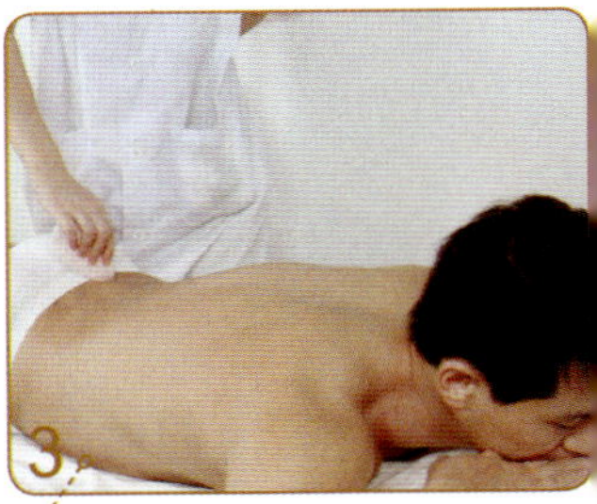

3. 用角刮法刮拭膀胱俞穴30次，力度偏重，以出痧为度。

对症食疗方

荠菜蛋汤

【材料】鲜荠菜240克，鸡蛋1个，盐少许

【制作】

①将荠菜清洗干净，鸡蛋打散调匀。

②荠菜放入锅内，加入3碗水，煮至剩1碗水时，加入调好的蛋液煮沸，关火加盐调味即成。

【功效】本品能消肿利尿。适用于急性尿潴留，促使排尿恢复正常。

拔罐疗法

准备工具 火罐、气罐、拔罐器、热毛巾、打火机、止血钳、酒精棉球

【穴位定位】

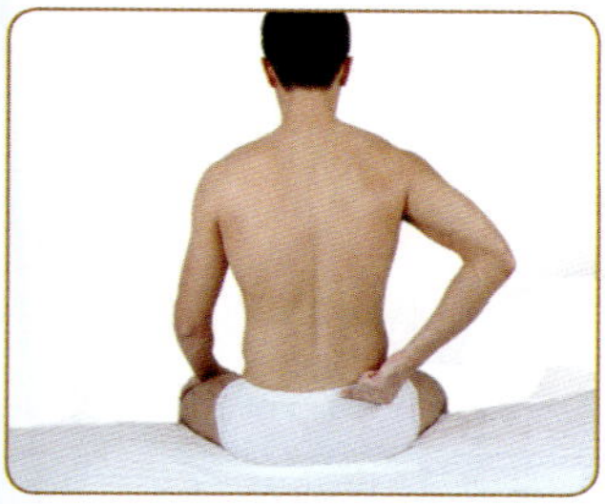

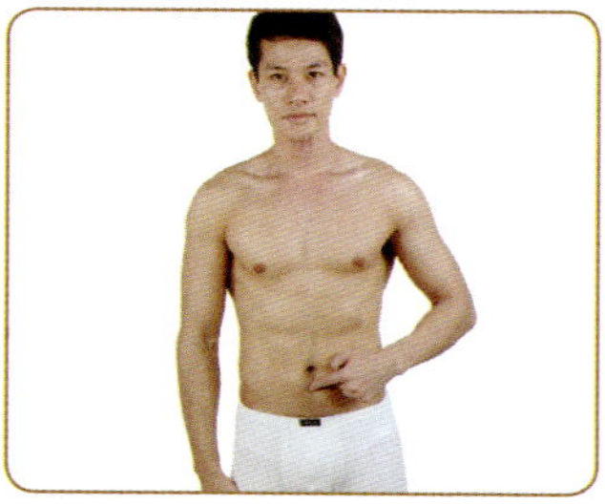

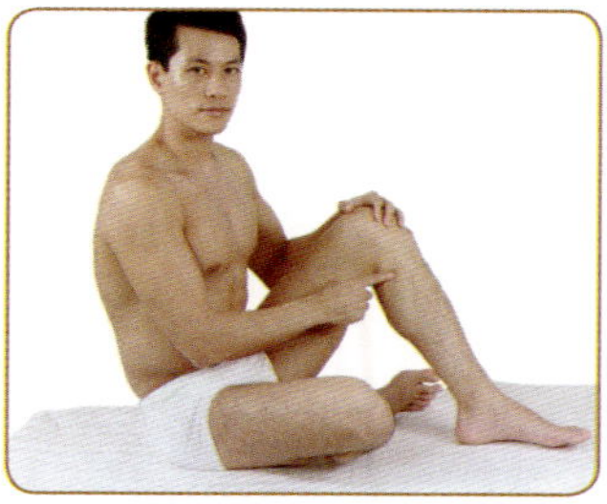

● **膀胱俞** 位于骶部，骶正中嵴旁1.5寸，平第二骶后孔。

● **气海** 位于下腹部，前正中线上，脐下1.5寸。

● **阴陵泉** 位于小腿内侧，胫骨内侧髁后下方凹陷处。

【操作方法】

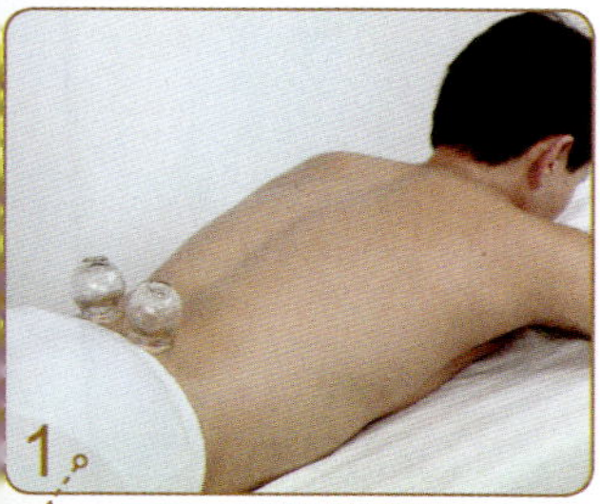

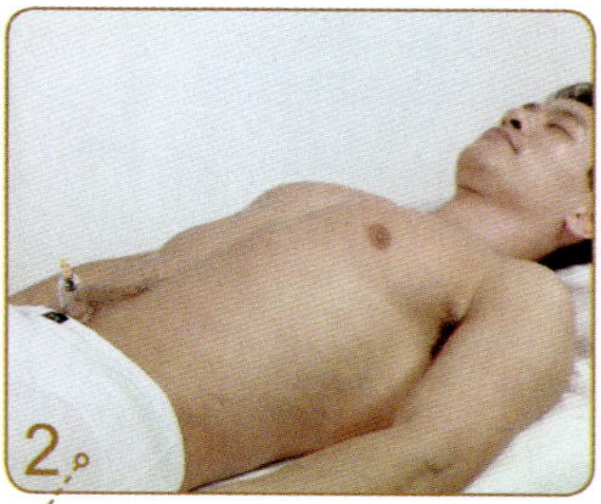

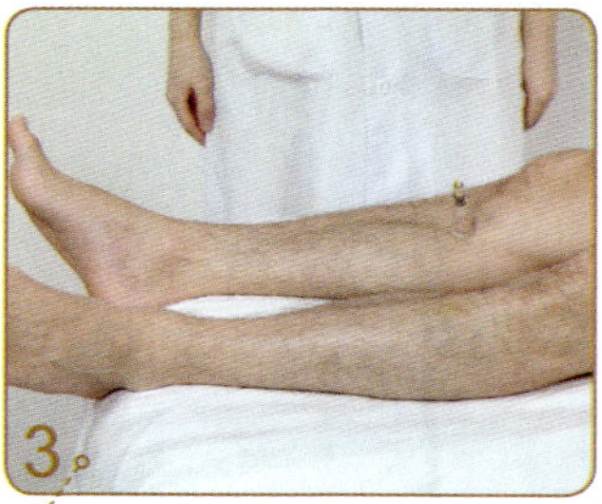

将火罐扣在膀胱俞穴上，留罐10分钟。

用拔罐器将气罐吸拔在气海穴上，留罐10分钟。

用同样的方法将气罐吸拔在阴陵泉穴上，留罐10分钟。

对症食疗方

葫芦冬瓜汤

【材料】葫芦200克，冬瓜150克，盐、味精、食用油各少许

【制作】

①将葫芦、冬瓜去皮，切块，洗净。

②锅内倒油烧热后倒入葫芦和冬瓜，翻炒3分钟，加盐炒匀，然后再加入适量清水，没过食材。

③用大火烧开，再转文火炖至熟烂，加入味精调匀即成。

【功效】葫芦可清热除火、生津止渴、化痰止咳、利尿消肿。冬瓜可利水消痰、清热解毒。本品能清热、利水消肿。适用于尿潴留患者。

膀胱炎

消除炎症小便畅

膀胱炎是泌尿系统最常见的疾病，多见于女性。膀胱炎大多是由于细菌感染所引起，过于劳累、长时间憋尿、性生活不洁也容易发病。该病初起表现症状轻微，仅有膀胱刺激症状，如尿频、尿急、尿痛、血尿等，经治疗后病情会很快痊愈。

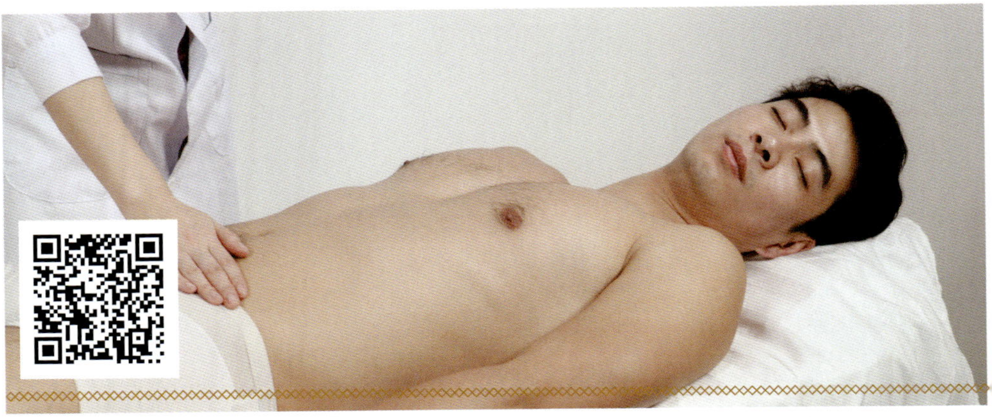

按摩疗法

【穴位定位】

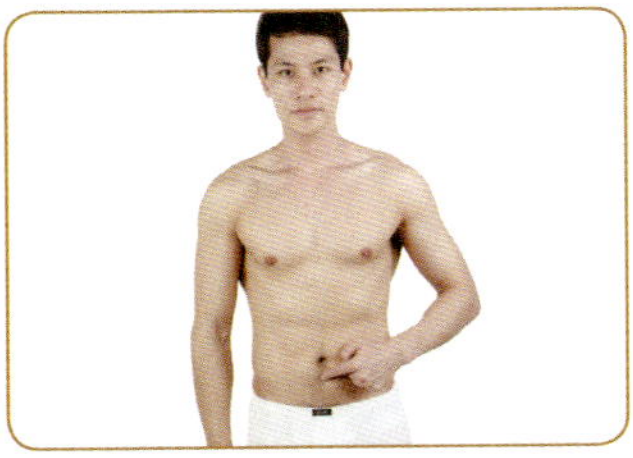

●**气海** 位于下腹部，前正中线上，脐下1.5寸。

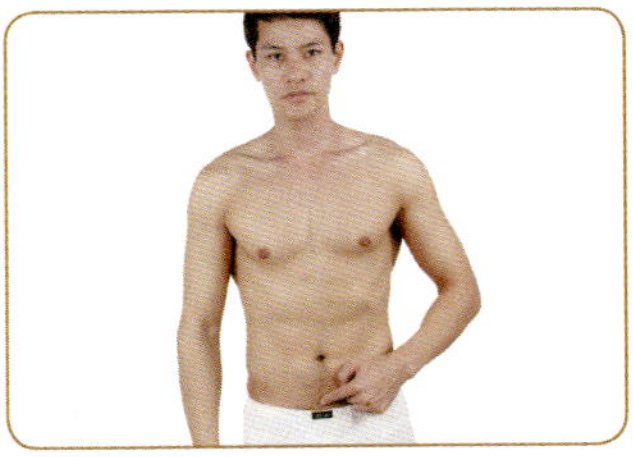

●**关元** 位于下腹部，前正中线上，脐下3寸。

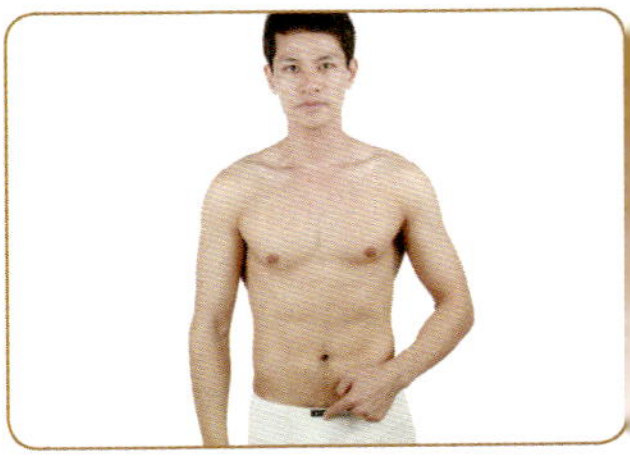

●**中极** 位于下腹部，前正中线上，脐下4寸。

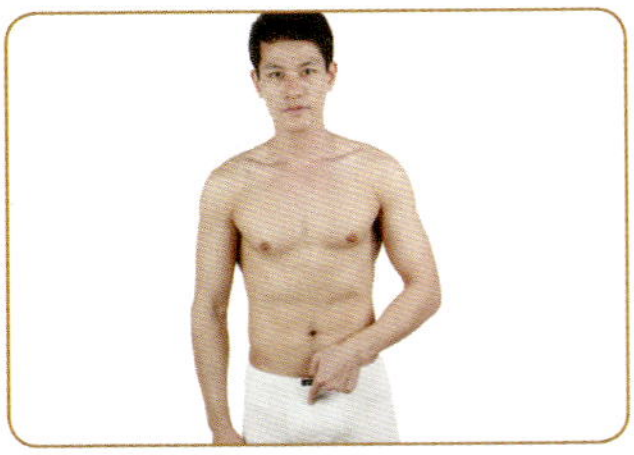

●**曲骨** 位于下腹部，耻骨联合上缘上方凹陷处。

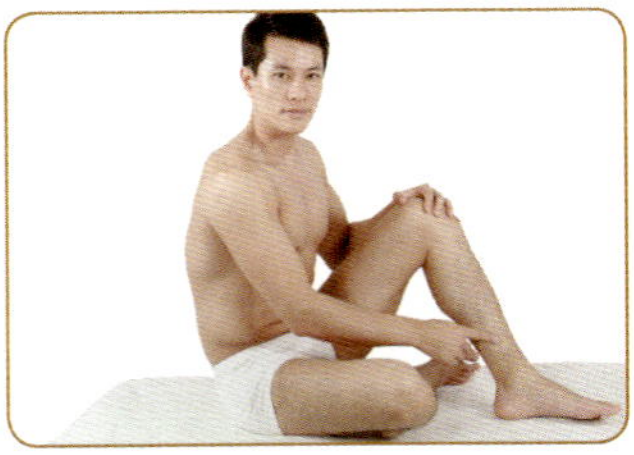

●**三阴交** 位于小腿内侧，足内踝尖上3寸，胫骨内侧缘后方。

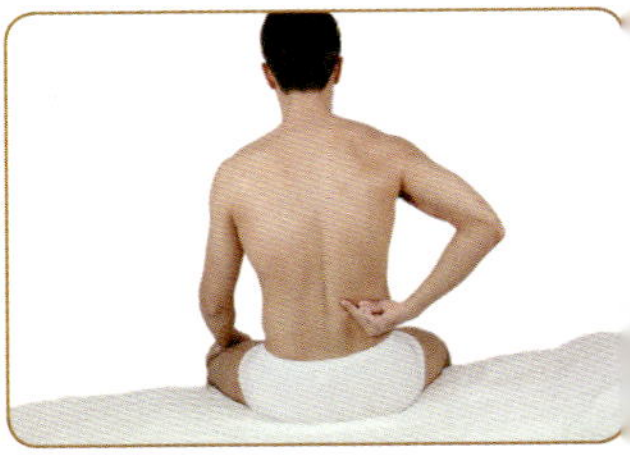

●**三焦俞** 位于腰部，第一腰椎棘突下，旁开1.5寸。

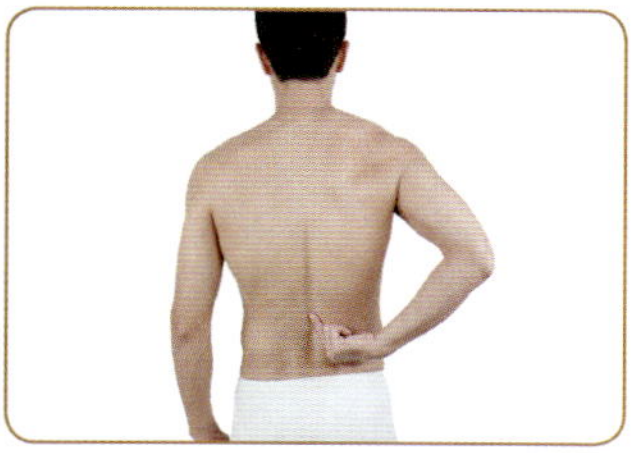

●命门

位于腰部，后正中线上，第二腰椎棘突下凹陷中。

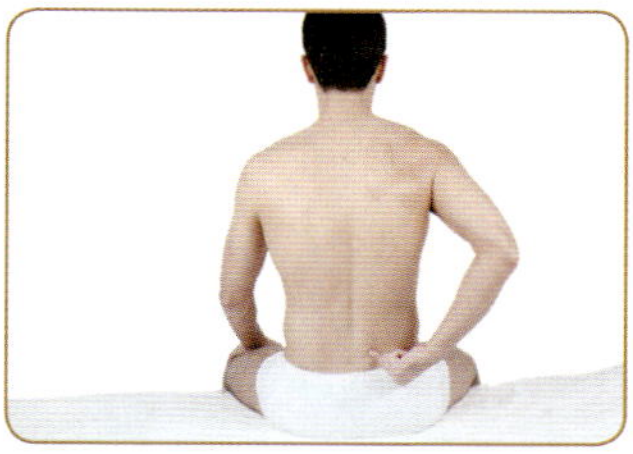

●关元俞

位于腰部，第五腰椎棘突下，旁开1.5寸处。

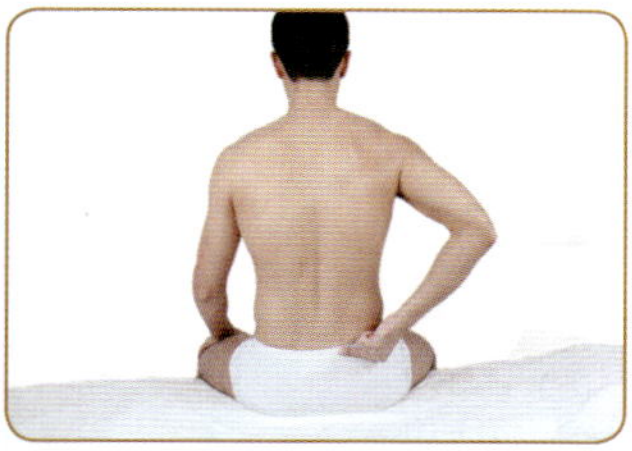

●膀胱俞

位于骶部，骶正中嵴旁1.5寸，平第二骶后孔。

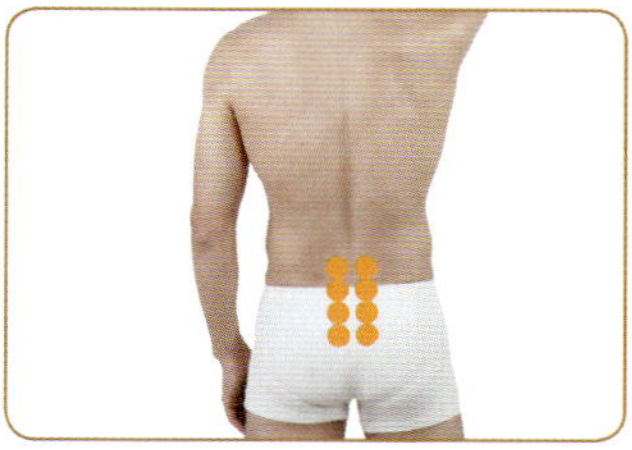

●八髎

位于骶椎，在第一、第二、第三、第四骶后孔中。

【操作方法】

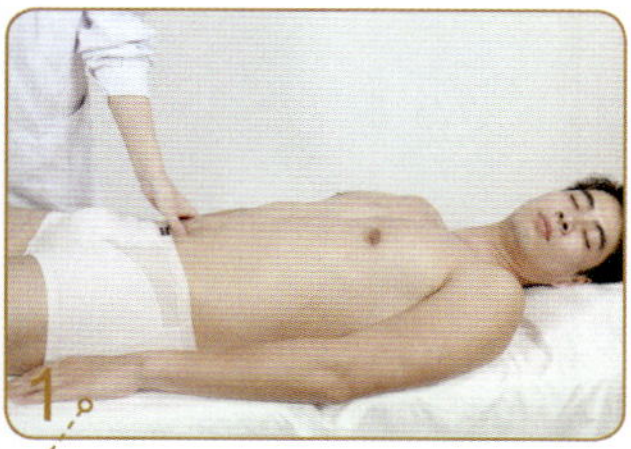

1 用拇指指腹点按气海穴1～2分钟，以皮肤潮红发热为宜。

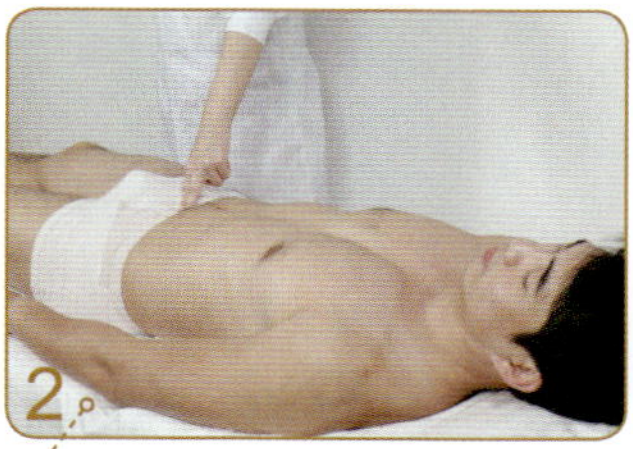

2 用食指和中指揉按关元穴1~2分钟，以皮肤潮红发热为宜。

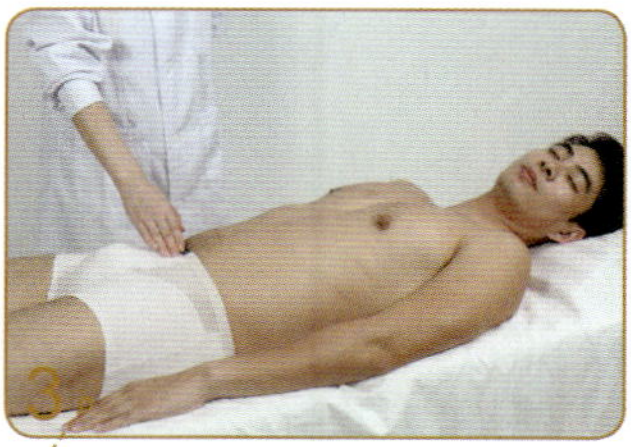

3 用食指、中指、无名指指腹揉按中极穴1~2分钟，以皮肤潮红发热为宜。

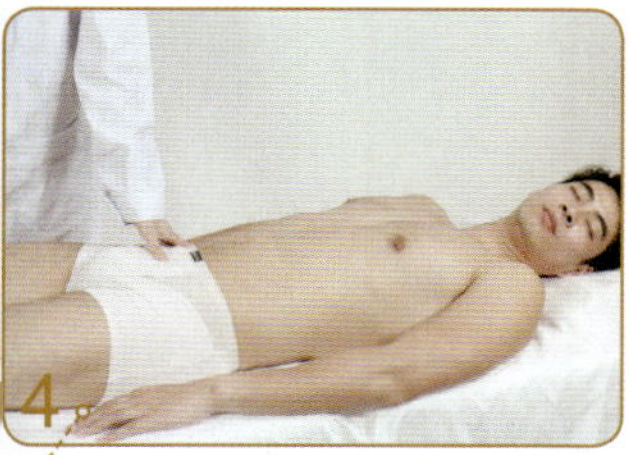

4 用拇指指腹放在曲骨穴上，其他四指做支撑，揉按曲骨穴1~2分钟。

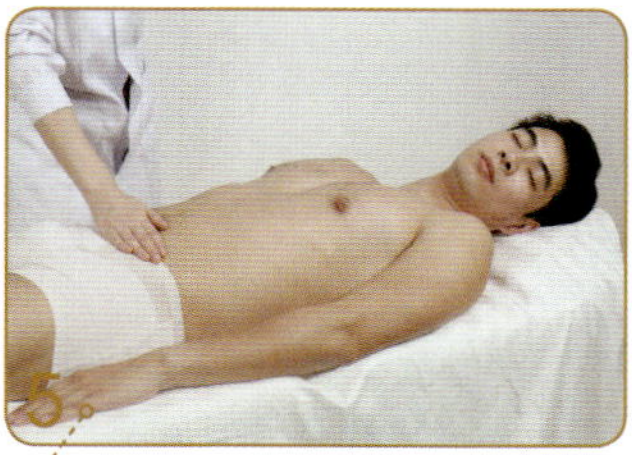

5 用手掌横擦腹部约3分钟。

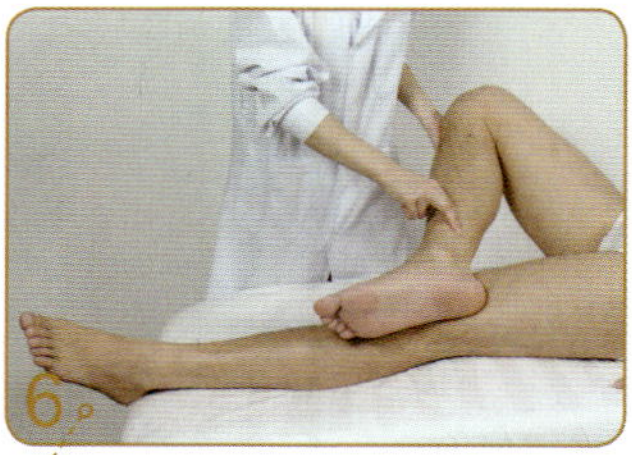

6 用食指、中指两指指腹揉按三阴交穴2分钟。

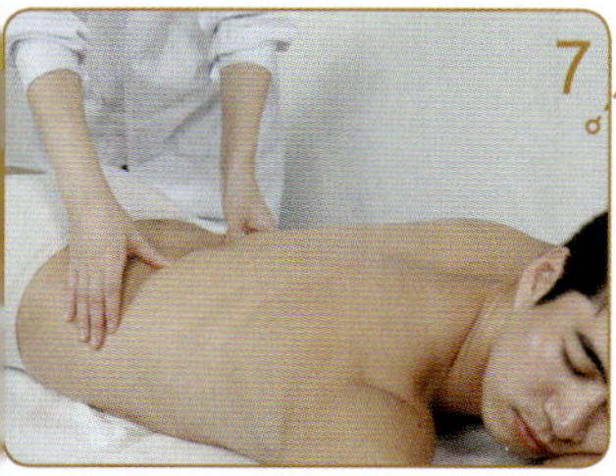

7 用拇指按压三焦俞穴、关元俞穴、膀胱俞穴、八髎穴各2分钟。

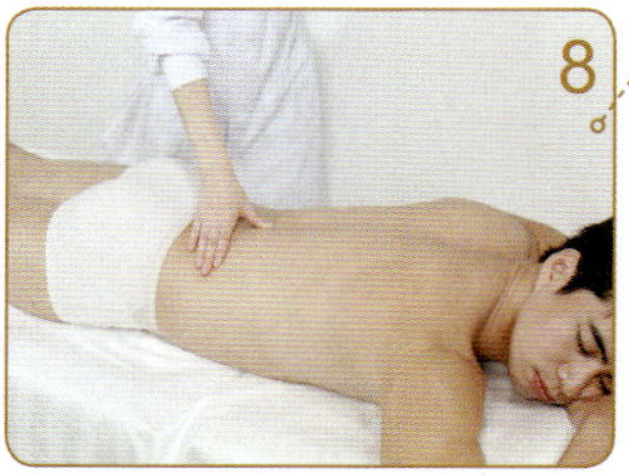

8 用拇指指腹揉按命门穴1~2分钟，以皮肤潮红发热为宜。

艾灸疗法

准备工具 | 艾条、打火机、艾灸盒

【穴位定位】

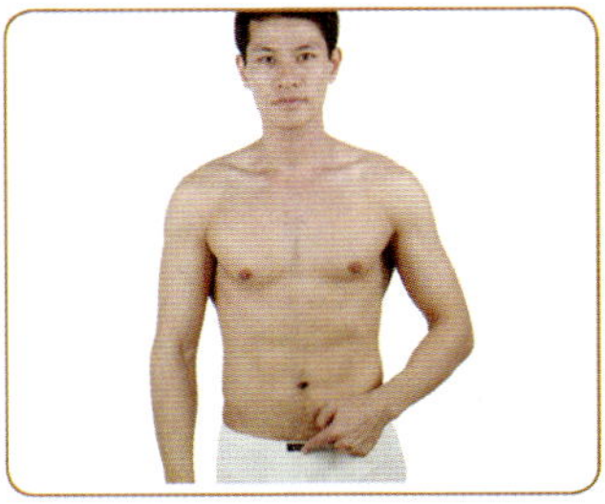

●**中极** 位于下腹部，前正中线上，脐下4寸。

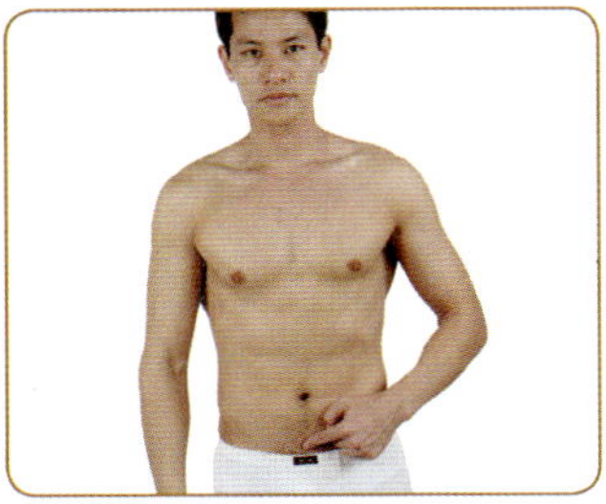

●**关元** 位于下腹部，前正中线上，脐下3寸。

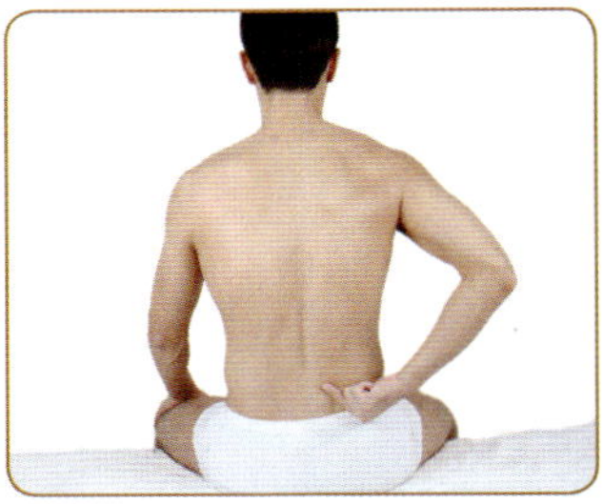

●**大肠俞** 位于腰部，第四腰椎棘突下，旁开1.5寸。

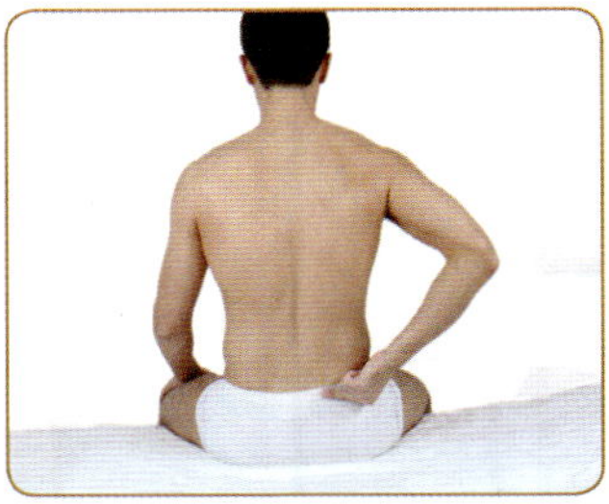

●**膀胱俞**
位于骶部，骶正中嵴旁1.5寸，平第二骶后孔.。

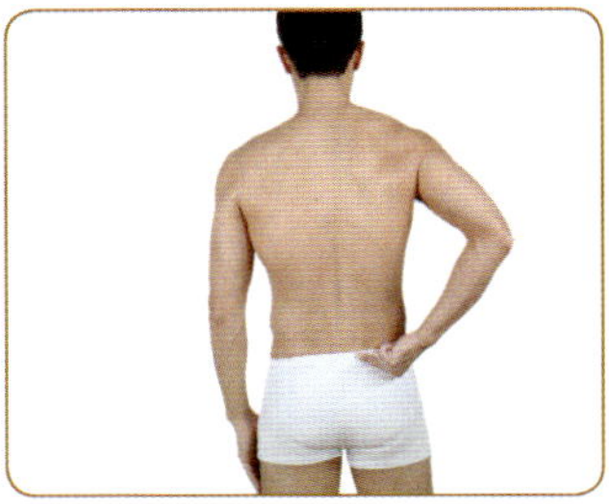

●**次髎**
位于骶部，第二骶后孔中。

【操作方法】

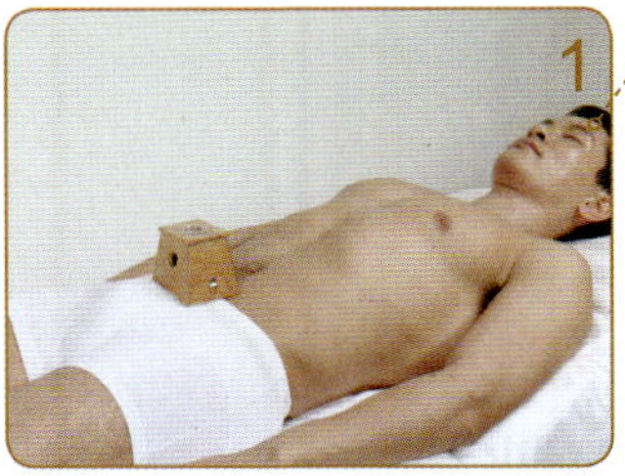

1 将艾灸盒放于关元穴、中极穴上灸治10～15分钟。

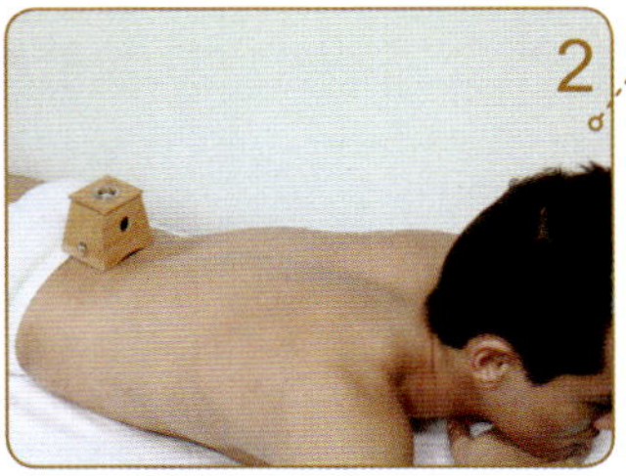

2 将艾灸盒放于大肠俞穴、膀胱俞穴、次髎穴上灸治10～15分钟。

小贴士

内裤要常清洗，保持身体洁净。由于内衣裤是直接与生殖器官接触，所以要经常注意消毒，避免内衣裤上留有细菌导致膀胱炎。注意同房前后双方都要彻底清洗干净，由于很多细菌都是通过性生活进行传播，所以男女同房时更应该注意双方的清洁，保证不会通过性交传播、感染各种疾病。

刮痧疗法

准备工具 | 刮痧板、经络油

【穴位定位】

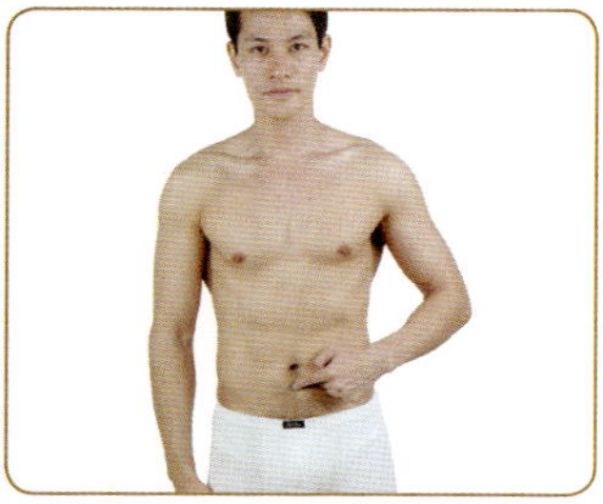

●**气海** 位于下腹部，前正中线上，脐下1.5寸。

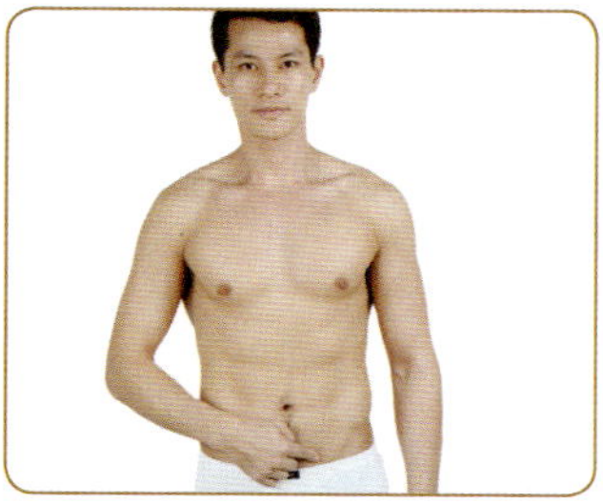

●**水道** 位于下腹部，脐下3寸，前正中线旁开2寸。

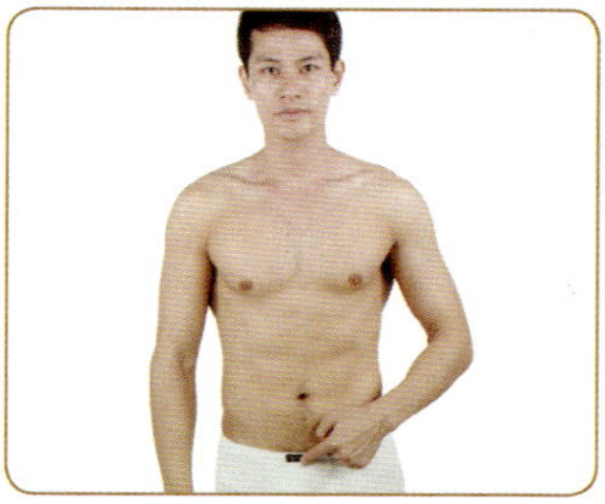

●**中极** 位于下腹部，前正中线上，脐下4寸。

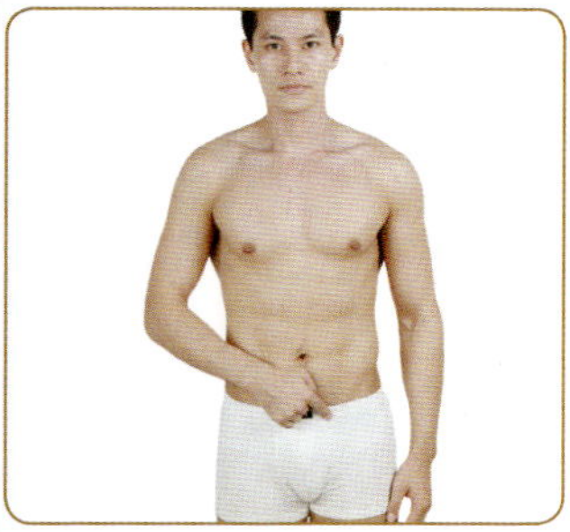

●**归来** 位于下腹部，脐下4寸，前正中线旁开2寸处。

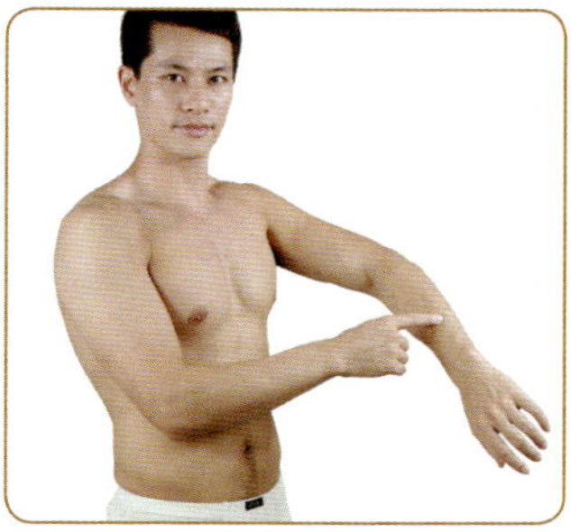

●**会宗** 位于前臂背侧，腕背横纹上3寸，支沟穴的尺侧，尺骨的桡侧缘。

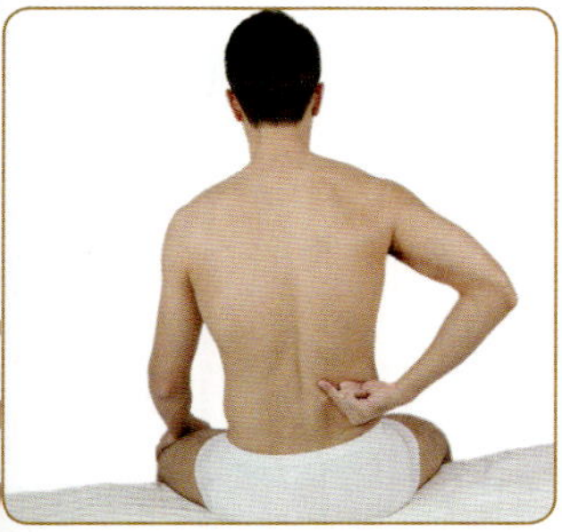

●**三焦俞** 位于腰部，第一腰椎棘突下，旁开1.5寸处。

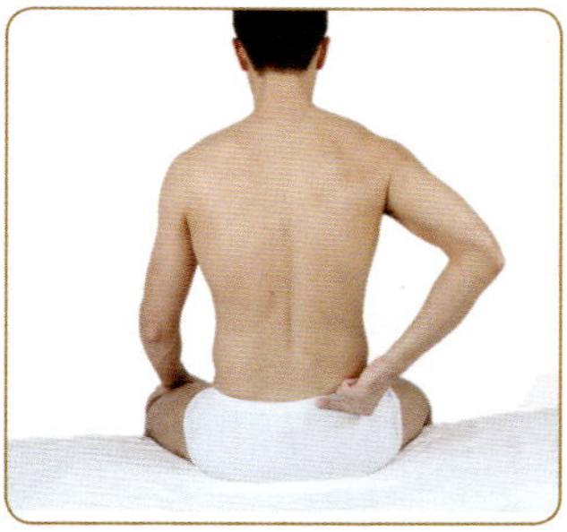

●**膀胱俞** 位于骶部，骶正中嵴旁1.5寸，平第二骶后孔。

【操作方法】

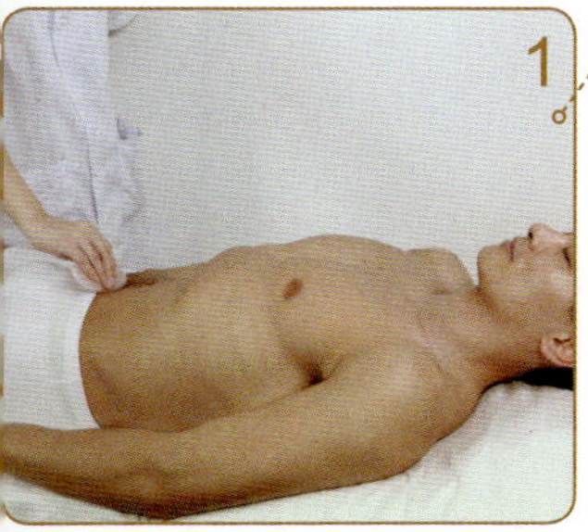

用面刮法刮拭气海穴至中极穴，力度微重，刮拭15次，至皮肤潮红发热为度。

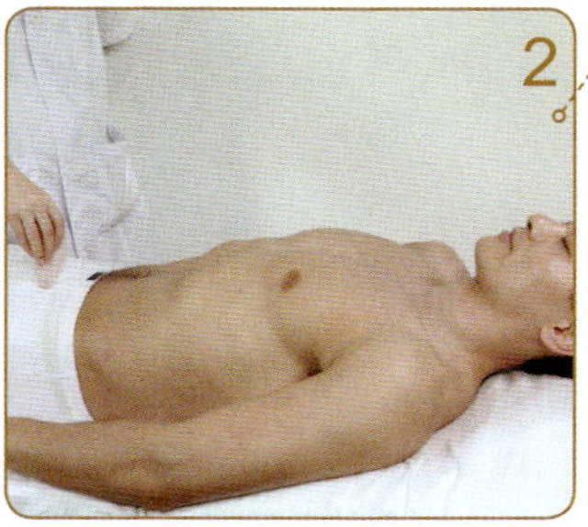

用刮痧板角部刮拭水道穴至归来穴30次，由上到下，可不出痧。

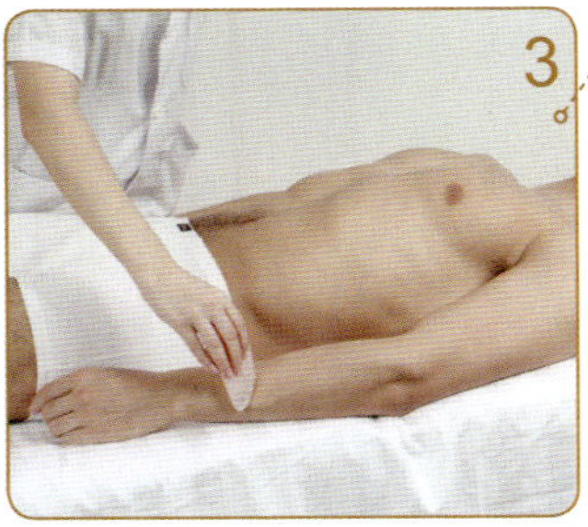

3 用面刮法刮拭会宗穴30次，力度重，以出痧为度，对侧以同样手法操作。

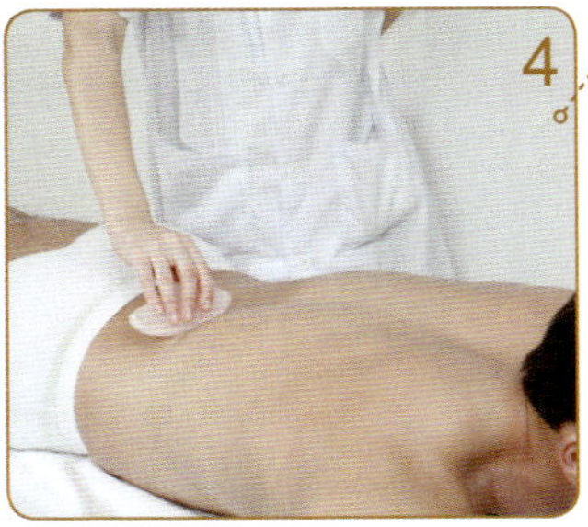

4 用面刮法刮拭三焦俞穴至膀胱俞穴10～15次，力度微重，以出痧为度。

拔罐疗法

准备工具 火罐、气罐、拔罐器、热毛巾、打火机、止血钳、酒精棉球

【穴位定位】

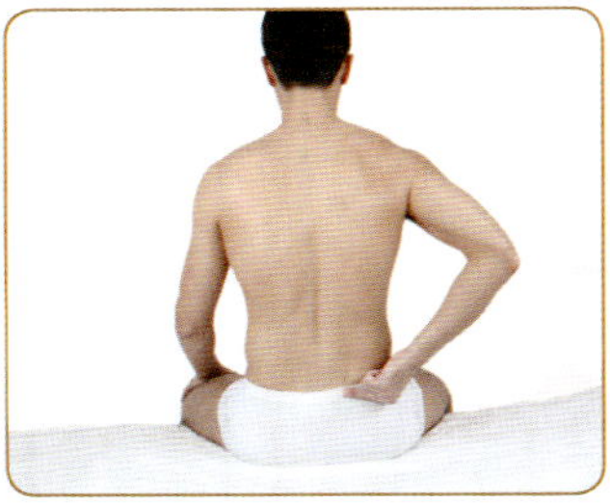

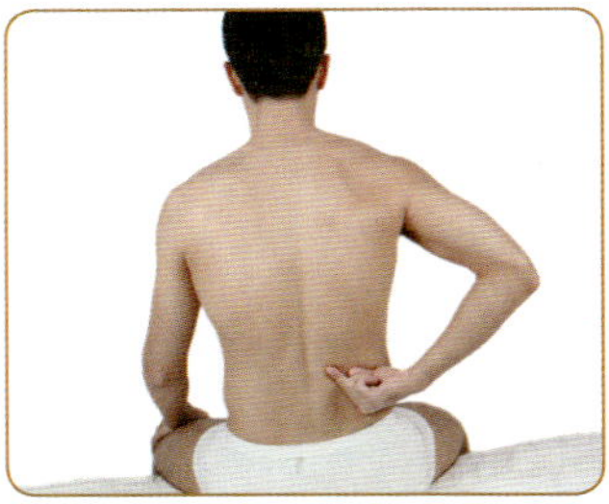

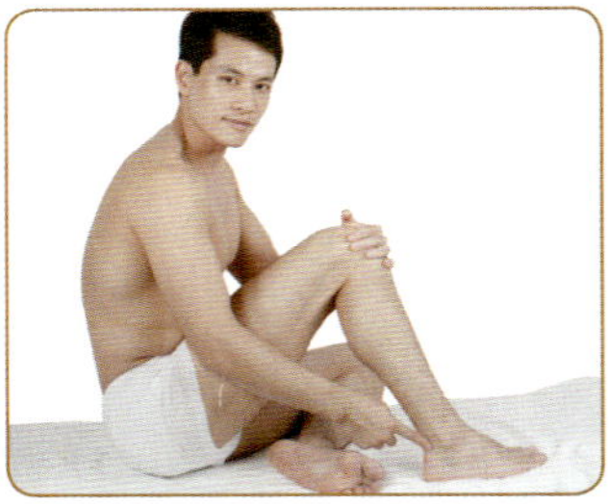

● **膀胱俞** 位于骶部，骶正中嵴旁1.5寸，平第二骶后孔。

● **三焦俞** 位于腰部，第一腰椎棘突下，旁开1.5寸。

● **昆仑** 位于足部外踝后方，外踝尖与跟腱之间的凹陷处。

【操作方法】

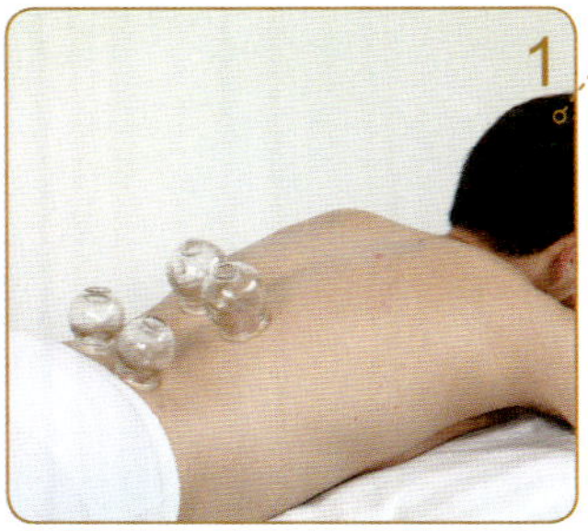

1 将火罐扣在三焦俞穴和膀胱俞穴上，留罐15分钟。

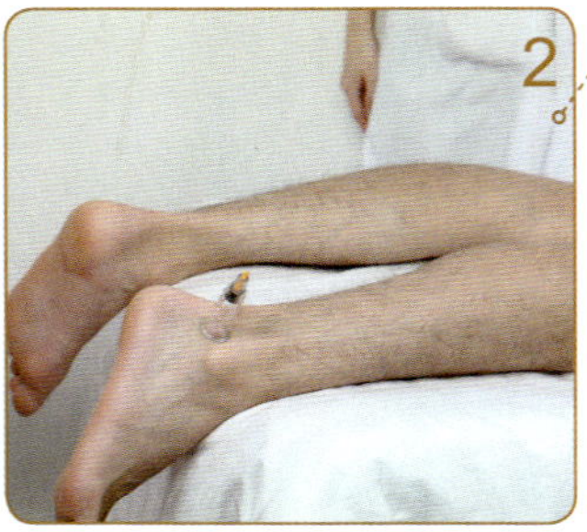

2 用拔罐器将气罐吸附在昆仑穴上，留罐15分钟。对侧以同样的方法操作。

小贴士

多喝水可以排出毒素，这是大多数女性喜欢的排毒方法。作为男性也可以通过每天多饮水来排出体内毒素，减少细菌感染引发膀胱炎的概率。

阴囊潮湿

祛湿除潮有疗效

阴囊潮湿是指由于脾虚肾虚、药物过敏、缺乏维生素、真菌滋生等原因引起的男性阴囊糜烂、潮湿、瘙痒等症状，是一种男性特有的皮肤病。中医认为，风邪、湿邪、热邪、血虚等为致病的主要原因。

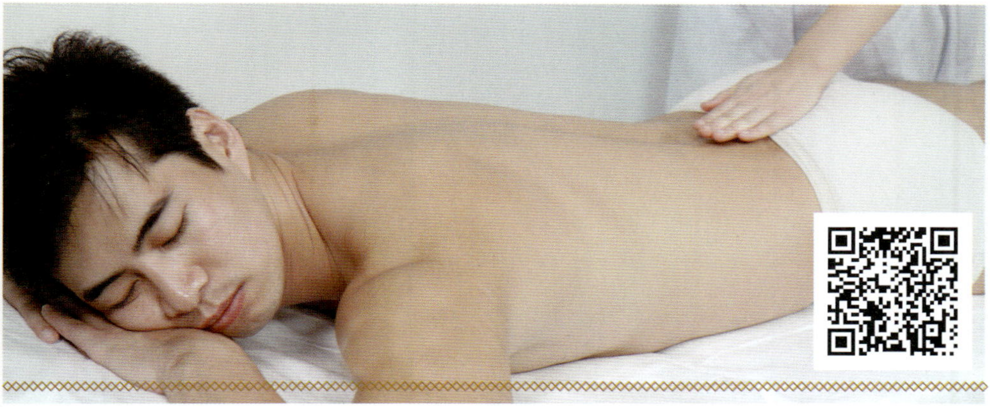

按摩疗法

【穴位定位】

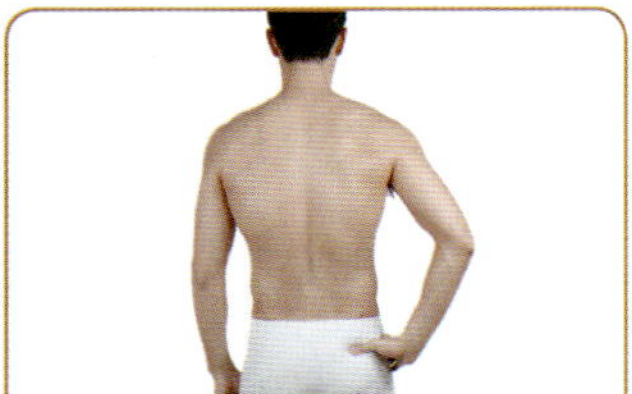

●秩边 位于臀部，平第四骶后孔，骶正中嵴旁开3寸。

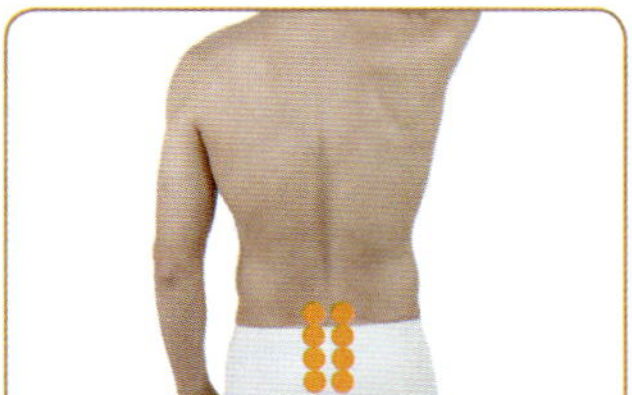

●八髎 位于骶椎，第一、第二、第三、第四骶后孔。

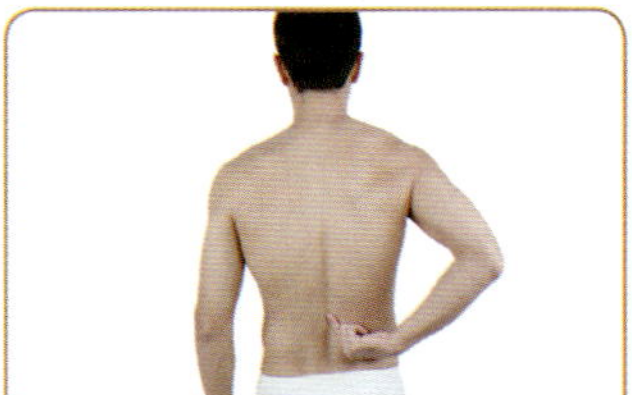

●命门 位于腰部，第二腰椎棘突下凹陷中。

【操作方法】

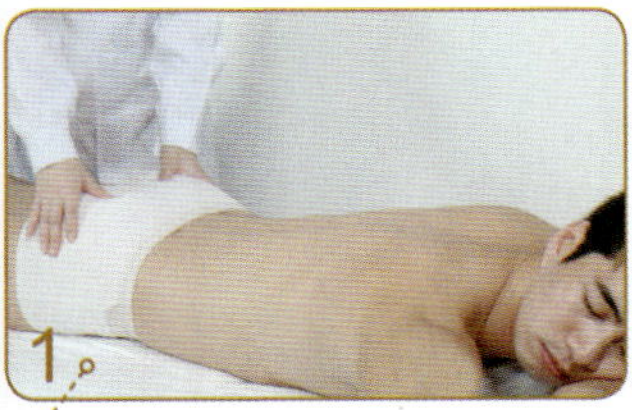

用双手拇指指腹按揉双侧秩边穴1~2分钟。

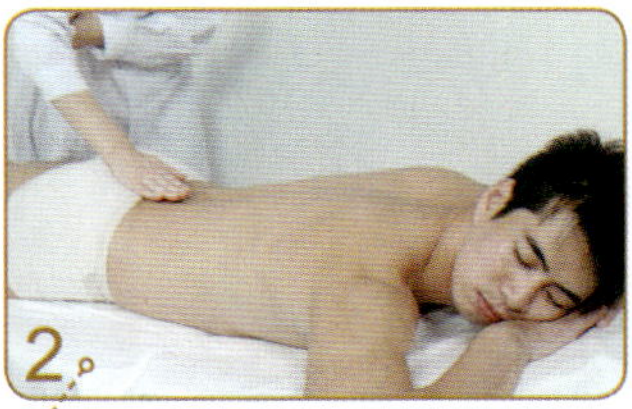

用手掌鱼际推拿八髎穴，同时往返摩擦2～3分钟。

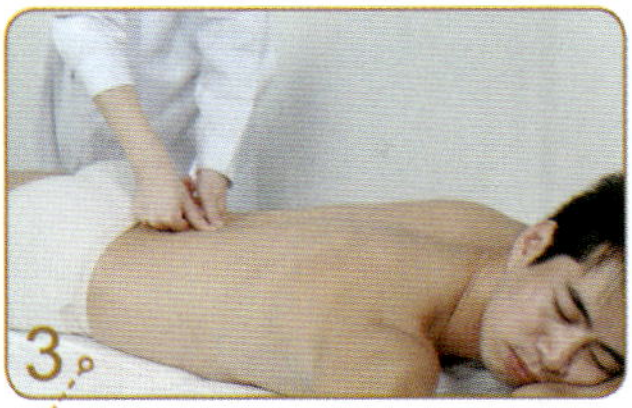

用拇指指腹按压命门穴1~2分钟。

艾灸疗法

准备工具 | 艾条、打火机、艾灸盒

【穴位定位】

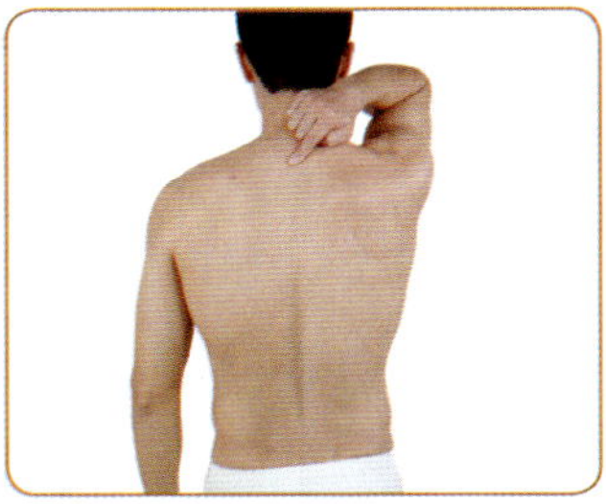

●陶道 位于背部，第一胸椎棘突下凹陷中。

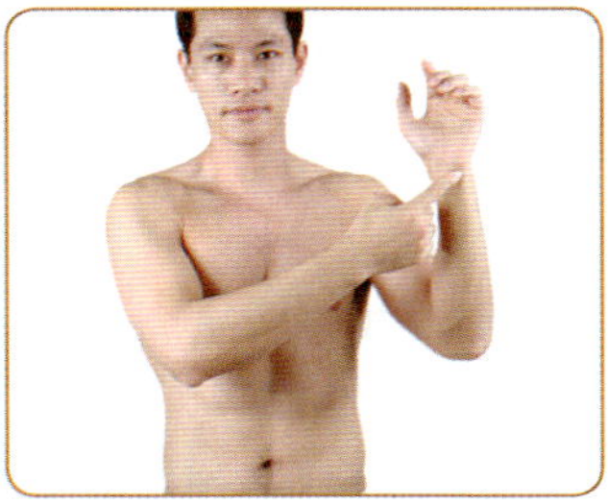

●神门 位于腕部，仰掌，腕横纹尺侧端稍上方凹陷处。

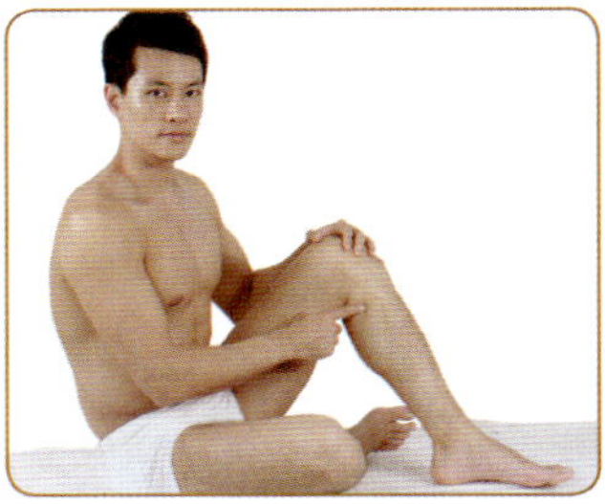

●阴陵泉 位于小腿内侧，胫骨内侧髁后下方凹陷处。

【操作方法】

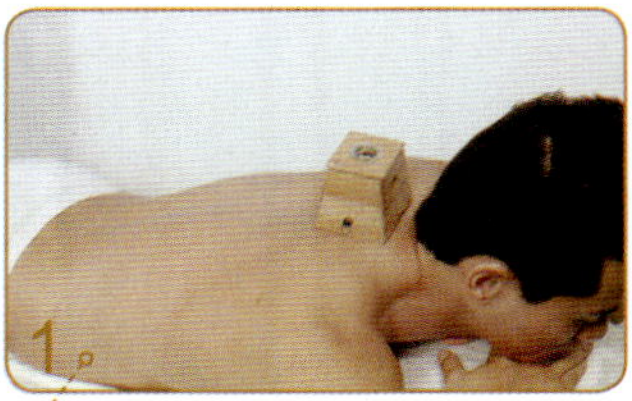

1 将艾灸盒放于陶道穴上灸治10～15分钟。

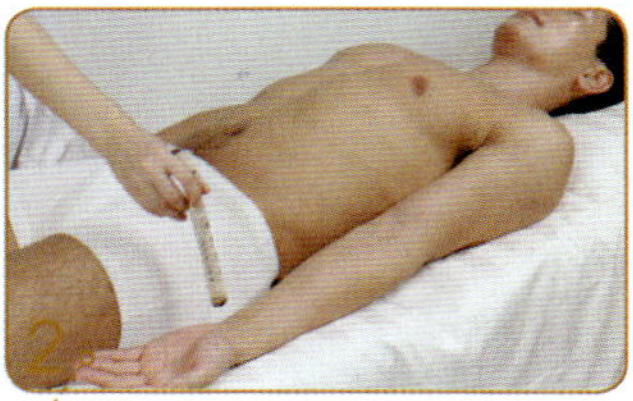

2 用艾条温和灸法灸治神门穴10～15分钟。

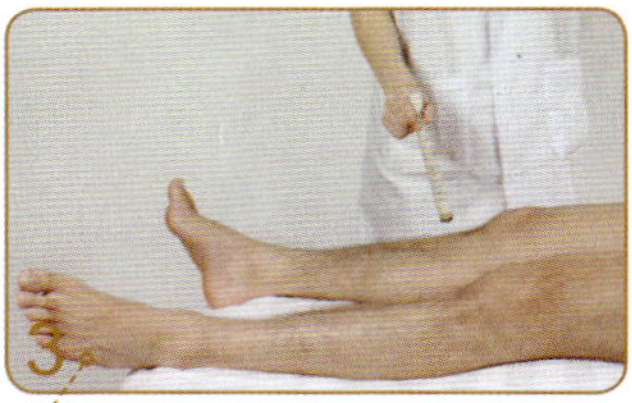

3 用艾条雀啄灸法灸治阴陵泉穴10～15分钟。

刮痧疗法

准备工具 | 刮痧板、经络油

【穴位定位】

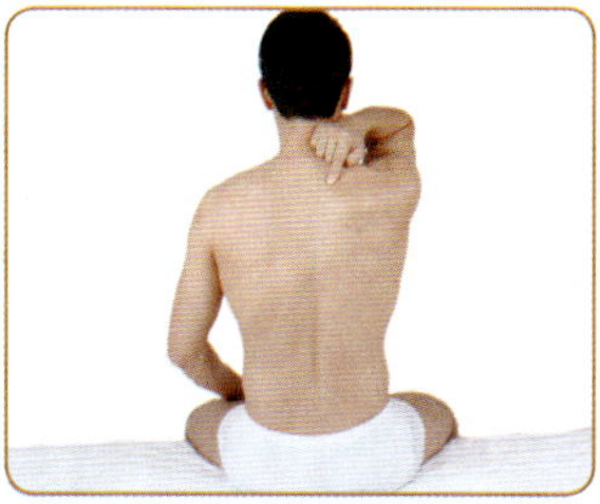

●肺俞 位于背部，第三胸椎棘突下，旁开1.5寸。

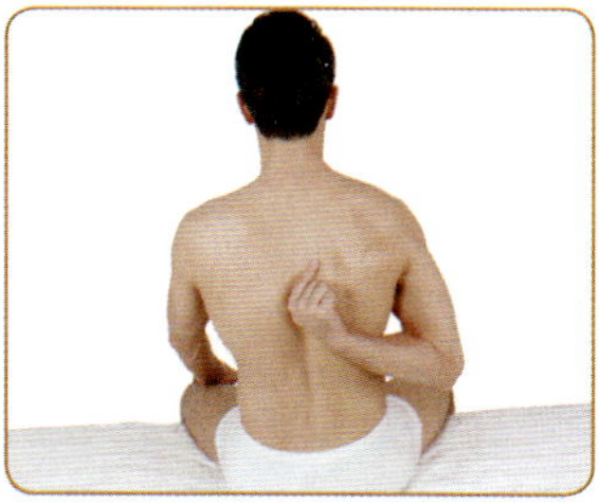

●心俞 位于背部，第五胸椎棘突下，旁开1.5寸。

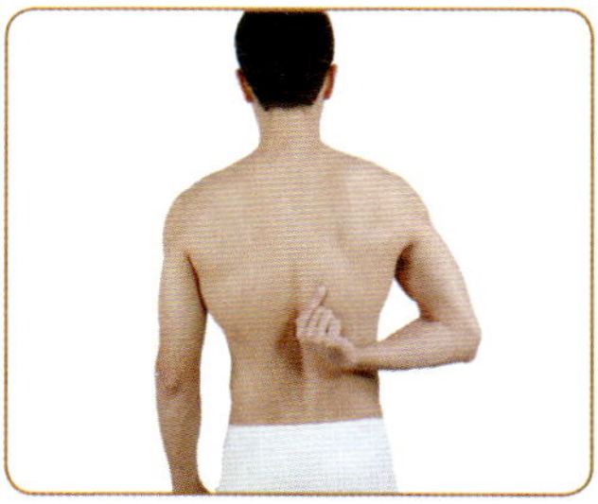

●肝俞 位于背部，第九胸椎棘突下，旁开1.5寸。

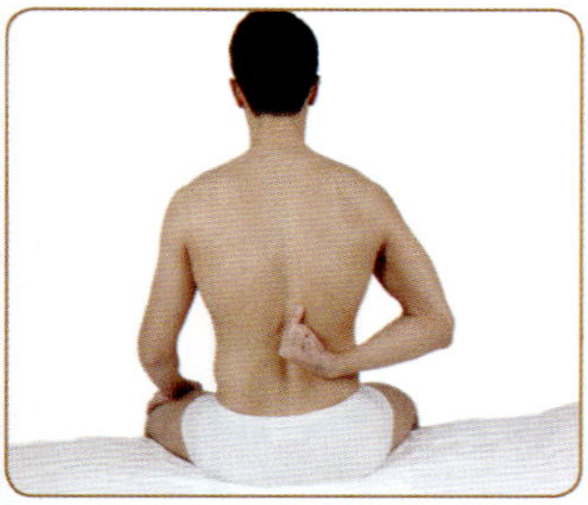

●**脾俞** 位于背部，第十一胸椎棘突下，旁开1.5寸。

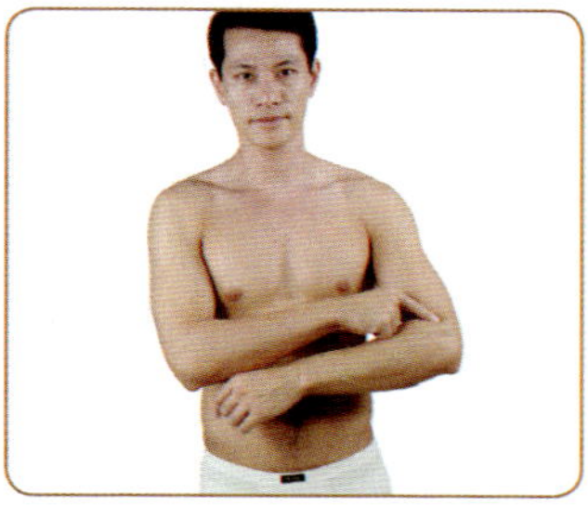

●**曲池** 位于肘横纹外侧端，屈肘，尺泽穴与肱骨外上髁连线中点。

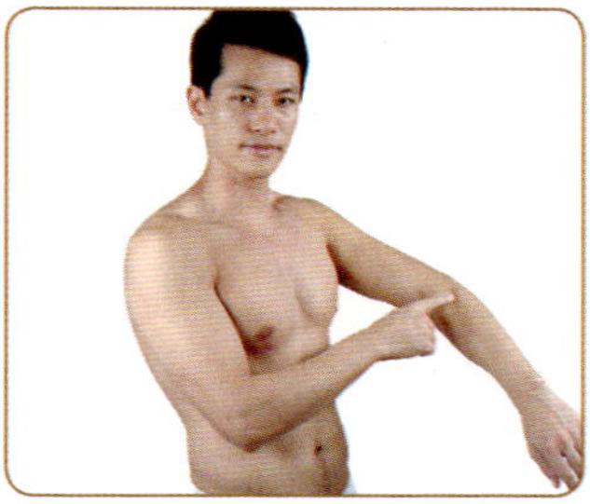

●**手三里** 位于屈肘前臂背面桡侧，阳溪与曲池的连线上，肘横纹下2寸。

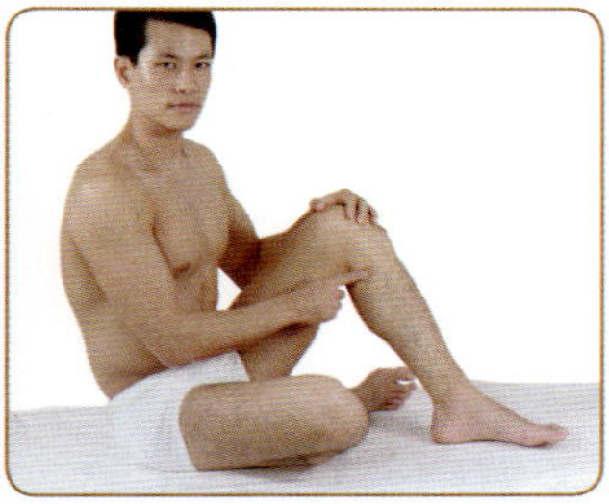

●**阴陵泉** 位于小腿内侧，胫骨内侧髁后下方的凹陷处。

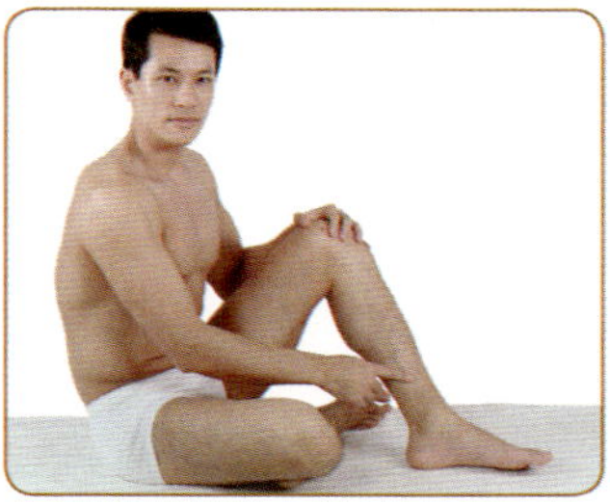

●**三阴交** 位于小腿内侧，足内踝尖上3寸，胫骨内侧缘后方。

【操作方法】

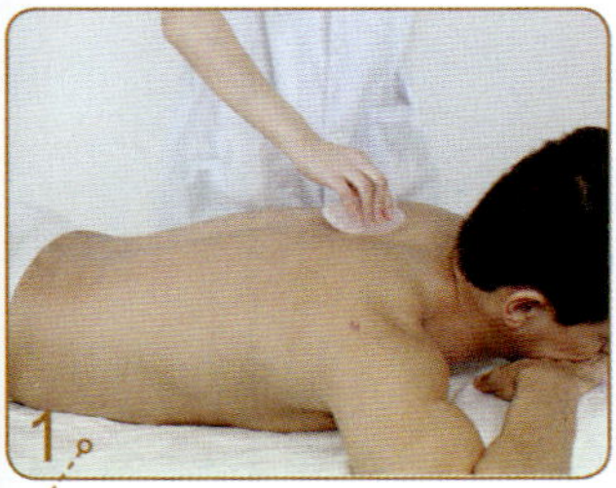

用面刮法刮拭肺俞穴至脾俞穴，途经心俞穴、肝俞穴，刮拭10～15次。

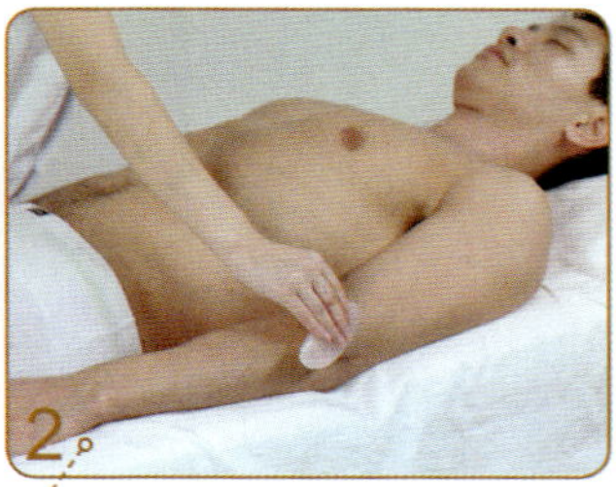

用面刮法刮拭曲池穴至手三里穴，由上往下，刮拭30次，以出痧为度。

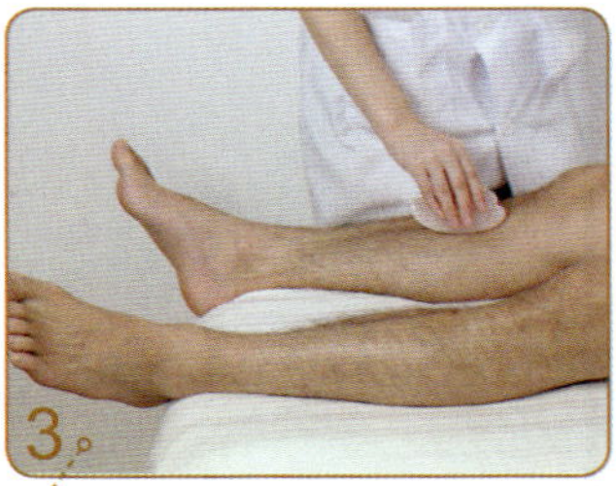

用面刮法刮拭阴陵泉穴至三阴交穴30次，力度适中，稍出痧即可。

小贴士

内裤宜宽松舒适，最好为纯棉制品，透气性好，不要穿过紧的内裤，尤其不穿化纤类内裤。及时换洗内裤，尤其是运动后，要及时清洁换洗内裤。注意局部的清洁干燥，养成每天洗澡或清洗阴囊的习惯。有阴囊瘙痒时，要积极治疗，勿过度搔抓和烫洗，尤其是勿用肥皂水烫洗。

拔罐疗法

准备工具 火罐、气罐、拔罐器、打火机、酒精棉球、止血钳、热毛巾

【穴位定位】

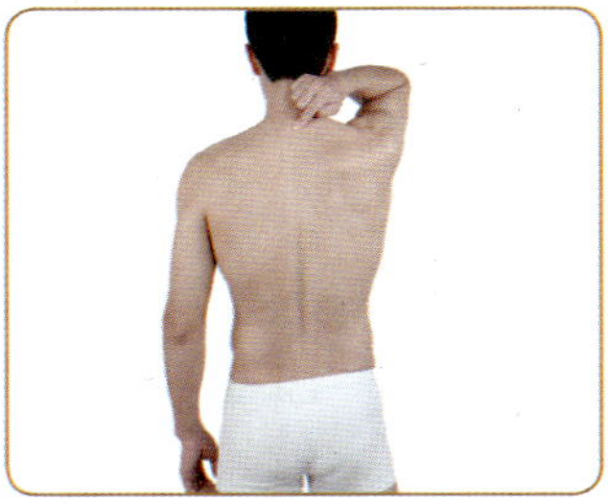

●**大椎** 位于第七颈椎棘突下凹陷中。

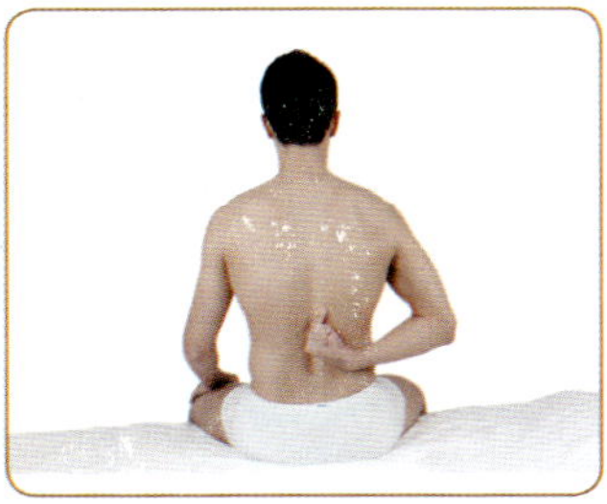

●**脾俞** 位于背部，第十一胸椎棘突下，旁开1.5寸。

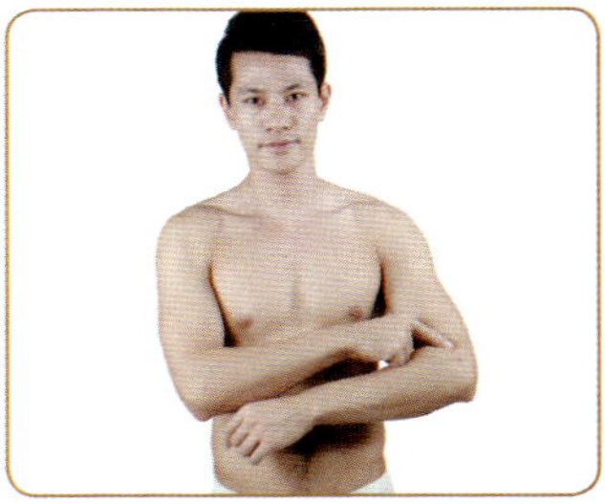

●**曲池** 位于肘横纹外侧端，屈肘，尺泽穴与肱骨外上髁连线中点。

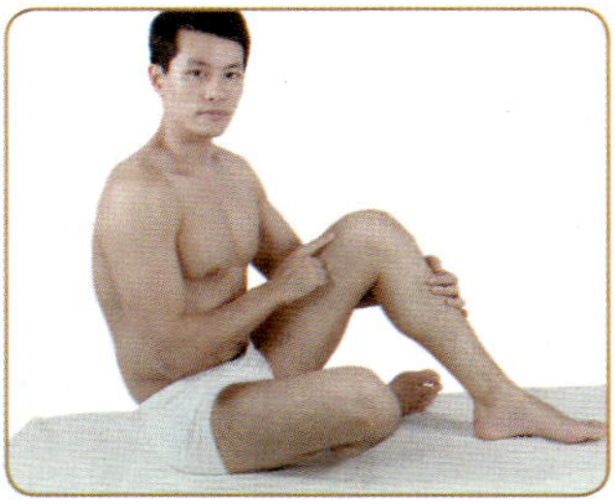

●**血海** 位于大腿内侧，髌底内侧端上2寸。

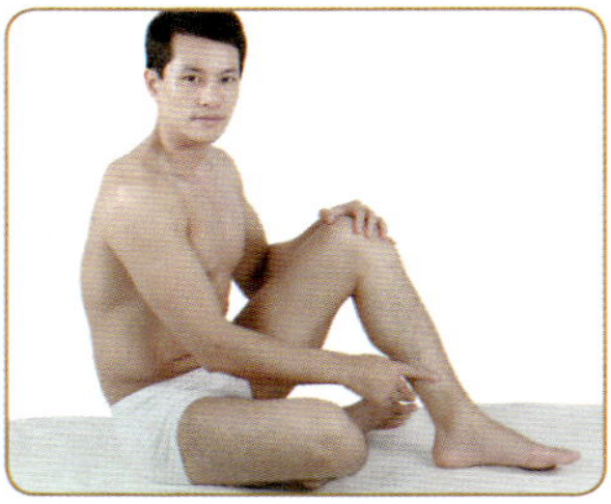

●**三阴交** 位于小腿内侧，足内踝尖上3寸，胫骨内侧缘后方。

【操作方法】

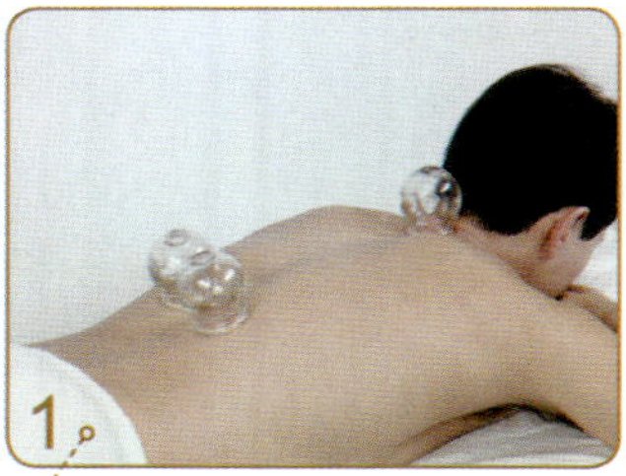

将火罐扣在大椎穴和脾俞穴上，留罐10分钟。

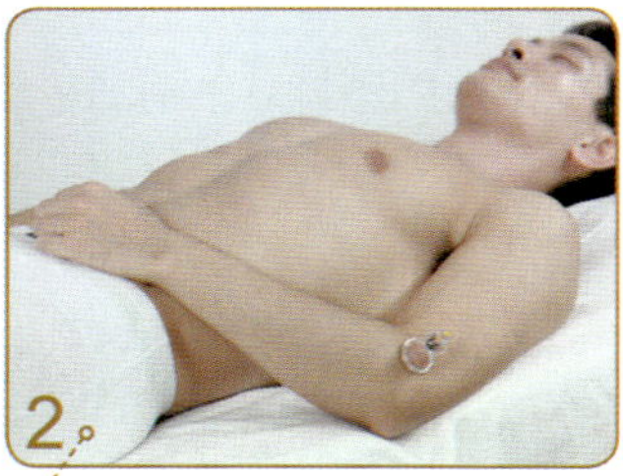

用拔罐器将气罐吸附在曲池穴上，留罐10分钟。对侧以同样的方法操作。

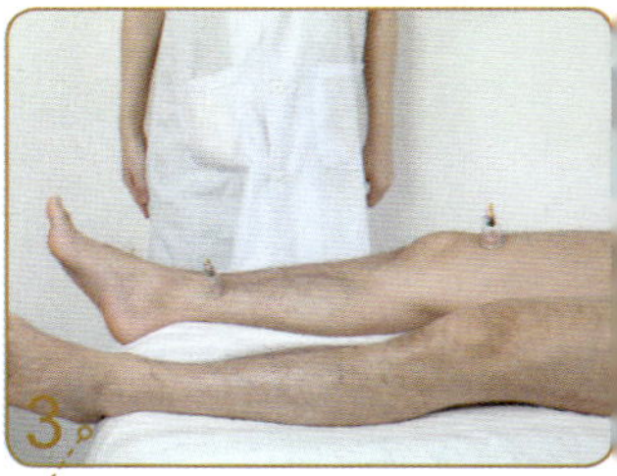

用同样的方法将气罐吸拔在血海穴和三阴交穴上，留罐10分钟。

小贴士

饮食上，多食新鲜的蔬菜和水果，不吃或少吃腥辣食品。营养合理，避免肥胖，否则因营养过度、热量过剩，会格外地增加阴囊出汗量。